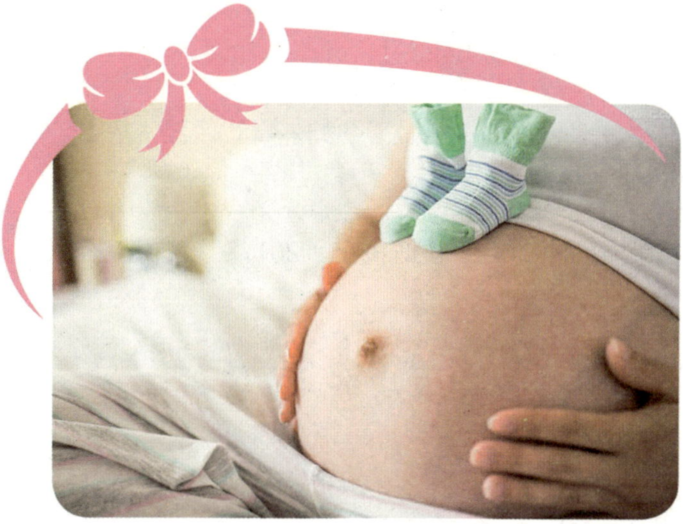

孕妇圣典

"孕育幸福事"编委会 / 主编

北京妇产医院北京妇幼保健院主任医师
中国妇幼保健协会健康教育专业委员会副主任委员
游川 / 主审

海峡出版发行集团 | 福建科学技术出版社
THE STRAITS PUBLISHING & DISTRIBUTING GROUP | FUJIAN SCIENCE & TECHNOLOGY PUBLISHING HOUSE

图书在版编目（CIP）数据

孕妇圣典 /“孕育幸福事”编委会主编 .—福州：福建科学技术出版社，2018.1（2018.11重印）
ISBN 978-7-5335-5423-1

Ⅰ.①孕… Ⅱ.①孕… Ⅲ.①孕妇-妇幼保健-基本知识 Ⅳ.①R715.3

中国版本图书馆CIP数据核字（2017）第229168号

书　　名	**孕妇圣典**
主　　编	“孕育幸福事”编委会
出版发行	海峡出版发行集团 福建科学技术出版社
社　　址	福州市东水路76号（邮编350001）
网　　址	www.fjstp.com
经　　销	福建新华发行（集团）有限责任公司
印　　刷	三河市春园印刷有限公司
开　　本	787毫米×1092毫米　1/16
印　　张	23.25
图　　文	372码
印　　次	2018年1月第1版
版　　次	2018年11月第2次印刷
书　　号	ISBN 978-7-5335-5423-1
定　　价	68.00元

前言

FOREWORD

女人一生中的幸福，除了爱情的甜蜜，工作的成功，或是与相爱之人天长地久的守候，还有一种难以言表的幸福。这种幸福是别人无法代替你去感知的，是长久而真实的，它就是怀孕。

怀孕赋予了女人独特的幸福感，你可以如此真切地感知一个生命正在腹中逐渐长大：第一次测到“双杠”的时候，第一次在B超影像中看见宝宝的时候，第一次感受到胎动的时候……无数个独属于你的第一次，都是那样让你激动万分，不禁让人感谢造物主的伟大，让我们的人生有了如此特别的体验。

这个幼小的生命在你的体内不断地成长，为了给予宝宝一个先天的优势，你开始前所未有地关心自己的身体，有点儿不舒服就会担心是否会伤害到宝宝；你开始“斤斤计较”自己的饮食，希望宝宝得到更好的发育。怀孕是女人一生中最幸福的旅程，却也会因为一点点的不适而感到心神不宁。网络上纷呈杂乱的信息，让人摸不清方向，周围人的各种建议，也会让人无所适从，你开始变得慌张和匆忙。

我们希望这本书就像你的一位医生朋友一样，陪伴着你从备孕开始，经历妊娠每一天，直到安全分娩，并教你如何喂养和护理新生宝宝。

为了帮你更好地适应妈妈这个角色，了解各阶段的身体变化和注意事项，这本书将按照妊娠前后的时间顺序进行编写。这样在整个妊娠的过程中，你就可以很轻松地找到你所关注的内容，当你有了疑问也可以轻松地在这里找到答案。总之，我们希望这本书能提供给你最清楚、最有用的知识，帮助你解决怀孕、分娩、育儿中可能遇到的各种问题。

怀孕的幸福如此真实而漫长，它让我们感受到生命的酝酿过程，并对我们的母亲感恩终生。希望拿起这本书的你——无论是计划怀孕还是已经怀孕，都能真切地感受到孕育的幸福感，并能顺利分娩，生育一个健康、可爱的宝宝。

目录
CONTENTS

第一篇
备孕
怀孕前要了解的重点

第一章
怀孕的基本知识

第二章
不同情况下如何备孕

第三章
你怀孕了吗

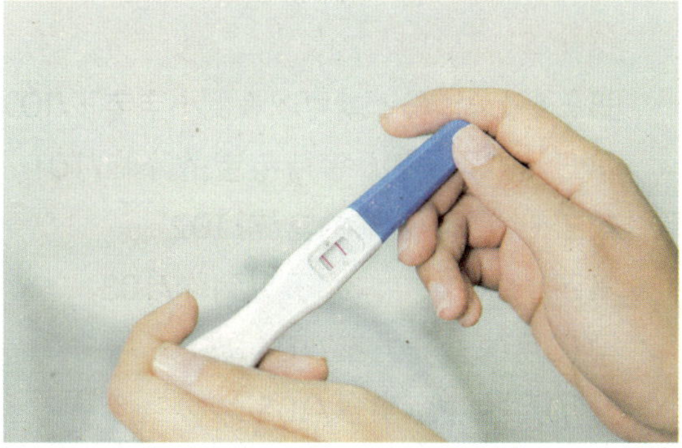

第二篇
怀孕
妊娠旅程开始了

第四章
了解十月怀胎的过程

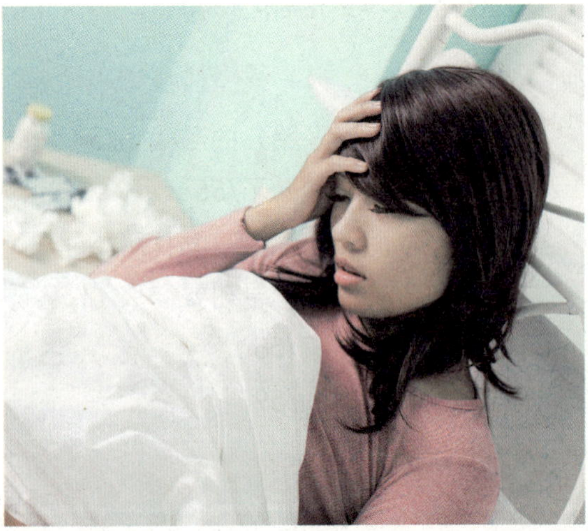

第五章
妇产专家带你做产检

第六章
应对孕期的身体不适

第七章
健康的孕期生活

第八章 孕期运动与锻炼

第九章 孕期胎教方案

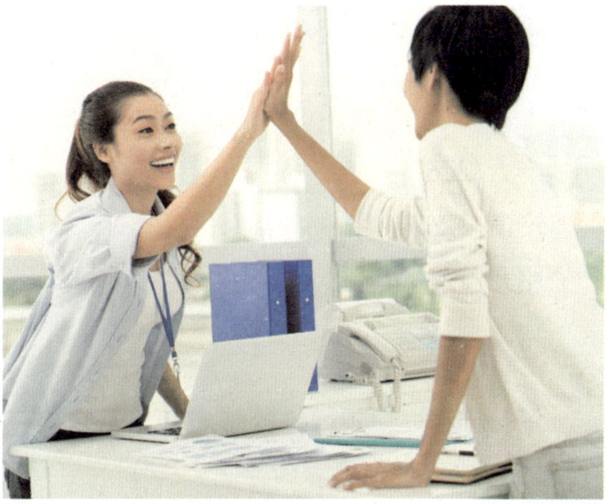

第三篇
分娩、坐月子 迎接宝宝的到来

第十章 完美的产前准备

第十一章 分娩进行时

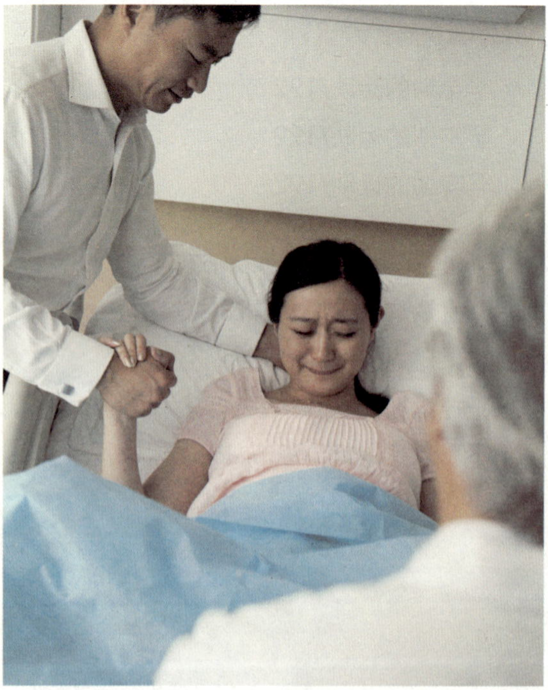

第十二章
产后42天坐月子

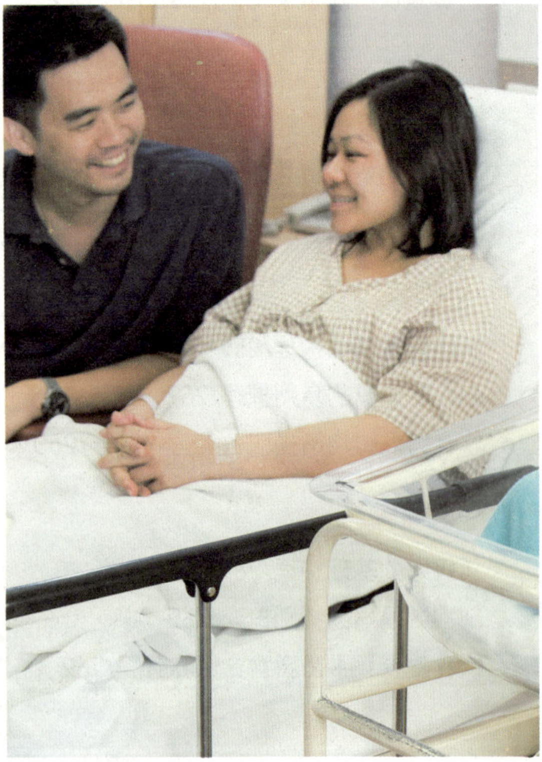

第四篇 育婴 照顾好宝宝

第十三章 母乳喂养

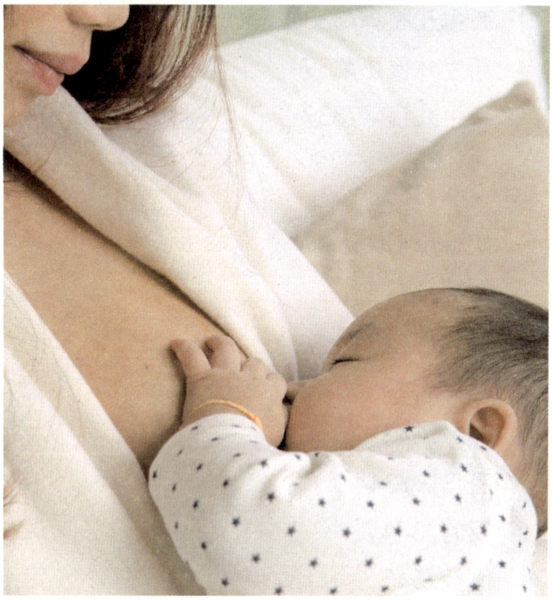

第十四章 人工喂养

第十五章 宝宝的日常护理

第十六章 宝宝常见疾病及应对

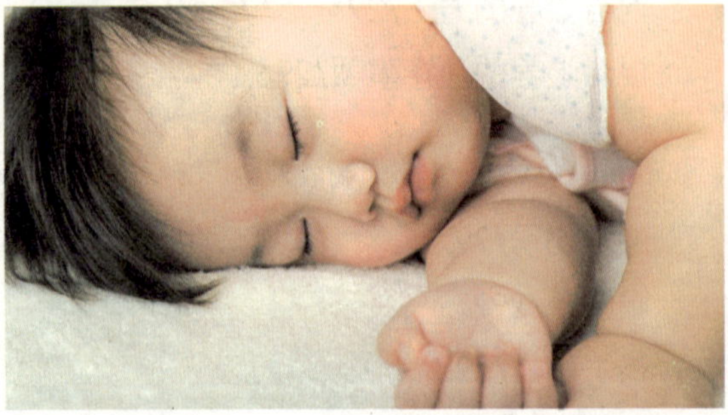

第一篇

备孕

怀孕前要了解的重点

看见别人家健康可爱的宝宝，你是不是心生羡慕，也想自己能拥有一个健康可爱的宝宝呢？但你知道吗？要想孕育一个健康可爱的宝宝，孕前的准备工作其实相当重要！

第一章

怀孕的基本知识

如果你想顺利怀孕，生育一个健康的宝宝，在怀孕前就应该了解一些怀孕的基本知识，比如：精子和卵子是如何结合成受精卵的，提前半年就要做孕前体检，制订饮食计划和运动计划，提前3个月补充叶酸，选择最佳受孕体位等，从而为宝宝创造一个良好的孕育环境。

01

你准备好当一个妈妈了吗

看见别人的宝宝，你是不是总忍不住要去逗一逗？你是不是多次在心里构想自己宝宝的可爱模样？你是不是在商店里一看见宝宝衣服、玩具，就挪不开眼睛？但你真正准备好当一个妈妈了吗？

期待宝宝的到来

对宝宝的出现是否有足够的期待，这直接关系着你和你的丈夫能否快速适应母亲、父亲的角色。对于何时要小宝宝，夫妻双方最好提前就沟通好，调整好心情。因为宝宝在母体内对妈妈的情绪变化十分敏感，准妈妈如果情绪不稳或是患有某些心理疾病的话，非常不利于胎儿的生长发育。对于那些患有某些心理疾病的夫妻，最好先心理治疗，等恢复正常后再考虑受孕。

做好角色的转换

当你准备怀孕时，从心理上，就要接受从女孩儿到母亲的角色转换。从怀孕那一刻开始，你的责任就随之而来，不能再像以前那样任性挑剔了，一切行为要以肚子里宝宝的健康为前提。

当心理上做好角色转换后，你可以和自己的丈夫提前学习各种照料宝宝的日常事务，如给婴儿洗澡、换尿布、洗奶瓶等等，只有事先对这些琐事有了熟悉和良好的心理准备，才不至于在宝宝出生之后，把自己弄得手忙脚乱。

舒适的居住环境

如果说健康的身体是孕育宝宝的内部环境，那么，舒适的居住环境则是关系到胎儿健康的外部环境。新生命的哺育需要一个温暖舒适的家，因此你要为即将到来的宝宝准备好一个安全、整洁、安静、舒适的居住环境。由于环境中的污染物可能会导致胎儿、婴儿罹患一些疾病，所以在备孕前，你最好对房间做一个室内环境检测，看是否达到了安全标准。

充裕的经济环境

宝宝的出生，必然会为你的家庭带来一定的经济负担，如妈妈的营养、医疗保健费用，婴儿用品、保健品、营养品、护理费用等，在计划怀孕之前，你应做好经济预算和资金的预留。

如果以上这些都已准备就绪，那么恭喜你，新生命的序幕将要拉开，祝你好运！

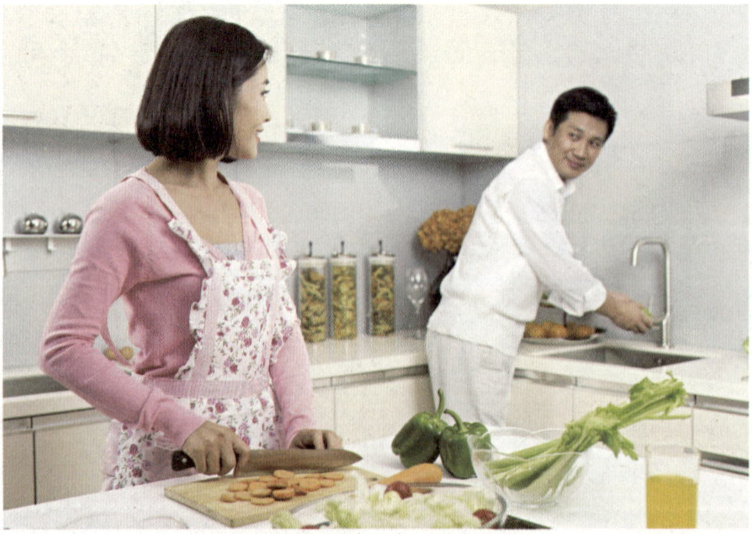

新生命是如何产生的

02

精子进入阴道，缓缓通过子宫，在输卵管内与卵巢产生的卵细胞相遇，结合形成受精卵，一个新的生命就诞生了！

卵子小姐的等待

什么是卵子

女性体内共有两个卵巢，分居在人体的左右两侧。在卵巢内住着卵细胞，每个月有100～150个卵细胞开始发育，形成一个个充满液体的小囊，称作卵泡，而卵子就存在于卵泡中。通常当卵子成熟时，卵泡的直径可达2厘米。

其实，女孩儿早在胚胎阶段的3～6孕周时，卵巢的雏形就已经形成了。女孩儿出生前，卵巢中已有数百万个卵母细胞，但大多数在成长过程中自行退化，至成年时期时仅剩10万多个卵母细胞了。女性一生中只有400～500个卵泡发育成卵子，每个月通常只有一个卵细胞发育成熟，于排卵期排出。

卵子是如何排出的

如果你的经期正常，排卵日大约在下次月经来潮前14天，通常是左右两个卵巢交替排卵。每个月经周期有多个卵泡同时发育，但最终只有一个卵泡完全成熟并排卵，其他的都萎缩死去。少数情况下，卵巢有可能同时排出两个或两个以上的卵子，如果它们分别与精子结合，就会出现双胞胎或多胞胎。

卵子生长在卵泡的一侧，被一种特殊的卵巢颗粒细胞包围着，它为卵子提供营养，并产生雌激素。血液中的雌激素水平一升高，下丘脑就会做出反应，提示卵泡成熟并准备排卵。同时，下丘脑还会促进垂体短暂而迅速地释放黄体生成激素（LH），即脉冲，以促进卵泡在36小时内排出卵子。

这时，卵泡就会突向卵巢表面，直至卵泡破裂，卵子从中排出后，就立即被附近的输卵管末端吸入输卵管。而卵子则在纤毛的推动下，迅速向子宫移动。

卵子的等待期只有12～48小时

从卵泡出来后，卵子的存活时间一般为12～48小时。如果你想要受孕，最好能在排卵前就开始“造人计划”，这样才不至于让精子错过与卵子的相遇。一般在靠近卵巢的部位——输卵管的外1/3部，卵子将与精子相遇并受精。

破裂的卵泡壁会在卵巢内形成黄体，黄体可分泌维持胎儿生长的黄体酮，它能使子宫内膜细胞生成孕育胚胎所需要的营养素，并使子宫内膜增厚而使子宫容易受孕。如果卵子受精，黄体酮的分泌量将增加，子宫内膜也将继续增厚。

相反，如果卵子没有碰到精子，那卵子就会通过子宫排出体外，黄体就会退化，黄体酮的量也会急剧减少。当雌激素和黄体酮的水平下降到一定值时，变厚的子宫内膜开始脱落，形成月经。

月经的开始，则意味着新一轮的卵泡生长周期又开始了。

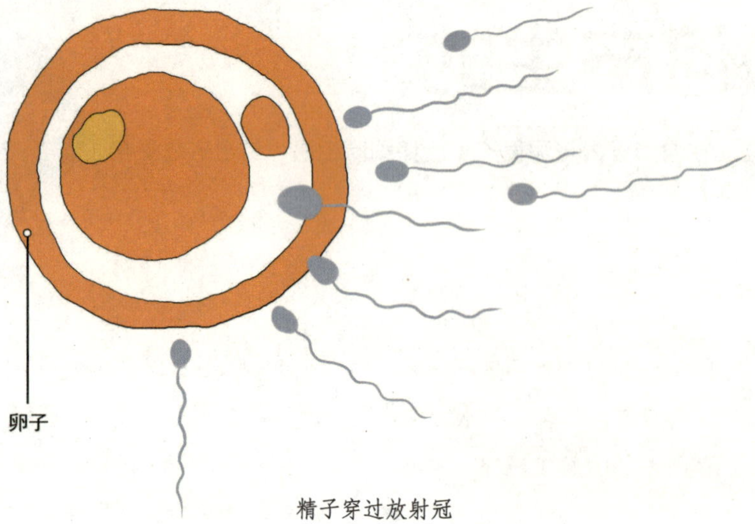

精子穿过放射冠

精子先生的人海战术

要见卵子，先得跑马拉松

为了与卵子结合，精子采用了一个相当原始的战术——人海战术。性交时，男性每次能排出2000万到数亿个精子，但只有约100万个精子能到达子宫；到达子宫的精子中又只有约1000个能选对方向，到达排出卵子的输卵管；最后能到达受精部位——输卵管壶腹部的精子，只有几十个到一二百个而已。

所以，精子一进入到女性的阴道内，就面临一场艰险重重的马拉松比赛。精子需要依次游过阴道、子宫颈、子宫，最终抵达输卵管，这段距离虽然只有15～18厘米，却相当于人类游3千米。而这场马拉松的赛时，一般需要1～1.5小时，最快时仅需数分钟，最慢也不过4～6小时。

大多数精子中途被迫退赛

大多数精子没能跑完全程，它们或是因为发育不良而被阴道内的强酸环境消灭，或是陷入了阴道内的无数条沟壑内无法出来，又或是误入了无成熟卵子的另一条输卵管内，还有的精子是被子宫内面的微纤毛给推了出来。只有小部分的精子依靠尾部的快速摆动，顺利向受精部位前进。同时，由性交引起的子宫收缩及输卵管蠕动、输卵管肌层的蠕动、黏膜纤毛的摆动及黏液细胞分泌的输卵管液的流动，也在帮助精子加速。

精子与卵子终于见面了

到达输卵管壶腹部后，精子就进入了最后的冲刺阶段——冲出一条通道与卵子结合，于是它们用尾巴轻轻敲击包围卵子的数千个滋养细胞，来打开一条通道。尽管能穿过放射冠外层结构的精子不少，但通常只有一个精子能穿过透明带结构进入卵子内，见到卵子的细胞核。当精子的头部一接触到卵子的细胞核，卵子就马上释放出一种化学物质包裹住自己，阻止第二个精子进入。这场比赛也就由此结束。

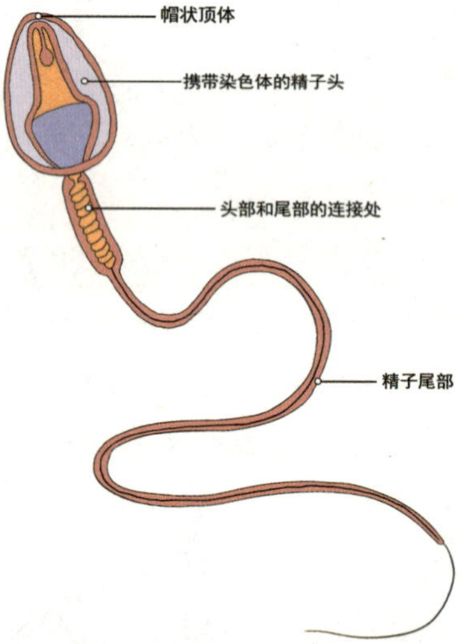

什么是精子

精子，是男性成熟的生殖细胞，产生于睾丸的曲细精管。精子分为头、体、尾3个部分，头部参与受精过程，尾长而弯曲，通过鞭尾摆动使精子具有活动能力。

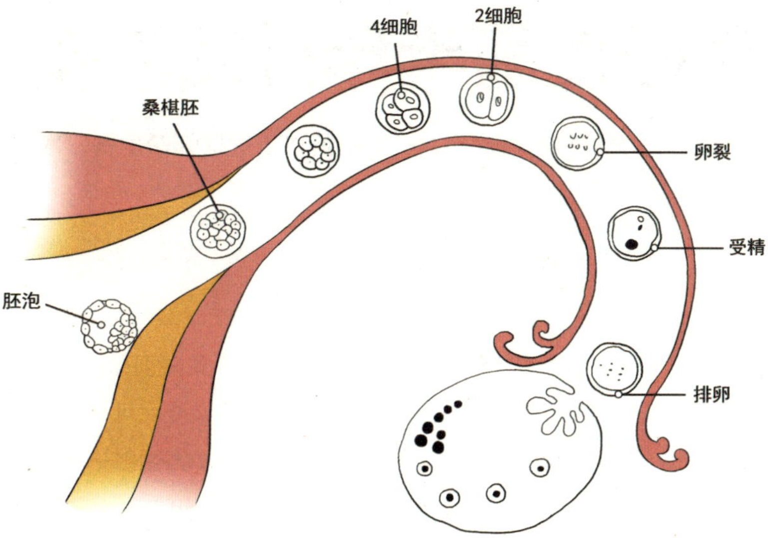

受精卵与着床示意图

> 问 受精卵着床，一定会出血吗？
>
> 答 通常情况下，受精卵着床时是不会出血的，女性没有任何感觉。只有少部分人受精卵着床时，由于生理与体质问题而会出少量的血。

生命是这样开始的

当精子冲破重重阻碍，顺利见到卵子，受精卵就诞生了，一个新的生命就这样开始了。然后，在输卵管内壁纤毛的推动下，受精卵一边分裂和分化，一边慢慢地向子宫方向移动。

第一天

在受精卵诞生后的最初24小时，它在原地几乎是一动不动的。

第二到三天

第二天，受精卵开始从输卵管向宫腔方向走，受精卵一边移动一边分裂，大约在第三天形成一个针尖大小、由16～32个细胞组成的实心球——桑椹胚。桑椹胚每隔15小时分裂一次。

第四到五天

第四天，桑椹胚进入到子宫，此时大约含64个细胞，其中只有少数的细胞能发育成胚胎，其余的细胞则会在子宫内形成胎盘和包在胎儿周围的羊膜。因为黄体酮的水平急剧上升，这时的子宫早已不是4天前大批精子通过时的那副模样，有了奇迹般的变化：子宫内膜柔软得像地毯一样，而且上面还长满了像小手指一样的突出物，以帮助桑椹胚更好地附着在子宫内膜上。

进入子宫后，桑椹胚就逐渐从实心球变成充满液体的囊状胚泡。此时的胚泡直径大约0.2毫米，并一直在发育。胚泡的外层结构，是一种叫做滋养层细胞的大而扁平的细胞，这些细胞后来发育成胚盘；胚泡里面有一小群叫做内细胞群的细胞，它们在后来会发育成胚胎。

第六到七天

受精后第六到七天，滋养细胞的海绵状突起物深入子宫内膜，使胚泡附着于子宫内膜上。胚泡植入可引起少量出血，即我们平时所说的“着床出血”。着床的位置多在子宫上1/3处，子宫内膜将为胚泡提供足够的营养和血液供应，如果子宫内膜难以承受，就会发生流产，看起来就好像月经量增多一样。

胚泡的植入完成，意味着胚胎已成功安置，并开始形成胎盘，孕育胎儿了。

03 备孕妈妈最好提前半年开始准备

要想迎接一个健康可爱的宝宝，你需要提前6个月开始做好以下这些怀孕准备。准妈妈准爸爸赶快来看看吧！

孕前应做的防疫方案

每个准备做妈妈的人都希望在孕育宝宝的10个月里平平安安，不受疾病的打扰。针对某些传染疾病，注射疫苗比加强锻炼要更直接、更有效。尽管我国目前还没有专为备孕女性设计的免疫计划，但医学专家普遍认为，准备怀孕的女性，最好接种两种疫苗：一是风疹疫苗，二是乙肝疫苗。因为女性怀孕后一旦感染上这两种疾病，病毒会垂直传播给胎儿，造成可怕的后果。

风疹疫苗

风疹病毒可以通过呼吸道传播，如果准妈妈在早孕期感染上风疹病毒，很容易引起流产、死胎、死产等严重后果。也可能会导致胎儿出生后出现先天性畸形，例如先天性心脏病、先天性耳聋等。因此，最好的预防办法就是在怀孕前注射风疹疫苗。

至少在孕前3个月予以注射，因为注射后大约需要3个月的时间，人体内才会产生抗体。疫苗注射有效率在98%左右，可以达到终生免疫。目前国内使用最多的是风疹、麻疹、腮腺炎三联疫苗，称为麻风腮疫苗，即注射一次疫苗可同时预防这3种疾病。如果准妈妈对风疹病毒已经具有自然免疫力，则无须接种风疹疫苗。

乙肝疫苗

我国是乙型肝炎高发地区，被乙肝病毒感染的人群高达10%左右。母婴垂直传播是乙型肝炎重要传播途径之一。如果一旦传染给孩子，他们中85%～90%会发展成慢性乙肝病毒携带者，其中25%在成年后会转化成肝硬化或肝癌，因此应及早预防。

按照0、1、6的程序注射。即从第一针算起，在此后1个月时注射第二针，在6个月的时候注射第三针。加上注射后产生抗体需要的时间，至少应该在孕前9个月进行注射。免疫率可达95%以上。免疫有效期在7年以上，如果有必要，可在注射疫苗后五六年时加强注射一次。

此外，你还可以根据自身需求，向医生咨询注射甲肝疫苗、水痘疫苗、流感疫苗、狂犬病疫苗等。但无论注射何种疫苗，都应至少在受孕之前3个月注射。

孕前6个月的常规检查

为什么要做孕前检查

孕前检查能帮助准备要宝宝的夫妇在怀孕前发现异常，及时治疗和避免潜在问题，将身体和心理都调试到最佳状态，并在医生指导下有计划地怀孕，以减少宝宝出生缺陷，保证准妈妈平安度过孕期、顺利分娩。

做孕前检查的最佳时间

做孕前检查的最佳时间，是怀孕之前的3～6个月。因为这个时间做检查，发现疾病可及时治疗，不影响怀孕计划，同时也不会因为检查时间太靠前，而在怀孕时让检查结果失去参考价值。女方的孕前检查最好是在月经干净后3～7天之内进行，注意检查前最好不要同房。男性精液检查在同房后2～7天内。

备孕女性体检项目

检查项目	检查内容	检查目的
基本检查	检查身高、体重、血压、血糖等身体基本状况	将这些指标控制在正常范围内，有助于安全度过孕期
血常规	常规血液检查	及早发现贫血等血液系统疾病，还可测得红细胞的大小（MCV），有助于发现地中海贫血患者
尿常规	检查尿液颜色、透明度、酸碱度、细胞检查、管型检查、蛋白质检查、比重检查等	有助于肾脏疾病的早期诊断，10个月的孕期对母亲的肾脏系统是一个巨大的考验，身体的代谢增加，会使肾脏的负担加重
生殖系统检查	通过白带常规筛查滴虫、念珠菌、衣原体感染等阴道炎症，血液检查有无艾滋病、梅毒等生殖道疾病，并检查有无子宫肌瘤、卵巢囊肿等疾病	检查是否有妇科疾病，如患有性传播疾病，最好先彻底治疗后再怀孕，否则容易引起流产、早产等危险
脱畸（TORCH）检查	检查备孕妈妈是否感染了弓形体、风疹病毒、巨细胞病毒等	一旦感染，特别是妊娠前3个月，可能引起流产和胎儿畸形。对感染了病原体的人群应积极治疗
肝功能检查	检查与肝功能代谢有关的各项指标，反映肝脏功能的基本情况	如果孕前或孕期患有病毒性肝炎而没有得到及时发现和治疗，可能会导致胎儿早产或新生儿死亡
口腔检查	如果牙齿没有其他问题，只需洁牙就可以了，如果牙齿损坏严重，就必须拔牙	如果孕期牙齿痛起来了，考虑到治疗用药对胎儿的影响，治疗很棘手，受苦的是孕妈妈和宝宝
妇科内分泌检查	包括卵泡刺激素、黄体生成激素等6个项目	月经不调等卵巢疾病的诊断，避免给孕育带来危险
ABO溶血	包括血型和ABO溶血滴度。检查对象为：女性血型为O型，丈夫为A型、B型，或者有不明原因的流产史	了解备孕夫妇的血型，避免婴儿发生溶血症
染色体检查	检查遗传性疾病	有不良孕产史或遗传病家族史的育龄夫妇检查染色体是否异常

备孕男性体检检查

检查项目	检查内容	检查目的
血常规	血常规	检查是否患有白血病、病毒感染、糖尿病、肝炎、败血症等影响生育的疾病
肝功能	肝功能检查目前有大小功能两种，大肝功能检查除了乙肝全套外，还包括血糖、胆汁酸等项目	各型肝炎、肝脏损伤诊断
男性泌尿生殖系统检查	检查生殖系统是否健全，是否有传染病	是否存在影响生育的生殖系统疾病，如隐睾、睾丸炎；是否患有梅毒、艾滋病等影响生育的一系列疾病
精液常规检查	检查精子一般性状、精子存活率、精子活动力、精子计数、精子形态等	判断男性的精子是否健康、精子成活率如何、是否能达到怀孕的要求，这是实现怀孕的先决条件
染色体异常	检查遗传性疾病	有遗传病家族史的育龄夫妇应一起进行染色体异常检查
心电图	心电反应性疾病检查	了解是否患有心律不齐、心绞痛等心脏疾病

孕前5个月：宠物是送还是留

怀孕了，一定要送走宠物吗

大多数女性一开始备孕，就会把家里的宠物送走，因为害怕接触宠物后感染弓形体，导致胎儿畸形。

各种野生的小动物、鱼类、家禽等，都有可能感染弓形体，如果准妈妈与它们密切接触，就有可能感染上弓形体。其中，猫科动物是弓形体的最终宿主，虫卵随猫的粪便排出，在泥土中能存活长达一年。除了猫之外，几乎所有哺乳动物和鸟类都可以传染弓形体。孕妇在处理猫的粪便、玩具时，则可能会接触到弓形体。

做TORCH检查

宠物一定要送走吗?

答案是否定的。其实，我们只要在孕期多加注意，及时给宠物洗澡、驱虫，那么就完全可以与宠物安全和平相处。

如果要留下宠物，为了避免感染弓形体，备孕女性应该在孕前做TORCH检查，它主要检测弓形体病、风疹等多种病毒。因为这项检查不能明确感染时间，如果孕后再检查，可能会给医生的处理带来困扰。通过早期的TORCH化验，可以清楚地认识到自身对数种疾病的抵御情况。

除了孕前要做一次外，怀孕3个月时还要检查一次，确保孕妇和胎儿的身体健康。

当然，如果孕妈妈在孕期实在没有精力照顾宠物，也可以提前将宠物送到朋友或亲戚家寄养。

养猫狗时，要注意点什么

如果你要留下宠物，还有下面几点需要注意的地方。

1. 定期为猫狗注射疫苗、服驱虫药。

2. 定期带猫狗去疾控中心化验，检查有没有感染弓形体。

3. 定期把驱虫滴液滴在宠物的后颈上，或按要求佩戴驱虫项圈。

4. 不要给猫狗喂生肉，宠物用具要单独放置，并定期消毒。

5. 避免接触猫狗的排泄物和猫砂盆。

孕前4个月：强身健体，戒烟戒酒

为什么孕前要适当运动

适当的运动不仅有利于增加受孕概率，还能够使女性产后的身材恢复事半功倍，同时还可有效提高女性的肌肉质量和关节的稳定能力，利于孕期的健康，保证生产过程的顺利。

准妈妈的备孕运动

女性身体的柔韧性和灵活性往往比较强，但耐力和力量较差，快走、慢跑、体操、游泳、瑜伽、户外旅游等运动有助于女性提高免疫力，保持良好的身体状态，不但能缓解将来孕期的不适，也能有效助力自然分娩。女性孕前锻炼的时间每天应在30分钟左右，而且最好在空气新鲜的清晨进行。如果体重超重或肥胖，最好将体重降至正常再怀孕。

准爸爸的备孕运动

一般男性的力量感和速度感更强，适合的运动也更多，如跑步、篮球、壁球、游泳、俯卧撑、哑铃、单双杠运动等，这些运动有利于增强男性肌肉、臂力、腰、背力量，也能提高男性“性趣”，同时有助于产生健康、有活力的精子群，为受孕创造了重要条件。压力大的男性可考虑每天运动30～45分钟，以不引起疲劳为准，在锻炼时应穿宽松透气性好的衣服以利于散热。

备孕的准爸爸不适合长距离的骑车，它会使睾丸的温度升高，破坏精子成长所需的凉爽环境，降低精子活力，而且长时间骑车还会使脆弱的睾丸外阴囊血管处于危险之中。

戒烟、戒酒

如果夫妻双方或一方经常吸烟，最好能在计划怀孕前6个月开始戒烟。因为吸烟会影响精子和卵子的健康发育，甚至导致精子和卵子的异常，使胎儿出现宫内发育畸形、生长缓慢，宝宝出生后记忆力差或记忆障碍等，影响孩子的健康成长。

另外，备孕期间夫妻双方也要避免经常饮酒或酗酒。因为大量饮酒会影响精子或卵子的发育，造成精子或卵子的畸形，使孕妈妈一开始在体内获得的就是异常受精卵；而且影响受精卵的顺利着床和胚胎发育，出现流产。同时，酒精可以通过胎盘进入胎儿血液，造成胎儿宫内发育不良、中枢神经系统发育异常、

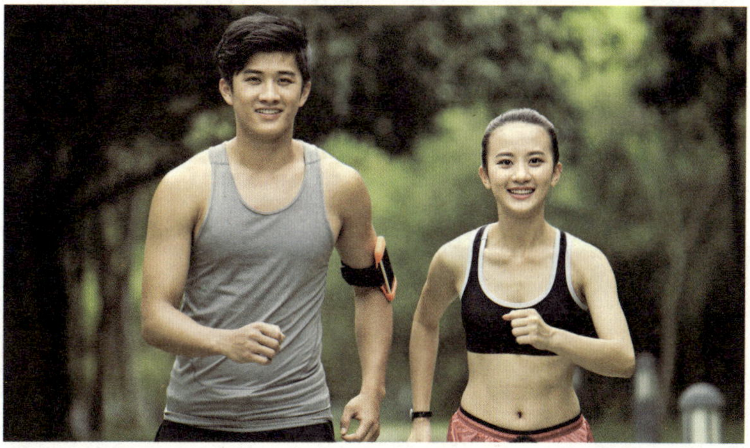

智力低下等。

孕前3个月：补充叶酸，健康饮食

什么是叶酸

叶酸是一种B族维生素，最早是从菠菜叶中提取纯化的，多存在于绿叶蔬菜、谷物和动物肝脏中，在人体内的总量为5～6克，参与机体的生化代谢过程以及体内诸多重要物质如蛋白质、脱氧核糖核酸（DNA）的合成，有促进细胞增殖、分裂的作用。如果叶酸缺乏，可能会引起胎儿神经发育异常、孕妇巨红细胞性贫血、白细胞减少、贫血症、身体无力易怒、没胃口以及精神症状。

为什么要补充叶酸

叶酸对胎儿的发育和基因表达有着至关重要的作用，孕妇的体内缺乏叶酸就会致使胎儿在发育过程中细胞分裂增殖受到影响，血红蛋白合成减少，红细胞不能成熟，从而导致巨幼细胞性贫血。而孕早期叶酸缺乏，则会影响胎儿大脑和神经系统的正常发育，甚至还可能会导致胎儿先天畸形、流产、早产等严重后果。

除了准妈妈，准爸爸也应适当补充叶酸。研究显示，男性多吃富含叶酸的食品可以降低染色体异常的精子所占的比例，保持精子质量。

怎样补充叶酸最安全

为了给宝宝一个良好的开端，目前推荐在准备怀孕的前3个月，备孕妈妈就开始摄取叶酸，每日补充0.4毫克，最好坚持到孕后3个月。当然，如果你营养均衡不挑食，体内不缺乏叶酸，也可以不吃。

含有叶酸的食物很多，如菠菜、生菜、油菜等绿叶蔬菜，麦芽、麸皮面包等谷类食物，香蕉、草莓、橘子等水果和动物的肝脏。但是，由于叶酸遇光、遇热就不稳定，很容易失去活性，比如蔬菜在贮藏2～3天后叶酸损失就高达50%～70%，而煲汤等烹饪方法则会使叶酸损失50%～95%，因此，备孕时要改变一些烹制习惯，尽可能减少叶酸流失，在必要时还可补充叶酸制剂、叶酸片、多维元素片。

叶酸不可与维生素C同服

叶酸适宜存在于碱性或中性的环境中，在酸性的环境中易被破坏；而维生素C则适宜存在于酸性环境，因此二者同时服用会影响吸收率，最好间隔半小时以上再服用。

孕前2个月：一定要去检查下牙齿

孕期牙齿特别容易出问题

如果计划怀孕，千万别忽视了对口腔的检查。因为怀孕后，女性体内的雌激素水平尤其是黄体酮水平会上升明显，这会加重原有的牙龈问题，牙龈会出现增生、肿胀、出血，个别的牙龈还会增生至肿瘤状。

比如，有的女性孕前可能就有智齿发炎，平时也许只是几个月发作一次，可如果到了孕期，发病的频率就会大大增加，给孕妈妈带来很多的困扰和不便。所以，在怀孕前，女性朋友应该检查一次牙齿，不给牙周病可乘之机。

妊娠“危险期”，不宜做口腔治疗

在怀孕的前3个月和后3个月，属于孕妇的“危险期”，应该尽量避免口腔治疗。即便出现了口腔问题，医生也通常只能做保守处理，比如当孕妇出现了智齿发炎的情况，医生只能做做冲洗之类的处理，剩下的就靠孕妇熬过去了。但若是赶上了急性根尖牙周炎、冠周囊肿一类的问题，医生处理起来也会相当棘手。

妊娠“安全期”，口腔治疗难度依然很大

在“危险期”中间的3个月之间，属于“安全期”，能够进行正常的治疗。不过，大家都知道在牙科治疗中，X射线检查是非常重要的辅助手段，但是孕妇一般是不能该项检查的。这样就要求医生需要根据经验来治疗，治疗的难度增加了很多。所以，最好孕前做好预防，减少孕期口腔问题。

备孕计划表

时间	计划	具体事项	备注
孕前6个月	了解相关怀孕知识	购买一本全面的孕育指导书籍，帮助指导你在孕育过程中的各种疑问	注意科学性、形象性
	做全面的身体检查	先做常规孕前检查，特殊情况下还要做特殊项目检查	准爸爸也别忘了做好检查
	停服避孕药	准妈妈这时候就不用服用避孕药物了，可采用避孕套等工具进行避孕	
孕前5个月	安排好宠物的去留	为宠物做好检查，决定是继续养还是送给亲朋好友帮忙代养	
	观察基础体温	每天清楚记录基础体温，观察自己的体温变化规律	最好能检查3个月
孕前4个月	制订健身计划	为了有个健康的身体，可进行慢跑、游泳、瑜伽等训练	将体重控制在正常范围内
	戒烟戒酒	减少或禁止烟酒，并尽量少喝咖啡和各种饮料	
孕前3个月	补充叶酸	每日补充0.4毫克的叶酸	
	注意工作环境	远离有害的工作环境	
	谨慎烫染头发	为避免染发药水、烫发药水对身体的不良影响，孕前3个月直到分娩，都尽量不去染发、烫发	
孕前2个月	检查牙齿	清洗牙齿，并及时治疗有问题的牙齿	日常也要注意口腔卫生
	保持心情的愉悦	可与朋友逛街、看电影、郊游，保持一个好心情	
	备好排卵试纸、早孕试纸	准备好排卵试纸、早孕试纸，方便及时测试	

04 提高受孕率的几种办法

健康的宝宝来源于一个健康的精子和卵子的结合，如何促进精子和卵子的结合，提高受孕率，你需要做的有很多。

放松情绪，减轻紧张

多些幸福感，少些焦虑

在备孕过程中，来自长辈的唠叨、工作的压力、对环境污染和食品安全的担忧，常常让你少了几分应有的幸福感，而多了些许焦灼。

我在孕前不小心烫了头发，会不会影响到备孕？

同房后，我因为感冒吃了几片药，如果怀孕还能要吗？

每天吃叶酸片，是不是会月经不调，影响受孕？

……

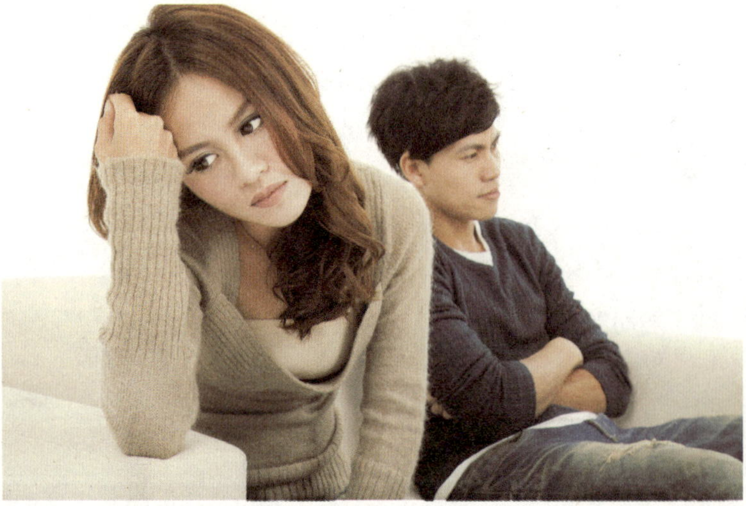

诸如此类的问题，让很多备孕女性处在焦虑、紧张、抑郁的心理环境下。而这样的过度紧张会导致女性内分泌功能失调，出现排卵功能障碍，进而影响受孕概率。其实，怀孕是一件很自然的事情，放松心情，顺其自然，才能增加成功的概率。如果夫妻双方都做过孕前检查，确认双方身体健康，宝宝会选择在他喜欢的时间来临的。

克服备孕失败后的紧张心理

有的夫妻几次备孕失败后，就担心自己得了不孕不育，四处寻访医生。其实，一对健康的父母，如果不避孕，一年怀孕的概率是80%，也就是说还有20%的人群需要在第二年继续努力。一般而言，如果35岁以下的女性，在备孕一年仍未能怀孕时，才需要全面检查。当然，怀孕是双方的事儿，男方也要做下检查。

同房时，也应放松心情，千万别为造人而造人，因为孩子是你和丈夫相爱的结晶，是幸福生活的副产品。倘若夫妻双方或任意一方的身体疲惫或心情欠佳，都会影响精子或卵子的活力，不利于形成优良的受精卵，并影响受精卵的着床和生长，导致胎萎、流产或影响胎儿脑神经的发育。

找准自己的排卵期

在排卵前2～3天或排卵后24小时内同房，可以大大提高怀孕概率。下面，为大家介绍常用的5种办法。

经期推算法

对于月经正常、规律的女性，排卵的时间一般发生在月经周期的中间。月经周期28天的女性，排卵日一般在下次月经来潮前的14天左右，一般将排卵日的前5天和后4天，连同排卵日在内共10天称为排卵期。

对于月经不正常者，排卵期计算公式为：

> 排卵期第一天＝最短一次月经周期天数减去18天
> 排卵期最后一天＝最长一次月经周期天数减去11天

例如月经期最短为28天，最长为37天，需将最短的规律期减去18（28－18＝10）以及将最长的规律期减去11（37－11＝26），所以在月经后的第十天至二十六天都属于排卵期。

观察宫颈黏液

宫颈黏液法其实就是观察自己的白带情况。在一个月经周期中，白带并不是一成不变的。月经干净后宫颈黏液常稠厚而量少，甚至没有黏液，称为“干燥期”，为非排卵期。月经周期中期，随着内分泌的改变，黏液增多而稀薄，阴道的分泌物增多，称为“湿润期”。接近排卵期，黏液变得清亮、滑润而富有弹性，一般情况下出现这种黏液的最后一天前后两天即为排卵日。

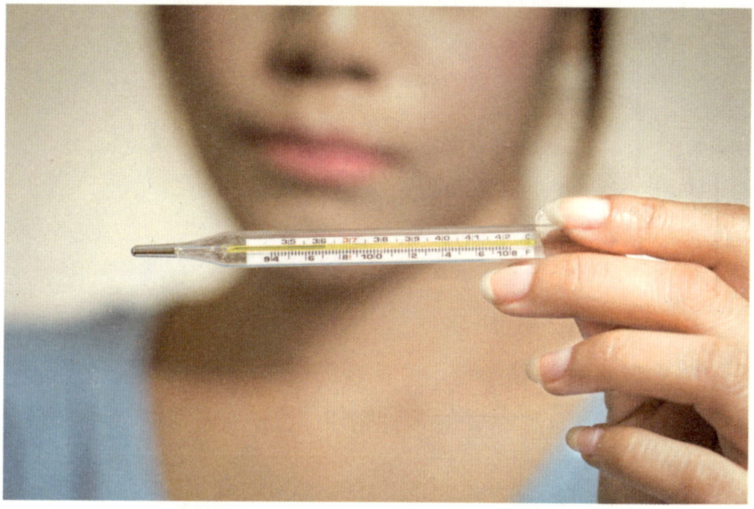

测量基础体温

基础体温是人体在经过6～8小时的睡眠休息后，刚醒来时的体温。建议使用专门的基础体温计。基础体温会在排卵前下降0.1～0.2℃，排卵后又会上升0.3～0.5℃，并持续到下次月经来潮前1～2天。不正常的基础体温变化，通常提示你身体的某种异常，比如没有排卵、已经怀孕、早期流产、黄体功能不良等。当然，熬夜、工作压力大也可能影响基础体温的变化。

> **测量方法：**将体温计放在床前随手可拿之处，于次日醒后，尚未起床活动时测量。每日记录。

排卵试纸检测法

排卵试纸作为新式武器，是现代女性测定排卵期的好帮手。这种试纸主要是通过检测黄体生成激素（LH）的峰值水平，来预知是否排卵。女性排卵前24～48小时内，尿液中的黄体生成激素（LH）会出现高峰值，用排卵试纸自测，结果就会显示为阳性。

排卵发生在试纸强阳转弱的时候，如果出现快速转弱，说明卵子就要破壳而出了，一般会在24小时内排卵。

B超监测法

在所有的测排卵的方法中，B超监测是最为准确的方法。有经验的医生会通过B超看到卵泡的大小、发育情况，子宫内膜的厚度等，对于卵泡发育不良一类的排卵障碍性疾病也能明确诊断。

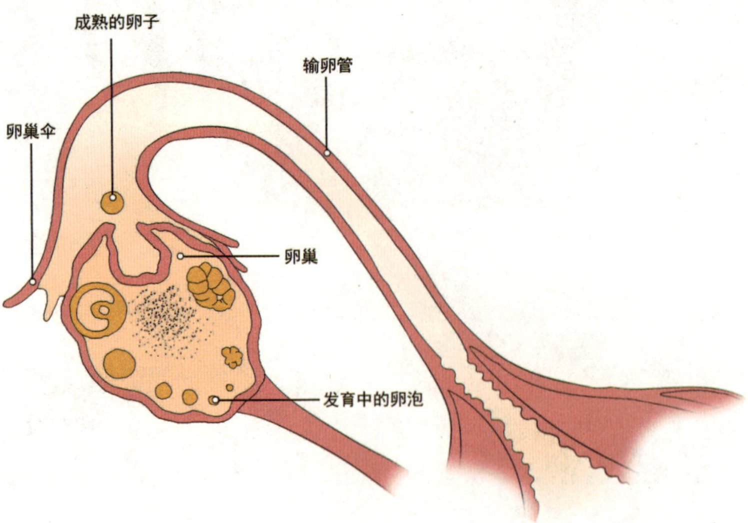

B超监测可于月经来潮的第十天开始。每次B超监测后，医生会根据你卵泡的发育情况告知下次的监测时间，给出同房时间的参考。不过，B超监测的方法相较其他方法，费用较贵，所以，大家可以先尝试排卵试纸等方法。如果效果不好，再考虑采用B超监测。

改善老公的精子质量和数量

正常精液的标准

想要生育一个健康的宝宝，不仅需要你做好备孕工作，你的丈夫同样也需要做好准备。尤其是要保证精子的质量。男性一次的排精量应在2～7毫升。当然，新婚夫妇因性生活比较频繁造成的精液过少，不属于疾病的范畴。

正常的精液呈灰白色或略带黄色，有特殊腥味，排出体外后，先是会在精囊分泌的凝固酶的作用下，变成胶冻状，之后则会变成黏度不同的液体。这个过程称为精液液化。如果精液射出30分钟后仍不液化，则称精液液化不良，这会阻碍精子的正常滑动，需要尽早治疗。

多吃提升精子质量的食物

如果男性精子质量不高，可以适当补充能提高精子活力的营养物质。为了提高精子活力，孕育健康宝宝，准爸爸们要从孕前半年就开始吃有利于提升精子质量数量的食物：

1. 番茄红素能够预防前列腺疾病，提高精子活力和浓度。平时，你可以多让自己的丈夫吃点西红柿，或者也可购买番茄红素保健品。

2. 锌能提高精子质量。如豆类、花生、牡蛎、牛肉、猪肉等都含有锌元素。

3. 动物内脏富含肾上腺皮质激素和性激素，适当食用可以增强性功能。

4. 多摄入含有维生素E和各种矿物质的水果、蔬菜，有助于抵御破坏精子的病菌。

非排卵期不需要禁欲

有的夫妻双方认为，“好钢要用在刀刃上”，精子如此宝贵，在非排卵期选择禁欲的方法来保护精子，一旦到了排卵期就开始“狂轰乱炸”。其实，这种想法是错误的。长期禁欲会影响到男性精子的活力和质量，成熟超过7天的精子会大量死亡，通常那些分居太久的夫妇，第一次同房是很难怀孕的。

正确做法是，排卵期前3～7天可同房一次，排出失去活力的精子。排卵期到来后，可适当增加同房次数，比如隔天一次，保证精液质量的同时又能增加怀孕概率。

子宫前后位的最佳受孕体位

子宫在盆腔内的位置

子宫在体内的位置可以分为3种：子宫前位、子宫中位、

避免降低生育能力的坏习惯

有些习惯会妨碍产生活力强的精子，因此要尽力避免。

1.穿牛仔裤、紧身裤。紧身裤、牛仔裤透气性不好，容易造成阴囊处空气不流通，阻碍阴囊皮肤散热降温，妨碍精索静脉回流，不利于精子的产生和营养。

2.洗桑拿浴。过高的温度会影响睾丸的生精功能，所以，打算备孕的男性应避免洗桑拿浴，洗澡时的水温也应控制在34℃左右。

3.吸烟、喝酒。烟酒之物，同样会影响精液质量，降低生殖能力，备孕期间应尽量避免。

子宫后位。正常情况下，子宫为前倾前屈位，前倾指的是整个宫体向前倾倒，前屈指的是宫体纵轴于宫颈与阴道纵轴相交所夹的角小于90度。而中位子宫的位置则介于前位子宫与后位子宫的位置之间，正常生理情况下的中位子宫多为怀孕时的子宫位置。

一般来说到医院做一个B超检查就可以知道是子宫前位还是后位的。

子宫前位的最佳受孕姿势

子宫前位，指的是子宫颈向下指向阴道后穹隆，它在体内的位置较低，所以性生活后，精液容易在那里集中，子宫颈易被精液浸泡，有利于精子穿过宫颈口与卵子相遇而怀孕。因此，子宫前位的女性更易受孕。

如果你是子宫前位，那你的最佳受孕体位是女下男上的标准式体位，你只需要在性生活的最后关头或者从一开始，把双脚放在丈夫的肩上，这样精子就可以直接进入宫颈管。性生活结束后，你只需要保持平躺姿势或垫高屁股即可。

子宫后位的最佳受孕姿势

子宫后位，是指子宫的纵轴不变，整个子宫向后方倾倒，容易使子宫颈呈上翘状态，即子宫后倾，致使子宫颈不易浸泡在精液池中而可能影响受孕。不过绝大多数的子宫后位都可以顺利怀孕，只有少数较严重的患者需要接受外科治疗。

如果你是子宫后位，最佳受孕体位是男后位女方跪趴式的姿势。这种体位可使精液较好地停留于女方阴道里不易流出，有助于受孕。同房结束后，女方即可变为俯卧位，趴在床上，可在腹部垫上枕头，然后静卧30分钟。同时，性生活后半小时内不要上厕所，以免精液外流，降低受孕的概率。

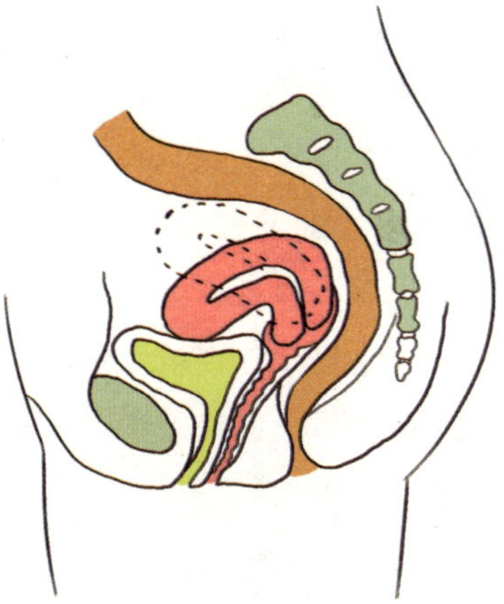

子宫前位

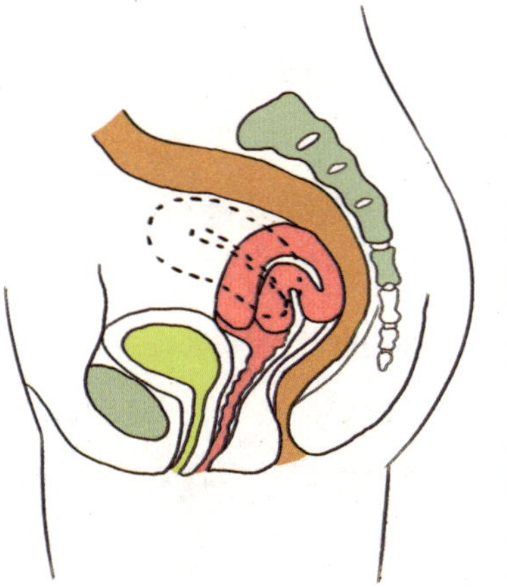

子宫后位

05 受孕困难时怎么办

当你和丈夫一心期望孕育自己的宝宝，却不知什么原因导致受孕困难。这时如果去医院，你知道该做哪些检查吗？

不孕不育时该做什么检查

先检查男性，再检查女性

很多人受传统观念的影响，以为无法怀孕就是女方的责任，第一反应就是让女方来医院做检查。其实，引起不孕不育的因素中，女方因素占40%～55%，男方因素占25%～40%。如果夫妻双方性生活频率正常，最好先从男方开始检查。

而且，男方的检查相对比较简单。医生通常会检查男性内外生殖器发育，接着会做精液检查。这些都正常了，就基本排除了男方因素，可以继续排查女方因素了。

女性该做哪些检查

医生一般会根据病史、病情和女性的身体情况，开出检查单。初诊时，一般为体格检查、妇科常规检查、白带常规、妇科B超检查，这些检查基本当天就可以拿到结果。之后，你就可以拿着结果找医生复诊。复诊时，医生会根据每个人的不同情况，再进行不同的检查。比如，有过流产史或生殖道感染史的，要做子宫输卵管造影或通液检查；月经不规律的，可能会做生殖内分泌检查等。

针对这些病因治疗后，你就可以再尝试自然受孕，或者也可以接受人工授精、试管婴儿等辅助生殖方法。

人工授精还是试管婴儿

人工授精

人工授精，是指将男性精液用人工方法注入女性子宫颈或宫腔内以协助受孕的方法。这个方法的前提是女方输卵管道通畅，并且排卵正常。所以，在进行人工授精之前，女方需要提供子宫输卵管造影报告和内分泌检查报告。

如果女方的输卵管不通，可以采取一些治疗手段，令其畅通。但是，如果经过治疗后输卵管仍不通畅，可以选择试管婴儿。

试管婴儿

试管婴儿，并不是指在试管里长大的婴儿，而是一种体外受精和胚胎移植（IVF-ET）的受孕方式，即把卵子和精子都拿到体外来，让它们在体外

何时需要人工授精

1.丈夫精液异常。包括少精、精液黏稠或不液化等，也就是说当丈夫不能为受孕提供正常的精子。

2.宫颈及黏液异常。包括宫颈炎即宫颈黏液中存在精子抗体等情况，常发生在女性生殖系统有感染或内分泌异常时。

3.精子不能进入阴道。丈夫出现阳痿、不射精等异常情况时，精子无法进入阴道。

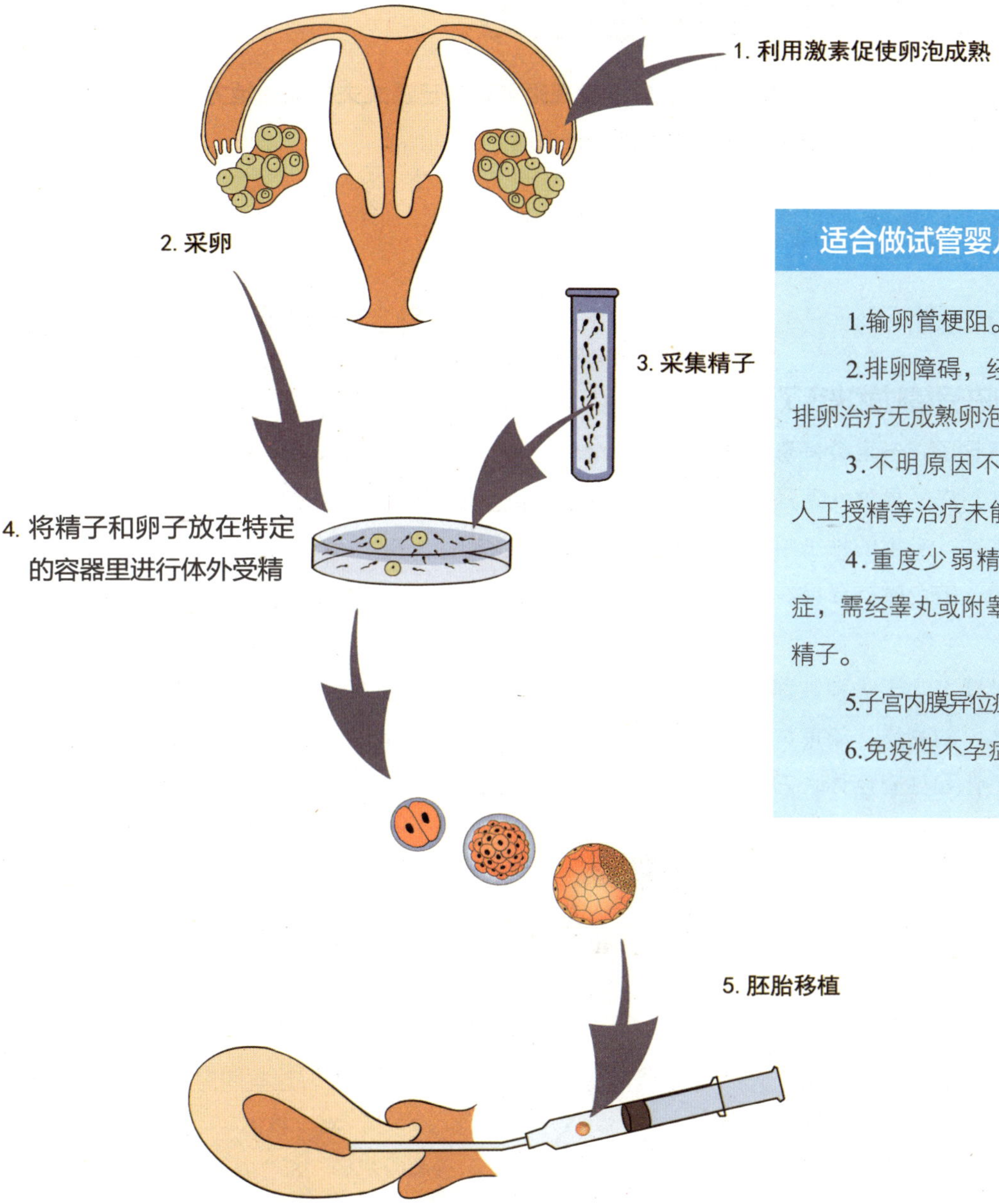

试管婴儿的过程

适合做试管婴儿的人

1.输卵管梗阻。

2.排卵障碍，经一般的促排卵治疗无成熟卵泡生长。

3.不明原因不孕，通过人工授精等治疗未能妊娠。

4.重度少弱精，或无精症，需经睾丸或附睾穿刺获取精子。

5.子宫内膜异位症伴不孕。

6.免疫性不孕症。

人工控制的环境中完成受精过程，然后把早期胚胎移植到女性的子宫中，在子宫中孕育成为胎儿。

夫妻任何一方如果存在染色体疾病，或者有遗传性疾病，比如地中海贫血、血友病等，就可以选择试管婴儿，利用先进的基因检测基础筛选出健康的胚胎，然后再移植到子宫。这样能避免遗传患儿的出生，还能降低流产风险。

06 关于遗传的奥秘

宝宝出生后，你总能在孩子身上发现很多和自己及丈夫相似的地方：眼睛、嘴巴像妈妈，鼻子、耳朵像爸爸，你知道这是为什么吗？

宝宝的性别

宝宝的性别在受精时就决定了

当你怀孕了，一定会好奇自己的宝宝到底是男孩儿还是女孩儿。其实，宝宝的性别早在精子与卵子结合时就已经决定了。

这些都要归功于一种被称为“染色体”的物质，染色体分为常染色体和性染色体，它存在于每个细胞的细胞核内。除了精子和卵子外，人体其他所有细胞都有46条（23对）染色体，其中44条（22对）为常染色体，另外2条是性染色体。女性的性染色体为XX型，男性的性染色体为XY型。

精子和卵子各自有23条染色体，只有当它们在子宫内相遇后，才能成双配对，成为23对染色体。

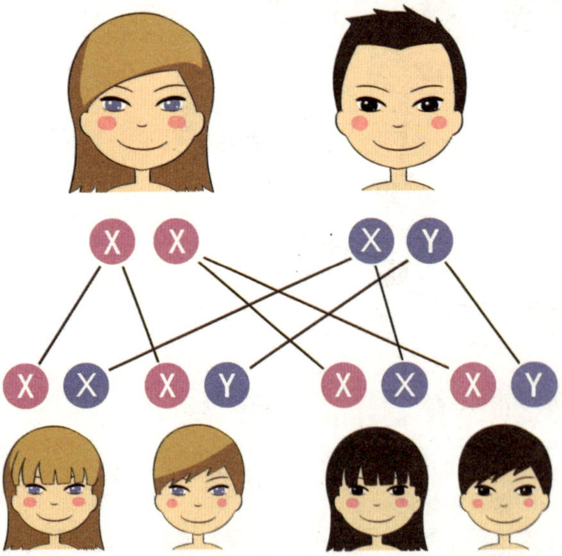

女孩（44+XX） = 22+X（卵子） + 22+X（精子）

男孩（44+XY） = 22+X（卵子） + 22+Y（精子）

宝宝性别与染色体的关系

决定宝宝性别的是性染色体。女性携带的是XX染色体，男方携带的是XY染色体。也就是说，女性的卵子上都是X染色体，男性的精子上则分成了X与Y两种染色体。

受精的过程就是卵子与精子结合的过程，如果卵子和带有Y染色体的精子结合，那么受精卵的染色体就是XY，就是男孩；反之，如果卵子是与带有X的染色体结合，那么生出的将是女宝宝。

因此，生男生女主要取决于和卵子结合的精子是X还是Y，这与同房的方法、日期等没有关系。

宝宝长得更像谁

掌管遗传“大权”——基因

为什么宝宝有的地方像妈妈，有的地方像爸爸？

虽然遗传的主角是染色体，但贮存遗传信息、决定遗传性状的却是基因，它是构成染色体的DNA上的一个片段。在受精卵里蕴藏着无数个爸爸妈妈的遗传基因，详尽地描述了后代的外貌、生理、性格、体质甚至某种遗传病。不过基因有显性和隐性之分，显性基因是在一对基因中决定其表现特征的一个基因，而隐性基因则只有成双存在时才决定其表现特征。

宝宝相貌的遗传

• **肤色**：遵循父母“中和”色的自然法则。若父母皮肤较黑，子女绝不会有白嫩肌肤；若父母一方白一方黑，子女大多会是中性肤色，少数会偏向一方。

• **眼睛**：遵循显性基因优先的原则，大眼睛、双眼皮、黑色眼球、长睫毛是显性遗传，小眼睛、单眼皮、浅色眼球、短睫毛是隐形遗传。

• **鼻子**：显性基因有优先权，鼻子大、高而鼻孔宽是显性遗传。鼻子的遗传基因会一直持续到成年，宝宝小时候是矮鼻子，成年还可能变成高鼻子。

• **下颌**：显性遗传，父母任何一方有突出的大下巴，子女常毫无例外地长着酷似的下巴。

• **耳朵**：显性基因优先，大耳朵是显性遗传。父母双方只要一个人是大耳朵，那么孩子有一对大耳朵的可能性就极大。

推算宝宝的血型

父母的血型	子女可能出现的血型	子女不会出现的血型
A+A	A、O	B、AB
A+O	A、O	B、AB
A+B	A、B、AB、O	无
A+AB	A、B、AB	O
B+B	B、O	A、AB
B+O	B、O	A、AB
B+AB	A、B、AB	O
O+AB	A、B	AB、O
AB+AB	A、B、AB	O
O+O	O	A、B、AB

• **身高**：70％是遗传（35%来自父亲，35%来自母亲），30%是后天因素影响。若父母较高，孩子高的机会为3，矮的机会为1，父母偏矮则反之；如果父母中一人较高，一人较矮，就取决于其他因素。

宝宝的血型

血型与遗传

人的血型基本可分为A型、B型、O型和AB型4种。未来的宝宝会是什么血型呢？作为一个孕妈妈，对宝宝的方方面面总是充满了好奇心。根据血型的遗传规律，孕妈妈若是知道了自己的血型和丈夫的血型，就可以推测出宝宝可能出现的血型，以及不可能出现的血型。

血型与溶血病

溶血病是由于妈妈和子女血型不合，致使胎宝宝和新生儿发生溶血症，红细胞被破坏而造成的。症状轻的可发生黄疸、贫血，重者可致死胎。引起母子血型不合的，主要是ABO血型和Rh血型，尤其是ABO血型不合较为多见。

如果O型血的女性和O型之外的男性结合怀孕时，有时候会引起ABO溶血症，不过与Rh血型不合相比，新生儿得重症黄疸的很少见，不必过分担心。但若是曾经生育的孩子有因重症黄疸死亡的，则应该告知医生，并认真配合检查。

第二章

不同情况下如何备孕

每个准妈妈的胖瘦、血型、年龄等身体基本情况都不尽相同，因此备孕的方法也相应地有所区别，尤其是当准妈妈有过流产史、生育史、宫外孕史时，备孕的方法更要有所区别。而当准妈妈患有阴道炎、盆腔炎、子宫肌瘤等疾病时，备孕的难度也会增加，必须格外谨慎对待，才能真正孕育一个健康的宝宝。

01 特殊情况

如果你有体形偏胖、体形偏瘦、35岁以上等特殊情况，那你在备孕时就需要特别注意一些情况。

体形偏胖

判断自己是否肥胖

肥胖会增加不孕、胎儿畸形、死胎、妊娠期糖尿病等风险，所以体形偏胖的女性，在备孕前最好能先将体重减到正常的水平。

判断自己是不是超重时，可以先测一下身体质量指数（BMI），这是目前国际上常用的衡量人体胖瘦程度以及是否健康的一个标准。

$$\underset{(BMI)}{\text{体质指数}} = \underset{(千克)}{\text{体重}} \div \underset{(米)}{\text{身高}^2}$$

体重指数与健康的关系，各国和各地区有所差别，在中国大陆，以《中国成人超重和肥胖症预防控制指南》认定的数据为标准。当BMI指数大于24，视为超重；大于28，则视为肥胖。

成年人身体质量指数			
轻体重BMI	健康体重BMI	超重BMI	肥胖BMI
BMI＜18.5	18.5≤BMI＜24	24≤BMI＜28	28≤BMI

控制孕前体重

如果你体形偏胖，不建议使用减肥药物和节食的方法来减肥。可以从合理的饮食和适度的运动两方面入手，逐步减轻体重。

- **合理饮食，均衡营养**

在膳食营养素平衡的基础上减少每日摄入的总热量，原则是多吃优质蛋白（如鱼、鸡蛋、豆制品、鸡肉、牛奶等）和碳水化合物，少吃脂肪类食物（如肥肉、内脏、蛋黄、坚果等）。每餐吃七分饱，细嚼慢咽，延长进食时间。

- **强度适中的运动**

锻炼时最好选择中等或低等强度运动，因为机体氧耗增加，运动后数小时氧耗量仍比安静时大，而且比剧烈运动容易坚持，如慢跑、打羽毛球、跳舞、游泳等。如果你打算参加健身项目，或是选择私教，那一定要在项目开始前向教练说明自己处于备孕期的情况，以保证运动项目与备孕不冲突。

体形偏瘦

体重偏轻，影响生育能力

胖人怀孕有困难，但如果体重太轻也会影响到受孕。实际体重低于平均标准体重15%为过瘦。

女性要维持正常的月经、怀孕和哺乳等生理功能，其体内的脂肪含量必须达到体重的22%以上。太瘦的人如果脂肪组织太少，就会使雌激素水平低下，排卵率较低，导致受孕困难。

另外，太瘦的人容易营养不良，这时候如果怀孕，可能因为缺乏营养、激素分泌不足，使得胎儿在子宫内发育迟缓。有研究显示，过瘦的孕妇流产、早产、胎儿发育不良的概率均高于正常孕妇。

保证营养充足，增加体重

如果你的体重偏轻，首先要做的就是改善饮食。大多数体重偏轻的女性都有挑食的习惯，因此在备孕前要特别注意饮食均衡，防止营养不良，适当增加含钙量丰富的食物，如牛奶、豆腐等，并适当补充含铁量丰富的食物，如瘦肉、猪血等。

医学研究显示，孕妇营养不良与宝宝先天畸形息息相关：碘缺乏易致使胎儿患上克汀病，叶酸缺乏易导致胎儿神经管缺陷，铁缺乏易致使胎儿智力发育受损，维生素D缺乏可致胎儿佝偻病、牙釉质发育不良，维生素E缺乏可致流产、无脑儿、脐疝、足畸形、唇裂等。所以备孕女性除了食补，还可以通过服用复合维生素来补充营养。

35岁以上

高龄准妈妈不必过度担心

你可能因为工作太忙，耽误了生育孩子的最佳年龄，直到35岁以后才开始备孕。又或许，你已经生育了一个宝宝，如今打算再要一个二宝。但是，你很担心这个岁数怀孕生子的危险性。

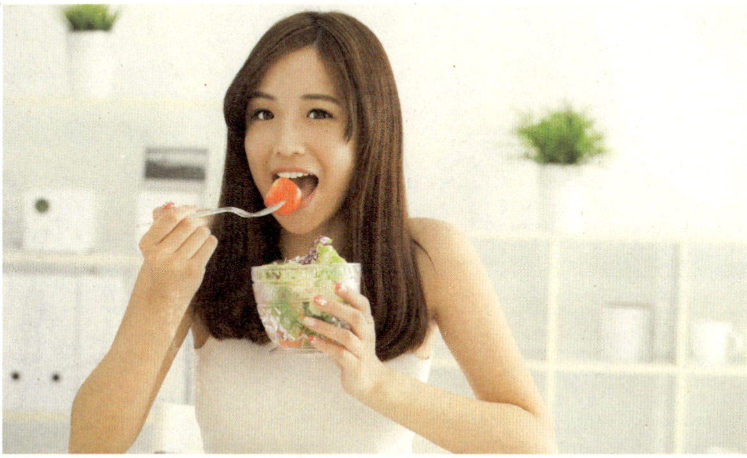

确实，生育的风险会随着年龄的增长而有所增加。你将面临的第一个风险就是生育能力降低，相较更年轻一点的女性，受孕上会更困难一点。如果能克服这个困难，你还要面临妊娠时期高血压、糖尿病及可能生育缺陷儿的风险。

所幸，胎儿期诊断技术正在提高，现在的医生已经可以在怀孕后的前8周及时发现许多先天缺陷的遗传异常。只要你能在孕期精心呵护自己和胎儿，定期去看产科医生，也能生育出一个健康的宝宝。

其他特殊情况

口服长效避孕药，停药后6个月

避孕药经肠道进入人体后，会在肝脏内代谢储存，

高龄女性孕前该做些什么

- **进行身体素质的锻炼：**很多高龄女性都是公司白领，大多缺乏体育锻炼，因此，在备孕时更应该进行一定的体育锻炼。
- **调理好月经：**月经周期是否规律？经期长度是否适宜？经量是否正常？经期有无不适？这些都会影响到你的备孕情况，比如，经血少的女性有可能是子宫内膜太薄，会使着床不易。
- **做一些必要的优生咨询：**夫妻双方都应该在身体情况最佳时要宝宝，在此之前，最好能有一次全面体检。如果有慢性病，等到病情稳定或身体痊愈后再准备怀孕。
- **注意控制体重：**35岁的女性更易发胖和患上糖尿病，因此你要特别控制体重，多吃高蛋白、低脂肪、性温和的食物，少吃甜食，少喝甜饮料，以免怀孕时罹患妊娠期糖尿病、高血压、子痫等。

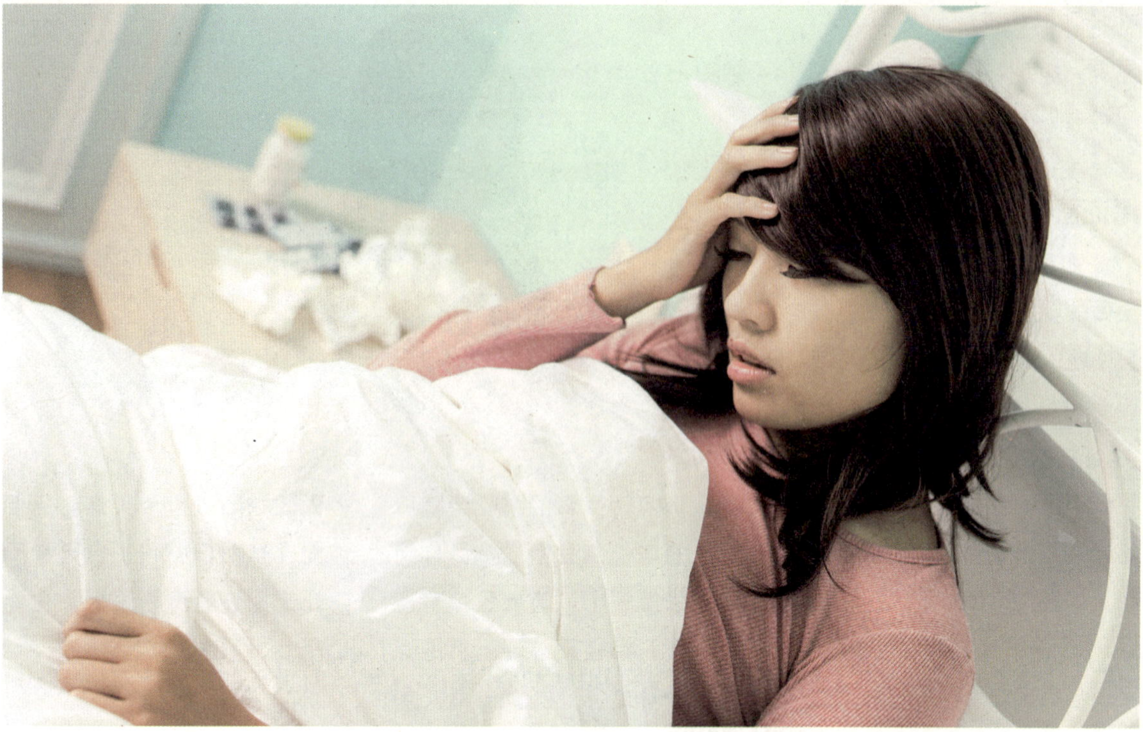

停药后，储存在体内的药物需要一定的时间才能完全排出体外，不同的药物成分在体内排出的时间不同，而药物剂量越大，需要的时间越长。

有数据显示，短效口服避孕药激素含量低，停药后即可备孕，不会增加胎儿畸形的发生。长效口服避孕药由于其含激素成分及剂量与短效避孕药有很大不同，最好停药6个月再备孕。

上节育环，取环后有2～3次月经

节育环是一种放置在子宫腔内的避孕装置。无论节育环在体内安放了多久，都会对子宫内膜组织有或多或少的损害和影响，因此，出于优生优育的考虑，女性朋友最好在取环后半年乃至一年再怀孕。如果急着要宝宝，也至少要等取环后来过2～3次正常月经后再受孕。如果取环后出血情况比较严重，最好多等几次月经再受孕。

人工流产，至少3个月

做过人工流产，或是因为胎停做过清宫的女性，需要调理3～6个月，子宫才能恢复正常。当月经变得比较规律、不良体质因素得以纠正、各项指标基本正常后，才可以再次受孕。

酗酒，至少20天

备孕中的女性如果在某一天饮酒过多或是酗酒，最好在20天后再开始备孕。酒精对生殖细胞的毒害作用，不会随酒精代谢物的排出而消失，只有当受损的生殖细胞被吸收或排出后，才可避免胎儿畸形的形成。

如果你的丈夫在某一天酗酒或饮酒过多，从优生优育的角度看，建议3个月后再开始怀孕比较好。

如果患有妇科病

02

如果你患有阴道炎、盆腔炎、卵巢囊肿等妇科病，备孕难度就会大大增加，甚至可能引发不孕危机，面对这些疾病，该如何备孕呢？

阴道炎

阴道炎会影响怀孕吗

答案是肯定的。

阴道炎分为很多种，比如滴虫性阴道炎、念珠菌性阴道炎、细菌性阴道炎等。阴道出现的过多炎性分泌物，会影响精液质量、降低和损伤精子成活率及穿透力，引起不孕；病菌还能上行感染宫腔，引起子宫内膜、输卵管炎症及输卵管粘连等，使精卵结合受阻，引起不孕；在输卵管炎症未治愈的情况下怀孕，还易发生宫外孕。因此，女性在受孕前应做好孕前检查，如果有阴道炎，最好在痊愈后再计划妊娠。

备孕期间得了阴道炎怎么办

1.如果有外阴瘙痒、白带异味、性交疼痛、尿频尿急等症状，一定要去正规医院检查、治疗。

2.治疗期间，应停止性生活，同时最好让丈夫到男科检查一下，如发现感染，也要及时治疗。

3.饮食宜清淡，辛辣食品、海产品和甜腻食物都有可能加重瘙痒。

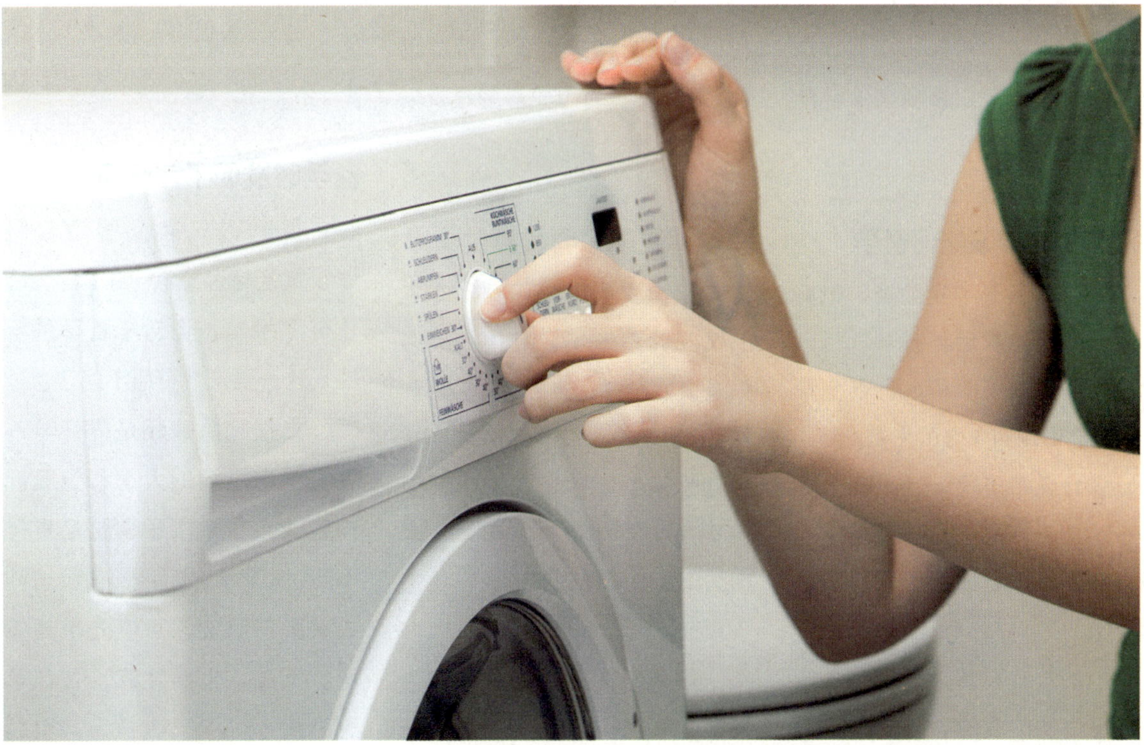

4.治疗后，也要注意清洁卫生。进行备孕期间，即便是阴道炎已痊愈，也要注意好自身的卫生，尤其是经期来临时，注意及时更换内裤和卫生巾，避免细菌感染。

5.不盲目使用阴道洗液，否则会破坏阴道内环境的酸碱度，影响阴道的自洁作用，使阴道炎加重。

盆腔炎

盆腔炎容易引起宫外孕

患上盆腔炎的女性，白带量会增多，而且形状也发生了异常。这些炎性分泌物会降低精子活力，分泌物中的白细胞也会吞噬精子，降低女性怀孕的概率。另外，盆腔炎还可能造成输卵管的粘连、扭曲、结构和功能异常，许多宫外孕的发生就与此有关。

得了盆腔炎该如何备孕

若是患上了盆腔炎，最好是等炎症治疗后再备孕，否则不仅会影响受孕概率，而且孕后也会影响到宝宝的发育。

1. 患了炎症也不要着急，不管是急性盆腔炎还是慢性盆腔炎，一定要遵医嘱积极配合治疗。

2. 饮食要清淡，可以多吃含蛋白质的食物，不吃辛辣刺激的食物，避免海鲜和生冷的食物，甜食也要少吃。

3. 杜绝各种感染途径，保持会阴部清洁、干燥，每晚用清水清洗外阴，做到专人专盆，勤换内裤。

4. 有空多锻炼，提高免疫力，帮助恢复身体健康。

卵巢囊肿

备孕期发现了卵巢囊肿

对于有怀孕计划的女性，孕前做一次全面检查是有必要的。如果孕前发现了卵巢囊肿，一般不必着急吃药或手术，首先观察3个月，看其是否为生理性卵巢囊肿，如果自然消失了，你也就无须做任何处理；如果3个月后囊肿持续存在，考虑为病理性的，孕前发现大于4厘米的卵巢囊肿建议先手术再怀孕。

早孕期发现了卵巢囊肿

卵巢囊肿与妊娠同时存在的情况并不多见，其中绝大多数是良性肿瘤，占95%~98%。在怀孕早期，卵巢也可能形成生理性囊肿，这种情况在怀孕12周后会自然消失。因此，早期如果B超检查到囊肿，不必过于紧张，耐心观察即可。

如果经大夫会诊后考虑为良性，大于4厘米，又想保留妊娠，可以在妊娠14~16周的稳定期做手术，手术当然有诱发流产的可能性。避免这种事情发生的不二法宝，就是做好孕前检查。如果囊肿是实性的或囊实性的，排除了黄体囊肿者，应该终止妊娠后手术。

哪些人需剔除肌瘤再怀孕

如果你是患有子宫肌瘤的准妈妈，出现以下情况，最好先剔除肌瘤再怀孕。

1. 患黏膜下肌瘤。

2. 直径大于4厘米以上的肌壁间肌瘤或浆膜下肌瘤。

3. 可能是肌瘤引起的不孕。

子宫肌瘤

备孕时发现子宫肌瘤

平时，只有那些位置特殊，直径超过5厘米的子宫肌瘤才需要手术，但对于备孕的女性，这一要求就有所不同了。

先摘除肌瘤还是先怀孕？关键要看肌瘤的大小和位置。一般认为：如果子宫肌瘤直径不超过4厘米，而且长在肌壁间或浆膜下肌瘤，可以先考虑怀孕。不过，也要注意，在怀孕时肌瘤也可能迅速长大，引起

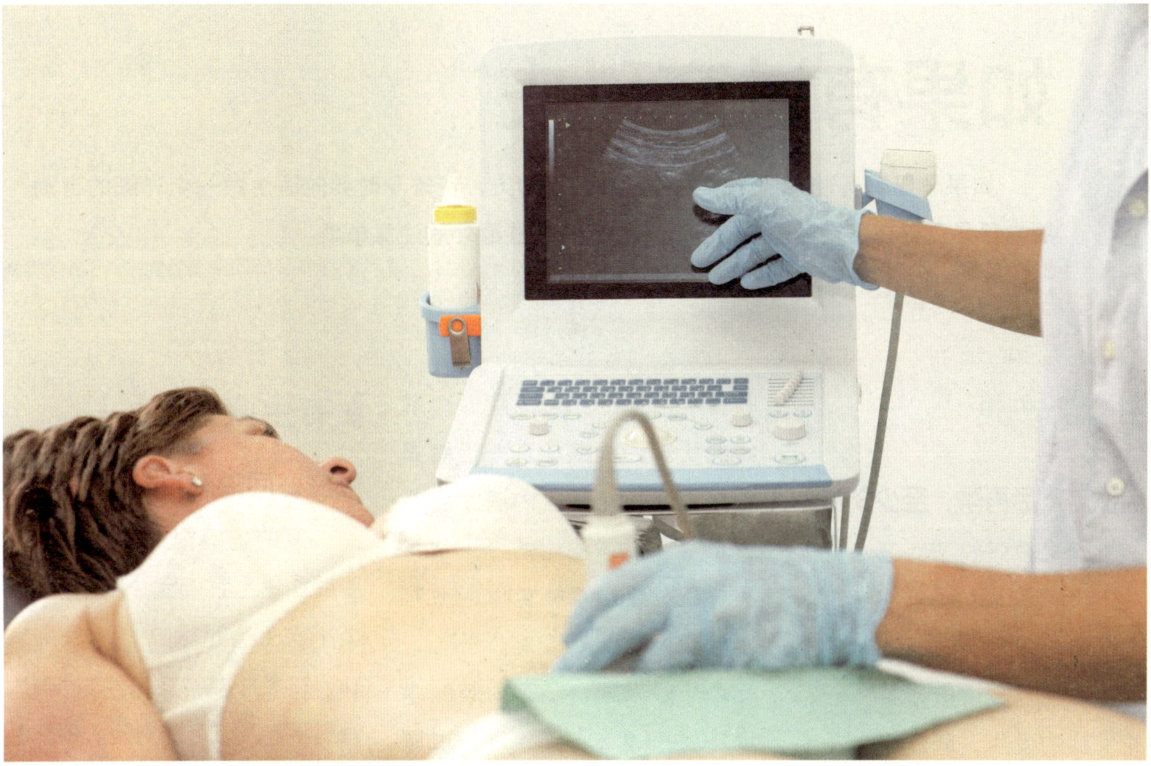

流产或早产。如果肌瘤长在子宫腔内黏膜下方，因其可能妨碍到受精卵的着床，所以建议在备孕前能手术处理。

孕期发现了子宫肌瘤

原则上，怀孕期间一般不对子宫肌瘤进行手术，需要等到分娩时或分娩后再进行处理。而且，只要孕妇其他情况都正常，肌瘤的位置不是特别靠近子宫下段，不梗阻产道，分娩时完全可以选择自然分娩。

但是，如果出现子宫肌瘤太大、肌瘤与胎盘的位置太过接近等情况，则需要在孕期手术治疗。手术一般选在妊娠中期进行，不过，虽然此时胎儿比较稳定，但手术的难度还是比较大的。

子宫内膜异位症

痛经是子宫内膜异位症的主症

身为女性，你可能有过痛经的经历，你可知道病理性痛经有很大一部分原因是子宫内膜异位症引起的。

子宫内膜本应在子宫腔的内面，每月随着子宫内膜的脱落，经血就会从阴道流出。而子宫内膜异位症的患者，子宫内膜出现在了其他地方，每月该脱落出血时流不出来，所以患者会出现痛经，而且越来越痛。

怀孕会缓解你的不适感

子宫内膜异位症会影响到怀孕，甚至引发不孕。但如果能够备孕成功，从怀孕到分娩这个漫长的过程却是对此病最好的治疗。

这个病之所以越来越重，是因为每月一次的经血无处排放，如果没有经血了，异位的内膜会逐渐退化乃至凋亡。有的人经过一年的妊娠加哺乳，子宫内膜异位症的症状会大大缓解，甚至痊愈。

当然，这是对于轻度子宫内膜异位症患者的方法。如果是中重度的子宫内膜异位症患者，可选择手术治疗。

03

如果有过产科史

如果孕妈妈有过流产史、生育史或宫外孕史，在备孕时要向医生做一个详细的咨询，看自己是否存在不宜怀孕的情况，此外还有一些额外的注意事项。

有流产史

自然流产后再孕，至少3个月

如果孕妈妈不幸遭遇自然流产，最好休养3个月再怀孕，这样能让子宫有较长的时间修复，避免再次流产，减少妊娠并发症的发生，降低新生儿发病率。而且，在准备下次怀孕前，一定要到医院做一些相关的身体检查。

如果是症状轻微的自然流产，比如生化妊娠，因其对子宫内膜的创伤和性腺轴的影响很小，所以经调理有过一次规律月经后，若各项指标基本正常，第2个月就可以备孕了。

人工流产后不宜马上受孕

做完人工流产手术后，最好休养半年至一年后再怀孕。因为人体和生殖器官在人流术后要得到充分的休息、调养和功能的恢复，各方面功能正常对受孕怀胎、母子健康以及优孕、优生、优育大有益处。

有过多次流产史的女性，在备孕前最好先去医院做个系统的检查，重点检查一下输卵管是否通畅、子宫内膜厚度是否正常、黄体功能是否正常，另外还需要检查染色体、激素水平及进行B超检查等。

一般来说，子宫内膜的厚度是0.2～1厘米，如果薄于0.2厘米，怀孕后自然流产的概率就较高。

习惯性流产，找准原因来治疗

1. 习惯性流产后半年再怀孕，可减少流产的发生。

2. 孕前要做遗传学检查，夫妇双方同时接受染色体的检查。

3. 有甲状腺功能低下者，等甲状腺功能正常后再怀孕。

4. 做血型鉴定，包括Rh血型系统。

5. 男性做生殖系统的检查，菌精症患者要治愈后再备孕。

6. 针对黄体功能不全者，治疗的药物使用时间要超过上次流产的妊娠期限，如上次是在孕3月流产，则治疗时间不能短于3个月。

有生育史

顺产，间隔1年以上

有的妈妈很心急，生完一胎后立马追生二胎。但是，即使上一次生育是顺产，也最好隔18～23个月再孕。否则，间隔太短有早产及流产的危险。备孕时还要检查输卵管、子宫等生殖系统情况是否正常。医学研究认为，妊娠间隔短于18个月或大于5年是发生早产的高危因素。

剖宫产，间隔2年以上

第一胎是剖宫产的女性，只要在手术过程中没有伤及卵巢、输卵管等组织，从医学角度上考虑，可以再次生育，但不可过早怀孕，以防子宫壁的拉力过大，出现子宫瘢痕破裂的危险。最好在剖宫产术后休养2年以上时再怀孕。

有的女性在上一次妊娠期时出现了一些特殊的情况，比如妊娠期糖尿病、早产、先兆流产、妊娠期高血压疾病等，那等到再次怀孕时就要更加慎重。

高龄再孕，孕前检查更细致

如果是35岁以上的女性，再次备孕的孕前检查中必检项目要比正常女性多得多，比如巴氏涂片、生殖内分泌检查、排卵后孕酮检查、卵巢储备功能、输卵管造影、乳房扫描或者是心电图、抗精子抗体等，都是常态的必检项目。

有宫外孕史

不规则出血、急腹痛时，尽早就诊

简单来说，宫外孕就是受精卵本应在子宫腔内着床，但是却跑到了子宫外面。输卵管是宫外孕发生的常见地方。子宫是肌性组织，能随着胚胎的生长而不断变化。但是输卵管只是一层薄薄的管状结构，如果受精卵在此着床并不断长大，一旦输卵管被撑破，势必会发生内出血，危及生命。

宫外孕是妇科的急诊，最好的预防办法就是孕后尽早抽血化验，检查HCG指标，若是隔天就能翻倍，那宫外孕的可能性就很小了。

术后3个月即可备孕

宫外孕的病因主要是由于输卵管管腔或周围的炎症，引起管腔通畅不佳，阻碍受精卵的正常运行，使之在输卵管内停留、着床、发育，导致输卵管妊娠流产或破裂。因此，有宫外孕史的备孕女性，一定要找准原因，治愈疾病后再备孕。如果手术顺利，恢复正常，术后3个月就可以考虑再次怀孕了。需要注意的是下次怀孕发生宫外孕的风险会轻度升高，所以，一旦怀孕，尽早去医院确定胚胎在宫内还是宫外。

宫外孕的三大症状

1.停经。

2.阴道不规则流血。

3.急腹疼痛。

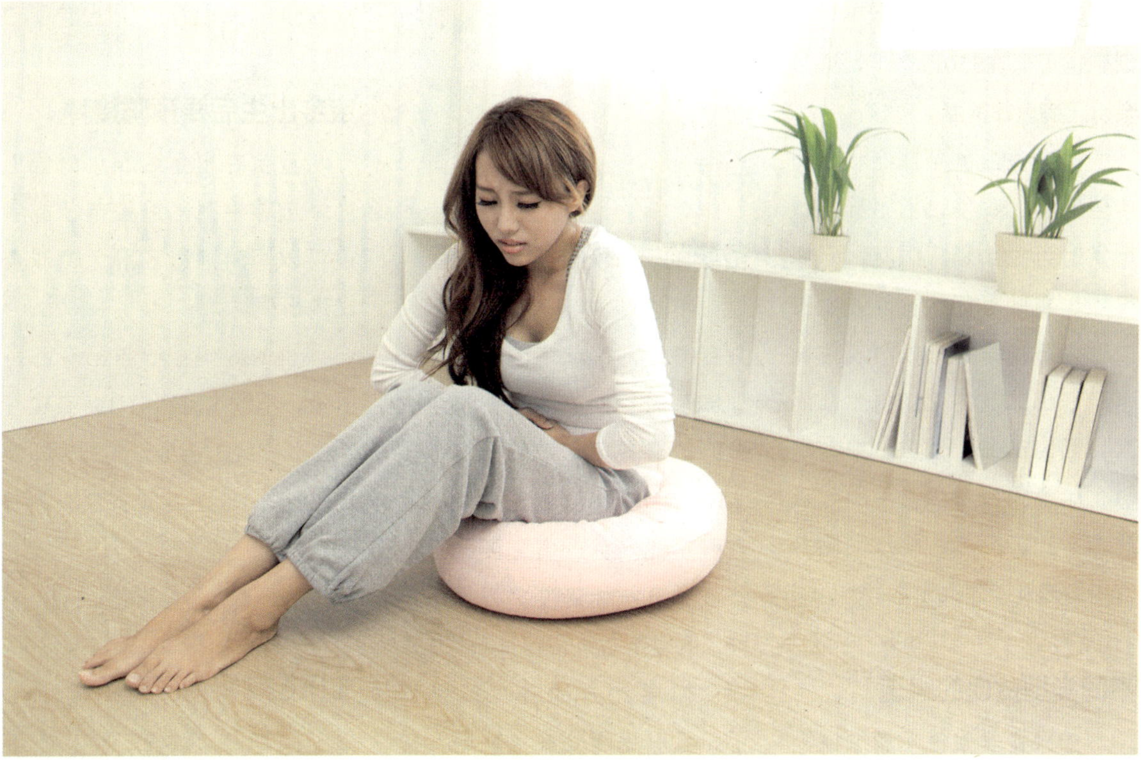

04

如果患有慢性病

如果你患有贫血、乙肝、高血压、糖尿病等慢性病，最好等病情稳定一些再备孕。

贫血

先补血，再怀孕

尽管贫血不会导致女性不孕，但由于女性在妊娠期血容量增加50%，红细胞增加30%，因此血液就相对稀释了，容易出现不同程度的生理性贫血，这一般不会对母体和胎儿的健康产生大的影响。但如果孕妇在孕前就有贫血的症状，那么孕期的血红蛋白就可能在110克/升以下，红细胞也可能在350万以下，这就会引起病理性贫血。

孕期贫血的早期症状多为疲倦乏力、脱发、指甲异常，严重时可见头晕、眼花、心悸气短、水肿等症状，易并发贫血性心脏病；在分娩时易并发感染、出血及休克。对胎儿而言，因为贫血，子宫缺血、缺氧、胎盘灌流量少，可引起流产、早产、死胎、死产、胎儿宫内窘迫及新生儿窒息。

不同类型贫血的纠正

如果备孕女性患有缺铁性贫血，那在饮食上就要注意补充含铁丰富的食物，如动物肝脏、瘦肉、动物全血制品，还应多吃富含维生素C的蔬菜和水果，有利于改善贫血状态。

如果备孕女性患有叶酸和维生素B_{12}缺乏性贫血，那么在饮食上应补充动物肝及肾、瘦肉、绿叶蔬菜等。

如果是因蛋白质供应不足引起的贫血，在饮食上则应补充瘦肉、鸡、鸭、牛羊肉，以及豆类制品。

乙型肝炎

备孕前，做好肝功能检查

不管夫妻双方中的哪一方有慢性乙肝病毒感染，在计划怀孕时，感染的一方都应该做好乙肝五项和乙肝病毒基因（HBV-DNA）的检查，同时检查肝功能。另一方则要检查乙肝五项及抗体滴度，视情况接种乙肝疫苗。

如果女方的肝功能受损了，乙肝病毒处在活跃期，应该先进行抗病毒治疗，暂时不太适合怀孕，最好等肝功能正常后，至少停药6个月以上，才可以怀孕。怀孕后也应定期检查肝功能，尤其是在怀孕的早期和晚期。一旦出现了明显的疲乏、尿色发黄、眼睛发黄的异常表现，就要及时去医院就诊。

如果丈夫有乙型肝炎，那妻子应提前接种乙肝疫苗。计划怀孕时，应避免在病毒处于活跃期时进行受孕。

宝宝出生后要预防接种

宝宝在出生后24小时候之内，应该注射乙肝疫苗，或者也可以同时注射乙肝免疫球蛋白进行预防。

有的妈妈担心自己有乙型肝炎，不敢给宝宝哺乳。其实，新生儿在经过正规预防后，即便是乙肝母亲哺乳也是安全的。

高血压

血压控制平稳再备孕

高血压的女性如果怀孕

了，这属于产科高危人群，母亲和胎儿的风险都要增加。不过，如果能在孕前就控制好血压，孕期做好监测和保健，一般也还是安全的。

备孕期间就应该把降压药替换为在孕期就可以服用的种类，这样观察一段时间后，等血压平稳后再考虑怀孕。但是，如果备孕期间口服降压药效果不理想，或者身体有其他损伤，那就建议暂时不要怀孕。

孕期注意监测血压

如果高血压患者怀孕了，那在妊娠早期一定要定期检查，尤其测血压、查尿蛋白和监测体重。如果是轻度到中度的高血压，一般孕后需停用降压药。之后，在每次的产检中通过对血压及身体其他系统的监测，再判定是否需要调整用药。

孕晚期的高血压孕妇，容易出现各种并发症，所以这时一定要定期体检，相较其他健康孕妇而言，产检的次数也要适当增加。

糖尿病

什么是妊娠期糖尿病

妊娠期糖尿病分为两种，一种是妊娠前已确诊患有糖尿病，称为“糖尿病合并妊娠”；另一种是妊娠前糖代谢正常或有

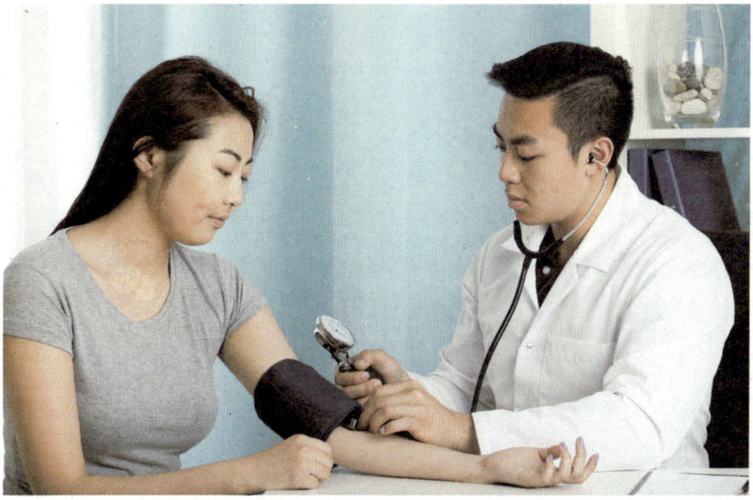

潜在糖耐量减退，但妊娠期才出现或确诊的糖尿病，称为“妊娠期糖尿病（GDM）”。80%以上的糖尿病孕妇都为GDM，糖尿病合并妊娠者不足20%。

控制好血糖再怀孕

由于糖尿病女性怀孕以后，胎儿的危险远高于正常女性，因此，在备孕时就应该确定糖尿病的严重程度。如果属于D、F、R、H级糖尿病，则不宜怀孕；如果属于器质性病变较轻、血糖控制良好的患者，可从孕前开始，在内科医师的协助下严格控制血糖值，确保受孕前、妊娠期及分娩期的血糖值在正常范围。

糖尿病合并妊娠的分级
A级：妊娠过程中出现糖耐量降低
B级：发病年龄≥20岁，病程<10年
C级：10～19岁发病，或病程长达10～19年
D级：发病年龄<10岁，病程为10～19年
E级：发病年龄<10岁，病程≥20年
F级：出现糖尿病性肾病
H级：出现临床冠状动脉粥样硬化性心脏病
R级：眼底有增生性视网膜病变或玻璃体出血
T级：有肾移植史

温馨提示：A级是糖耐量减低，B～T级则诊断为糖尿病。

第三章

你怀孕了吗

经期晚了几天，你拿着验孕棒试了下，不管是期盼已久的计划内，还是毫无准备的计划外，当看到验孕棒上的“中队长”时，你的心情都会变得复杂。兴奋、不敢相信、恐惧、如释重负……一个新生命就要到来了，不管怎么样，这都是一件令人激动的事情。而你，也将迎来女人一生中最精彩的经历。

01

了解怀孕的征兆

当你已经开始准备“造人计划”了，心情往往是激动又紧张的，只有知道成功怀孕后，心理才会踏实下来。那么，如何判断自己是否怀孕了呢？

早孕的先兆

在怀孕早期，你可能会出现下面一个或多个变化。虽然你可能还不知道自己是否怀孕，但你的感觉与以往不同了。

如何判断自己是否怀孕？怀孕有六大征兆：月经过期、早孕反应、尿频、体温升高、乳房变化、早孕试纸检测阳性。要是到医院检查，可以有孕酮和HCG等数值的升高，宫内孕可以在超声下看到宫内孕囊和胎心。

怀孕后的身体信号

月经过期

如果你平时经期规律，一旦月经过了7天以上还没来，你就应该考虑到怀孕的可能性。

乳房变化

乳房增大，变得柔软又敏感，出现刺痛、胀痛，偶尔还可挤出少量乳汁。

基础体温上升

一般排卵后基础体温会持续2周左右，如果高温状态持续3周以上就可基本确认怀孕了。

口味改变

出现胃口上的变化，变得挑食，平时爱吃的可能反倒讨厌。对气味敏感，比如受不了炒菜的油烟味或茶叶的气味。

阴道出血

受孕后第十一到十二天，可能会出现少量的阴道出血。

白带增多

怀孕时，阴道分泌物会增加。不过，如果白带太多，可能伴有阴道炎症。

疲倦劳累

怀孕后，你可能容易感到疲倦，而且还会嗜睡，这是激素变化导致的。

尿频

怀孕早期激素的变化可能会让你尿频，或出现胀气的症状。

如何确认怀孕

早孕试纸显示阳性

如果怀疑自己怀孕了，可去药店买早孕检测试纸或者验孕棒，做尿液检测。如果结果显示为阳性，则表示怀孕。如果怀孕，从妊娠的第七到十天起，孕妈妈的尿液中就能测出一种特异性的激素（HCG），早孕试纸和验孕棒就是检验这种物质，通过它判断女性是否怀孕。

问 不知道怀孕的情况下，不小心吃了药，孩子还能要吗？

答 在排卵受精后的两周内，遵循一个“全或无”的原则。也就是说，在这段时间内，如果因为外来的不良因素影响到内膜，胚胎就不会着床；而如果胚胎存活了下来，那就说明孩子丝毫没有受到影响。所以，如果你在排卵期后2周内吃药、拍X射线片，不必过于担心胎儿的健康，更不要盲目地因为担心而去做流产手术。受精后的第三到十二周，是胎儿各器官形成的阶段，应尽量避免应用药物、染发烫发、接触放射线。12周后，胎儿已经基本成形，外界因素对胎儿的影响减少，但孕妇也要尽量避免接触有害物质，避免吸烟喝酒，生病后要听取医生的建议。

血液HCG检查

如果怀疑自己怀孕了，最好去医院做血液HCG检查。因为女性在怀孕后血和尿中即可出现一种激素，叫绒毛膜促性腺激素（HCG），它保证了胎儿的顺利发育和成长。在排卵受孕后8～10天就可以通过血液HCG检查判断是否怀孕，准确率接近100%。血液HCG检查还可用来诊断早期妊娠及与妊娠有关的疾病。

B超检查

在HCG检查确诊怀孕后，孕妈妈还需要做B超检查，一般在怀孕5周时做超声波检查，可在子宫腔或宫角部见到一圆形光环，称为妊娠囊，怀孕8周可以见到原始心管搏动。

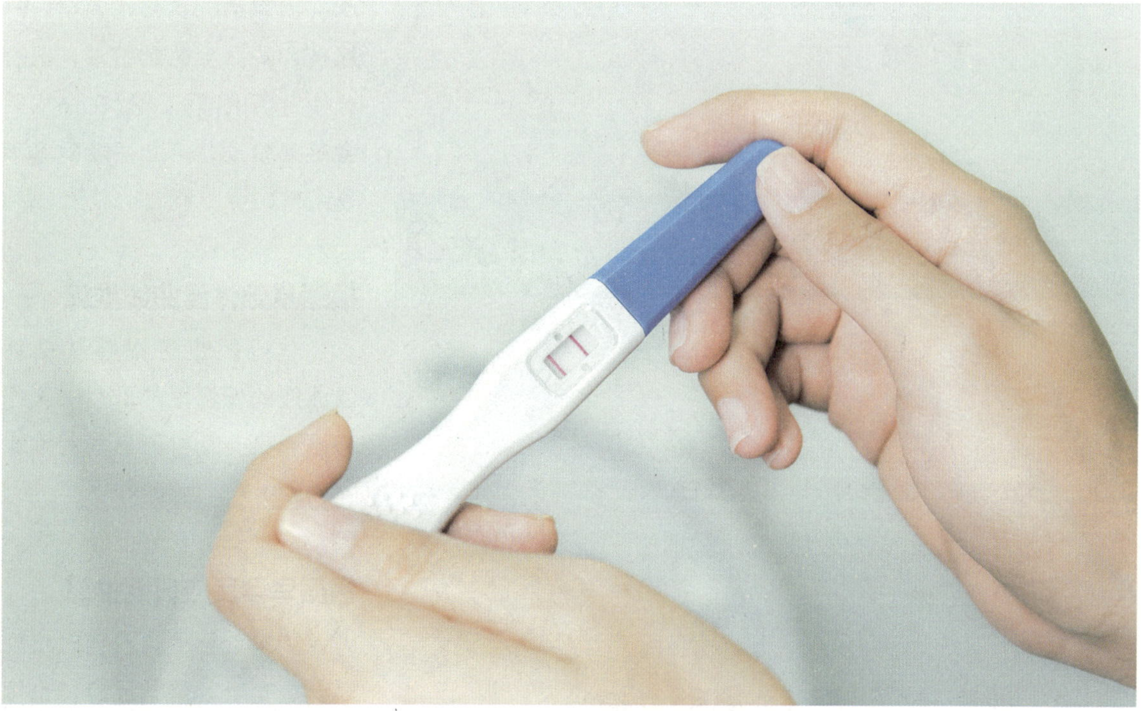

02

如何推算预产期

预产期，是指孕妈妈预计生产的日期。由于每一位准妈妈都难以准确地判断受孕的时间，因此推算预产期就显得尤为重要了。

自行推算

根据末次月经推算

如果孕妈妈的月经周期一直比较规律，就可以根据末次月经来推算预产期。推算方法是按末次月经时间的第一天算起，往后推280天左右即为预产期。

简单推算的话，就是末次月经来临日的月份加9或减3，日期加7就是预产期。如果月份加起来超过12月就减3，不超过12月时就加9，数不变。

例1：最后一次月经的开始日期是2月13日，预产期就是11月20日。

2月	13日
+9	+7
11月	20日

例2：最后一次月经的开始日期是7月25日，预产期就是第二年的5月1日。

7月	25日
-3	+7
4月	32日
=	
5月	1日

温馨提示：日数部分在计算时要注意是大月还是小月。

根据胎动日期推算

如果你的月经一直不规律，或是你记不清末次月经日期，可以依据胎动日期来进行推算。一般胎动开始于怀孕后的4个月。计算方法是：先找出第一次胎动的日期，再依照周数来推算。

初产妇：胎动日+22周；

经产妇：胎动日加+24周。

因为第一次分娩的孕妇一般在18周后会感到胎动，已有分娩经历的孕妇一般在16周后会感到胎动，但此法准确率不是太高。

根据基础体温曲线推算

孕妈妈也可以将基础体温曲线的低温段的最后一天作为排卵日，从排卵日向后推算264~268天，或加38周。

根据早孕反应日期推算

如果你记得自己何时出现恶心、呕吐等早孕反应，也可根据早孕反应日期来推算你的预产期。一般来说，早孕反应出现的时间大约是在怀孕后的第六周。

预产期=早孕反应出现日期+34周

医院推算

根据B超检查推算

为孕妈妈做B超时，医生会根据所测得的胎头双顶间径、头臀长度及股骨长度来估算胎龄，并推算出预产期。

根据子宫底高度推算

医生还可以按准妈妈的子宫底高度来推算大致的预产期。一般来说，妊娠4个月末，子宫底在肚脐与耻骨上缘当中（耻骨联合上10厘米）；妊娠5个月末，子宫底在脐下2横指（耻骨联合上16～17厘米）；妊娠6个月末，子宫底平肚脐（耻骨联合上19～20厘米）；妊娠7个月末，子宫底在脐上3横指（耻骨联合上22～23厘米）；妊娠8个月末，子宫底的剑突与脐的正中（耻骨联合上24～25厘米）；妊娠9个月末，子宫底在剑突下2横指（耻骨联合上28～30厘米）；妊娠10个月末，子宫底高度又恢复到8个月时的高度，但腹围比8个月时要大。

正常分娩的范围

预产期不是精确的分娩日期，在预产期前后两周内分娩，都属正常。有统计数据显示，只有53%左右的产妇会在预产期那一天分娩。因此，当你进入孕37周，就要随时做好分娩的准备，但不要过于焦虑，顺其自然。

超过预产期怎么办

1. 继续进行产检，并把孕早期的检查（如B超、验血、妊娠试验等）结果及胎动出现的时间、结果告诉医生，让医生再次核对孕周。

2. 注意胎动情况。胎动监护是妊娠晚期最好的自我监护手段，能反映宫内胎儿生存状况，一旦胎动每小时少于3次或在12小时内少于20次或胎动减弱，则须马上到医院做进一步检查，医生会根据情况决定分娩时机。

3. 加强产前检查，缩短检查间隔时间，随时与医生取得联系，告知宫内胎动情况，同时B超随访羊水量。如果无异常，可在密切监护下继续妊娠。

4. 如果超过预产期14天，就达到临床所谓过期妊娠，由于部分孕妇的胎盘会出现老化、胎儿会出现缺氧窒息，所以对胎儿的危害较大，应及时到医院采取引产措施。

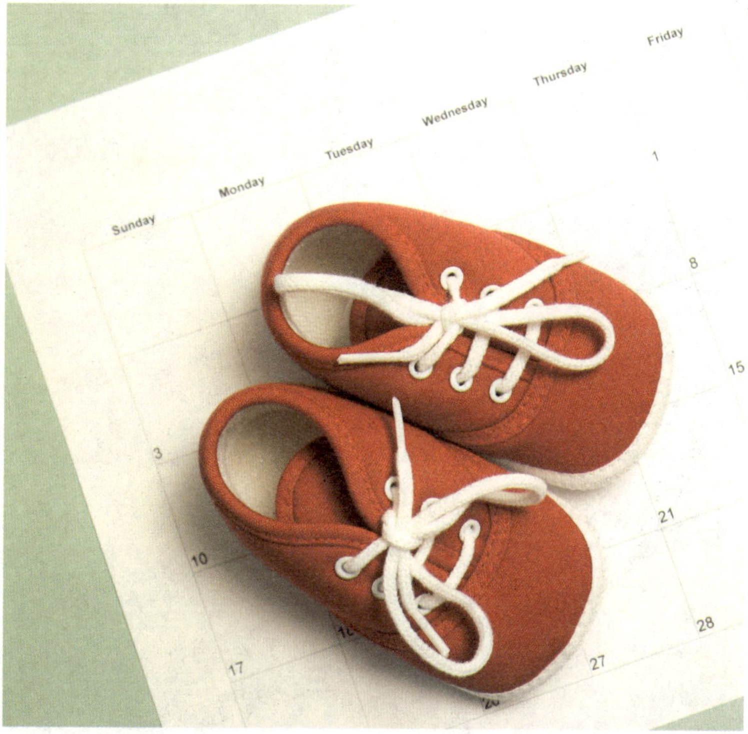

03 如何选择医院

从怀孕开始到生产，孕妈妈都应该坚持定期去医院检查，并尽早确定在哪家医院生产。不同的医院各有所长，一定要根据自己的情况慎重选择。

选择医院的主客观条件

选择做孕期检查的医院

一般来说，选择在哪家医院做孕期检查，就最好在哪家医院生产，因为这家医院掌握着你孕育全过程的检查情况，对你的身体状况也最为了解，可以提前预防意外发生，及时处理意外情况。

选择离家近的医院

选择生产医院时，口碑好固然很重要，但如果离家太远，再加上交通不便利，比如经常堵车、医院停车难等，无论是孕期检查，还是住院生产都会很麻烦，一旦在孕期出现紧急情况更是可怕，因此你最好选择离家近而且交通便利的医院，从住家到医院所花的时间不要超过一小时。

根据母婴是否同室选择医院

如果你选择的生产医院是母子分室，即宝宝出生后会被放在新生儿室，让产妇在产后得到较好的休息。但缺点是，新妈妈可能还没来得及知道婴儿的状况以及学会照顾婴儿的方法，就带着宝宝出院了。

如果选择的生产医院是母子同室，即宝宝出生后会放在产妇的病房，虽然这会影响新妈妈产后的休息，但优点是可以和宝宝保持亲密接触，尽早学会照顾宝宝的方法。

选择与医生、护士沟通合拍的医院

在怀孕期间，准妈妈经常有很多问题要咨询医生和护士，如果医患关系紧张，对孕妈妈是十分不利的。因此，在选择生产医院时，最好考虑一下自己和产检医生沟通起来是否顺畅。

选择环境舒适的医院

在就诊时，你可以先检查一下备选医院的环境，看看就诊区域的环境是否拥挤，是否有舒适和足够的空间让孕妇待诊。如果这些都符合自己的要求，那么将来你在这所医院产检或生产就会感到很舒服。

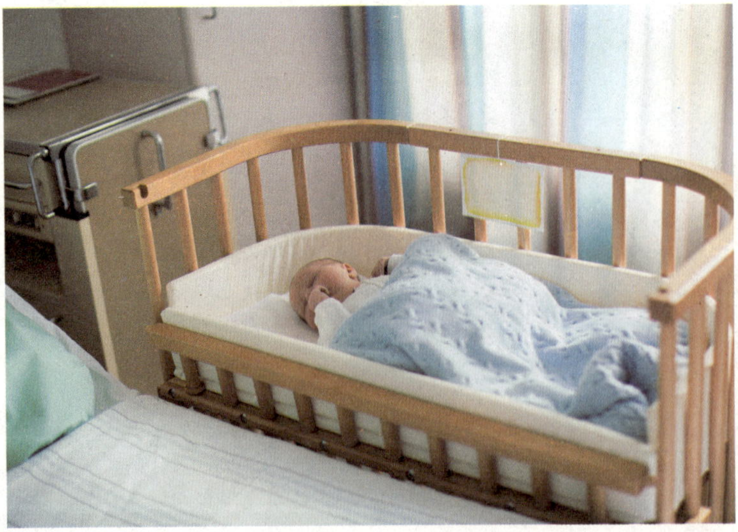

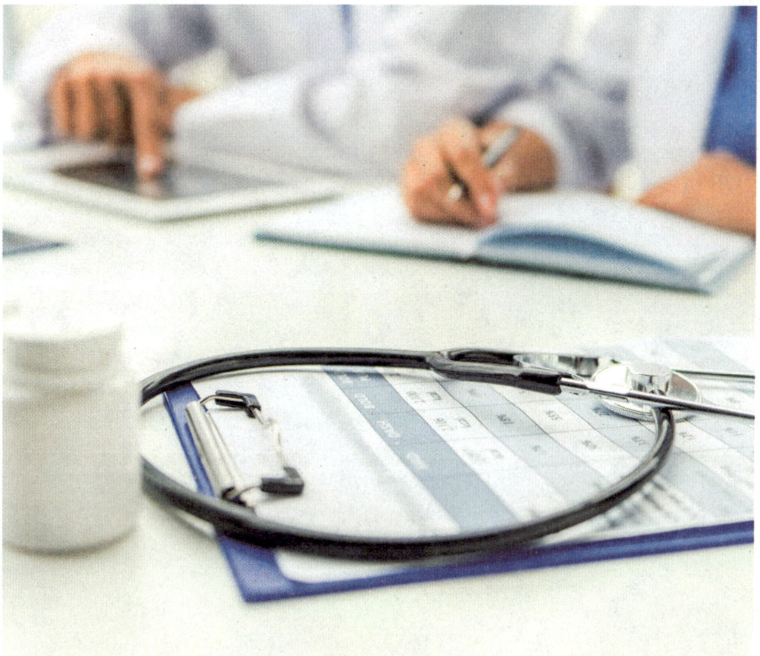

查询医院的技术水平

在选择产检医院时，首先要考虑的就是医院的技术水平，这关乎孕妇和胎儿的安全问题。因此，孕妈妈必须对医院的设备、检验技术、人员的水平等进行了解。可以咨询已经生育过的亲戚朋友或通过网络查询，也可以直接到备选医院咨询专科的医生。同时了解该医院的抢救能力和是否具备重症转诊能力。

根据孕妇的身体状况选择医院

妇幼专科医院

在专科的妇幼医院生产，是多数孕妇的选择。这样的医院专业性更强，医生对于孕妈妈的各种症状、甚至一些特殊的产科并发症都更有经验。那些高龄孕妇或是在产前检查时出现了健康问题，如妊娠期高血压疾病、妊娠期糖尿病等病的孕妈妈，适合选择妇幼专科医院。

另外，妇幼专科医院的产科病房通常比综合医院的产科病房多，而且多能提供更具人性化的服务，比如让丈夫陪产、为新生儿提供游泳、按摩等服务。

不足之处：人比较多，排队时间偏长。

综合医院

综合医院的医疗设施和人员配置较好，儿科、内科、外科并设，能及时处理孕产妇或宝宝出现的异常情况。有些孕妇本身患有心脏病、乙肝、贫血等内外科疾病，这时就可以选择在综合医院的产科分娩，一旦孕妇出现妊娠并发症，可以及时在综合医院的其他科室得到会诊和处理。

不足之处：就诊人数较多，等候时间太长，而且每次诊疗时间都比较短。

私立医院

如果本身孕妇没有妊娠并发症和其他疾病，希望产前检查和分娩都能在一家医院完成，并且能够享受到高质量服务的，可以选择私立医院。

这样的医院通常都有固定的医生全程负责孕期检查和分娩，而且可以根据孕妇的要求提供一些特殊的服务。医生工作时间也可以延长到晚上，对于职业女性来说十分便利；产房环境和设备也比较舒适，提供私人化分娩服务，医院还会电话通知孕期检查的时间，免去排队等候时的疲劳与紧张。

不足之处：收费昂贵，远远高于综合医院和妇产专科医院。

第二篇

怀孕

妊娠旅程开始了

当卵子终于与精子成功相会，你的妊娠旅程就开始了！

妊娠旅程长达10个月，每个月胎宝宝的发育状态都不一样，你的身体也在不断变化，这部分内容将帮助你安全度过怀孕的40周。

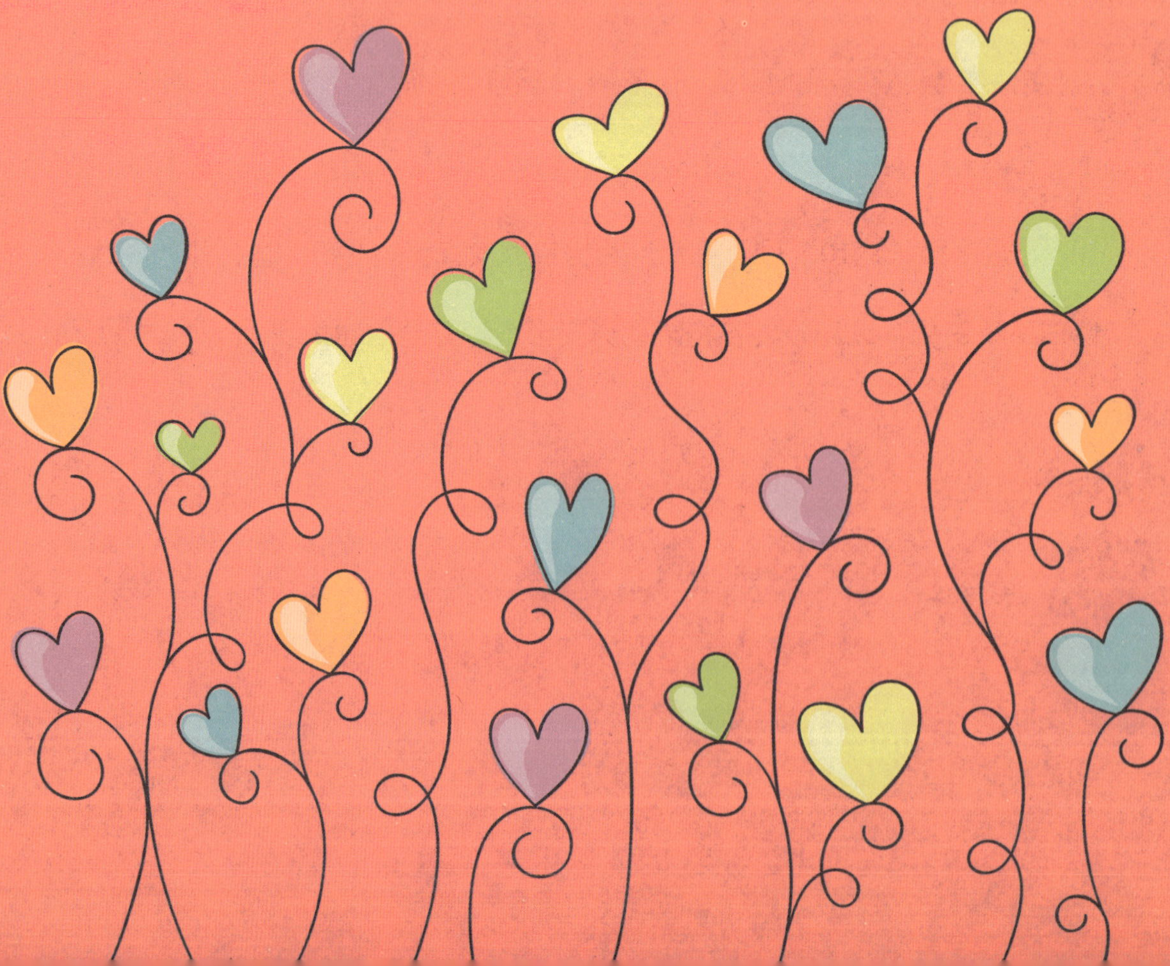

第四章

了解十月怀胎的过程

虽然你暂时还看不见胎宝宝，但胎宝宝每一周都在健康地成长。妈妈与宝宝同心协力，在通往平安分娩的旅途中共同努力着。

孕1月（1~4周）

01 体温有点儿高

从孕妇末次月经的第一天起的4周，为怀孕的第一个月。这个月是精子和卵子相爱的阶段，你终于等来了自己的“幸孕儿”。

第一周

你还处于月经期

因为怀孕第一周是从末次月经的第一天算起，所以本周的你还处在月经期内。这时你体内的卵子还没有与丈夫体内的精子结合，胎儿尚未形成。

那为什么要把这周当作孕期第1周呢？其实是因为想要准确算出受精卵形成的时间比较困难，但是末次月经的日期却不难确定。所以，医生以这个日期为起点来计算长达40周的孕期，在这40周里，真正的孕期其实只有38周。

第二周

即将进入排卵期

这周宝宝依然没有来，但到了本周的末期，你就进入了排卵期。

第三周

算好同房时间

已经发育成熟的卵子将会从卵泡中排出，到达输卵管。卵子排出后6~12小时内受精能力最强，排出30小时后就会发生变性而逐渐失去受精能力，所以你要做好准备，找准排卵日，安排好同房时间。

第四周

胚胎开始着床、发育了

如果顺利，这周受精卵已经形成，经过3~4天的“旅行”后，它将到达子宫腔，并由一个细胞分裂成多个细胞，成为一个总体积不变的实心细胞团，即桑椹胚体或胚泡。

第四周末胚胎着床后，标志着胚胎期的开始。你终于和正在发育的小宝宝建立了紧密的联系。

这时孕妈妈的子宫、乳房的大小形态和未怀孕时基本一样，看不出什么变化。也不会有什么明显的不适感觉。

受精卵的发育

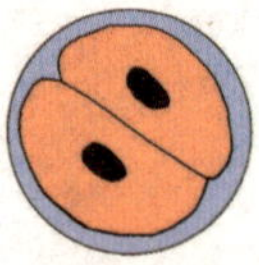
合子

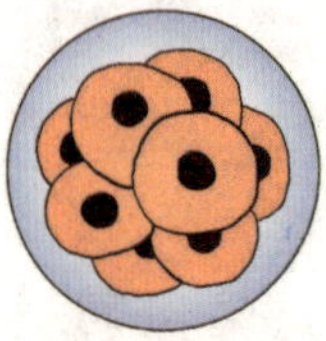
桑椹胚

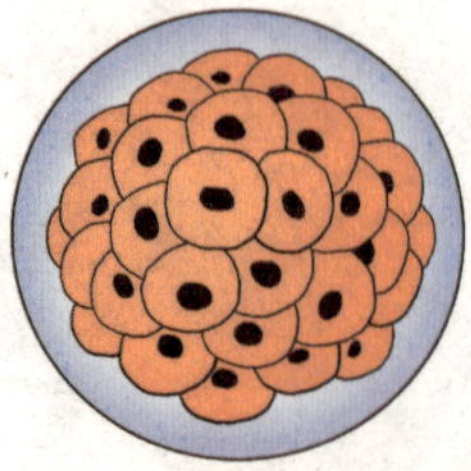
胚泡

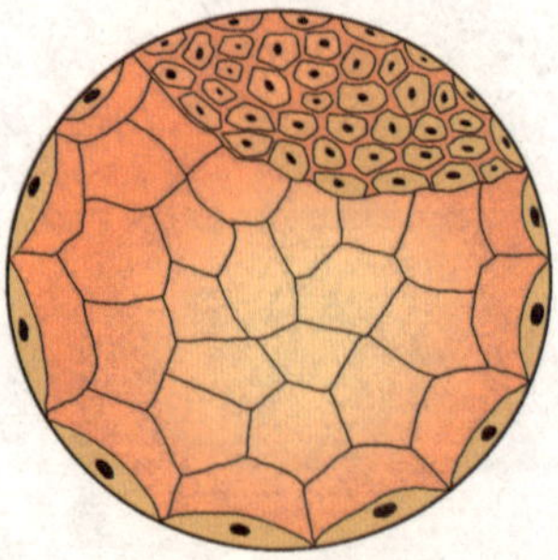
胚泡的切面

孕1月的营养方案

重点补充叶酸

怀孕第一个月，要重点补充叶酸。孕早期是胎宝宝神经器官高度发育的关键时期，补充叶酸可以防止胎宝宝的神经器官发生缺陷畸形。因此，怀孕前的3个月就应提前补充叶酸，每天口服0.4毫克的叶酸增加剂。除了口服叶酸片外，孕妇还可以多吃富含叶酸的食物。

对于有不良孕产史或生育过神经管畸形儿的孕妇，要加大叶酸的服用量，有时会用到每日4毫克。具体剂量要遵医生指导。

需要注意的是，大剂量的摄入叶酸也会带来危害，每日服用叶酸不能超过1毫克。如果同时正在服用其他营养素补充剂，应该看下其中所含有的叶酸量，避免服用超量。

尽早补充铁和锌

除了叶酸以外，孕妈妈还应尽早补充铁元素和锌元素，目的是预防缺铁性贫血。因为怀孕后，孕妇的血容量扩充，对铁的需求量也增加了一倍。如果不注意补充铁质，就很容易患上缺铁性贫血，对孕妇及胎宝宝都很危险。另外，充足的锌对胎宝宝器官的早期发育很重要，有助于防止流产及早产。

每周吃一次海产品

孕早期如果碘缺乏有可能增加宝宝将来发生克汀病的危险性，除了建议孕妇摄入碘盐外，还可以每周摄入一次富含碘的海产品。

问 我有时候会忘记吃叶酸片，叶酸片必须天天服用吗？

答 叶酸片最好能每天服用，因为它属于水溶性维生素，人体吸收好，体内贮存很少。如果哪天漏服了，不用多服，下次继续补充同剂量的叶酸片即可。

每天至少摄入150克的碳水化合物

怀孕后，孕妇需要保证每天摄入不低于150克的碳水化合物，以保证胎宝宝大脑发育和缓解孕妇的饥饿感，预防酮症酸中毒。可以多吃些面食、玉米、红薯、土豆、山药等粮食作物。

孕1月的注意事项

避免剧烈运动

如果你是有计划的备孕，在受精后的5～7天内应该避免剧烈运动和长时间的站立。因为这时胚胎正处于着床发育阶段，如果运动剧烈，可能导致着床点下移，埋下隐患。

远离噪音、化学污染物

长期在噪音和化学污染环境下生活的孕妇，胎儿的疾病和畸形率均高于正常的孕妇。所以，孕妈妈要尽量离开这些污染源。在怀孕期间也注意不要染发、烫发。

制定细致的作息时间表

早睡早起，保持良好的生活习惯，每天的睡眠时间不低于8个小时。由于午睡对恢复精神比较有帮助，所以孕妈妈最好能养成午睡的习惯，即使睡不着也可以闭着眼睛养养神。

02

孕2月（5~8周）

恭喜你，怀孕了

怀孕第二个月，受精卵逐步发育成胚胎，主要器官开始发育，各种早孕反应也开始出现。

第五周 >>>

宝宝的心脏开始跳动了

胎宝宝的发育

从第五周开始，胎儿正式进入胚胎期。这时的胎宝宝还是一个苹果籽那么大的胚胎，由外胚层和内胚层构成，胎儿的所有器官和身体各部位都将由此发育而成。在这短短一周的时间里，胎宝宝的体积会增长10倍，脑、脊髓等神经系统，血液等循环系统器官、组织开始形成，心脏也开始形成，还会出现一个小尾巴，将来会发育成骶骨和尾骨。

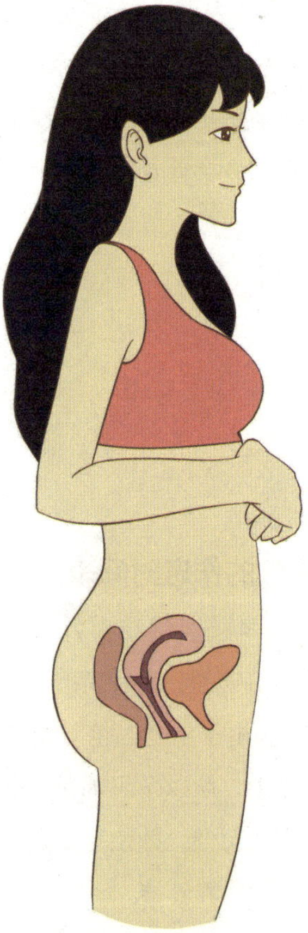

同时，覆盖在胎儿周围的绒毛开始快速地增殖，担任供给养分和氧气并排出废弃物的工作，胎盘开始逐渐发育，可以开始提供宝宝成长所需要的营养和氧气。这个时期还会出现包裹胎儿的羊膜囊，其中的羊水会在宝宝生长发育时起到保护作用，而卵黄囊会在胎盘发挥功用之前，为胎儿制造红细胞和输送营养物质。

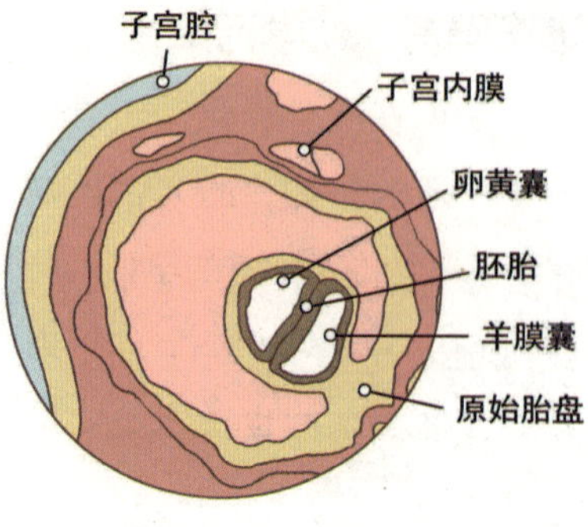

它的3个胚胎层将来会形成宝宝的器官和组织。神经系统和循环系统开始分化，神经管两侧出现突起的体节，体节将会发展成为脊椎、肋骨和肌肉。虽然此时无法通过超声波看到宝宝的心跳，但小心脏已经开始规律跳动了。

孕妈妈的身体变化

如果你平时经期比较准，而在这周“老朋友”却没有如期而至时，就可以用验孕试纸测试一下。大多数人在这周没什么感觉，只有少数人会有类似感冒的症状。

●第五周重点提示●

若是有感冒症状，勿盲目服药，测下是否怀孕了。

第六周 >>>

早孕反应开始了

本周宝宝发育情况		
胚胎	外形	生长发育
0.4～0.6厘米	像蚕豆或者小海马	胎盘开始工作，主要器官形成

本周妈妈身体变化	
生理变化	孕期激素增加，乳房出现胀痛
生理反应	早孕反应开始了

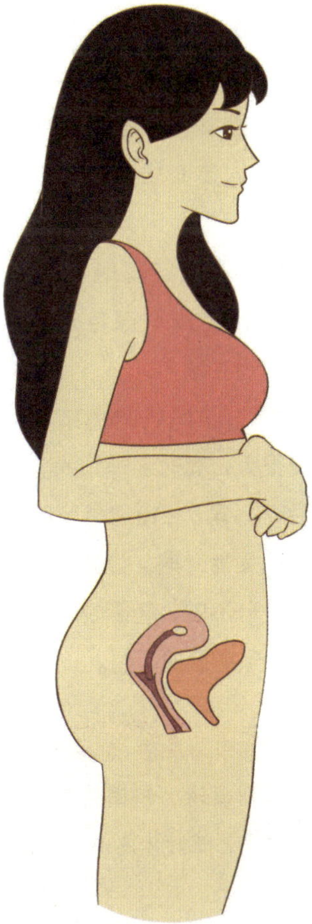

●第六周重点提示●

去医院做早孕检查；警惕先兆流产的发生；避免剧烈运动和远游。

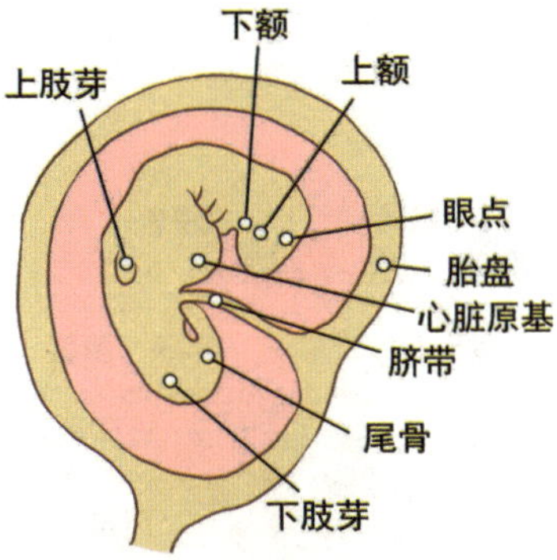

胎宝宝的发育

到了第六周，胚胎发育成蚕豆状，胚胎表面会出现黑色的小点、小的空洞和深凹下去的空洞（宝宝的眼睛、鼻孔和耳朵）；形成宝宝手和腿的地方的变化也越来越明显，看上去像划船的桨；宝宝的垂体和肌肉纤维也开始发育，胚胎的心脏已经开始跳动，但外界还监测不到。此外，胚胎这时候还会在子宫内发生轻微的转动。

孕妈妈的身体变化

由于激素激增，你可能会感到乳房胀痛，乳头和乳晕的颜色也会逐渐变深。

你的嗅觉也变得更灵敏，很多气味都会让你感到难受、恶心，超过半数的孕妈妈在此时有了早孕反应，包括低热、头晕、乏力、嗜睡、流口水、食欲缺乏、喜食酸物、厌恶油腻、恶心、晨起呕吐等等，这都是身体为了适应胎儿变化而出现的症状。

第七周 >>>

感觉到当“妈妈”的辛苦了

本周宝宝发育情况		
胚胎	外形	生长发育
1.2～1.5厘米	带着一条“小尾巴”	初具人形，区分出头、身、手脚的形态

本周妈妈身体变化	
生理变化	新陈代谢加快，身体易疲劳
生理反应	情绪容易烦躁

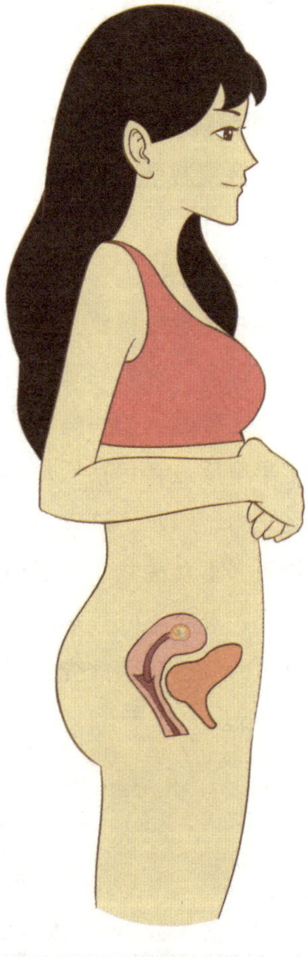

胎宝宝的发育

第七周时，胎宝宝的长度大约发育到了1.3厘米。脸部的轮廓变得更为清晰，耳朵在继续发育，小鼻头开始凸显，牙齿和口腔内部结构正在成形。胎儿的身体也在发生变化，头部有些不成比例的大，四肢的末端已经开始长出手指和脚趾了，虽然暂时还微微相连着，但不久就会慢慢分离。

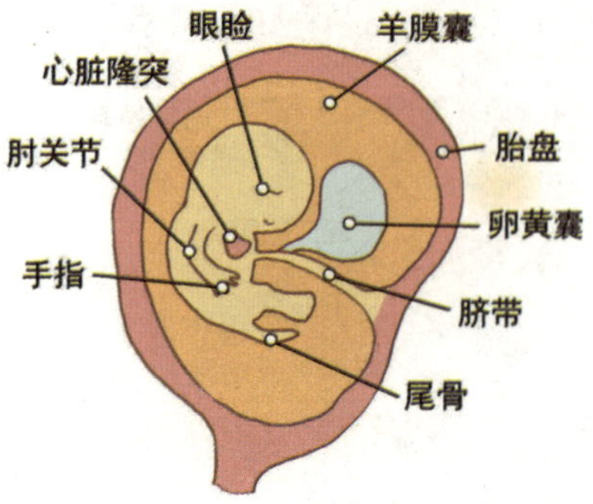

胎宝宝的尾椎骨延伸出来，看上去像一条小尾巴，但几周后就会消失不见。

孕妈妈的身体变化

在这一周，你的体形和体重仍然看不出太大变化。有些孕妇因为恶心呕吐等早孕反应，出现了体重减轻的情况，这都是正常现象。当然，也有些孕妇不但孕吐不严重，反倒常常有饥饿感，体重也可能会因为吃得太多而增加。子宫逐渐增大，可能会因为压迫到膀胱而导致尿频。同时，你的会阴部周围的皮肤颜色开始加深，白带也在增多。

此外，孕妈妈的情绪波动也变得很大，有时会很烦躁。但你要注意，孕6～10周是胚胎腭部发育的关键时期，如果孕妈妈的情绪过分不安，会影响胚胎的发育并导致腭裂或唇裂。

● 第七周重点提示 ●

感到疲倦、犯困是正常现象，注意随时休息。

第八周 >>>

胚胎已初具人形

本周宝宝发育情况		
身长	重量	生长发育
1.66～2厘米	约4克	有了眼睛，但外耳道尚未形成

本周妈妈身体变化	
生理变化	子宫有鹅蛋大小
生理反应	尿频的次数有所增加

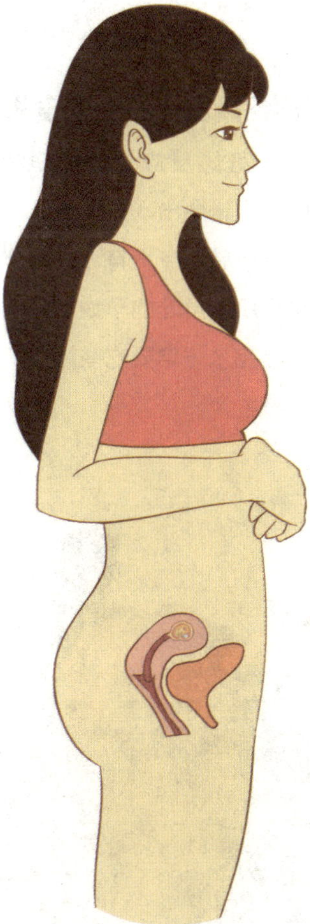

胎宝宝的发育

从第八周开始，胚胎将迅速生长，并在接下来的几周中出现明显的轮廓。这时候胚胎有了眼睛，眼睑几乎可以盖住眼睛，不过外耳道和脸还没有形成。手指和脚趾长得更长，胳膊也变长了，手可以在手腕的地方弯曲活动。膝关节和肘关节也已经形成，并且可以弯曲，双脚可以在身体前面碰到。

宝宝的外生殖器目前还没发育完全，谁也不知道胎儿是男孩儿还是女孩儿。

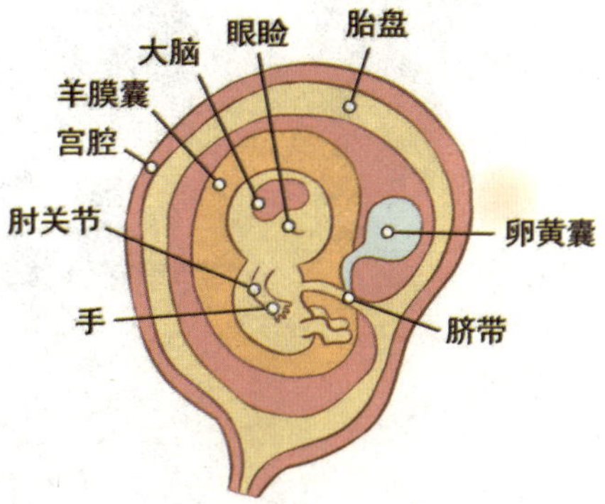

孕妈妈的身体变化

到了第八周，尽管孕妈妈的腹部看上去可能还很平坦，可实际上子宫已经大约有一个拳头大了，同时，它还变得很柔软。阴道壁和子宫颈因为充血而变软，腹部可能会感到有些痉挛，甚至瞬间的剧痛。由于宫颈血管增多，颈管上皮增生，同时有半透明的黏液栓堵住颈管口，形成了一道屏障，防止阴道内细菌的侵入，对胎儿来说，这是一道安全门。

孕妈妈恶心、呕吐的症状可能加重，排尿的次数和频率也会大大超过平时。

● 第八周重点提示 ●

如果出现下腹部疼痛和出血现象，应马上就医检查，谨防流产。

孕2月的营养方案

100克食物中含有蛋白质的克数（克/100克）	
牛肉干	46
腐竹	45
干淡菜	43
香菇	39
黄豆	36
炒南瓜子	36
炒西瓜子	33
黄豆粉	33
虾皮	30
紫菜	27
奶酪	26
杏仁	25
香肠	24
香螺	23
猪肉松	23
炒葵花籽	23
鲨鱼	22
乌鸡	22
花生	22
芸豆	22
鲅鱼	21
绿豆	21
瘦肉	20
豌豆	20
赤小豆	20
榛子	20
全脂奶粉	20

维生素B_6和维生素C很重要

如果你正被孕吐困扰，那要特别注意补充维生素B_6，它是妊娠呕吐的“克星”。富含维生素B_6的食品有黄豆、核桃、花生、香蕉、土豆、胡萝卜、菠菜等植物性食品，以及瘦肉、鸡肉、鸡蛋、鱼肉等动物性食品。当然，如果你孕吐得厉害，还是要去医院检查。

维生素C能够提高人体抵抗力，还能预防牙周病。有的孕妈妈会发现自己刷牙时，牙龈老出血，这时候适量补充维生素C就能缓解这个现象。孕妇平时可以通过新鲜的蔬果来补充，比如黄瓜、菠菜、西红柿、青椒、苹果等。

补充蛋白质

怀孕的第二个月是胎宝宝器官形成的关键期，尤其是脑部开始发育，如果没有充足的营养供应，尤其是蛋白质摄入不足，就容易引起流产、死胎和胎儿畸形。一般来说，正常女性每天所需蛋白质为65克，而孕早期的孕妇每天所需蛋白质为70克。

注意补充水和矿物质

怀孕2个月时，你要注意补水和矿物质，尤其是早孕反应严重的时候，因为剧烈的呕吐容易引起人体的水盐代谢失衡。

多吃富含碳水化合物的食物

由于妊娠反应，有的孕妇不愿吃东西，会出现尿酮体，酮体会影响胚胎健康发育，带来严重后果。所以孕吐的孕妇切记别饿着，吐完了一定要吃些馒头、小饼干等主食。

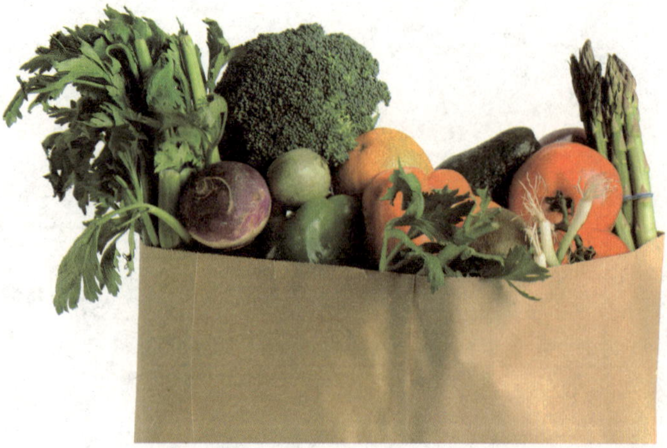

孕2月的注意事项

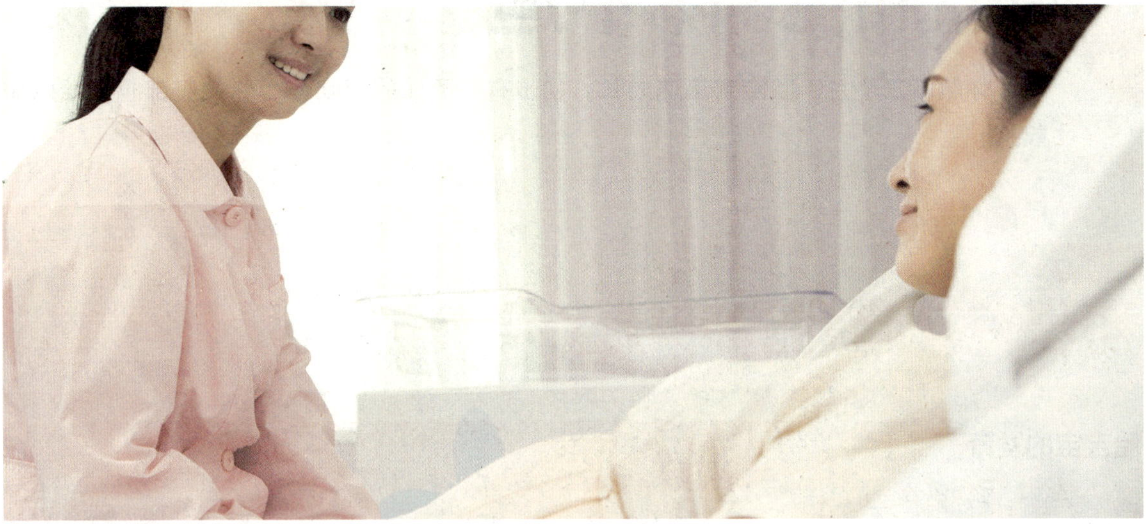

不要过度劳累

这个月是容易出现流产的时间，所以你要特别注意，尽量避免做剧烈运动或是搬运重物，并应减少外出次数。平时工作和生活也不可过度劳累，累了就多休息，保证充足的睡眠。

尽量避免X射线照射

这段时间是胎儿形成脑及内脏的重要时刻，所以尽量不要接受X射线检查。

X射线是否会对胎宝宝造成伤害，以及会造成多大的伤害，不是单一因素决定的，而是由孕妈妈接受辐射的剂量、部位、时间等因素共同决定的。一般来说，用X射线照射孕妈妈的手臂、腿部、头部、牙齿和胸腔，如果剂量和时间控制得当，就不会对胎宝宝造成伤害，但是对孕妈妈的腹部、胃部、骨盆和肾脏部位直接进行X射线照射时，胎宝宝因为直接暴露在X射线的光束下，就会受到一定程度的影响。

便秘时不可随便用药

在孕2月，由于胎盘分泌出的大量孕激素使得胃肠道平滑肌张力降低、蠕动减弱，影响了食物的机械性消化，延缓了胃内容物的排空时间，会造成食物残渣在大肠内滞留，再加上体内水分的流失，孕妈妈便很容易出现便秘的症状。这时你不要轻率用药，最好通过饮食和运动来调整，比如每天清晨喝一大杯温开水或淡盐水，这样有助于清洁和刺激肠道蠕动，使大便变软而易于排出。

一旦出现腹痛尽快去医院

孕早期，如果你出现了腹痛，尤其是下腹疼痛时，首先要想到这是否是妊娠并发症，最常见的就是先兆流产和异位妊娠（宫外孕）。

孕妈妈在妊娠早期，如果出现了阵发性小腹痛或有规则的腹痛，并伴有腹部明显的下坠感或阴道点状出血，可能是先兆流产。这时要减少活动、多卧床休息。如果疼痛加剧或持续出血的话，则需要马上去医院就诊。

如果出现单侧下腹部剧痛，并伴有阴道出血或出现昏厥的现象，可能是异位妊娠（宫外孕），应马上前往医院就诊。

03

孕3月（9~12周）

强烈的身体不适

怀孕第三个月，胎宝宝迅速成长，初步有了胎儿的形状，而你的腹部也开始膨胀起来。

第九周 >>>

初步有了胎儿的形状了

胎宝宝的发育

在第九周，胎宝宝的面部轮廓基本形成，眼睛开始被逐渐长成的眼睑盖住，并开始慢慢形成眼肌，鼻子也已成形。胎宝宝的四肢都在生长，手臂变得更长了，两脚不再像蹼状。生殖器官开始生长，且所有的神经肌肉器官已经开始工作了。胚胎的小尾巴也消失了大半。

本周宝宝发育情况		
身长	重量	生长发育
2.1~2.5厘米	约5克	头比较大，头身的比例为1:1

本周妈妈身体变化	
生理变化	子宫膨胀，乳房变大
生理反应	腹部、肋骨疼痛，尿频次数增加

●第九周重点提示●

应对早孕反应，平时多放松休息，预防流产。

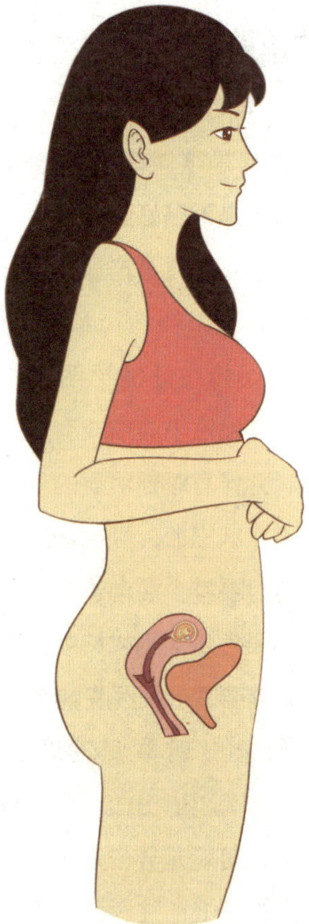

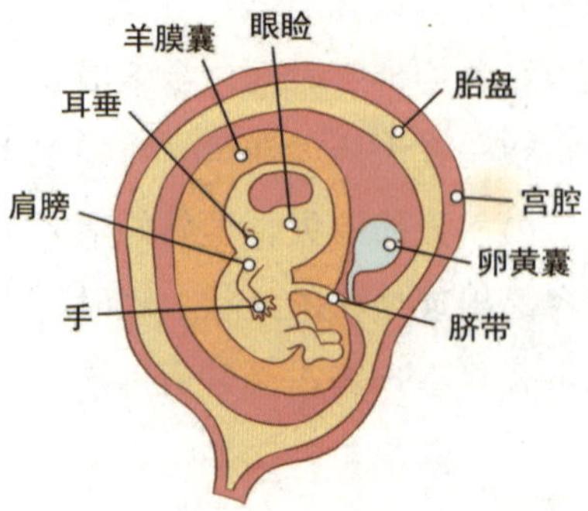

孕妈妈的身体变化

随着子宫的逐渐增大，有的孕妇开始有腹部和肋下疼痛的感觉，双腿紧绷，腰部酸痛。这些都是正常的现象。不过，如果疼痛时伴随着出血，就要向医生询问。

第十周 >>>

开始叫胎儿了

本周宝宝发育情况		
身长	重量	生长发育
2.8～3.6厘米	约10克	手指完全分开，外耳发育完全

本周妈妈身体变化	
生理变化	子宫膨胀，乳房变大
生理反应	情绪的变化波动较大

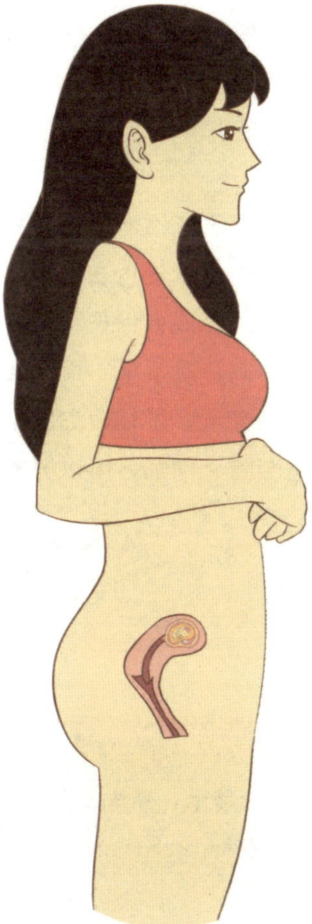

胎宝宝的发育

第十周的胎宝宝依然保持着高速的增长，外形上看起来就像一个小小的扁豆荚。宝宝的手臂变得更长，肘部更加弯曲，手腕和脚踝发育完成，清晰可见。手指已经完全分开了，能在胸前相碰。宝宝的眼皮已经粘合在一起了，上牙床和上颚已经形成，外耳也已完全发育好。脊椎神经开始从脊髓中伸张出来，因为胎宝宝的皮肤像纸一样薄，透过皮肤可以清楚地看到脊柱的轮廓。宝宝的生殖器官已经逐渐形成，但还是分不清性别。

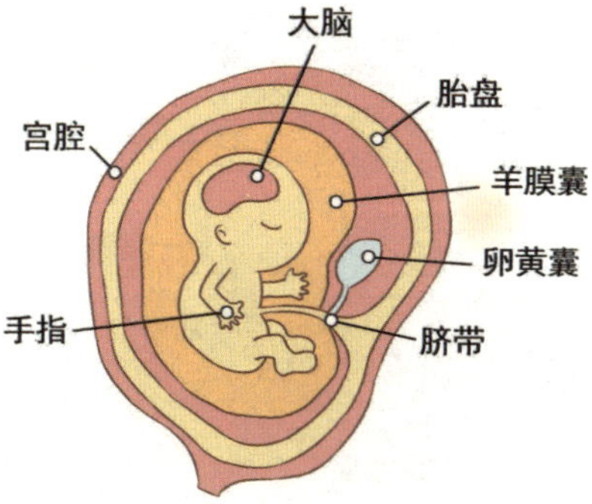

孕妈妈的身体变化

进入第十周时，孕妈妈的情绪波动会变得很大，往往前一秒还开怀大笑，下一秒就双眉紧皱。这种变化莫测的情绪会让你感到不安，但这很正常，是孕期雌激素作用的结果。孕妈妈的食欲会突然改变，从前一直爱吃的东西却不爱吃了，一直不想吃的东西倒想尝一尝。

孕妈妈的鼻子还会变得敏感起来，有时会对平时没有任何反应的食品或做饭的气味感到恶心，尤其以晨起为重。

● 第十周重点提示 ●

在孕10～12周，年龄超过35岁的或有家族遗传病史的孕妇，应去医院进行一次产前筛查。

第十一周 >>>

胎儿进入快速发育期

本周宝宝发育情况		
身长	重量	生长发育
3.6～4.6厘米	约14克	胎儿的面颊、下颌、眼睑及耳部已发育成形，面部更像人脸

本周妈妈身体变化	
生理变化	腰部变粗
生理反应	指（趾）甲长得很快，出现脱发

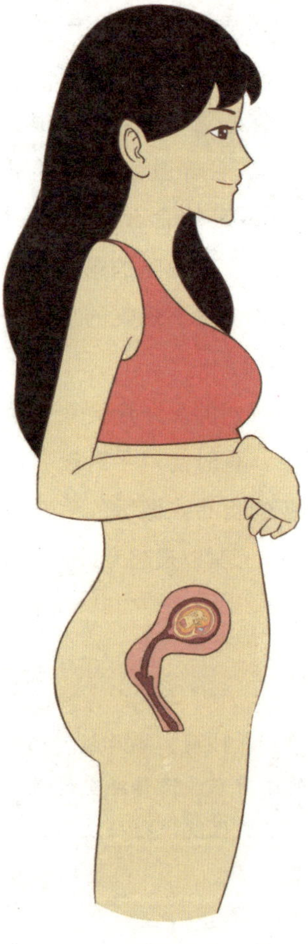

胎宝宝的发育

从第十一周开始，胎宝宝的一些细微之处开始发育了，比如绒毛状的头发已经开始出现。维持生命的器官，像肝脏、肾脏、大肠、大脑以及呼吸器官已经开始工作，外生殖器也正在高度发育中。胎宝宝的骨骼细胞发育加快，肢体加长，并且随着钙盐的沉积，部分软骨也开始渐渐变硬。

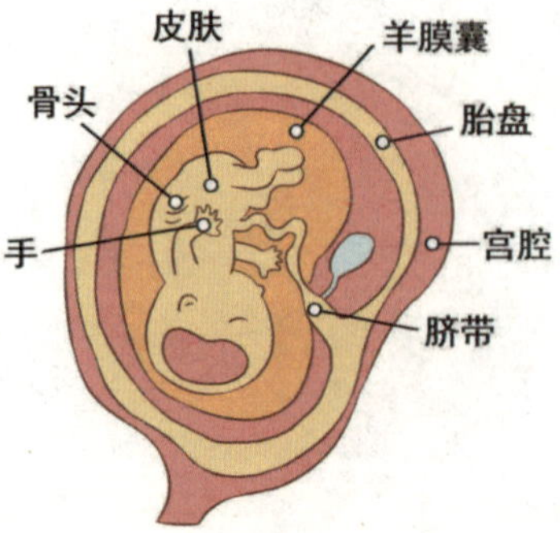

孕妈妈的身体变化

进入第十一周，孕妈妈的情绪波动依旧很大，变得懒洋洋的，但早孕反应开始减轻，恶心呕吐、食欲缺乏的现象很快将会消失，时常感到饥饿，每天要吃很多的食物。由于体内激素的变化，孕妈妈的腰变粗了，指（趾）甲增长较快，而且变脆；头发开始脱落。不过，这些现象是暂时的，不会持续太久。

因为子宫在不断增大，身体对血液的需求量也在增加。这些增多的血液会保护孕妇和胎儿，用以应对紧急出血的状况。血液量增多了，孕妇的排汗量也会随之增加，所以要注意补充水分。

●第十一周重点提示●

流产危险降低，可适当增加一些活动量。

第十二周 >>>

谨慎的孕早期要结束了

本周宝宝发育情况		
身长	重量	生长发育
4.6～6.5厘米	15～19克	胎儿四肢可以活动

本周妈妈身体变化	
生理变化	腹部隆起明显
生理反应	早孕反应结束，出现妊娠线

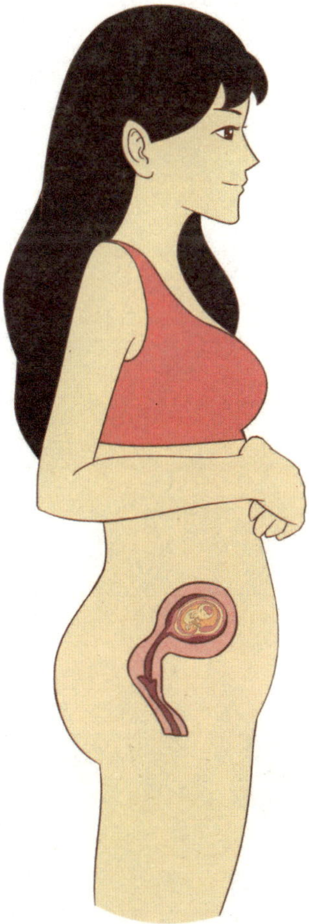

胎宝宝的发育

胎宝宝从头到脚更像人形了，成长速度也突飞猛进。长在头部两侧的眼睛距离拉近，移到了脸部，耳朵也已经到了最终位置，能够辨识出脸了。手指和脚趾已经能够完全分开，部分骨骼开始变得坚硬起来，肺脏已经构成，肝脏、肾脏等维持生命的器官也开始正式工作。而且，胎盘已经形成，可以通过母体吸取足够的营养。外生殖器已经可以初辨性别。

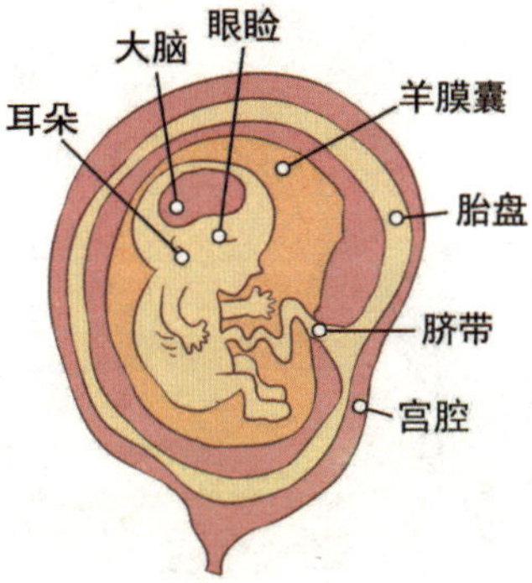

胚胎毒性物质对胎儿的影响一般不会再导致畸形，不过仍会影响未来器官组织的功能。

孕妈妈的身体变化

进入第十二周，早孕反应会减弱，最终消失，孕妈妈将会重新感到充沛的精力。

孕妇不只肚子隆起来了，其他地方也有了明显的改变：阴道内乳白色的分泌物明显增多，同时排尿频数，腰部有压迫感；乳房进一步增大、胀痛，乳晕、乳头出现色素沉着；脸和脖子上可能不同程度地出现了黄褐斑；小腹部从肚脐到耻骨还会出现一条垂直的黑褐色妊娠线。

● 第十二周重点提示 ●

身体变重，最好穿宽松舒适的低跟鞋。

孕3月的营养方案

不必强求大量营养

在孕早期的3个月，胎儿的生长还比较慢，所需的营养也比较有限，这个时期不必强求大量的营养。只要平时营养全面，少食多餐即可。平时要避免吃些刺激性强的食物，烹饪时也应以清淡少油为主。如果出现了孕吐，吐完仍可进食一些易消化的食物。

补充镁元素

孕妈妈在孕期前3个月摄取镁的数量，不仅关系到新生儿身高、体重和头围大小，还对孕妇的子宫肌肉恢复、胎儿的肌肉及骨骼发育大有帮助。富含镁的食物有全麦食品、坚果、南瓜、甜瓜、大豆、绿叶蔬菜和色拉油等。

补充维生素A

胎儿发育的整个过程都离不开维生素A，它不仅是胎儿皮肤、胃肠道和肺部健康的保证，还对视力、生长、上皮组织及骨骼的发育有所帮助，而且还是丘脑、垂体等重要内分泌激素的营养成分。在这个月，胎儿还没有能力储存维生素A，因而需要孕妇源源不断地供给，但摄取过量的维生素A，可能会导致胎儿出现无脑、眼缺陷、腭裂、脊柱裂、肢体缺陷等畸形，因此最好选择食补，多吃红薯、南瓜、菠菜、芒果等富含维生素A的食物。

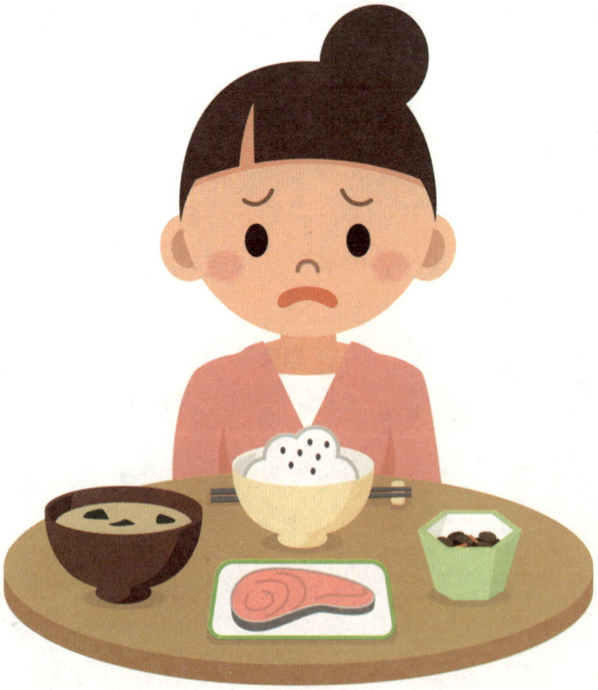

孕3月的注意事项

防止病毒的感染

孕期的前3个月是胚胎发育成胎儿的过程，这期间胚胎对外界环境最为敏感，假如胚胎受到环境、药物及病毒感染等外来影响，就可能导致胎体的发育不良。凡是对胎儿有明确危害的职业，一定要申请调离；同时孕妇在用药上也要谨慎些，不过一些偏方、中药、保健食品等，最好经过医生许可后，再服用。

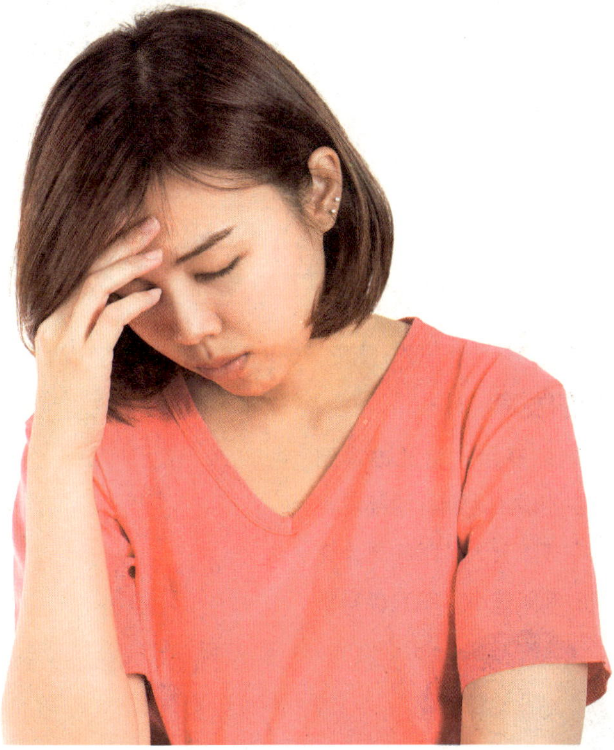

注意交通安全

坐车的时候，尽量提前或晚点出门，避开高峰期。散步的时候，也要注意巷道内可能随时窜出来的孩子，避免碰撞。另外，这个时期，孕妈妈还不适合做长途旅行，如果有旅行计划的，可以放到孕中期进行。

预防发生头晕眼花

为了预防发生头晕眼花的情况，孕妈妈在站立时要注意速度不要过快过猛，并避免长时间站立，如果发生上述症状时应立即蹲下，或躺下休息一会儿，等情况有所好转后再起身行动。经常感到头昏眼花的孕妇，要警惕患有贫血、低血压或高血压、营养不良或心脏病的可能，应及时就医检查。

重感冒一定要就医

如果孕妈妈不小心感冒了，而且是一般的伤风感冒，那最好能通过食疗和物理疗法来缓解症状。但如果是重症感冒，就必须尽快去医院就诊。重症感冒多伴有发热，这时孕妈妈一定要注意体温的控制，因为脆弱的胎宝宝此时还不能耐受妈妈的超高热，如果重感冒伴有高热现象，多数预示着病情较重，应及时就医，不要乱用退烧药。如果在患重感冒的同时伴有有恶心、呕吐等胃肠道症状，就有引起子宫异常收缩的可能，要注意保胎。

警惕噪声的干扰

孕妈妈每天接触2～4小时50～80分贝的噪声，就会出现精神烦闷紧张、呼吸和心率增快、心肺负担加重、神经系统功能紊乱等症状，失眠和头痛也会随之而来；噪声还能直接抑制胎宝宝正在发育的听觉系统，所以孕妈妈在怀孕期间要避免噪声的干扰。

孕4月（13~16周）

04 迈入怀孕黄金期

怀孕第四个月，胎儿的五官发育已基本完成，而孕妇的腹部继续隆起，乳头、乳晕的颜色变深。

第十三周 >>>

欢乐“度孕”开始了

胎宝宝的发育

从这周开始，胎儿进入到稳定的快速增长时期。脸部发育已基本完成。大大的眼睛更为突出，双眼间距缩小，眼睑仍紧紧闭合着，嘴唇能够张合。耳朵已经到位，能听到声音了。手指上的指纹形成，可做捏握动作，脚趾也可以弯曲。

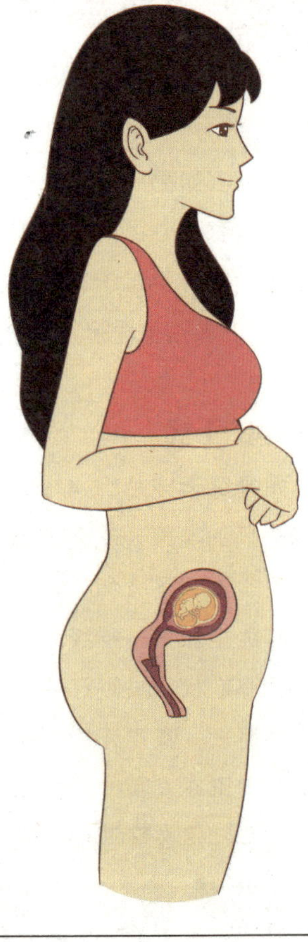

本周宝宝发育情况		
身长	重量	生长发育
6.5～7.5厘米	约20克	脸部发育基本完成

本周妈妈身体变化	
生理变化	腹部隆起明显
生理反应	食欲旺盛

● 第十三周重点提示 ●

打扫厕所、拖地一类的繁重家务，要交给别人去做。

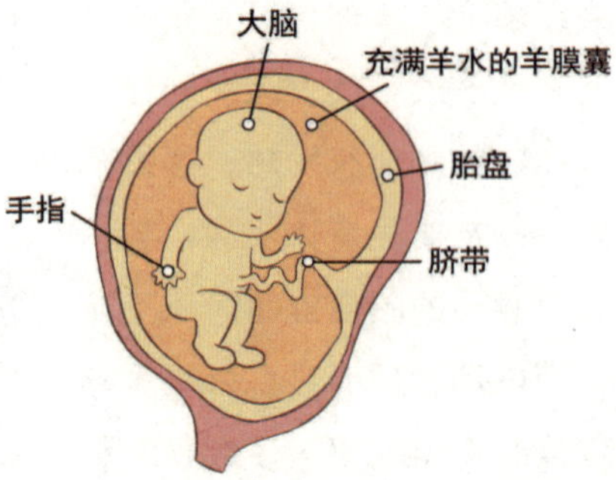

孕妈妈的身体变化

孕妈妈的腹部虽然还不是太大，但是已经比较明显了，身体还是很灵活的。随着子宫的持续升高，尿频和便秘的症状依然存在，腰部也有沉重感。怀孕早期的不适已经没有了，胃口转好。

第十四周 >>>

胎儿可以做鬼脸了

本周宝宝发育情况		
头臀长	重量	生长发育
7.6～10厘米	约28克	面部可以做很多小表情了

本周妈妈身体变化	
生理变化	身体丰满起来
生理反应	腿脚开始水肿，容易发生便秘或腹泻

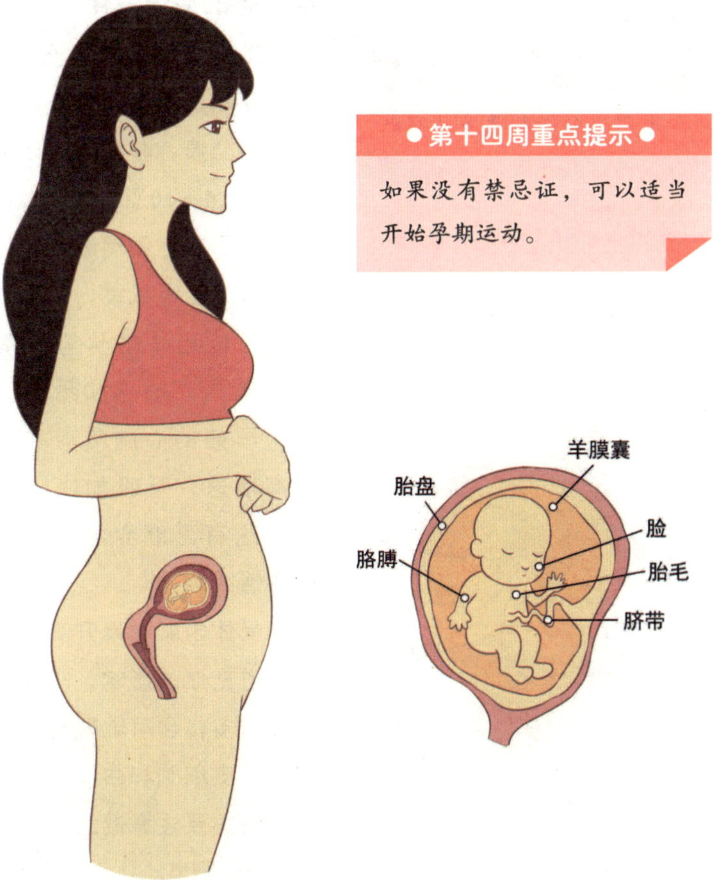

●第十四周重点提示●

如果没有禁忌证，可以适当开始孕期运动。

胎宝宝的发育

胎儿的五官发育已基本完成，出现了面颊和鼻梁，皮肤上覆盖了一层细细的绒毛，这些绒毛会在宝宝出生后消失。头发开始迅速生长。手指上开始出现指纹，手脚变得更加灵活。胎儿的外生殖器发育更加明显，能区分出性别了。如果是女宝宝，此时的卵巢已经形成约200万个卵子。

胎儿可以做些如皱眉、做鬼脸、斜眼睛等一类的小动作了，这些动作可以促进大脑的成长。

孕妈妈的身体变化

进入第十四周，孕妈妈的腹部继续变大，乳房更加胀大，乳晕与乳头颜色更暗；腰部时常酸痛，腿脚开始水肿；阴道黏膜增厚，分泌物增多，而且容易发生便秘或腹泻。这时应适当做做运动，比如做一些孕妇体操，每天散散步。

第十五周 >>>

保持好心情

本周宝宝发育情况		
身长	重量	生长发育
约11厘米	约50克	开始了呼吸前兆

本周妈妈身体变化	
生理变化	子宫长到肚脐下部
生理反应	情绪变得敏感、易怒，白带增多

胎宝宝的发育

这时的胎宝宝体重和身长都发生了很大的变化，增长了一倍甚至更多。胎宝宝已经开始形成呼吸的前兆，即在子宫中打哈欠、打嗝，这能保证小宝贝在出生后顺畅地呼吸。手的指甲完全形成，指部的关节也开始运动了，腿已经长得比胳膊长了。

孕妈妈的身体变化

进入第十五周，子宫继续长大并高出骨盆，肚脐处出现明显的凸痕，孕妈妈可以在肚脐下方7.6～10厘米的位置摸到自己的子宫。虽然激素急剧上升的状态已经减缓，但孕妇的情绪可能还是比孕前低落，变得脆弱、敏感和易怒。同时，孕妇的心肺负荷增加，心率增速，呼吸加快、加深等，这有可能会加重原有的焦虑情绪。

受体内雌激素升高和盆腔及阴道充血的影响，阴道的白带会增多，含有乳酸菌、阴道脱落上皮细胞和白细胞等，这时孕妈妈要注意避免使用刺激性较强的肥皂。

● 第十五周重点提示 ●

如果阴道分泌物量多且有颜色，性状有异常，要及时去医院检查。

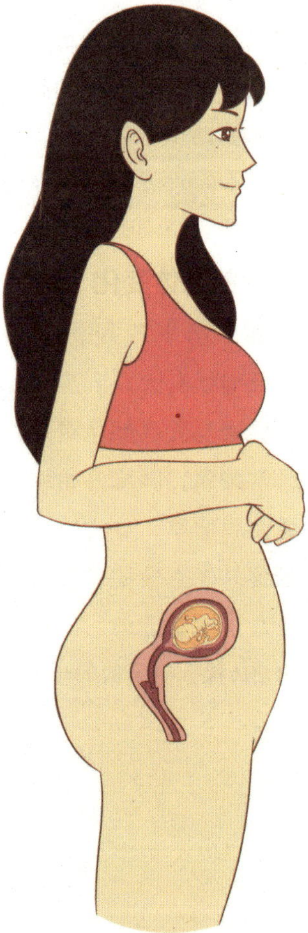

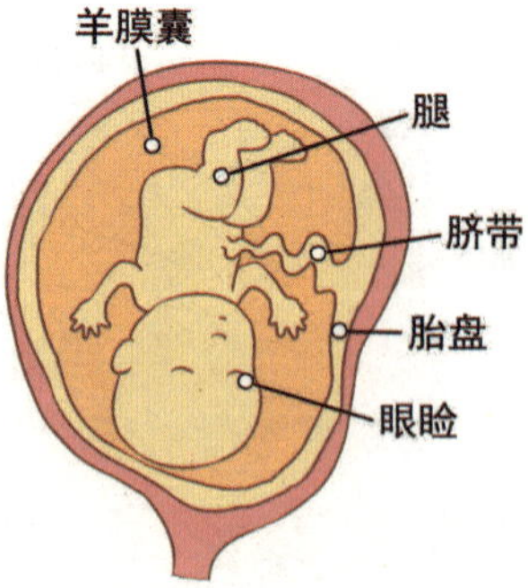

第十六周 >>>

准备好宽松的孕妇装

本周宝宝发育情况		
身长	重量	生长发育
约12厘米	约150克	神经系统开始工作

本周妈妈身体变化	
生理变化	体重增长了大约2千克，子宫约为250克
生理反应	腰部沉重感强

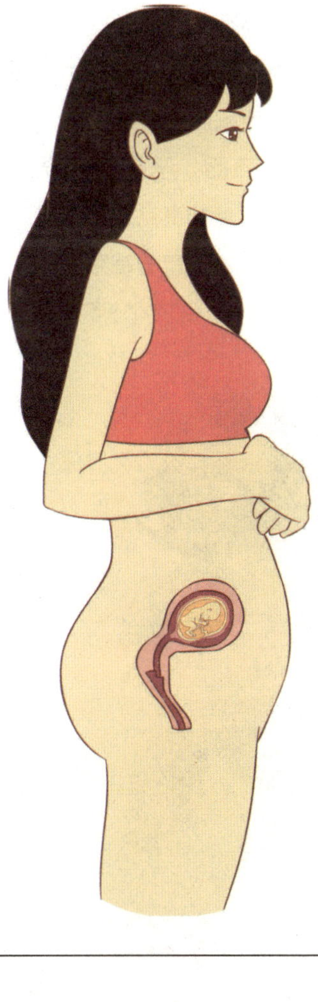

胎宝宝的发育

胎宝宝的皮肤逐渐变厚而不再透明，各种毛发也在生长，包括眼睫毛。这周的宝宝活动能力进一步加强，能够做很多动作，比如眯眼、伸腿、嘬拇指，甚至还能翻跟头了。宝宝的神经系统开始工作，肌肉能够对大脑的刺激做出相应的反应。循环系统和尿道也完全进入了正常的工作状态，能够不断吸入和呼出羊水。从外生殖器上，已经可以明确胎儿的性别了。

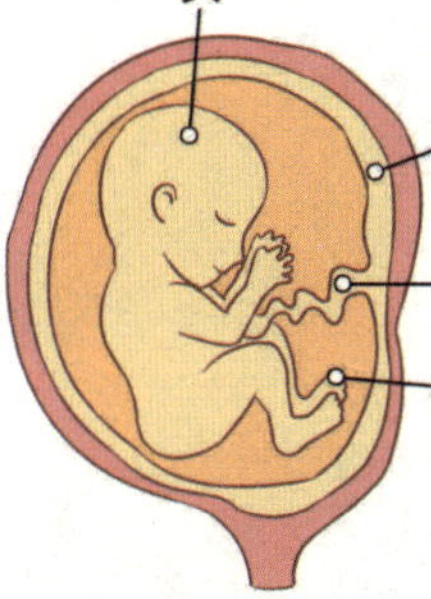

孕妈妈的身体变化

这周，孕妇的子宫底的高度处在耻骨联合与肚脐之间的中间位置。由于血量和羊水的增加、胎盘和胎儿的增大，以及变大的胸部，这些都会使孕妇的体重逐渐增加。

因为血红蛋白下降，孕妈妈常常觉得心慌、气短，还可发生头痛、痔疮、下肢和外阴静脉曲张等症状。这时的阴道分泌物仍较多，腰部沉重感强，便秘、尿频等现象依然存在。有分娩经验或比较瘦的孕妈妈，从本周起可能就会感受到第一次胎动。

● 第十六周重点提示 ●

随着体重的增加，平常的衣服不合适了，准备好宽松舒适的衣服。

孕4月的营养方案

适量摄入促进大脑发育的食物

从孕4月开始，孕妈妈在整个孕中期都可以多吃点对大脑发育有好处的食物。尤其是富含亚麻酸、脑黄金的食物，这类食物有鱼类、蛋类、奶类和豆类，以及蔬菜和蔬果。

每天补钙1000毫克

胎儿发育所需要的钙质全部来源于母体，所以孕妇要注意适量补钙，以免因为缺钙影响胎儿的生长。一个成熟的胎儿体内约含钙30克，《中国居民膳食营养素参考摄入量》对孕中、晚期女性钙的推荐值为每天1000毫克。

如果每天早晚喝牛奶250毫升，补钙量大约为600毫克，再加上多吃含钙丰富的食物，如动物肝脏、豆类、坚果类、虾皮、紫菜及一些绿叶蔬菜，一天的钙量就能满足了。

每天补锌不宜超过40毫克

进入孕4月，孕妈妈要特别重视增加锌的摄入量。对胎儿来说，缺锌主要影响胎儿在宫内的生长，会令胎儿的脑、心脏、胰腺等重要器官发育不良。此外，缺锌还会造成孕妇味觉、嗅觉异常，食欲减退，消化和吸收功能不良，免疫力降低。

补锌主要通过饮食的途径，牡蛎和麦芽中含锌量较大，其次是瘦肉、鱼肉、牛奶、核桃、花生、紫菜等。但需要注意的是，补锌也要适量，每天膳食中锌的补充量不宜超过40毫克。

常吃含铁丰富的食物

进入孕4月，胎儿的发育非常迅速，会大肆摄取孕妇体内的铁元素，这使得孕妇对铁的需求量增加。

如果孕妈妈在孕前就有贫血现象，这时就容易出现缺铁性贫血，导致血细胞携氧能力降低，从而引发胎儿宫内缺氧，造成胎死宫内或早产。贫血还会影响胎宝宝脑细胞的发育。

因此，孕妈妈需要每日补充铁元素20毫克，可多吃各种瘦肉和含铁丰富的蔬菜，如有需要还可以吃一些铁剂营养素。

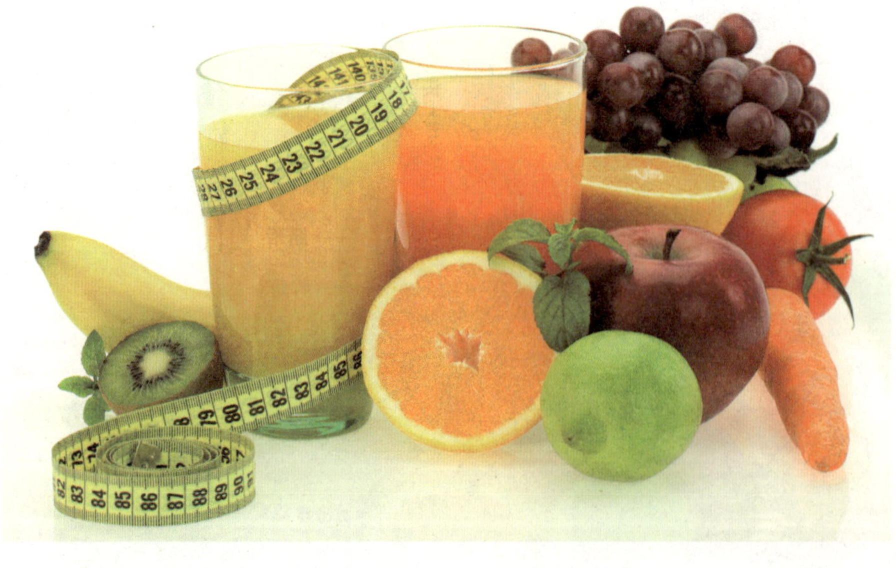

孕4月的注意事项

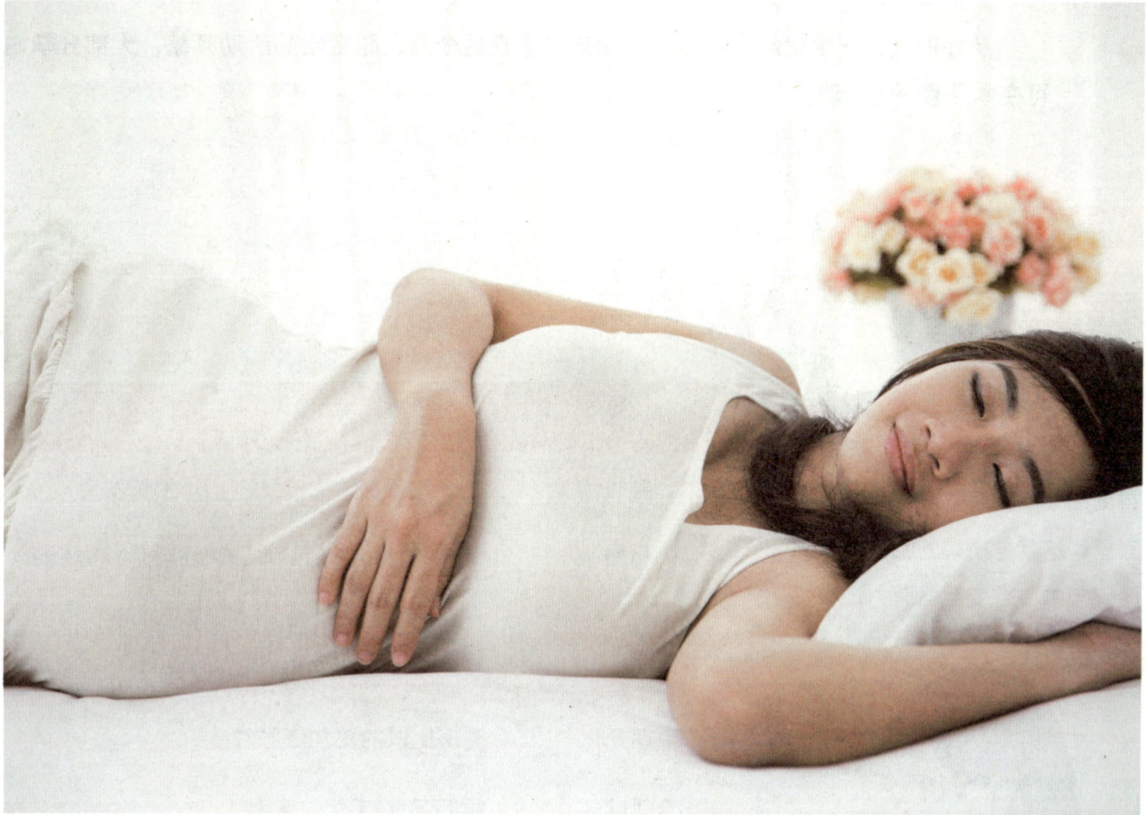

注意睡眠姿势

孕期前3个月由于子宫增长不明显，孕妈妈还可以不在乎采取何种睡眠姿势，但是从孕4月开始，由于肚子开始慢慢变大，睡眠姿势就显得很重要了。最好能采用左侧睡姿，这不仅能改善子宫的血液供应，还能减轻子宫对动、静脉的压迫，有利于减轻下肢水肿。

为了帮助血液循环，减轻腿部肿胀不舒服的症状，孕妈妈在躺着时可用枕头把脚垫高。

可以外出旅游

进入第四个月，孕妈妈就可以外出旅游了，因为此时剧烈的妊娠反应已经过去，胎儿发育比较稳定，孕妇的身体尚未沉重，具有一定的对旅游辛劳的承受能力和愉悦的心境。但孕妈妈在孕期旅游前最后能再咨询下医生，将整个行程向医生交底，以取得医生的指导。

不要担心宫缩

孕妈妈有时会感觉到宫缩，但别担心，这不是流产的征兆，而是子宫在为分娩保持良好的状态。

孕5月（17~20周）

05 胎动出现了

从外形上，一眼就能看出你是个孕妇了。在这个月，胎宝宝的活动频繁，大部分孕妇可在本月感受到胎动。

第十七周

第一次感受到胎动了

胎宝宝的发育

胎宝宝在羊水中的活动变得更加频繁，有的时候会碰到子宫壁，这就是所谓的胎动。这周胎宝宝的心跳变得强有力，孕妈妈可借助听诊器清楚地听到胎宝宝的心跳。骨骼还都是软骨，但保护骨骼的“卵磷脂”开始慢慢地覆盖在骨髓上。

本周宝宝发育情况		
身长	重量	生长发育
约13厘米	约140克	身体活动变得频繁

本周妈妈身体变化	
生理变化	乳房比以前更加膨胀
生理反应	腰部沉重感强

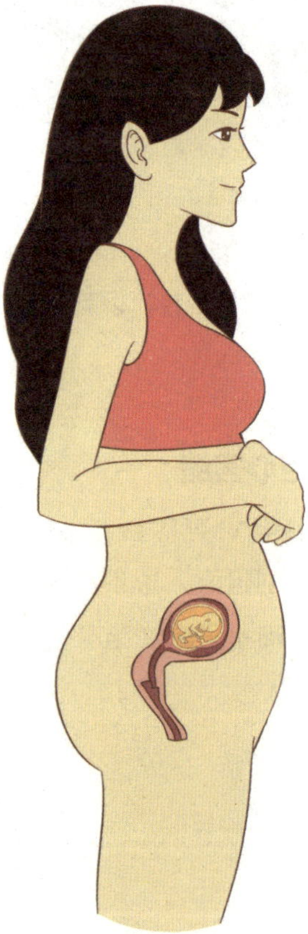

● 第十七周重点提示 ●

感受到第一次胎动后，要及时记录下来，产检时告知医生。

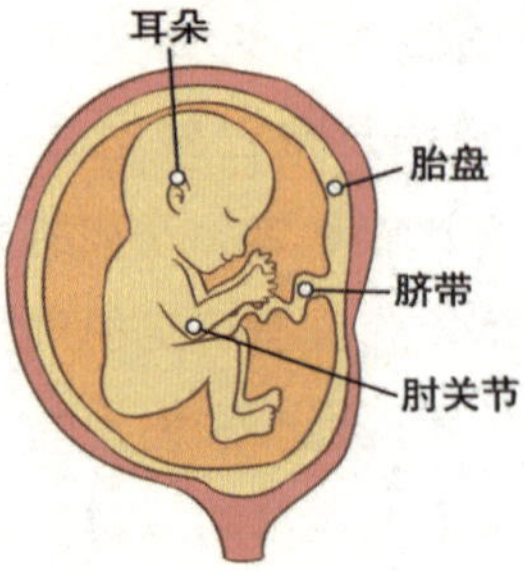

孕妈妈的身体变化

进入第十七周，孕妈妈的食欲开始恢复。小肚子变得结实，并且明显鼓出，腰部的线条消失。要注意观察是否出现胎动了，初次感觉胎动的时间往往因人而异，早的在怀孕16周就可感到，晚的要到20周。

第十八周 >>>

监测自己的体重

本周宝宝发育情况		
身长	重量	生长发育
约14厘米	约190克	外生殖器发育完成

本周妈妈身体变化	
生理变化	腹部变大，重心前移
生理反应	可能会有乳汁分泌

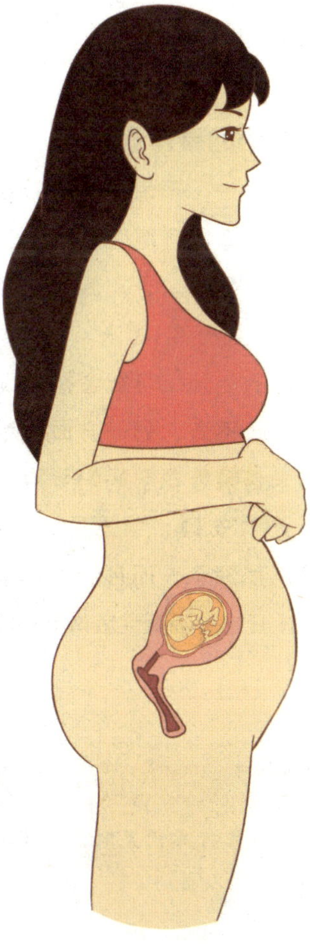

● 第十八周重点提示 ●

应注意自身的体重，孕中期，每周体重的增加最好不超过500克。

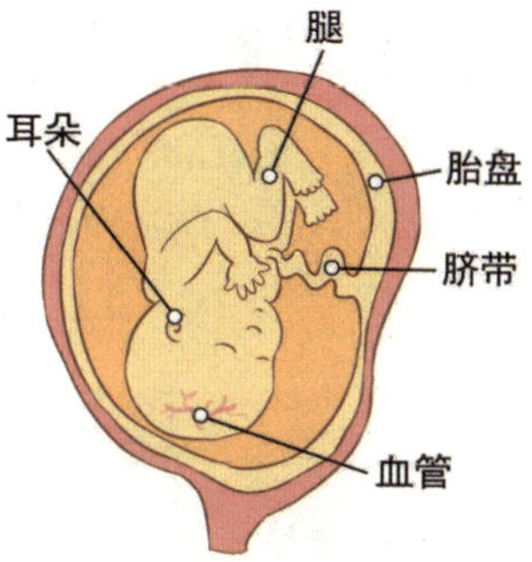

胎宝宝的发育

肺部的肺泡开始发育，开始形成呼吸，因而胸部总是在一鼓一鼓的，但这时其吸入和呼出的是羊水而不是空气。外生殖器已基本发育完成，可通过B超明显辨别是男宝宝还是女宝宝了。此时女宝宝的阴道、子宫、输卵管都已经各就各位；男宝宝此时的生殖器也清晰可见，不过有时会因为位置的关系而使得生殖器被遮住。

孕妈妈的身体变化

进入第十八周，孕妈妈的腹部在不断地长大，其他脏器也随着子宫的增大和胎儿的发育发生一定的移位。子宫的位置在肠道的上前方，所以在站立时能轻易地触摸到膨胀起来的腹部。由于腹部越来越大，身体重心前移，为了平衡，肩部会不自觉向后仰，腰部则需要后缩。另外，此时要开始进行乳头的保养，做些授乳前的准备。

第十九周 >>>

宝宝会微笑了

本周宝宝发育情况		
身长	重量	生长发育
约15厘米	约240克	能够吞咽羊水，排泄尿液

本周妈妈身体变化	
生理变化	子宫底的高度有15~18厘米
生理反应	腹部下坠，容易便秘

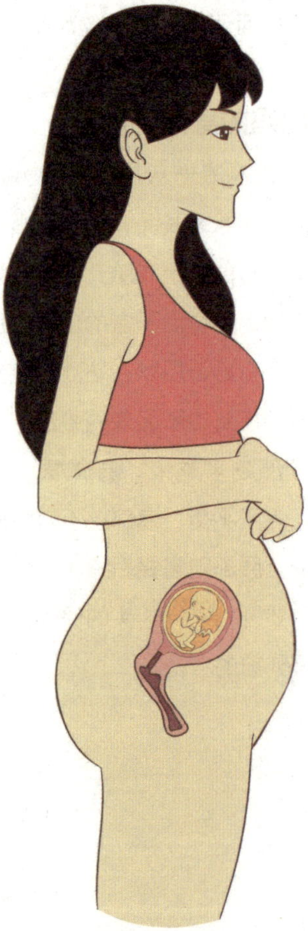

胎宝宝的发育

到了第十九周，胎宝宝的动作开始活跃，能够做出戳、踢、扭动和翻转动作，还能够用口舔尝、吮吸手指。皮肤渐渐呈现出美丽的红色，不再是透明的了。胎宝宝已经能够吞咽羊水，吸入的羊水经过肾过滤后变成洁净的尿液，又重新排入羊水中，而过滤出的渣滓则积存在肠道内形成胎粪，待出生后再排出体外。

胎儿最大的变化是五感神经器官开始按照区域迅速地发展，味觉、嗅觉、触觉、视觉和听觉开始在大脑中专门的区域里发育，神经元的数量减少，但神经元之间的连通开始增加。

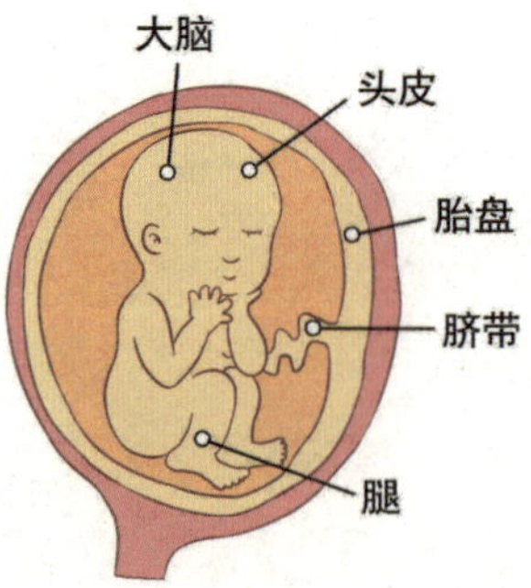

孕妈妈的身体变化

现在，孕妈妈的体形变得有点笨重，可能需要穿上宽松些的孕妇装。子宫底的高度每周大概会升高1厘米。一方面，子宫的上升，可能会挤压到胃部引起不适；另一方面，胎动越来越频繁，孕妈妈可能因此而无法安睡。乳晕和乳头的颜色加深了，而且乳房越来越大，开始为哺育宝宝做准备。

● 第十九周重点提示 ●

外出旅行或出差时，一定要有陪同人员。

第二十周 >>>

学会听胎心

本周宝宝发育情况		
身长	重量	生长发育
约16.5厘米	约300克	感觉器官飞快发育

本周妈妈身体变化	
生理变化	胸部、腰部、腹部都在不断膨胀
生理反应	呼吸急促、消化不良、尿频

●第二十周重点提示●

注意监听胎心，了解宝宝的状况。

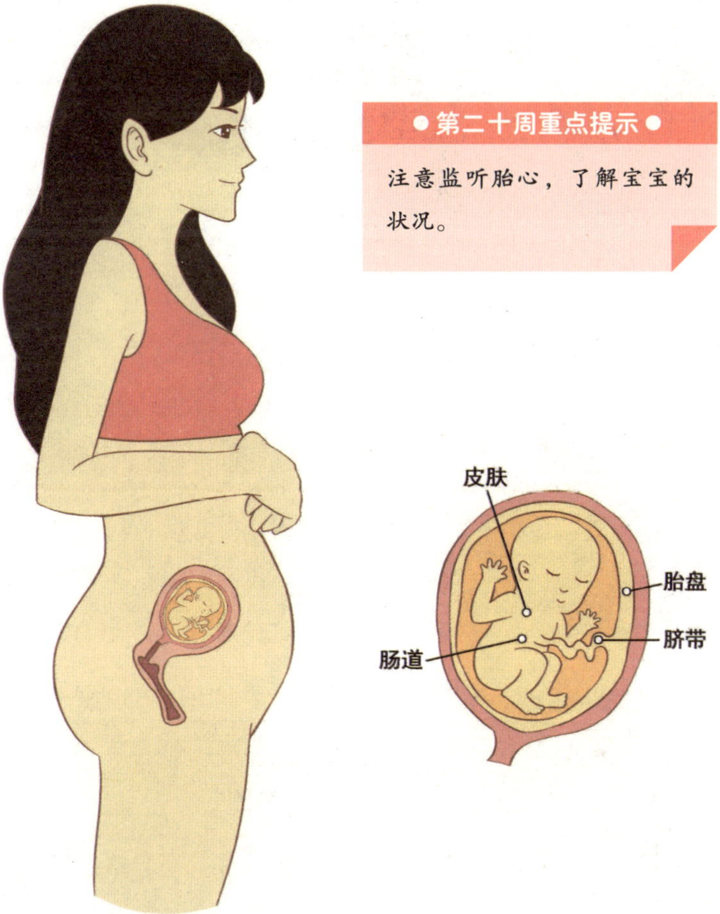

胎宝宝的发育

这周进入了胎宝宝感觉器官发育的顶峰时期，大脑神经系统开始划分味觉、嗅觉、听觉、视觉和触觉。经过这个时期，胎宝宝就具备了人体应有的全部神经细胞，之后神经的结构会变得更为复杂。此时生长状况已经趋于稳定，但头发仍继续快速生长，皮肤增厚，发育为4层。而且，这周胎宝宝的肾脏已经能制造尿液了。

孕妈妈的身体变化

随着子宫的日益增大，肺、胃、膀胱所受到的压迫也逐渐增强，孕妈妈可能会出现呼吸不畅、消化不良、尿频等症状。而且，还可能会感到腹部、臀部两侧或一侧有比较明显的疼痛感，有些疼痛会延伸到腹股沟区，这种疼痛现象属正常情况。随着胎儿的长大，从母体吸收的营养越来越多，孕妈妈对营养的需求量也在不断增大。

孕5月的营养方案

重点补充钙和维生素D

孕5月是胎儿的骨骼和牙齿快速生长的时期，即迅速钙化时期，因此胎儿对钙质的需求量也是迅速增加，这就需要孕妈妈重点补充钙，如牛奶、孕妇奶粉或酸奶，此外还要多吃干乳酪、豆腐、鸡蛋或鸭蛋、虾、鱼类、海带等富含钙的食物。孕妈妈还可以每天服用钙剂，以确保足够的钙供给。钙的补充要贯穿于整个孕期始终。

补钙的同时还要补充维生素D，以促进钙的有效吸收，可以多吃鱼类、鸡蛋。另外，每天最好能出门晒半小时的太阳，这可是孕妈妈补充钙最经济的方法，既能让宝宝见到光线，又能补充维生素D，帮助宝宝的骨骼发育。

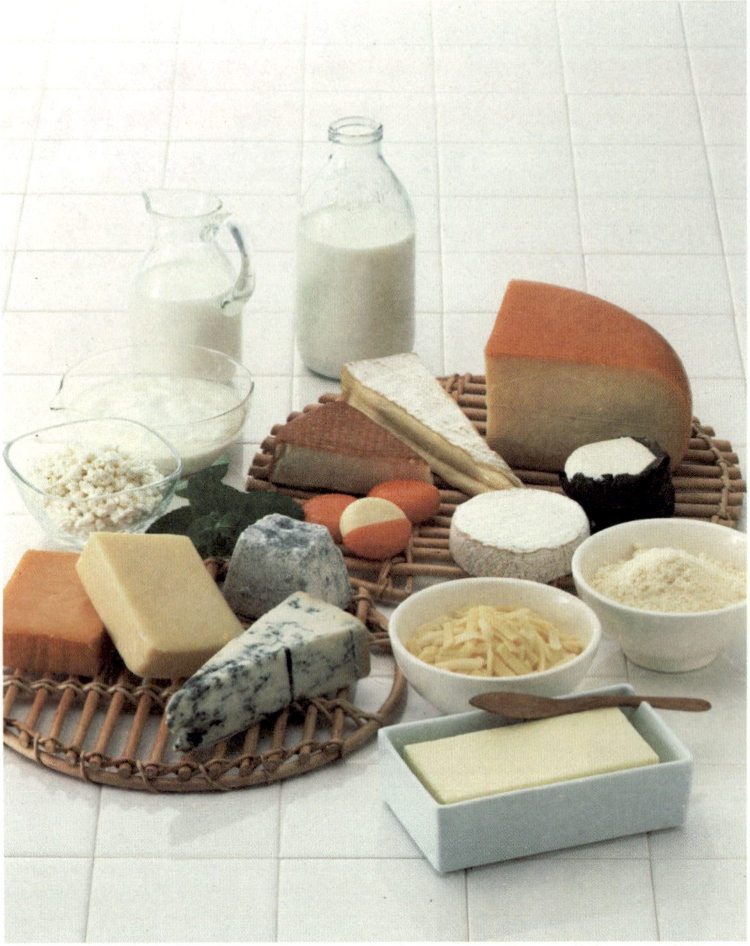

常见食物中的钙含量（毫克/100克）					
虾皮	991	全脂奶粉	676	芝麻（白）	620
海带	348	紫菜	264	雪里蕻	230
海蟹	208	黄豆	191	红苋菜	178
香菜	170	豆腐	164	油菜心	156
扇贝	147	毛豆	135	鸡蛋黄	112
牛奶（鲜）	104	小白菜	90	鲫鱼	79
西蓝花	67	草鱼	38	白萝卜	36

多吃主食，增加热量

从怀孕第五个月起，你每天的主食摄入量不得少于400克，并且要注意粗细搭配食用，根据体重的增长情况、劳动强度进行热量增加量的调整。

在增加热量的同时，孕妈妈还要比孕早期摄入更多的蛋白质（尤其是动物蛋白质），并适当增加植物油的量，或适当选食花生仁、核桃、芝麻等富含必需脂肪酸的食物来摄取脂肪。需要注意的是，每周体重的增加量最好能控制在400克左右。

每日食物摄入量

食物种类	需求量	食物种类	需求量
主食	350～450克	豆类	60克
肉类	150克	蔬菜	300～500克
蛋类	50～100克	水果	200～400克
牛奶	250～500毫升	植物油	20～25毫升

孕5月的注意事项

练习用听诊器听胎心

胎心是判断胎儿存活的重要指标。正常胎心规律而有力，似钟表滴答声，胎心率在120～160次/分钟。在妊娠4～5月后，你就可以用听诊器或是胎心仪监测胎心了。在无宫缩的情况下，如果胎心音低于120次/分钟或高于160次/分钟，可间隔10～20分钟重复听1次，如果还不正常，则提示胎儿宫内缺氧，应该及时去医院处理。

注意，孕妇本身的情况也会影响胎心的变化，比如：当孕妇发热时，胎心常常会超过160次/分钟；患有甲状腺功能亢进的孕妇，心率很快，所以胎儿的心率也常常超过160次/分钟；在孕妇服用某些药物后，也会引起母体和胎儿的心率加快。

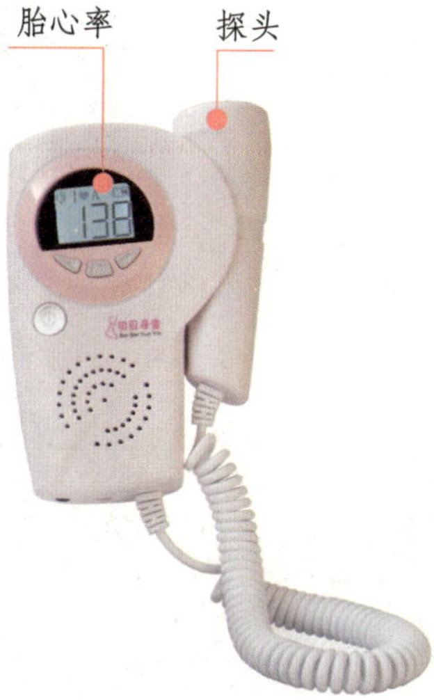

听胎心时先平躺下来，放松心情，然后将探头放在胎心的位置（6个月以前胎心位置在肚脐下方腹部中线的正中或两侧，6个月之后胎心位置会上移）。在听到稳定连续的胎心后静止一段时间，等探头信号稳定之后开始听才有效。

使用托腹带

很多孕妈妈在怀孕的中晚期会出现腰酸背痛，这时候可用托腹带缓解。绑上腹带后，一方面对腹部有保温作用，另一方面还可以起到支持和固定腹部的作用。

专题：关于胎动的那些事

学会数胎动

胎动是什么

胎动，其实就是胎儿在子宫内的活动。早在孕8周左右，胎儿的身体就有了轻微的活动。不过，那时的宝宝体积太小，孕妇很难感受到。到了孕18周左右时，宝宝的手脚可以碰到子宫壁了，很多孕妇才会感受到胎动。当然，由于体质不同，也有一些孕妇会在20周之后才有感觉。

胎动的规律

胎动在上午8～12点的时候比较均匀，下午2～3点活动最少，下午6点后开始逐渐增多，到了晚上8～11点最为频繁。胎动刚出现时并不明显，之后会变得越来越频繁，有的时候，能直接看到孕妇肚皮的隆起。

当孕妇吃完饭后，血糖升高，胎儿的心情比较愉快，心跳加快。这段时间是胎动最明显的时候。

胎动的个性差异很大，但只要有规律、有节奏，就说明胎儿的发育是正常的。

如何数胎动

孕妇在18～20周开始自感有胎动，夜间尤为明显，即使这个月的胎动还不明显，也要开始数胎动。

数胎动要从孕28周开始，最好的方法是：

每天在早、中、晚饭后各数1次，不做任何事，静静地坐着休息感受胎动即可。把这3次胎动的次数乘以4，就得出了12小时的胎动总数。

正常的健康情况下，胎动次数应该是每小时大于3次，所以12小时应该有30～40次，或者更多。

一般来说，若12小时胎动少于20次，说明胎宝宝异常；如果胎动少于10次，则提示胎宝宝宫内缺氧。如果孕妈妈抽不出时间好好感觉胎动，只要一天连续12小时都没有胎动，必须立即就医。

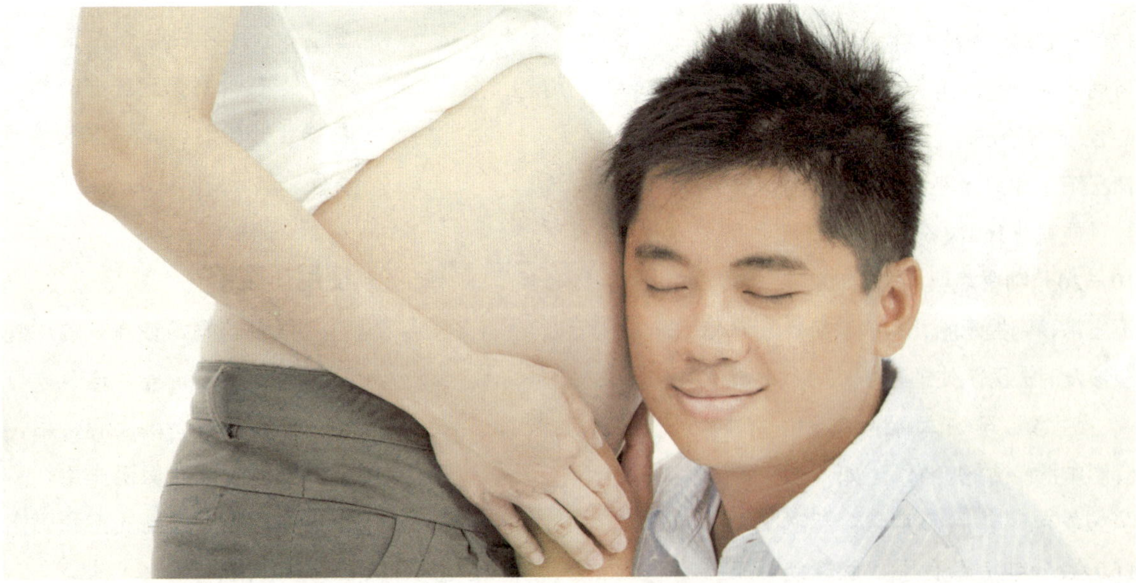

温馨提示：一般在孕20～24周，准爸爸也能隔着孕妈妈的肚皮感觉到宝宝的胎动。

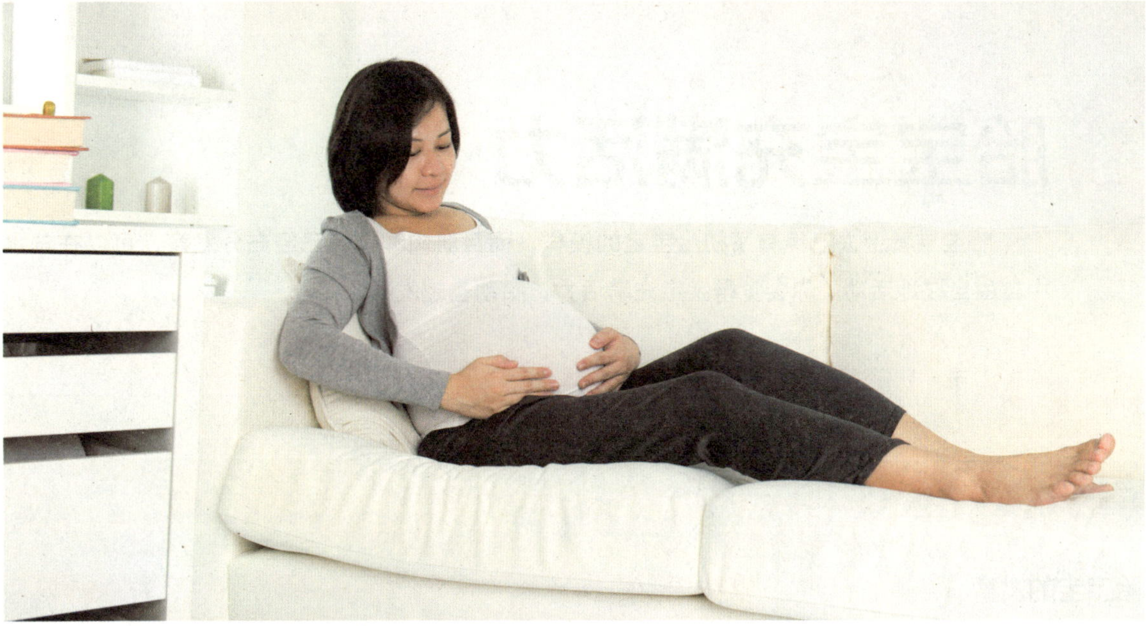

不同月份的胎动变化

怀孕5～6个月

在这两个月内，几乎孕妈妈们都能清晰地感受到胎动了。刚开始，胎儿还小，胎动的感觉若有若无，有的像肠胃蠕动，有的像蝴蝶轻拍肚皮。不过，随着时间的增长，孕妈妈会感觉到胎儿变得越来越有劲了。孕20周前，胎动的位置主要在下腹中央，之后的胎动位置则靠近胃部。

怀孕7个月

这段时间是羊水量最多的时期，胎动也非常活跃。因为活动空间比较大，胎儿不断地在孕妈妈的肚子里踢腿、翻跟头。如果孕妈妈的皮肤比较薄，还能看到肚子上不停地凸起。

怀孕8个月

这是怀孕过程中最易感受的胎动的时期，不过，你会发现胎宝宝的活动幅度变小了。这是因为随着胎宝宝的不断长大，子宫的空间变得狭窄了。有的时候胎宝宝头朝下，脚朝上，容易踢到你胸下的位置，会令你感到胸痛。

怀孕9个月

比起7个月时，这时胎儿可以用的空间很少，胎动可能会稍微变少。不过，胎动的力道变强，能明显看出是手在动还是脚在动。因为胎儿的动作太强烈，孕妈妈可能会在睡梦中突然被惊醒，也会因为胎儿踢到了肠子、膀胱而感到疼痛。

怀孕10个月

胎儿越长越大，但受于活动范围的限制，类似于大翻身式的胎动不再频繁。到了最后两周，胎动会比平时减少，这是因为胎儿为了出生，已经下降到了骨盆位置。

问 宝宝每次动起来都断断续续的，这样的胎动算作一次还是多次？

答 实际上，从理论上讲，胎动若是发生在1～2分钟就可以算作一次，不过具体隔多久算一次，可以根据宝宝的胎动情况灵活掌握，只要前后标准一致即可。

孕6月（21～24周）

06 胎宝宝充满活力

胎宝宝看上去已经有了初生宝宝的模样，而且肌肉和神经已经充分发育，可以在羊水中自由自在地活动。你会觉得宝宝充满活力，胎动也越发频繁了。

第二十一周 >>>

宝宝可以听到音乐了

胎宝宝的发育

本周是胎宝宝体重开始大幅度增加的一周，尤其是脑部的发育，不但重量增加了，脑细胞的数量也在不断增加。同时，胎儿的消化器官也逐渐发达，吞咽的羊水中有少量的碳水化合物可以被肠道吸收。听力水平有所增加，可以听到外界的声音。

本周宝宝发育情况		
身长	重量	生长发育
约18.5厘米	约360克	体重开始大幅度增加

本周妈妈身体变化	
生理变化	子宫顶部达到肚脐的位置
生理反应	下肢水肿

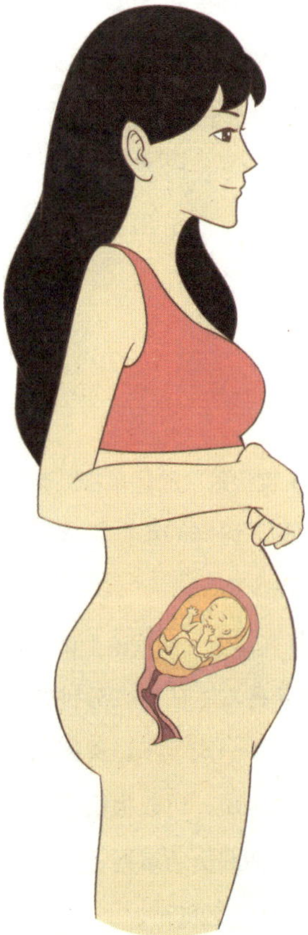

● 第二十一周重点提示 ●

没有疼痛、不规则的宫缩为假宫缩，不必过于担心。

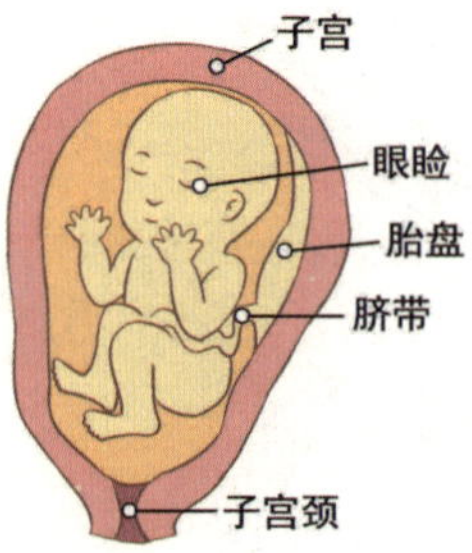

孕妈妈的身体变化

进入第二十一周，孕妇的子宫底部达到肚脐的位置，肚脐可能会突出。由于子宫增大压迫盆腔静脉，会使孕妇的下静脉血液回流不畅，引起双腿和脚部的水肿。下午和晚上水肿加重，早晨起床时减轻。

第二十二周 >>>

跟宝宝一起听音乐

本周宝宝发育情况		
身长	重量	生长发育
约19厘米	约430克	指甲长出，牙胚发育

本周妈妈身体变化	
生理变化	宫高在18～22.5厘米，腹围在80～91厘米
生理反应	可能出现口腔问题

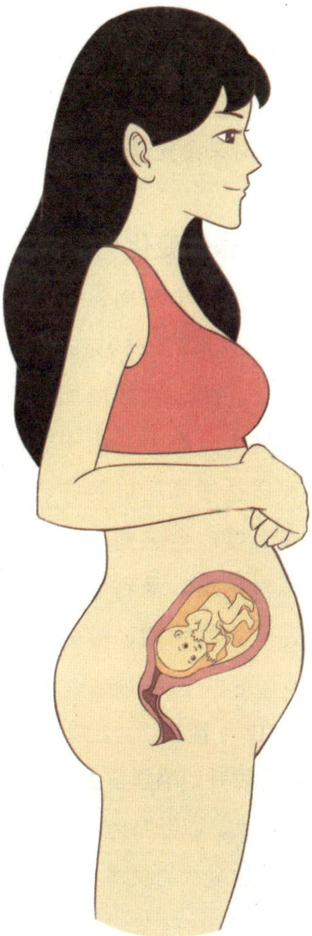

● 第二十二周重点提示 ●

阴道分泌物增多，多注意个人卫生。

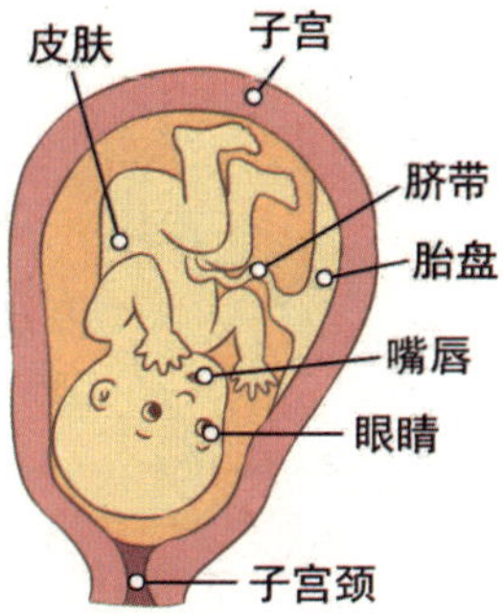

胎宝宝的发育

胎宝宝看上去已经有了初生宝宝的模样了，只是皮肤还是皱皱巴巴的，一直到体重增加到一定程度，才会把皮肤撑起来。耳朵也已经完全形成，开始对外界的声音产生反应了。

胎宝宝的骨骼已经完全长成，眉毛和眼睑已经清晰可见，小小的手指上也长出了嫩嫩的指甲，并覆盖住手指头的末端。恒牙的牙胚也开始发育了，不过直到出生后4～7个月，宝宝的牙齿才会长出来。

孕妈妈的身体变化

进入第二十二周，孕妈妈的腹部变得越来越大，身体的重心发生了改变，走路时可能会有腰酸背痛的情况。为了安全考虑，这时候要穿宽松轻便的衣服和矮跟的鞋子。

这时的胎动更加清楚，几乎所有的孕妈妈都会感到胎动。由于钙等成分被胎儿大量摄取，有时会出现牙痛或口腔炎。

第二十三周 >>>

迷你版“新生儿”

本周宝宝发育情况		
身长	重量	生长发育
约20厘米	约500克	视网膜形成，具备微弱的视觉

本周妈妈身体变化	
生理变化	体重每周可增加250克左右
生理反应	妊娠纹增多

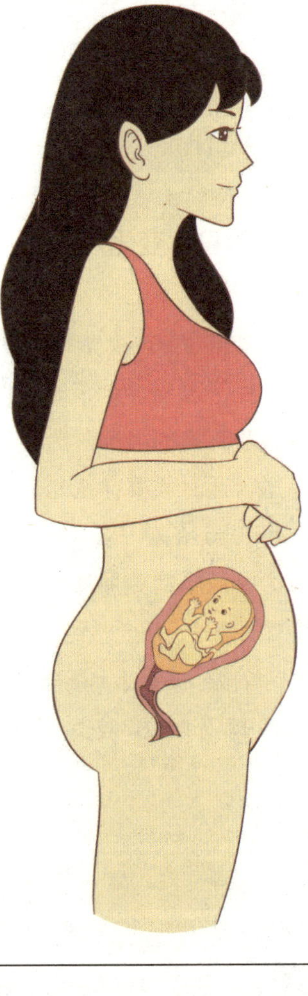

●第二十三周重点提示●

现在是妊娠期高血压疾病的高发期，注意控制体重，定期体检。

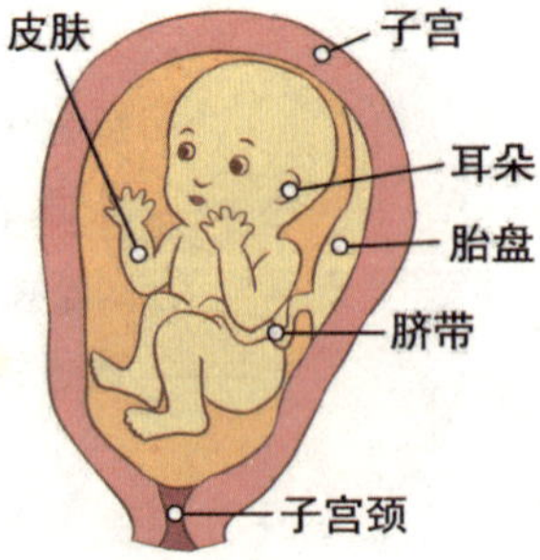

胎宝宝的发育

这周的胎宝宝虽然脂肪开始积累，但皮肤还是松松的、皱皱的。眼睛有了一定的发育，初步形成了视网膜，有了比较微弱的视觉。肺中的血管形成，正在快速地建立呼吸系统。

胎宝宝在这时候学会了不断地吞咽，但还不具备排便功能。对音乐的反应变得很敏感，当胎宝宝听到节奏感稍快的音乐时，胎动的幅度会明显变大，而当胎宝宝听到轻柔舒缓的音乐时又会变得安静。

孕妈妈的身体变化

进入第二十三周，孕妈妈的体重大约以每周250克的速度迅速增长。胎动次数增加，胎儿的心跳十分有力。由于子宫的位置日益增高压迫到肺，孕妈妈在上楼时会感到吃力，呼吸也相对困难。受到孕激素的影响，孕妇的手指、脚趾和全身关节韧带也变得松弛。

皮肤可能变得干燥、粗糙。妊娠纹开始明显，由于腹部急速的扩大，以肚脐为中心，产生向外的放射状的纹路。

第二十四周 >>>

别忘了做糖尿病筛查

本周宝宝发育情况		
身长	重量	生长发育
约25厘米	约600克	味蕾和肺部在发育

本周妈妈身体变化	
生理变化	脊椎后仰，身体重心前移
生理反应	容易疲劳，眼睛发干

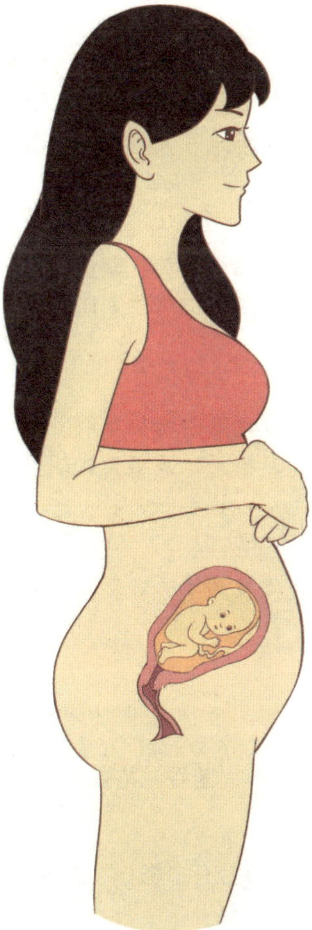

胎宝宝的发育

到了孕6月的最后一周，胎宝宝已经占据了孕妈妈子宫中很大一部分的空间，身体的比例开始匀称，皮肤还是十分轻薄而且皱巴巴的，全身被一层细小的绒毛覆盖着。大脑发育得非常快，味蕾也可能在发挥作用了。此阶段，胎宝宝仍需要通过胎盘获得氧气，不过肺部也在不断发展，细小支气管和肺泡已经发育。

这时的胎宝宝对外界的声音更为敏感，吸尘器的声音、电钻声等噪音会让他（她）变得烦躁。

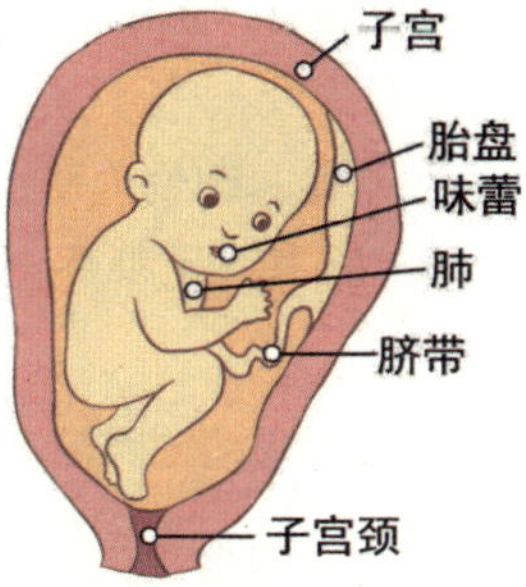

孕妈妈的身体变化

身体越来越沉重了，肚子已经大得引人注目，乳房增大、隆起。体态也发生了变化，重心前移、脊椎后仰，因为这种变化，孕妈妈在起身和坐下时可能会感到吃力，腰部和背部也容易酸痛。另外，因为长大的子宫对各部位的压迫，下半身的血液循环不畅，所以孕妈妈的身体变得非常容易疲劳，一定要多注意休息。

受内分泌变化、激素水平改变及缺钙的影响，孕妈妈可能会因为缺乏矿物质及维生素而容易出现口腔炎、龋齿。

● 第二十四周重点提示 ●

第二十四到二十八周期间，要进行妊娠期糖尿病筛查，不要掉以轻心。

孕6月的营养方案

补充铁元素

进入孕6月，孕妇和胎儿对营养的需求量都在迅速攀升，使得孕妇容易出现贫血症状，因此需要特别注意补充铁元素，有意识地吃一些富含铁的食物，比如肝脏、瘦肉、鸡蛋、菠菜等。

补充B族维生素

进入孕6月，孕妇体内热量及蛋白质代谢加快，需要重点增加维生素的摄入，尤其是对B族维生素的需求量增加。因为B族维生素无法在体内储存，必须从食物中获得充足的供给，因此，孕妈妈在这一时期要多吃一些富含B族维生素的食物，比如肝脏、瘦肉、牛奶、鸡蛋、大豆、香蕉、胡萝卜、花生、花菜等。

B族维生素的种类	富含B族维生素的食物
维生素B_1	谷物皮、豆类、坚果类、芹菜、瘦肉、动物内脏、小米、大白菜、发酵食品、胚芽、米糠和麸皮
维生素B_2	动物内脏尤其是肝脏中的维生素B_2含量丰富，乳制品、蛋黄、鳝鱼、胡萝卜、香菇、花菜、蘑菇、小麦、黄豆及深绿色蔬菜中的维生素B_2含量也不低
维生素B_6	白色肉类的维生素B_6含量最高，如鸡肉和鱼肉。动物肝脏类如牛肝、鸡肝、猪肝等，豆类如黄豆、绿豆，水果类如香蕉、橙子，蔬菜类如胡萝卜、花菜、芹菜也含有一定的维生素B_6
维生素B_{12}	主要食物来源为肉类、动物内脏、鱼、禽、贝壳类及蛋类，乳及乳制品中含量较少。植物性食品中基本不含维生素B_{12}

少吃热性香料

这个阶段孕妇容易出现便秘。所以，平时在饮食上，孕妈妈要尽量少用大料、茴香、花椒、胡椒、辣椒等热性的香料，以免消耗肠道水分，加重孕期便秘。

为了预防便秘，孕妈妈可以多吃些富含纤维的食物，如芹菜、白菜、粗粮等。有“烧心”症状的，可适当吃些萝卜。

孕6月的注意事项

测量宫高和腹围

从本月开始，每次的产检中增加了测量宫高与腹围两个项目，测量的时间一般与产检时间相同。不过，你也可以学习一下测量方法，在两次产检的中间再测量一次，以便对妊娠情况有更多了解，及时发现问题。

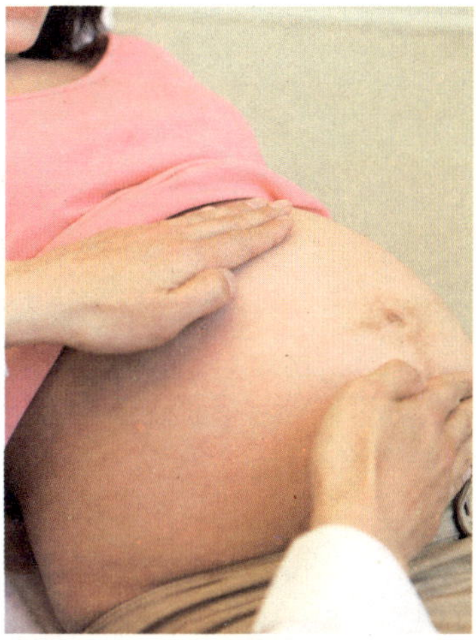

1.测宫高的方法

宫高的变化，反映了胎宝宝生长和羊水的情况。一般从怀孕20周开始，每4周测量一次，怀孕28～35周每2周测量一次；怀孕36周后每周测量一次。

测宫高的方法为：孕妈妈排尿后，平卧于床上，准爸爸用软尺测量耻骨联合上缘中点至宫底的距离，此距离即为宫高。

宫高的标准数值

孕周	宫高（厘米）	孕周	宫高（厘米）
孕20周	16～20.5	孕31周	25～31.5
孕21周	17～21.5	孕32周	26～32.5
孕22周	18～22.5	孕33周	27～33.5
孕23周	19～23.5	孕34周	27.5～34.5
孕24周	20～24.5	孕35周	28.5～35.5
孕25周	21～25.5	孕36周	29～36.5
孕26周	21.5～26.5	孕37周	29.5～37.5
孕27周	22.5～27.5	孕38周	30.5～38.5
孕28周	23～28.5	孕39周	31～38.5
孕29周	23.5～29.5	孕40周	32～38.5
孕30周	24～30.5		

2.测量腹围的方法

腹围的大小是判断胎儿发育是否正常的一个重要指标。一般孕妈妈从孕16周开始测量腹围，平均每周增长0.8厘米。怀孕20～24周时增长最快；怀孕34周后，腹围增长速度减慢。

测量腹围的方法是：孕妈妈排尿后，站立，准爸爸以孕妈妈的肚脐为准，水平绕腹一周，测得的数值即为腹围。

腹围的标准

孕周	腹围的平均值（厘米）	孕周	腹围的平均值（厘米）
16周	10.32±1.92	29周	23.71±1.50
17周	11.49±1.62	30周	24.88±2.03
18周	12.41±1.89	31周	25.78±2.32
19周	13.59±2.30	32周	26.20±2.33
20周	14.80±1.89	33周	27.78±2.30
21周	15.62±1.84	34周	27.99±2.55
22周	16.70±2.23	35周	28.74±2.88
23周	17.90±1.85	36周	29.44±2.83
24周	18.74±2.23	37周	30.14±2.17
25周	19.64±2.20	38周	30.63±2.83
26周	21.62±2.30	39周	31.34±3.12
27周	21.81±2.12	40周	31.49±2.79
28周	22.86±2.41		

温馨提示：每次测量的结果，要及时记录下来。如果发现宫高两周没有变化，腹围增长过快或过缓，就要及时接受医生的检查。

监测自己的体重

孕妈妈在孕期所增加的体重包括自身增长的重量和胎盘、羊水、胎宝宝的重量，每个人由于自身情况不同，孕期每个阶段的标准体重也必然会有所区别。一般来说，就整个孕程而言，孕12周以前每周不增加体重，孕13周以后至生产每周可以增加0.45千克，或以不超过0.5千克为原则。

最为标准的算法是，以原来的体重作为基准，先测一下自己孕前的身体指数，即BMI。BMI的算法是：BMI＝体重（千克）/身高（米）^{2}，如孕妈妈孕前身高为1.6米，体重50千克，那么她的BMI就为19.5。

根据孕妈妈在孕期的体重状况，可以参考下面孕期体重增长的建议。

单胎妊娠的孕妇

孕期体重状况	孕前BMI（千克/米²）	孕期增重（千克）
体重不足	<18.5	12.5～18
标准体重	18.5～24.9	11.5～16
超重	25.0～29.9	7～11.5
肥胖	≥30	5～9

双胎妊娠的孕妇

孕期体重状况	孕前BMI（千克/米²）	孕期增重（千克）
体重不足	<18.5	17～25
标准体重	18.5～24.9	14～23
超重	25.0～29.9	11～19
肥胖	≥30	11～19

07

孕7月（25~28周）

宝宝发育完全了

怀孕第七个月，胎宝宝的大脑进入高速发育时期，而孕妈妈会感觉身体越来越沉重。

第二十五周

大脑的发育高峰期

胎宝宝的发育

胎宝宝的体重比上周增加了约100克的重量，开始充满孕妇的整个子宫。大脑的发育进入了高速发展的时期。舌头上的味蕾也正在形成，可以品尝到食物的味道了。皮肤仍然轻薄、皱巴巴的，不过已经开始发生质变。

本周宝宝发育情况

身长	重量	生长发育
约27厘米	约700克	味蕾形成，大脑发育进入高峰期

本周妈妈身体变化

生理变化	子宫约有足球大小
生理反应	胸部、腹部、臀部出现紫色条纹

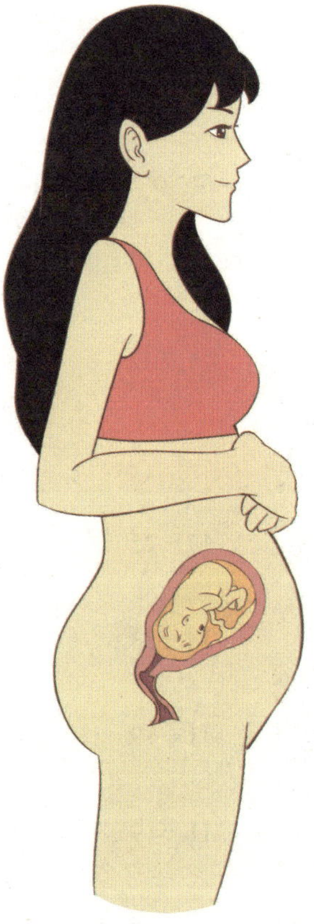

第二十五周重点提示

走路时不要挺着肚子，这样会加剧腰痛，腰背尽量挺直。

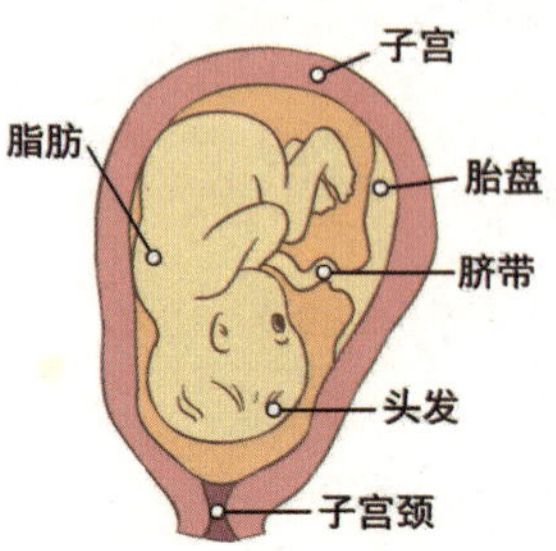

孕妈妈的身体变化

进入第二十五周，随着胎宝宝的不断增大，孕妈妈会感觉身体越来越沉重，手脚也会出现酸痛的状况，还会出现眼睛发干和遇光流泪的情况，腹部、臀部以及胸部可能出现紫色的条纹。这些是正常的，不必过于担心。

第二十六周 >>>

睁开眼睛看“世界”

本周宝宝发育情况		
身长	重量	生长发育
约28厘米	约800克	睁开眼睛了

本周妈妈身体变化	
生理变化	子宫底部大约在肚脐上6厘米处
生理反应	腰背酸痛、便秘、小腿抽筋

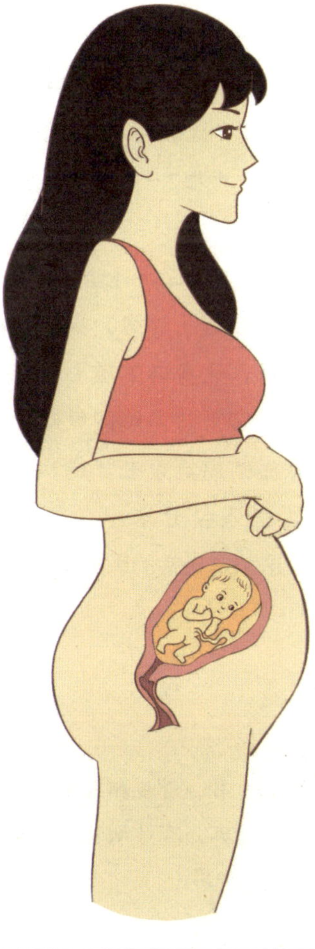

胎宝宝的发育

进入第二十六周，胎宝宝皮肤仍然十分轻薄且皱巴巴的，但皮下脂肪已经开始出现，全身还被一层细细的绒毛覆盖着。胎宝宝开始有了呼吸，但因为肺部还未发育完全，因此还不能呼出吸入真正的空气。这时候，胎儿第一次睁开了眼睛，可以感受到光的位置，如果用手电筒照射孕妇的肚子，胎宝宝就会自动把头转向光亮的地方。

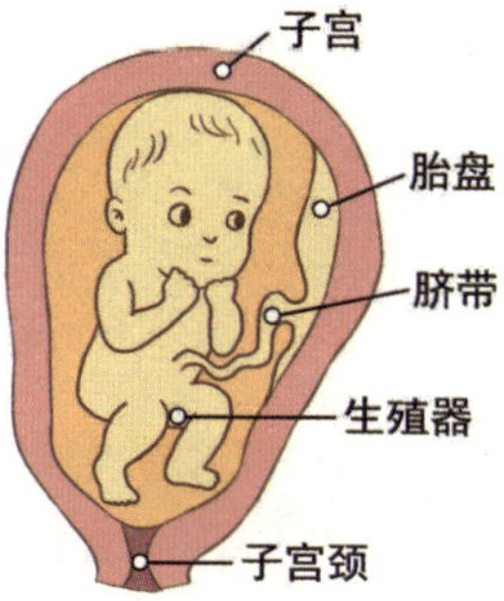

孕妈妈的身体变化

进入第二十六周，孕妈妈的腹部越来越大，子宫底上升到脐上1～2横指，子宫高度为24～26厘米，身体为保持平衡略向后仰，腰部易疲劳而疼痛。增大的子宫使得横膈上升，心脏被推向上方。子宫还会压迫盆腔静脉，使下腔静脉曲张更加严重，便秘和痔疮也会随之而来。

对于孕妈妈而言，怎么睡得更舒服将是这个阶段的挑战，尿频、口渴、饥饿和胎动可能会令睡眠变得断断续续。

● 第二十六周重点提示 ●

如果尚未开始购买宝宝的出生用品，这周就要安排时间选购了。

第二十七周 >>>

胎宝宝睡觉有了规律性

本周宝宝发育情况		
身长	重量	生长发育
约29.5厘米	约900克	形成了规律的睡眠周期

本周妈妈身体变化	
生理变化	子宫底在肚脐上约7厘米处，宫高约27厘米
生理反应	胎动频繁、心慌气短

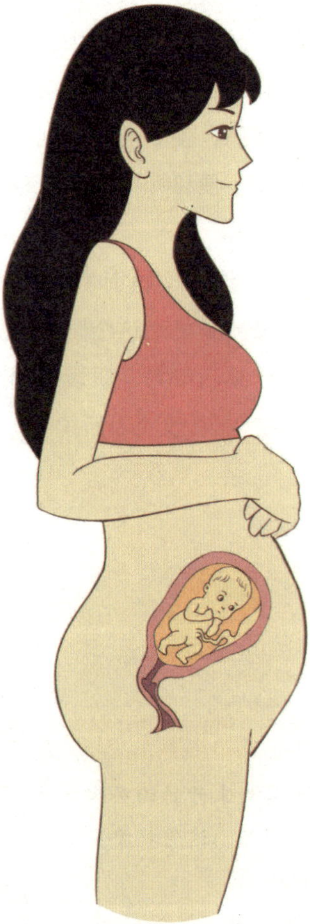

胎宝宝的发育

到了第二十七周，胎宝宝的脑组织仍在快速地增长，大脑活动非常活跃，大脑皮质表面开始出现特有的沟回。有的研究认为，27周的胎宝宝已经开始会做梦了。很多的胎宝宝已经长出了头发，眼睛一会儿睁着，一会儿又闭了起来，形成了规律的睡眠周期。有的时候，他（她）还会将自己的大拇指放到嘴里吸吮。

虽然胎宝宝的肺部和气管还未发育完成，但呼吸的动作仍然在继续进行，这对他（她）出生后的呼吸是一个很好的锻炼。

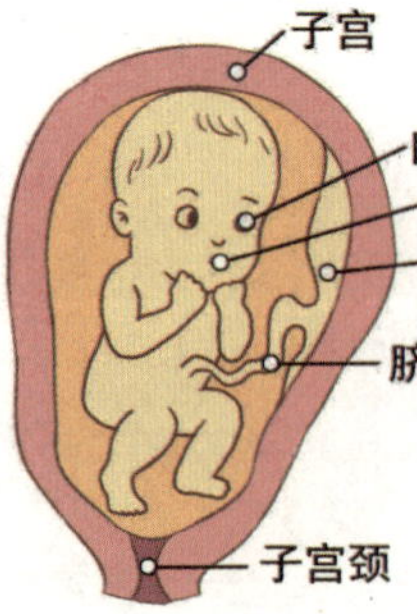

孕妈妈的身体变化

孕妈妈会觉得宝宝的运动次数越来越多了，其实有时候你感觉到的胎动是宝宝在打嗝呢。这种胎动会比较轻微，是规律性地颤动，大概2~3秒就会进行1次，持续5~15分钟才会消失。

进入第二十七周，孕妇的子宫接近了肋缘，身体负荷的加重，让身体的重心开始偏移，还常常觉得胸闷气短。乳房胀痛的感觉也在加剧，有时候乳房还会分泌出少量的乳汁，这都是正常的现象。

● 第二十七周重点提示 ●

通过看书、看视频或参加孕妇学习班，有计划地学习一些分娩知识。

第二十八周 >>>

警惕妊娠期高血压疾病

本周宝宝发育情况		
身长	重量	生长发育
约32厘米	约1000克	脑部快速发育

本周妈妈身体变化	
生理变化	子宫底在肚脐上约8厘米处，宫高约28厘米
生理反应	容易出现血压升高

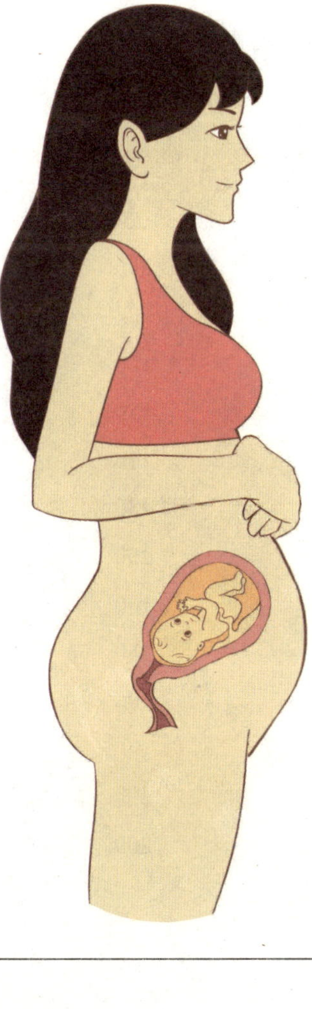

胎宝宝的发育

胎儿的脸和初生婴儿的脸已经差别不大，睫毛已经完全长出来了，眼睛既能睁开也能闭上，形成了自己的睡眠周期。这一时期胎儿最大的特征就是脑部的发育，头部明显长大，脑组织的数量有所增加，大脑特有的褶皱和凹槽形成。

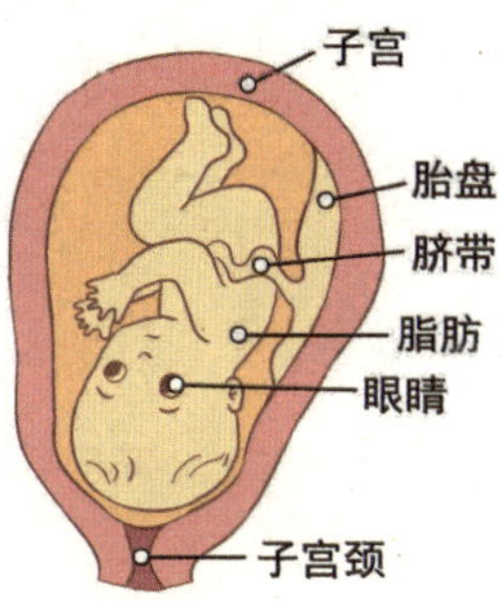

胎儿将会快速长大，几乎占满了孕妇的整个子宫。胎儿开始有规律地活动，但因为活动空间逐渐缩小，胎动也在逐渐减弱。尽管肺叶还没有发育完成，但如果不幸早产，在监护下也有存活的可能性。

孕妈妈的身体变化

本周孕妈妈就进入了孕后期，血压可能在这时升高，要警惕妊娠期高血压疾病。心脏和肾脏的负担明显增加，每个孕妇都可能出现轻微的水肿，如果早晨起床后，面部异常肿胀，或者一整天水肿都不见消退、皮肤也缺乏弹性，这种情况若是持续2天，就要引起注意，很可能是患上水肿或者妊娠期高血压疾病了。

● 第二十八周重点提示 ●

产检频率增大，至少每两周检查1次，36周后每周都要检查。

孕7月的营养方案

重点补充“脑黄金”

本月是胎儿大脑发育的高峰期，脑细胞在这个月里迅速的增殖分化，因此为了保证胎儿的大脑发育能顺利进行，促进胎儿的智力发展，孕妇在这个月的营养补充重点就是补充“脑黄金”。

“脑黄金”是不饱和脂肪酸二十二碳六烯酸，它的英文缩写是DHA，属于人体大脑中枢神经和视网膜发育不可缺少的营养物质。富含DHA类的食物，主要有核桃、松子、葵花子、杏仁、榛子、花生等坚果类食品以及海鱼、鱼油等，这些食物能提供胎儿大脑细胞发育所需要的脂肪酸。

适量吃些消肿利尿的食物

进入孕7月，很多孕妈妈容易出现下肢水肿。这时候除了多散步、常按摩外，也可以从饮食上调整一下。你可以适当吃些利尿消肿的食物，帮助缓解水肿带来的不适，这类食物有西瓜、红小豆、洋葱、茄子、芹菜等。

减少盐分的摄入

如果摄入的盐分过多，孕妈妈可能会出现身体水肿、妊娠期高血压疾病等症状，所以一定要注意盐的摄取量。对于平时口味偏重的孕妈妈，在这个时候一定要转变下口味，吃些清淡的饭菜。或者，也可以在做菜时选用天然的调味料，比如在鲜汤里加入海带、鲣鱼等。

孕中期一日菜谱推荐

餐次	食物	原料	用量（克）
早餐	米粥	大米	25
	水煮蛋	鸡蛋	60
	馒头	面粉	50
午餐	米饭	大米	100
	蒜苗炒猪肝	蒜苗	150
		猪肝	100
	炒空心菜	空心菜	150
加餐	牛奶	牛奶	250
晚餐	花卷	面粉	100
	凉拌莴苣	莴苣	150
	花菜炒肉片	花菜	100
		羊肉	50
	海带汤	海带	25
加餐	橘子	橘子	200

温馨提示：全日烹调用油25克。

孕7月的注意事项

警惕妊娠抑郁症

由于身体产生了不可思议的变化，你可能会感到很不适应，情绪上也容易变得波动不平，如果不注意调解，就容易引发妊娠抑郁症。

妊娠抑郁症最常见的症状

- □无法集中注意力
- □焦虑
- □极端易怒
- □睡眠不好
- □非常容易疲劳，或有持续的疲劳感
- □不停地想吃东西或是毫无食欲
- □对什么都不感兴趣，总是提不起精神
- □持续的情绪低落，想哭
- □情绪起伏很大，喜怒无常

如果孕妈妈患上了妊娠抑郁症，最好尽快使用情绪疗法。

所谓的情绪疗法，就是要尽量让自己放轻松下来，放弃那种想要在婴儿出生以前把一切打点周全的想法，这需要孕妈妈做做舒缓的体操和孕妇瑜伽；多跟亲朋好友交流交流，告诉他们你的真实想法以及需要怎样的帮助；保证每天有足够的时间和配偶在一起，并保持亲昵的交流。要懂得把自己的情绪表达出来，而不是通过阴晴不定的坏脾气透露出来。如果情况严重，你最好寻求医生的帮助，接受专业的治疗。

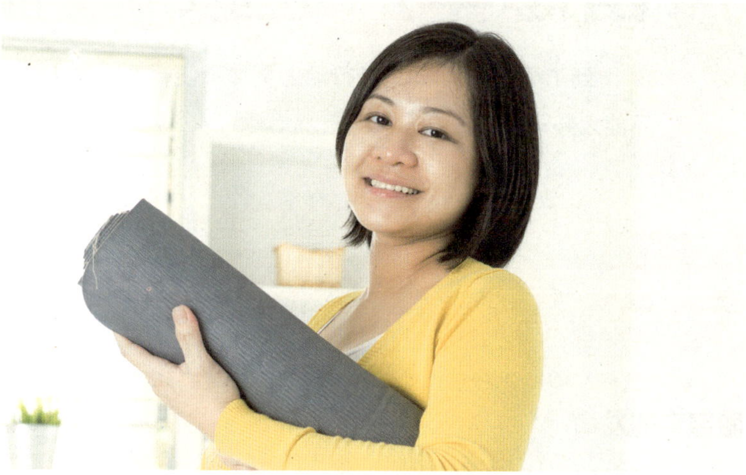

注意孕期鼻出血

怀孕后，孕妇体内的胎盘会分泌大量雌激素，在孕7个月后，孕妇血液中的雌激素浓度可能超出怀孕前20倍以上，可促使鼻黏膜出现肿胀、软化、充血等症状，使得鼻腔的血管壁的脆性增加，容易发生破裂而引起鼻出血现象。

如果孕妈妈发现自己流鼻血了，不用太紧张，大多数情况下都可自行止血。其方法是：迅速仰卧，然后用拇指和食指压鼻翼根部，就好像用手夹鼻子的做法，持续压迫5～10分钟，并用冷湿毛巾敷额或鼻部，一般出血可止住。鼻血止住后，鼻孔中多有凝血块，不要急于将它弄出，尽量避免用力打喷嚏和用力揉，防止再出血。也可以在家中准备鼻腔喷液将棉花沾湿，塞入鼻孔帮助止血。如果不能在短时间内止住流血，则可以在额头上敷上冷毛巾，并用手轻轻地拍额头，从而减缓血流的速度。

每天进行低强度运动

孕妈妈可以根据自己的体能，每天进行不少于30分钟的低强度运动，最好是1～2小时的户外活动。既可以在公园或小区里散散步，也可以跟着电视做一些孕妇体操。

08

孕8月（29～32周）

留意早产迹象

到了孕8月，孕妈妈在行动上更加不便，很容易感到疲劳，为了防备早产的危险，要注意不能太劳累。

第二十九周 >>>

宝宝的活动空间越来越小

胎宝宝的发育

胎宝宝的大脑仍在高速发育，头部也在增大。听觉系统发育完成，具备了初步的感觉、思维和记忆能力，对外界刺激能做出明显的反应。和过去相比，胎宝宝看上去胖了不少，这是因为他（她）的皮下脂肪已经初步形成。

本周宝宝发育情况		
身长	重量	生长发育
约34厘米	约1175克	听觉系统发育完善

本周妈妈身体变化	
生理变化	子宫底比肚脐高出了7.6～10厘米
生理反应	水肿、痔疮和静脉曲张

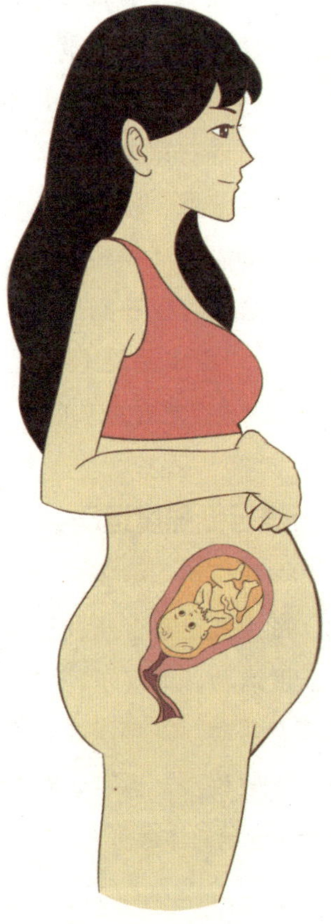

●第二十九周重点提示●

如果偶尔觉得肚子一阵阵发硬发紧，但是没有痛感，不必过于紧张，这是假宫缩。

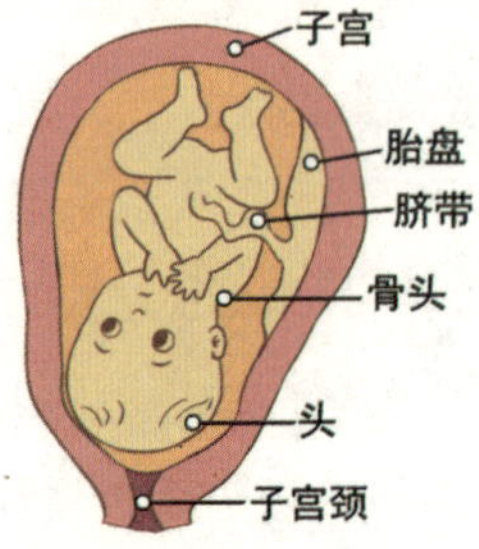

孕妈妈的身体变化

这时胎动力度比较大，孕妈妈可能会因为胎儿的“拳打脚踢”吓一跳。在床上躺久了，可能会出现头晕、心慌、出汗等症状，这就是仰卧综合征，这时改换左侧卧位就可缓解。

第三十周 >>>

不舒服时就睡个午觉

本周宝宝发育情况		
身长	重量	生长发育
约36.5厘米	约1350克	眼睛可以自由闭合

本周妈妈身体变化	
生理变化	大概增重了7.6千克，宫高约30厘米
生理反应	身体越发沉重，呼吸困难，饭后胃部不适

胎宝宝的发育

到了第三十周，胎宝宝的身长增长放缓，体重也开始放缓。受活动范围日益缩小的影响，活动也开始慢慢减少。头部仍在继续增大，大脑发育仍然非常迅速，大脑和神经系统已经发达到一定的程度。由于皮下脂肪的增长，皮肤开始不再那么褶皱，身体变得更加圆滚。

这时候，胎宝宝的眼睛可以自由开闭，不仅能够看到子宫中的景象，还能辨认和跟踪光源。

孕妈妈的身体变化

这时候肚子已经很大了，站起来时孕妈妈已经看不到自己的脚了。身体的沉重感，让你的行动越来越吃力，也常感到腰背及下肢的酸痛。虽然离分娩还有10周的时间，但子宫已上升到横膈，压迫着心脏和胃部，很多孕妈妈会感觉心跳加快、气喘，或者胃胀、缺乏食欲。不过，当胎儿头部开始下降，进入骨盆，这些不适症状就会逐渐减轻。

● 第三十周重点提示 ●

睡个午觉可以缓解呼吸困难、喘不上气、胃部不适等症状，不过，千万不要长期卧床。

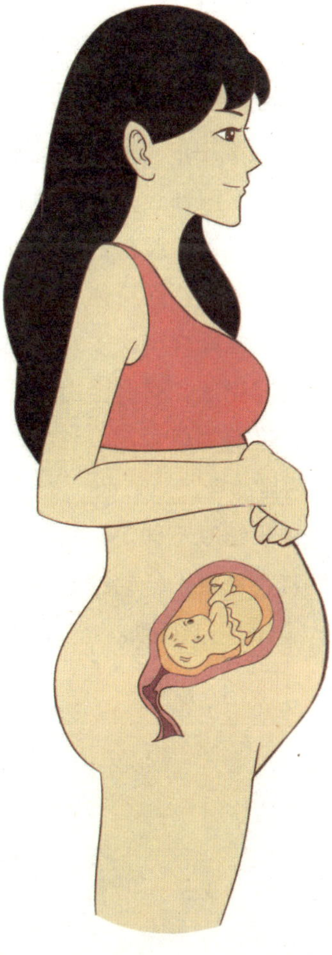

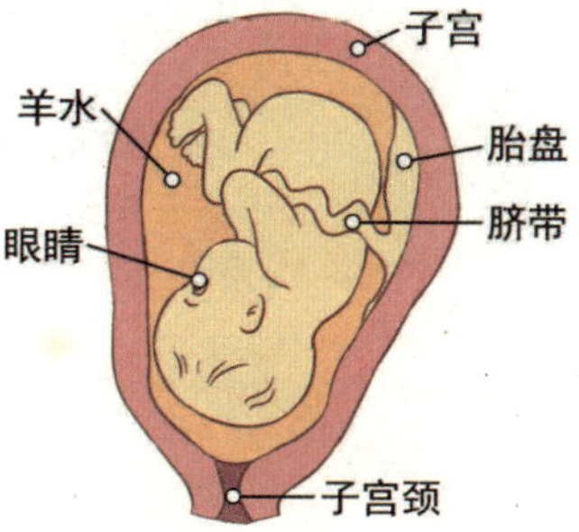

第三十一周 >>>

宝宝可以小便了

本周宝宝发育情况		
身长	重量	生长发育
约38厘米	约1500克	除了肺和胃肠，其他功能发育完成

本周妈妈身体变化	
生理变化	子宫底距离肚脐11厘米
生理反应	体重增加快速，可能出现蝴蝶斑

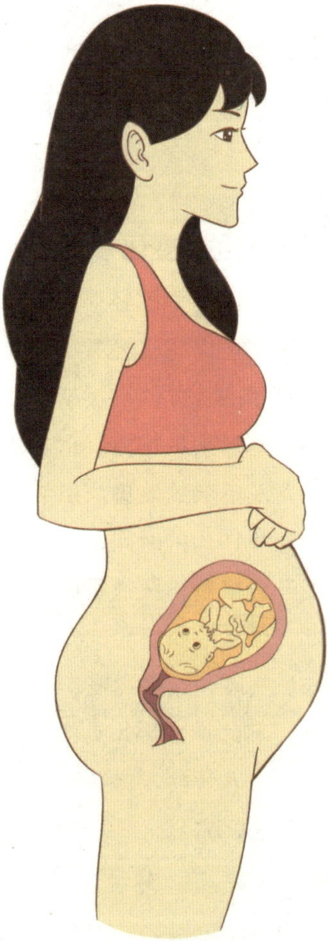

●第三十一周重点提示●

进入孕晚期后，要避免长时间站立和久坐，以免引起下肢静脉或会阴静脉曲张。

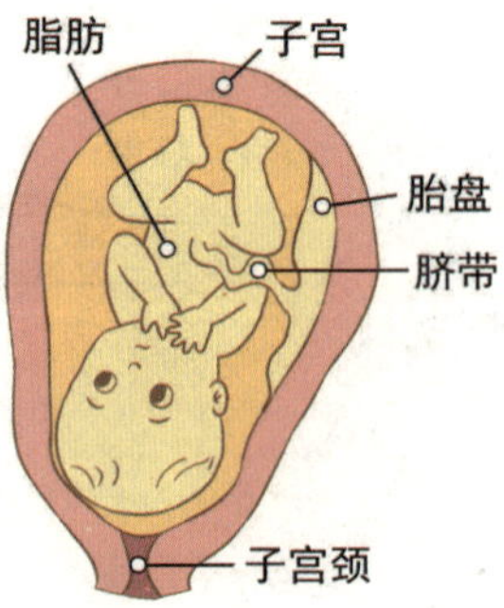

胎宝宝的发育

宝宝的身体和四肢继续发育，逐渐缩小和头部的比例差距。除了肺和消化管道外，大部分器官已经发育成熟。皮下脂肪持续增长，皮肤的皱纹开始减少，看起来像一个白嫩的婴儿了。胎宝宝开始有小便排泄功能，喝进去的羊水，能经过膀胱排泄在羊水中，算是在为出生后的小便功能进行锻炼。

孕妈妈的身体变化

进入第三十一周，孕妈妈的乳晕、下腹部、外阴部的肤色进一步加深，腹部的妊娠纹已经相当明显，还可能在面部出现黑斑或蝴蝶斑。子宫的上升使胃部受压，有时会出现饭后消化不良的感觉，心脏的负担也明显加重。

由于睡眠不佳，孕妈妈会特别容易疲倦，行动越来越吃力，常感到呼吸困难。

第三十二周 >>>

更像一个小宝宝了

本周宝宝发育情况		
身长	重量	生长发育
约40厘米	约1675克	生殖器发育已接近成熟

本周妈妈身体变化	
生理变化	体重每周增加500克
生理反应	下背痛或臀部及大腿部的疼痛

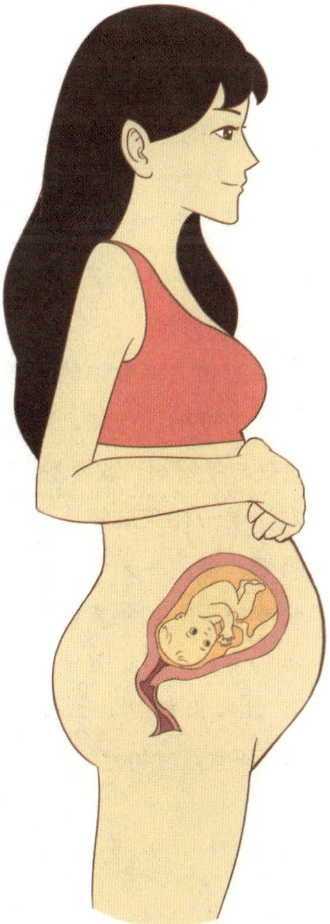

胎宝宝的发育

这1周里，宝宝的各种感觉器官已经开始展现，四肢和躯干继续生长，皮肤上的褶皱逐渐减少，看上去越来越像一个白胖的婴儿了。手指甲和脚趾甲全部长出，头发也在继续生长，只是比较稀少。

内脏器官进一步发育成熟，更加频繁的呼吸动作促进了肺的进一步发育成熟。生殖器发育已经接近成熟，如果是男宝宝，睾丸已经从腹腔进入阴囊，不过有些男宝宝可能会在出生后当天才进入阴囊；如果是女宝宝，大阴唇已经明显地隆起并左右紧贴着。

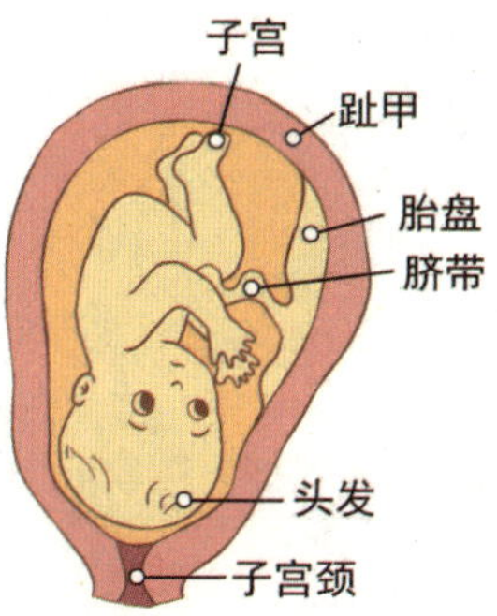

孕妈妈的身体变化

进入第三十二周，孕妈妈每周体重增加约250克，沉重的腹部会让你不愿意走动，并且感到疲惫。而且，由于胎儿头部的下降，压迫了膀胱，孕妈妈会感觉尿意频繁。不断增大的腹部，拉伸到腹部肌肉，下背、臀部和大腿可能会有疼痛感。

虽然这时孕妈妈会有疲劳、食欲缺乏等不适症状，但是为了在将来生产时能更加轻松下，建议不要长期休息，还是应该进行适当的活动。

● 第三十二周重点提示 ●

肚子越来越大了，你在走路、起身、坐下时都要格外小心，动作幅度不宜过大。

孕8月的营养方案

重点补充碳水化合物

进入孕8月，胎宝宝开始在肝脏和皮下储存糖原及脂肪，如果这时孕妈妈没有摄入足够的碳水化合物，就可能导致蛋白质缺乏或酮症酸中毒，因此孕妈妈在本月的营养重点是补充碳水化合物，以保证热量的供给，维持身体的热量需求。为了保证热量供给、节省蛋白质，孕妈妈需要保证平均每天进食400克左右的谷类食品。除了米、面等主食之外，还要适当增加小米、玉米、燕麦片等粗粮。

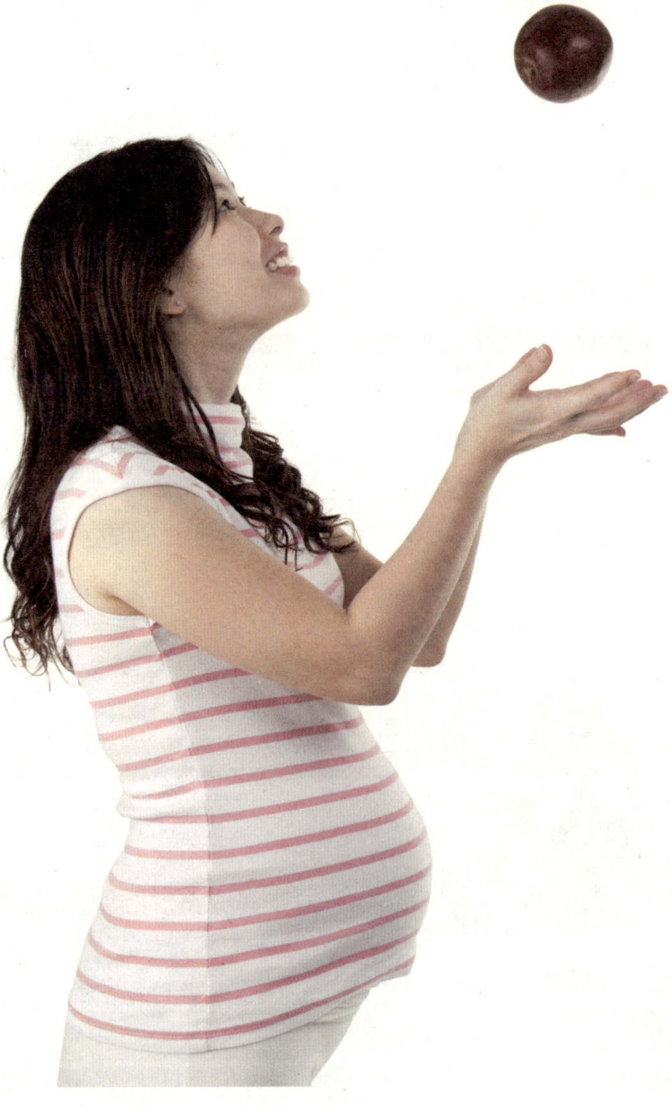

补充葡萄糖和脂肪酸

到了孕晚期，即怀孕的最后3个月，胎宝宝进入了大脑的增殖高峰期，这就要求孕妈妈不仅要提供大量葡萄糖，以供胎宝宝迅速生长和体内糖原、脂肪储存，还要提供一定量的脂肪酸，尤其是丰富的亚油酸，以满足胎宝宝大脑、血液和神经系统的发育所需。

变着花样来加餐

进入本月，子宫已经占据了大半个腹部，因为挤压胃部而影响到孕妈妈的饭量，因此你常会有吃不饱的感觉。而这时期，胎儿的营养需求达到了最高峰，最好的办法就是实行一日多餐，均衡摄取各种营养。

加餐时要注意食物的多样化和营养的均衡。比如，可选择在早餐与午餐间，或者下午4点左右，喝一杯芝麻糊。平时可以将煮鸡蛋、牛肉干、豆腐干、全麦饼干等加到食谱中，同一类的食物不要重复使用，每天可以换换样儿。水果的话，每天不宜超过400克。

孕8月的注意事项

特别注意胎位

在这个月，孕妈妈要特别注意胎位的问题。在孕晚期，胎宝宝在子宫内的正常姿势应该是头部朝下臀部朝上，以使分娩时能先娩出头部。胎位正常与否十分重要，它关系到分娩能否顺利进行。

28孕周前，胎宝宝尚小，羊水相对较多，即使胎位不正大多也能自行转正；但若在30孕周后仍胎位不正的话，一般很难倒转过来，不要紧张，胎位不正也可以用一些技术，如体位倒转、臀位分娩、助产或剖宫产方式来安全分娩。

注意羊水情况

在进入怀孕中期以后，羊水主要来源于胎儿的尿液，孕晚期以后胎肺也参与羊水的形成。尤其是到了孕晚期后，胎儿每天的尿液能超过1000毫升，这么多的羊水都去哪儿了？其实羊水吸收的途径主要靠的是胎儿的吞咽，以及母体通过胎膜进行羊水交换，保持羊水量的相对平衡。

羊水量的判断，目前主要是通过B超检查。如果羊水指数大于25厘米可诊断为羊水过多；羊水指数小于8厘米为羊水偏少；羊水指数小于5厘米为羊水过少。

羊水过多常与母体或胎儿的病变有关，比如胎儿畸形、妊娠合并糖尿病、胎盘绒毛血管瘤、母胎Rh血型不合等。所以，只要出现羊水过量的情况，孕妈妈就要检查胎宝宝有无畸形。

羊水过少可能跟胎儿的泌尿系统异常有关，不过，临床上羊水过少的病例较少见。孕妈妈的腹围及子宫高常会明显小于正常月份，还经常有腹痛的感觉。

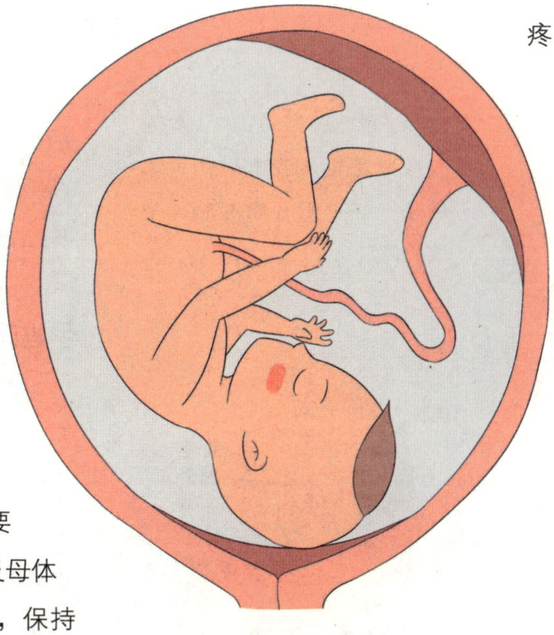

胎宝宝喜欢在羊水里转着玩儿

肚子发紧发胀时要尽快休息

进入孕8月，孕妈妈可能会感觉肚子一阵阵的发紧胀痛，如果这种疼痛是偶尔发作，且间隔时间较长、疼痛不明显、无下坠感，一般问题不大，多是增大的子宫刺激肋骨下缘，对肋骨产生了一定的压迫，或是假性宫缩所引起的，并不需要到医院进行特殊治疗。但是，这时候要立即采用舒服的姿势休息。

如果腹痛持续时间较长且疼痛剧烈，而且伴有阴道出血、破水等症状，就有可能是胎盘早剥、先兆子宫破裂或早产的征兆，应以最快的时间到医院接受治疗。

09

孕9月（33~36周）

孕期最辛苦的1个月

如果频频接到分娩信号，你可能会有些恐慌，多学习一些分娩知识能让你变得镇定一点。

第三十三周 >>>

不再又红又皱，越来越好看了

胎宝宝的发育

皮下脂肪持续丰富，皮肤不再又红又皱，而是饱满光滑。骨骼发育完全，但头骨仍然很软，每块头骨之间有空隙，保持着很好的变形能力，以便头部在分娩时能顺利通过阴道。肺部能够有节奏地做呼吸动作，不过呼吸系统仍未发育成熟。

本周宝宝发育情况		
身长	重量	生长发育
约42厘米	约1825克	骨骼发育完全

本周妈妈身体变化	
生理变化	全身的关节和韧带逐渐松弛
生理反应	不规则的宫缩频繁出现

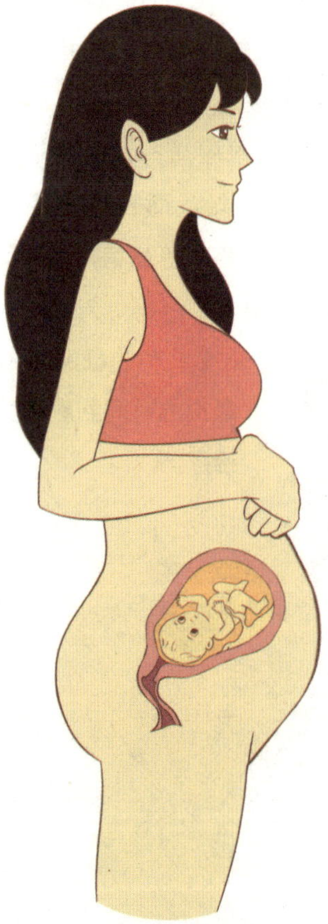

●第三十三周重点提示●

如果阴道突然流出液体，像排尿一样，则可能有胎膜早破的风险。

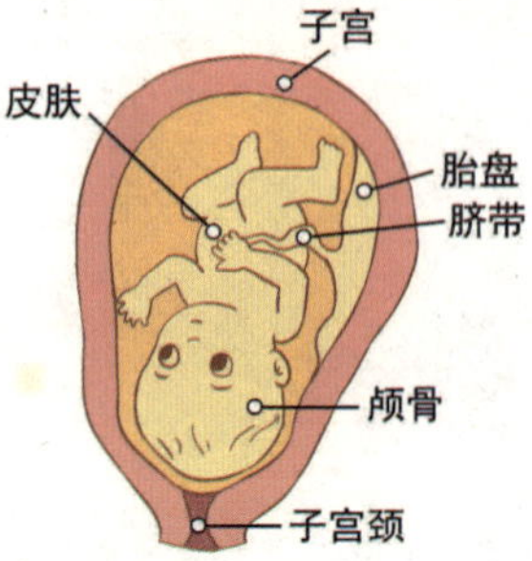

孕妈妈的身体变化

由于胎头下降，压迫膀胱，你会感到尿意频繁，还会感到骨盆和耻骨联合处酸疼不适。你的身体已经开始为分娩做出准备，全身的关节和韧带逐渐松弛，腹部常常阵发性地变硬变紧。

第三十四周 >>>

宝宝的性器官发育完成了

本周宝宝发育情况		
身长	重量	生长发育
约43厘米	约2000克	性器官发育完成

本周妈妈身体变化	
生理变化	子宫底部上升到剑突下甚至是心脏位置
生理反应	因心脏受到压迫容易引起心跳加快、呼吸急促

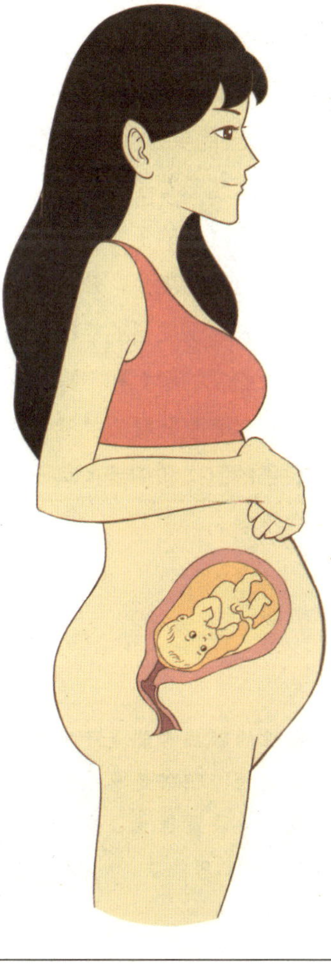

胎宝宝的发育

这时候，胎宝宝的皮下脂肪变厚，开始变得圆圆的、胖胖的，皮肤表面仍然能看见大量的胎儿皮脂。尽管全身的骨骼都在硬化，不过颅骨的骨缝却依然很大，以使胎儿的头部能在阴道娩出时更加顺利。

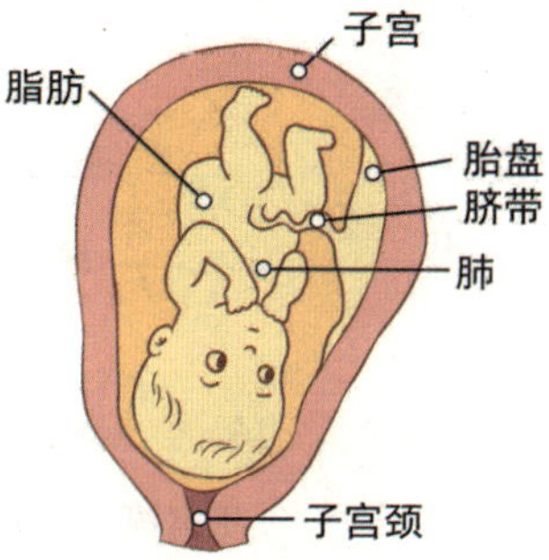

胎宝宝的生殖器几乎齐备，内脏器官也发育齐全，尤其是胃肠、肾脏等器官已经和出生后的婴儿一样发挥作用了。

孕妈妈的身体变化

离分娩的时间越来越近，只剩下1个月的时间了，日益沉重并时不时疼痛的身体、对分娩疼痛的恐惧，容易使孕妈妈变得焦躁不安，这时一定要注意保证充足的睡眠，保持心态的平和。

随着子宫的逐渐增大，孕妈妈可能因为心脏受到压迫而出现心跳加快、呼吸急促等症，同时还会因为压迫胃肠引起食欲减退。脚、脸、手的肿胀情况可能变得越发严重，脚踝肿得尤其厉害，但不要因此而限制水分的摄入量。

● 第三十四周重点提示 ●

常吃含铁丰富的食物。

第三十五周 >>>

在忐忑中等待

本周宝宝发育情况		
身长	重量	生长发育
约44厘米	约2160克	肺部发育成熟

本周妈妈身体变化	
生理变化	子宫壁和腹壁变得很薄
生理反应	腹坠腰酸

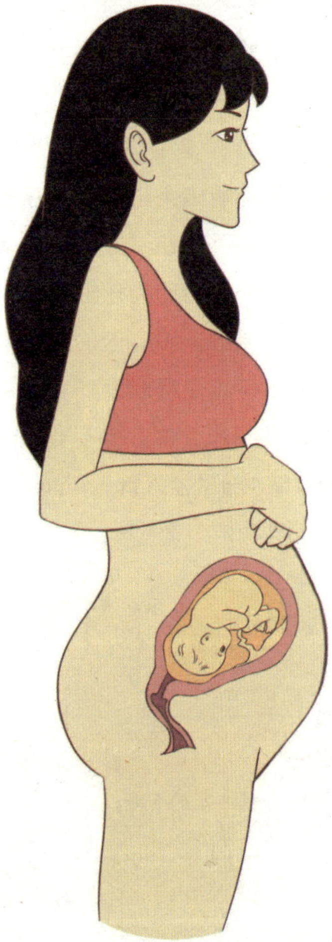

胎宝宝的发育

随着皮下脂肪的持续增多，胎宝宝变得圆滚滚的，皮下脂肪形成后可以为宝宝出生后调节体温。这时候宝宝的身体发育已基本完成，两个肾脏已经发育完全，肝脏也可以自行代谢一些废物了，而且肺部的发育基本完成。如果宝宝在此时出生，存活的可能性很高。

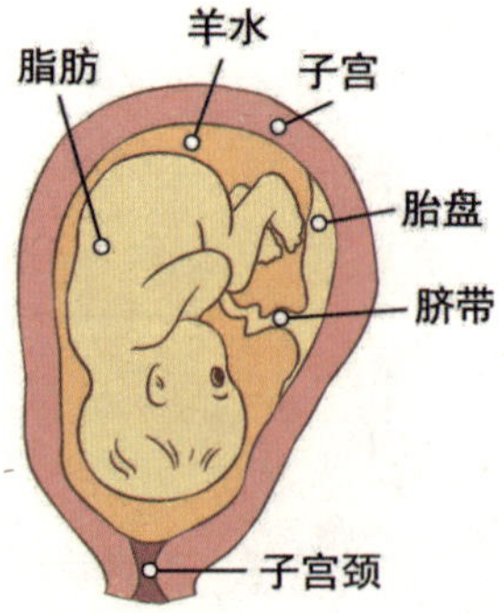

胎宝宝的中枢神经系统发育接近成熟，所以他（她）比过去更易惊醒。宝宝的听力也发育成熟，可以根据外界的声音做出喜欢或厌烦的表情。

孕妈妈的身体变化

进入第三十五周，子宫壁和腹壁已经变得很薄了，当胎动出现时，孕妈妈甚至可以清楚地看到宝宝的手脚。

胎宝宝的头部大多已降入骨盆，紧紧压迫着子宫颈口，会让孕妇出现轻微的子宫收缩，阴道分泌物也开始增多，开始变得尿频，或者出现便秘的症状。而且，因为胎儿的增大和下降，很多孕妈妈会有腹坠腰酸的感觉，骨盆后部的肌肉和韧带也有一种牵拉式疼痛。

●第三十五周重点提示●

阵发性的腰痛可能是子宫收缩引起的，但若是疼痛忽然加重，要去看医生，确定是否有临产的可能。

第三十六周

胎宝宝进入骨盆了

本周宝宝发育情况		
身长	重量	生长发育
约45厘米	约2340克	头部进入骨盆了

本周妈妈身体变化	
生理变化	体重增加到最大，子宫底部下降
生理反应	胃和胸部的压抑感慢慢消失

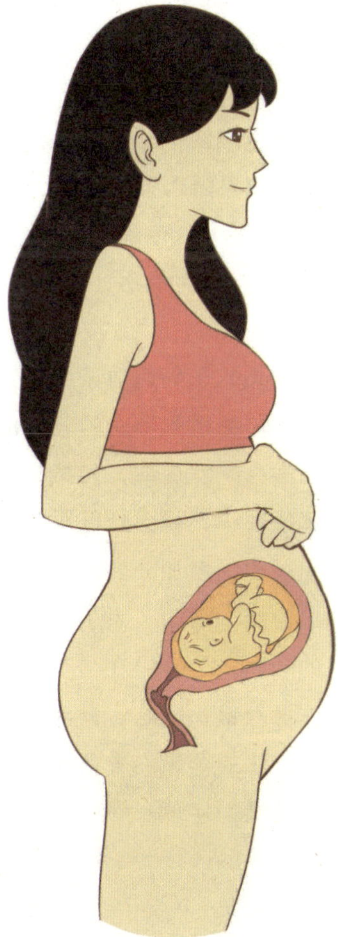

胎宝宝的发育

到了第三十六周，胎宝宝仍在生长，皮肤呈粉红色，身长也已经接近出生时。头部已经降入骨盆。

胎儿在子宫的移动越来越困难，但踢腿或挥手的动作却更加有力，手肘、小脚丫和头部也可能会清楚地在腹部突现出来。

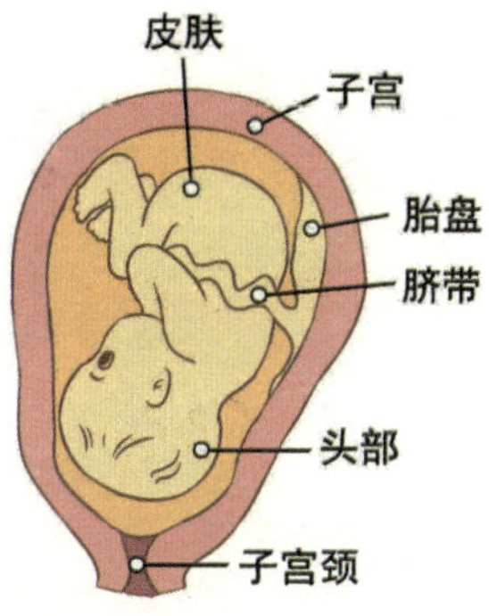

胎儿的两个肾脏发育完毕，肝脏开始处理血液中的废物，指甲开始超过指尖。胎毛和胎脂开始脱落，皮肤变得细腻柔软，看起来越来越白胖可爱了。

孕妈妈的身体变化

现在子宫里的羊水比例减少了，胎儿所占的体积增加，而你体重的增长也已达到最高峰。

随着胎儿头部入盆，孕妈妈的胃部不像以前那样受到子宫的挤压，所以食欲大增。而且，因为子宫整体下降，不再顶着横膈，因此呼吸也顺当许多。不过，下降的子宫会压迫到膀胱，所以会出现尿频的现象。增大的子宫还会压迫下腔静脉，因此下肢也容易出现肿胀。

● 第三十六周重点提示 ●

提前准备好住院所需要的东西，以免临产时手忙脚乱。

孕9月的营养方案

摄取足够的膳食纤维

逐渐增大的胎儿会给孕妇带来负担，更容易发生便秘，甚至引发内外痔，所以必须及早预防和缓解。孕妈妈在这个月里要重点注意摄取足够量的膳食纤维，以促进肠道蠕动。全麦面包、芹菜、胡萝卜、红薯、土豆、豆芽、花菜等各种新鲜蔬菜和水果中都含有丰富的膳食纤维。

适量补充脂肪

孕9月时，胎宝宝大脑中某些部分尚未成熟，所以需要孕妈妈在这个月适量补充脂肪，尤其是食用一些植物油。

补充水溶性维生素

充足的水溶性维生素，以硫胺素（维生素B_1）最为重要，如果这时硫胺素不足的话，会引起呕吐、倦怠、体乏等现象，还会影响分娩时子宫收缩，使产程延长、分娩困难，因此孕妈妈最好多吃些肉类、谷物、豆制品等富含硫胺素的食物。

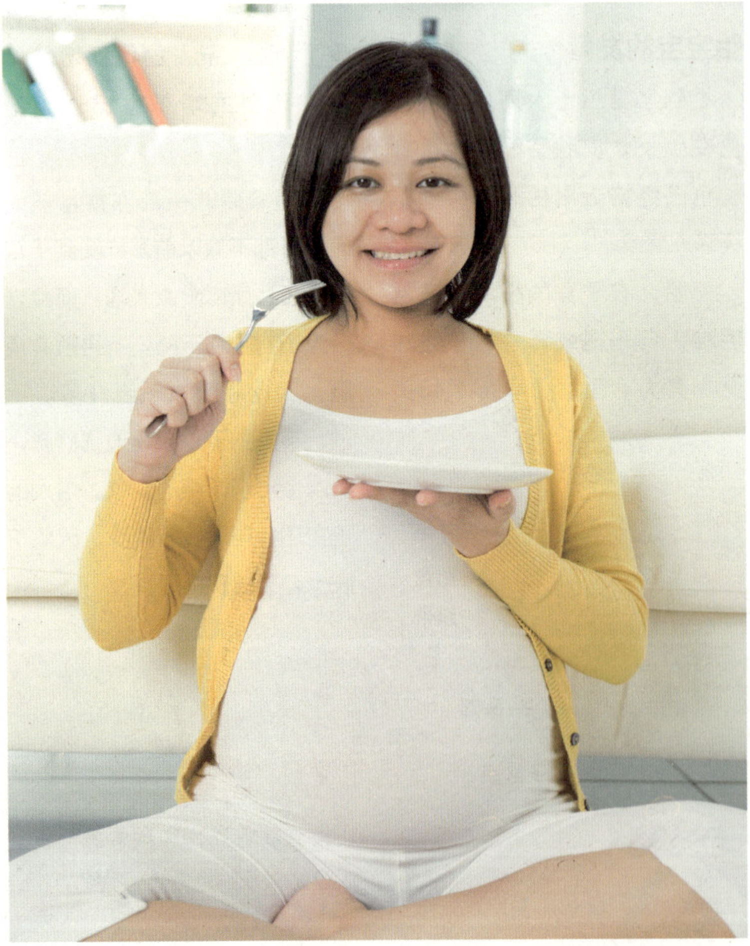

钙铁锌全面补充

虽然妊娠全过程都需要补充钙，但胎宝宝体内的钙一半以上是在怀孕期最后2个月储存的，如果在这个月里钙的摄入量不足的话，胎宝宝就要动用母体骨骼中的钙，可能会令孕妇出现软骨病。

本月还要保证铁元素的摄入量，如果摄入不足会影响胎宝宝体内铁的存储，还会令孕妇在产后容易患上缺铁性贫血。

此外，孕妈妈血浆中的锌含量直接关系到子宫的收缩能力和围生期发病率，如果孕妈妈体内缺锌，就会降低肌肉的收缩能力，增加分娩时的痛苦和出血量。因此，为了保证分娩的顺利，孕妈妈在孕晚期也要注意补锌，多吃含锌丰富的食物，比如苹果、香蕉、葵花籽、蘑菇、洋葱、卷心菜及各种坚果等。

孕9月的注意事项

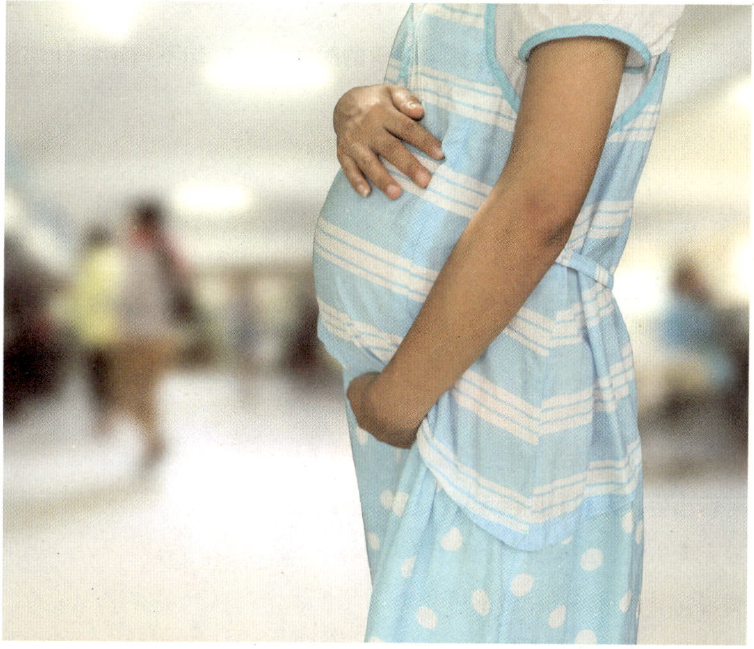

准备休产假了

如果你还在上班，那么到了这个月末就要考虑休产假了。在这之前，你应该了解下自己可以享受的一些权利和福利。之后，再根据自己的情况决定什么时候休产假，及产假后的安排。当然，休假前的工作交接也要做好。

提早准备待产包

到了孕晚期，你应提早准备好待产包，在包里放上所有入院必须带的物品，特别是住院所需的证件资料，并把放置包的位置告诉家人，提前安排好家里的事情，确认到医院的最佳路线。最好不要独自出行，确保身边随时都有人陪伴，这样一旦有了分娩的迹象，才能保证你能在有人陪同的情况下尽快到医院待产。

警惕脐带缠绕

脐带缠绕，顾名思义，就是指脐带缠绕胎宝宝身体的现象（多为颈部缠绕，也有躯干及肢体的缠绕），临近分娩前或分娩时的B超检查常能看到脐绕颈1～2圈的宝宝。发生脐带缠绕的胎宝宝，缠绕多为1～2圈，3圈以上较为少见。还有一种不完全绕颈者，称为脐带搭颈。

在孕晚期临产前，随着宫缩加紧，下降的胎头会逐渐拉紧缠绕的脐带，就会造成脐带过短的情况，影响脐带血流的通过，从而影响到胎宝宝氧和二氧化碳的代谢，使胎宝宝出现胎心率减慢，严重者可能会导致胎宝宝宫内窘迫缺氧甚至死亡，非常危险。所以到了孕晚期，你一定要勤听胎心，注意胎动，以便及时采取措施。

提防早产

早产儿是指在孕28～37周之间分娩，出生体重小于2500克，身体各器官发育不成熟的新生儿。一般而言，这个时期出生的宝宝都可以存活，但对于宝宝而言，还是在妈妈肚里多待一段时间为好。

早产大多是可以预防的，关键是要及早诊断并及时治疗。当孕妈妈在孕晚期出现下腹部反复变软变硬且肌肉有变硬发胀的感觉，每10分钟至少有1次宫缩并持续30秒以上，伴宫颈管缩短、阴道少量出血、早期破水的症状，就应立即入院检查，提防早产。

孕10月（37~40周）

10

养精蓄锐，迎接宝宝

即使你精确地计算了受孕的时间，宝宝却不一定按计划出现，不要担心，再耐心等等。

第三十七周

马上就可以看到小宝宝了

胎宝宝的发育

从这周开始，宝宝随时有可能出生。大多数胎宝宝的头已经完全入盆，如果此时胎位仍是臀位，其自行转动胎位的机会就已经很小了，如果医生也无法纠正，那么很可能会采取剖宫产。胎宝宝从这周末起，就已经可以被称为足月儿了。

本周宝宝发育情况		
身长	重量	生长发育
约46.5厘米	约2500克	头发又长长了

本周妈妈身体变化	
生理变化	腹部隆起的部位有些下移了
生理反应	呼吸比以前顺畅了，胃口也变好了

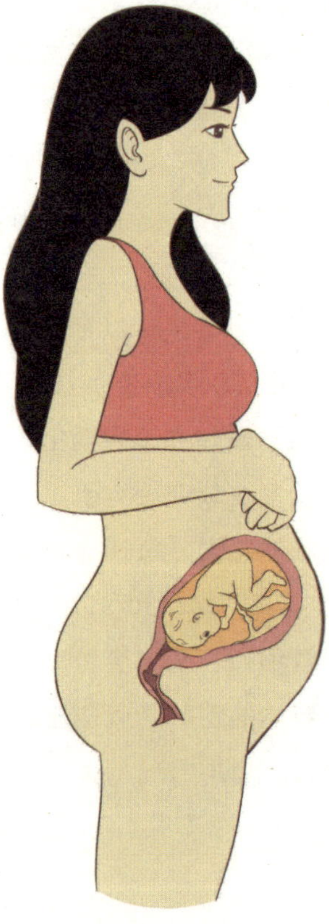

第三十七周重点提示

如果出现了反复的规律性宫缩，有可能要分娩了，这时应去医院。

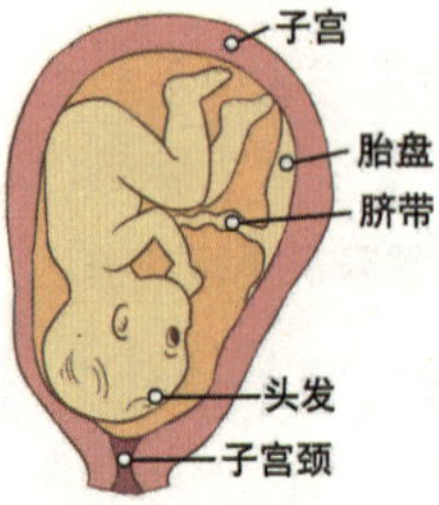

孕妈妈的身体变化

随着胎儿的入盆，宫顶位置下移，隆起的腹部有些下移了，胃部压迫减轻，饭量有所增加。下降的子宫压迫了膀胱，孕妈妈会感到尿频、下腹坠胀、分泌物增多，要注意充分休息，迎接随时可能来临的分娩。

第三十八周

安心等待宝宝的降临

本周宝宝发育情况		
身长	重量	生长发育
约47厘米	约2775克	身体内所有的系统都已经发育成熟

本周妈妈身体变化	
生理变化	腿脚肿胀
生理反应	心情紧张又焦虑

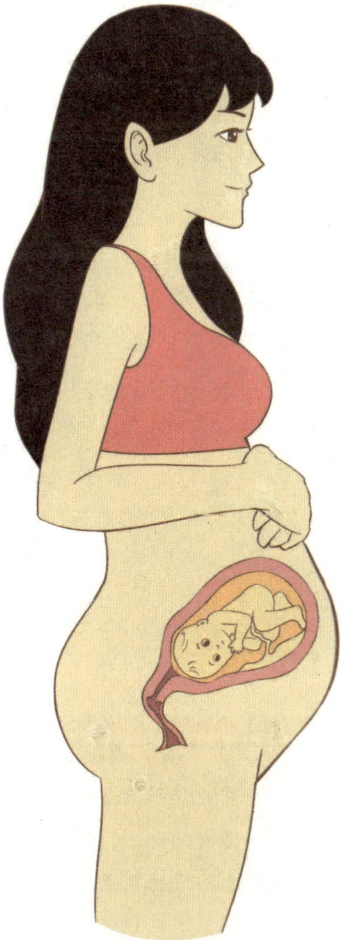

● 第三十八周重点提示 ●

建议适当练习一些帮助分娩的运动。

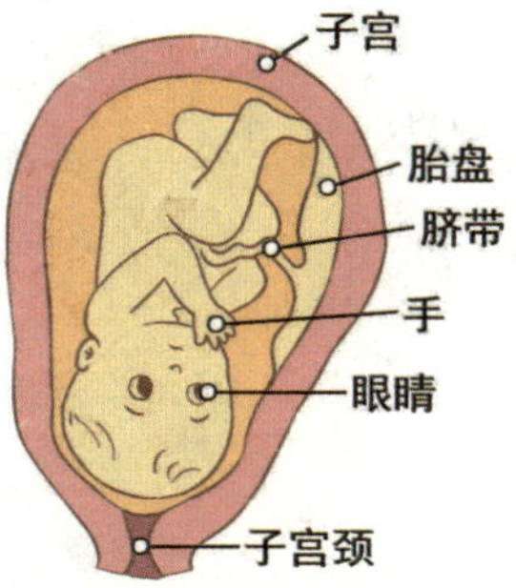

胎宝宝的发育

胎儿的头部完全进入骨盆，腾出了不少的活动空间，所以胎动的幅度有所加大。

胎儿全身覆盖的那层细细的绒毛和大部分白色的胎脂还在继续脱落，皮肤开始变得白嫩光滑，这些脱落的物质和分泌物会随着羊水被吸入胎宝宝的肚子里，变成墨绿色的胎便。

现在胎儿的骨骼数量比成人的还要多，等到出生后，有些骨骼会随着成长融合在一起。

孕妈妈的身体变化

进入第三十八周，孕妈妈的手脚可能看起来很肿胀，这是正常现象，分娩后肿胀就会消失。不过，如果是手部和脸部的水肿或是突发的严重水肿，一定要监测血压，还是要尽快咨询医师。

这时的你可能既紧张又焦虑，既盼望着能早日见到宝宝，又对即将到来的分娩感到恐惧。一定要积极调整好心态，迎接分娩的到来。

第三十九周 >>>

频繁的宫缩

本周宝宝发育情况		
身长	重量	生长发育
约47.5厘米	约2800克	活动越来越少

本周妈妈身体变化	
生理变化	身体笨重
生理反应	腰酸，宫缩频繁

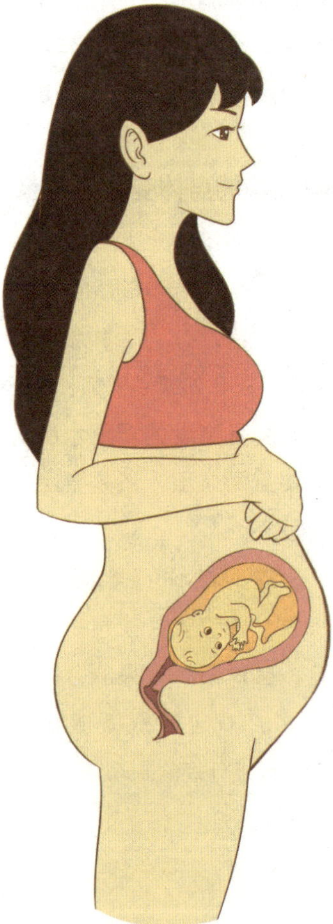

胎宝宝的发育

胎宝宝的头部已经完全固定在骨盆中，且逐步下降。同时，胎宝宝的活动越来越少了，变得安静很多，可能是在为分娩储存力气。身体的各器官发育几乎全部完成，肺作为最后一个发育成熟的器官，需要在宝宝出生后几小时内才能建立起正常的呼吸方式。

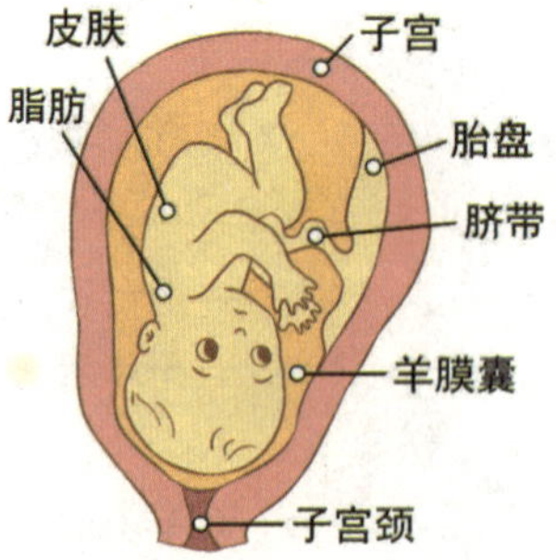

孕妈妈的身体变化

临近分娩时，很多孕妈妈会自觉轻微的腰酸，假宫缩也变得频繁起来。这种宫缩的特点是，收缩力弱，持续时间短，常常少于30秒，而且不规则，强度上也不会逐渐增加。因为假宫缩常常在夜间出现，清晨消失，影响到孕妈妈的休息，也增加了不安和焦虑。其实，如果宫缩是不规则的、强度未加强，没有伴随着血性黏液及流水现象，就不必过于紧张。

虽然身体笨重又疲倦，但孕妈妈也不要总坐着，多做一些活动，多与其他妈妈交流一下。

● 第三十九周重点提示 ●

由于肚子突出，很难看到脚，应避免去湿滑的地方，洗澡时要注意穿上防滑的鞋子。

第四十周 >>>

宝宝，终于见到你

本周宝宝发育情况		
身长	重量	生长发育
约48厘米	约3000克	手脚肌肉发达，富有活力

本周妈妈身体变化	
生理变化	胃和心脏所受压迫减轻
生理反应	见红、破水、子宫收缩

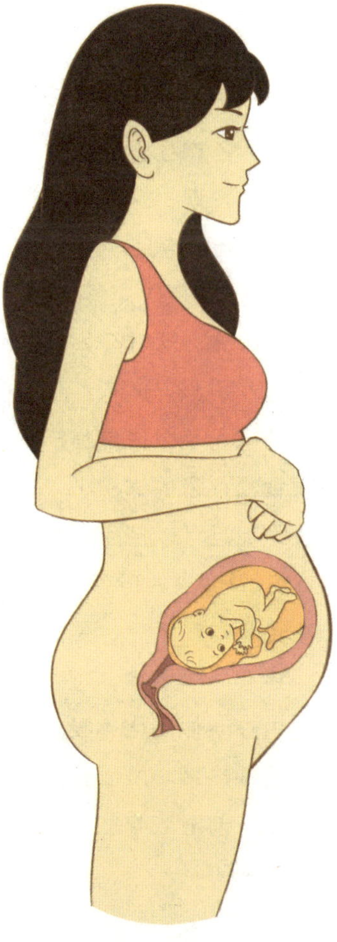

● 第四十周重点提示 ●

分娩在即，见红、破水、子宫收缩是分娩的三大信号。

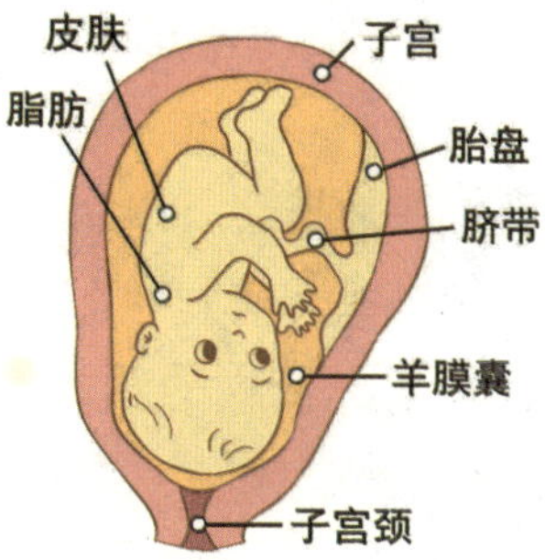

胎宝宝的发育

宝宝可能会在本周出生，但是也可能提前或推迟两周。如果宝宝比预产期推迟两周依然没有要出生的迹象，应到医院咨询医生，因为胎儿过熟，有时也会出现危险。

宝宝在通过产道时，头部会遭受一定程度的挤压，因此刚出生的宝宝头部会有暂时的畸形，浑身覆盖着胎脂和血液，肤色也有可能不匀、有胎记或皮疹，这些都是正常的现象。

孕妈妈的身体变化

到了临产期，很多孕妇会变得烦躁不安，尤其是到了预产期到了还未见分娩迹象的孕妇。其实，只有大约5%的宝宝会在预产期出生，所以孕妈妈也不要太着急。

随着胎儿位置的下降，胃和心脏所受的压迫减轻。原本清澈透明的羊水环境，也随着胎儿身体表面绒毛及胎脂的脱落，变得有些浑浊。此时，胎盘的功能在也逐渐退化，直到宝宝出生，才算完成了使命。

孕10月的营养方案

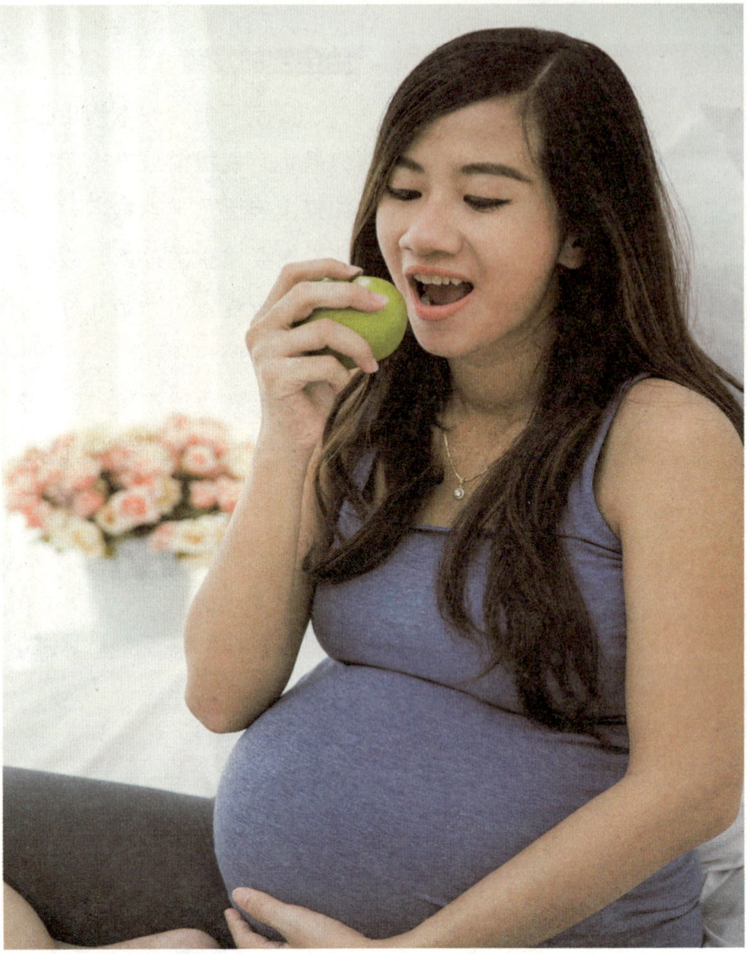

重点补充水溶性维生素

最后一个月里，孕妈妈必须重点补充各类维生素，尤其是获取充足的水溶性维生素，其中以硫胺素（维生素B_1）最为重要。如果硫胺素不足，容易引起孕妈妈呕吐、倦怠、体乏，还会影响分娩时子宫收缩，使产程延长，分娩困难。富含硫胺素的食物有酵母、米糠、全麦、麦麸、燕麦、花生、猪肉、牛奶和海鱼，以及大多数种类的蔬菜。

补充维生素K

维生素K能促进血液凝固，因此又被称为凝血维生素。维生素K在猪肝、鸡蛋及绿色蔬菜中的含量非常丰富，人体肠道内的正常菌群也能合成维生素K。若孕妇维生素K吸收不足，容易引起凝血障碍，还会增加流产率。

在预产期的前1个月，孕妈妈要注意摄取富含维生素K的食物，以预防新生儿因缺乏维生素K而引起颅内、消化道出血等。

多吃高热量食物

为了储备分娩时消耗的热量，孕妈妈在这时应多吃富含蛋白质的食品，为分娩做准备。

巧克力——临产前的最佳助手

正常的产程需要12～16小时，有人发现，这期间所消耗的热量相当于跑完1万米。而这些被消耗的热量，必须在产程中加以补充，这样孕妈妈才有足够的体力顺利分娩。

巧克力可以说是临产前的重要食物，它的体积小，携带方便，而且可以产生的热量比较高。每100克的巧克力中含有碳水化合物50余克，蛋白质15克，还有矿物质等，可以在短时间内被人体消化、吸收，产出大量的热量。所以，孕妈妈可以在产前适当吃些巧克力，帮助分娩。

孕10月的注意事项

提防“假临产”先兆

到了孕10月，因为胎儿逐渐入盆，不少孕妇常会感到腰部有轻微的酸痛，腹部一阵阵发紧，且有向下坠落的疼痛感。她们觉得腹中的宝宝正在往下降，可能是快要分娩了，于是急急忙忙地赶往医院，到了医院才发现这些其实是“假临产”。要判断是否是“假临产”，只需要记住两点：一是“假临产”宫缩的时间较短，常常不足半分钟；二是“假临产”宫缩并不规律，力量也比较弱。

特别注意阴部的卫生

随着产期的临近，孕妈妈可能会发现这时阴道的分泌物又有增多的迹象，甚至还可能误把这看作临产的信号之一。其实，这只是孕妇内分泌又一次的改变所引起的，并不预示着即将生产。

这时的孕妈妈要特别注意阴部的清洁卫生，每天都要用温热的清水冲洗外阴，避免局部感染。如果要用洗液的话，最好是经医生的推荐或在使用之前做好相关咨询，以免增加局部感染的可能性。孕妈妈还要注意每天更换内裤，内裤要宽松，要绝对的舒适透气。

警惕阴道出血

阴道出血可能是早产的征兆，也可能是前置胎盘、胎盘脱落引起的，或者是阴道、子宫出血等。无论是何种原因所致，这时候的阴道出血都是表示危险的信号，孕妇应立即入院检查，决定具体治疗方案。一般来说，入院后，医生会先检查胎儿的心跳是否仍然存在。如果心跳仍在，只是有所减弱，可能会提前进行剖宫产手术将胎儿产下。

此外，过度疲劳或是持续紧张不安焦躁的情绪也可能导致阴道出血，因此孕妈妈一定要特别注意休息睡眠，保持轻松愉悦的心情。如果孕妇本身有胎盘轻度早剥史、早产史或晚期流产史等不良孕产史的话，应在孕晚期做好产前检查，如有需要，可提早入院保胎或提早剖宫产结束妊娠。

提前入院待产

如果你属于如下人群，应在孕晚期按照医生建议提前入院待产。

1. 重度贫血的孕妇。
2. 经孕妇有急产史的孕妇。
3. 双胞胎或多胞胎的孕妇。
4. 有前置胎盘、过期妊娠的孕妇。
5. 出现臀位、横位等异常胎位的孕妇。
6. 医生检查确定骨盆及产道有明显异常的孕妇。
7. 患有心脏病、肺结核、高血压等内科疾病的孕妇。
8. 有妊娠期糖尿病、中度或重度妊娠期高血压疾病等妊娠并发症的孕妇。
9. 突然出现头痛、眼花、恶心呕吐、胸闷或抽搐等症状的孕妇。

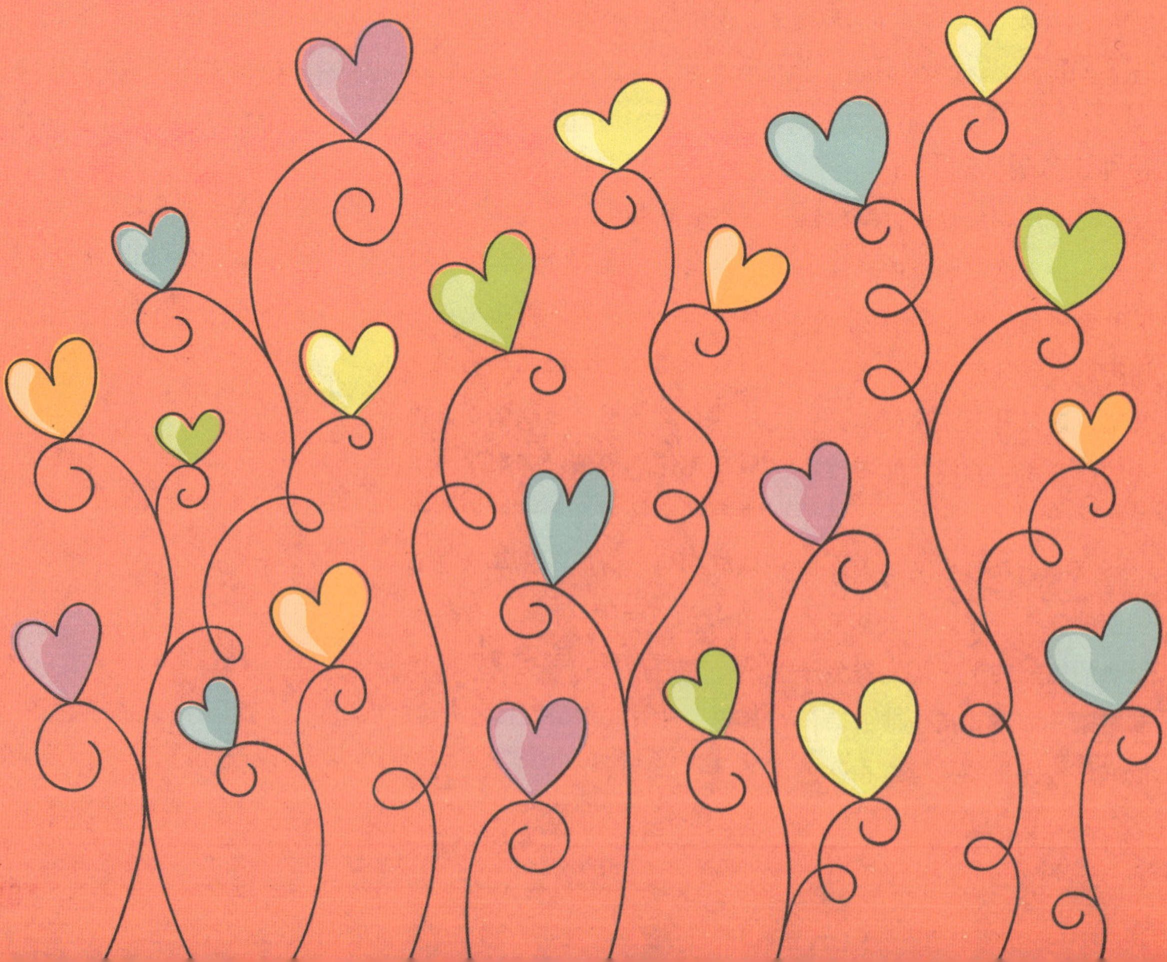

第五章

妇产专家带你做产检

十月怀胎，是一个十分漫长且危机四伏的过程。如何在这10个月里确保胎宝宝的健康成长，你要听取医生的建议，认真配合每一次的孕期产检，如此才能及时排除各种孕期危机，在确保自身健康的同时，孕育一个健康可爱的宝宝。

孕期检查时间表

产检次数	产检时间	产检项目	重点提示
第一次产检	8～12周	例行项目：体重、身高、血压、宫高、腹围、四肢水肿情况、胎心 特殊项目：尿常规、血液检查（验血）、阴道检查、心电图、颈后透明带扫描（NT，检测胎宝宝唐氏综合征，怀孕11～13周进行）	建档、预约B超，因为要验血，最好是空腹，由于第一次产检比较费时，产检时最好有人陪伴，同时穿易于穿脱的衣物
第二次产检	16周	例行项目：体重、血压、宫高、腹围、四肢水肿情况、胎心、血常规、尿常规 特殊项目：唐氏综合征筛查	查看第一次的血液检查报告
第三次产检	18～24周	例行项目：同上次产检 特殊项目：B超（排除胎儿畸形）	
第四次产检	24～28周	例行项目：同上次产检 特殊项目：糖尿病筛查（一般在怀孕24周进行，如有高危因素可提前至孕早期）	如有妊娠糖尿病，要首先采取饮食和运动调整，其次才注射胰岛素
第五次产检	30周	例行项目：同上次产检 特殊项目：妊娠期高血压疾病筛查	
第六次产检	32周	例行项目：同上次产检。 特殊项目：B超（检查胎宝宝发育情况并进一步排畸）、骨盆测量	一旦B超发现胎儿体重不在正常范围，应注意调整，以免胎儿发育不良或日后难产
第七次产检	34周	例行项目：同上次产检 特殊项目：胎心监护（从36周开始每周1次）	每家医院做胎心监护的时间不一样，有的孕28周就开始了，有的要到孕36周，做之前需要了解清楚
第八次产检	36周	例行项目：同上次产检 特殊项目：B超（检查胎宝宝大小、胎位和羊水状况，为分娩做准备）	生产的日期越来越近，每周应产检1次，并持续监视胎儿的状态
第九次产检	37周	例行项目：同上次产检	严密监测胎动，尤其是出现胎儿绕颈时
第十次产检	38周	例行项目：同上次产检 特殊项目：内诊检查、宫颈指数、羊水观察	从38周开始，胎位开始固定，胎头已经下来，并卡在骨盆腔内，此时应有随时准备生产的心理
第十一次产检	39周		临近生产，每次产检时应记得和医生讨论适合自己的分娩方式
第十二次产检	40周		若是到了42周以后，仍没有生产迹象，应考虑催产

孕5～8周 ●●●

确定是否怀孕的检查

01

当你用验孕试纸检测出自己怀孕后，最好也去医院做一个正规检查，以确诊是否妊娠。

人绒毛膜促性腺激素（HCG）检查

人绒毛膜促性腺激素（HCG）是怀孕女性体内分泌的一种激素，存在于血液和尿液中。

一般大家所用的验孕棒或验孕试纸，其实就是利用了尿液中所含的HCG进行的检查。血液HCG检查就是去医院抽血检查，卵子受精后7天就可以在血液中检测出HCG，这是验孕最准确的方法。

不必人人都抽血做HCG检查

这个检查不是人人都需要做的，如果你曾经用验孕试纸测出的线条颜色比较深，很明确是怀孕了，就不用再抽血检查了。但是，如果检测线颜色一直比较浅，可能是因为孕酮低导致，建议去医院验血，通过分析HCG和孕酮来分析是否怀孕。

另外，在怀孕的前3个月，通过这项检查能诊断是单胎还是多胎，还能提示宫内孕和宫外孕。

HCG检查适宜人群

- 验孕试纸测出的线条颜色一直比较浅。
- 有流产史、不易受孕的女性。
- 有阴道出血、腹痛等不适现象。

正常妊娠下HCG参考数值

当妊娠1～2.5周时，血清和尿中的HCG水平即可迅速升高，在第8孕周达到高峰，至孕期第20周时相对稳定。一般

检验结果报告单

姓　名：[redacted]	住院病历：	病 床 号：	科　别：妇科门诊
性　别：女	送检样本：静脉血	申请医师：[redacted]	标本号：
年　龄：34	接受时间：2016/9/11	采样时间：	备　注：

	项目	结果	单位	参考值
1	孕酮P	31.25	ng/ml	卵泡期：0.40-1.1;排卵期:0.5-0.75;黄体期：3.6-21.6;更年期:0-0.94;
2	绒毛膜促性腺激素βHCG	16506	↑ U/L	<5

通过这个数值可以得知，这位孕妈妈已经怀孕5周了。

正常妊娠早期的血清β-HCG水平（以下单位均为μ/L）	
1周内，HCG：5～50	4～5周，HCG：1000～50000
1～2周内，HCG：50～500	5～6周，HCG：10000～100000
2～3周内，HCG：100～5000	6～8周，HCG：15000～200000
3～4周内，HCG：500～10000	2～3个月，HCG：10000～100000

正常人血清β-HCG测定值小于3.1μ/L，如果超过5μ/L就有受孕的可能，如果超过10μ/L基本可以确定受孕。

发现HCG不足或过高时，怎么办？

● HCG值偏低

早孕时期，如果出现血HCG值偏低，有可能是由于算错末次月经期。此时应隔天后再次检查，如果上涨的数并非翻倍，需在45天时去医院做B超，以确定是否为子宫内孕。

如果为子宫内孕，则可能是胚胎发育迟缓引起的，若没有伴随出血等情况发生，须及时去医院进行保胎治疗。若胚胎本身发育没有问题，经过有效治疗后，HCG会呈现翻倍升高。

如果出现异位妊娠也就是我们平时所说的宫外孕时，血HCG值会低于同期正常妊娠值。因此当B超检查判定为宫外孕时，须立即入院治疗。

● HCG值偏高

如果在怀孕期间出现HCG值偏高的情况，则有可能是以下原因：

- 可能是错误估算了末次月经的时间。
- 可能是双胞胎或多胞胎。
- 可能是异常妊娠——葡萄胎，如经确认为葡萄胎，则需要立即入院治疗。
- 如果孕妇在孕早期曾注射HCG保胎，有出现在做唐氏综合征筛查时HCG数值偏高的可能。

B超检查确定胎囊位置

超声波检查主要是确认有无胎囊，如果看不到胚囊在子宫内的位置，就要怀疑是不是宫外孕。若无阴道出血的情况，仅需看胚囊着床的位置。若有阴道出血时，通常是“先兆性流产”，这段时间若有一些组织从阴道中掉出来，就要考虑是否真的流产。另外，在孕期5～8周，还可以看到胚胎数目，以确定是否孕育了双胞胎！

B超前的准备工作

1.衣着要宽松、易脱，不仅能在检查时节省时间，还有利于孕妇放松心情，因为紧张可能会影响检查的效果。

2.如果你怀孕还不足2个月，做B超时需要憋尿，矿泉水1瓶（550毫升）到1瓶半的程度就可以，这样才能更好地看清子宫内的情况。怀孕2个月以上就不必憋尿了，而且怀孕3个月后还要提前排空尿液。

3.做B超前几天，不要进食容易产气的食物，如牛奶、红薯等，避免消化食物产生的气体，阻碍超声波的穿透，造成所检脏器显像不清。

4.心态放轻松，不要过于紧张。

检查单怎么看

超声检查报告单

姓　名： [redacted]　**性别：** 女　**年龄：** [redacted]　**科别：** 妇产科门诊
住院号：　**床位：**　**申请医师：** [redacted]　**设备型号：** 东芝790-1
检查项目： 妇科阴式彩色超声检查　**检查时间：** 2016-02-26 08:35

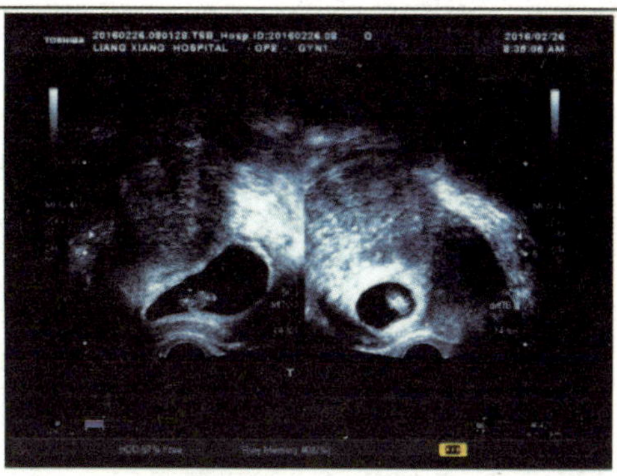

超声所见：

子宫位置：前位　　宫体大小：12.1×10.8×9.8cm
宫壁回声：不均匀，宫底可见短线回声区，范围约7.5×7.2×6.5cm
宫　　腔：内可见2.1×7.2×3.7cm大小的胎囊，可见卵黄囊，可见胎芽长2.9cm，可见胎心搏动。
左侧附件区：未见明显异常
右侧附件区：未见明显异常
子宫直肠窝：未见异常

印象：

宫内早孕

从上面的超声检查报告上看，宫内可见胎囊、胎芽和胎心搏动。胎囊的大小指的是长宽高的数据，胚芽长2.9厘米，在正常范围内。

问 B超会影响胎儿的健康吗?

答 一般来说，B超对胎宝宝是安全的。但是根据国外的一些资料，在孕早期还是存在一定的影响，照射B超的时间越长，影响越大。所以，如果没有必要，最好不要在怀孕早期频繁做B超检查。如果必须要做，比如要明确是否是双胎或多胎，以及葡萄胎或宫外孕，应听从医生的建议。

孕早期B超可见内容

4周：胎儿只有1厘米。受精卵刚完成着床，羊膜腔才形成，体积很小。超声还看不清妊娠迹象。

5周：胎儿长到1.2厘米，进入了胚胎期，羊膜腔扩大，原始心血管出现，可有搏动。B超可看见小胎囊，胎囊占宫腔不到1/4，或可见胎芽。

6周：胎儿长到1.6厘米，胎儿头部、脑泡、额面器官、呼吸、消化、神经等器官分化，B超胎囊清晰可见，并见胎芽及胎心跳。

7周：胎儿长到1.8厘米，胚胎已具有人体雏形，体节已全部分化，四肢分出，各系统进一步发育。B超可清楚看到胎芽及胎心跳，胎囊约占宫腔的1/3。

8周：胎儿长到2厘米，胎形已定，可分出胎头、躯干及四肢，胎头大于躯干。B超可见胎囊约占宫腔1/2，胎儿形态及胎动清楚可见，并可看见卵黄囊。

9周：胎儿长到2.5～4.2厘米，胎儿头大于胎体，各部表现更清晰，头颅开始钙化、胎盘开始发育。B超可见胎囊几乎占满宫腔，胎儿轮廓更清晰，胎盘开始出现。

10周：胎儿长到4.5～6.3厘米，胎儿各器官均已形成，胎盘雏形形成。B超可见胎囊开始消失，月牙形胎盘可见，胎儿活跃在羊水中 。

11周：胎儿长到6.5～8.0厘米，胎儿各器官进一步发育，胎盘发育。B超可见胎囊完全消失，胎盘清晰可见。

12周：胎儿长到9厘米，外生殖器初步发育，如有畸形可以表现，头颅钙化更趋完善。颅骨光环清楚，可测双顶径，明显的畸形可以诊断，此后各脏器趋向完善。

说说宫外孕是怎么回事

如果你在做B超检查后，显示的是未见孕囊，那就有可能是异位妊娠，也就是咱们平时所说的“宫外孕”。简单来讲，我们平时说的怀孕是指受精卵在子宫里面着床，而宫

什么是胎囊和胎心

胎囊，也称孕囊。如果孕妈妈的月经周期是规律的28～30天，那在停经35天左右（从末次月经第一天算起），通过B超就可以在宫腔内看到胎囊。胎囊位置可以在子宫的宫底、前壁、后壁、上部或中部，形态可为圆形、椭圆形，清晰可见。如果胎囊形状不规则、模糊，且位置在子宫下部，同时孕妇还有腹痛或阴道流血症状，多是流产的征兆。一般在孕6周时，胎囊直径约2厘米，到了孕10周时，约5厘米。

胎心，就是指胎儿的心跳。在孕6～8周，在胚胎发育的早期胚芽时，通过B超就能看到心管搏动，这就是胎心。如果孕10周还没有检测到心管搏动，而且你又确实没有记错末次月经的时间，那就可以诊断为胚胎停止发育。如果你是35岁以上的高龄孕妇，或是你有流产史，最好在孕6～8周的时候，通过B超监测一下是否有胎儿心跳出现。

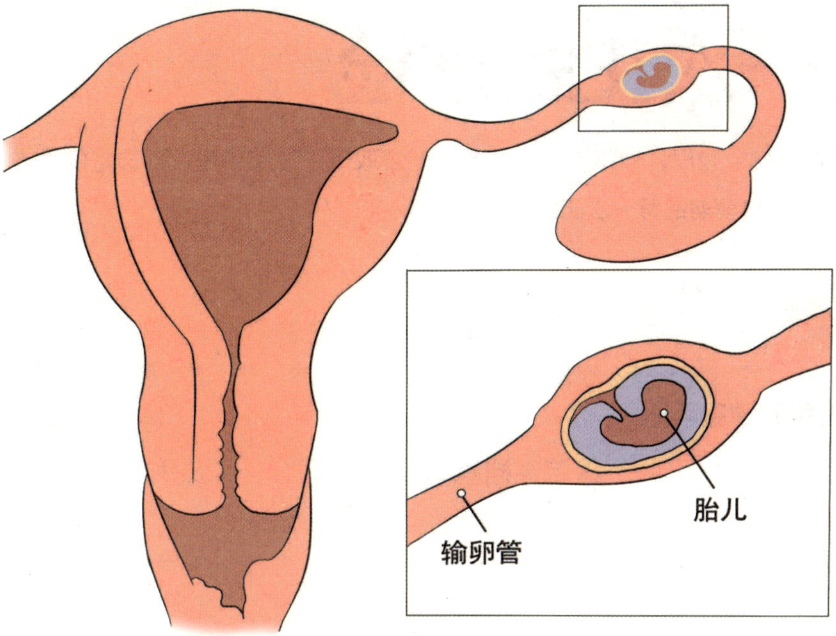

异位妊娠（宫外孕）

外孕是受精卵在输卵管内行进的过程中，因为一些炎症的原因，停到了半路，跑不到子宫里。绝大部分的宫外孕发生在输卵管里。

与宫腔相比，输卵管没有子宫那么厚的肌层，如果胚胎扎根在这里，在生长的过程中必然会导致输卵管某个薄弱的地方破裂，发生腹腔内出血，严重的还可能引起休克甚至死亡。所以宫外孕的危害很大，一定要重视，尽早发现可以保住被错误着床的输卵管，一旦破裂了，为了止住大出血一般都会切除这侧的输卵管。

如何发现宫外孕呢?

宫外孕有3个典型的症状：**停经、腹痛、阴道流血。**

但是，这些症状有时候并不是同时出现的。有的人停经6～8周后开始阴道流血，会误以为只是月经晚到而已。这时候的阴道出血与平时月经不同，血量呈不规则状态，量少色暗红或深褐色。但也有人没有阴道出血，或没有腹痛。所以这些症状不是绝对的，有可能让人误以为是肠胃炎、阑尾炎之类的病，耽误了治疗。所以，一旦发现怀孕一定要及早去医院做B超确定胎囊位置，不要延误。

目前，医学界没有一种百分百有效的方法能预防宫外孕，最好的方法是结扎输卵管，将宫外孕的发生率降到最低。不过，对于想要生育宝宝的女性而言，这显然不是一个好办法。如果你曾经有过宫外孕病史，那么再次宫外孕的风险是存在的。在积极备孕的过程中，希望你能明白这个风险，及时跟医生沟通，寻求解决办法。

02 孕8~12周

第一次正式产检

到了孕8~12周，你不仅要到社区医院领取母子健康手册，到选定的生产医院建档，你还将迎来你在孕期的第一次正式产检。

在医院建档

先到社区医院领取健康手册

孕妈妈怀孕6周后，应尽快到居住地所在社区医院领取《孕妇健康手册》（北京为《北京市母子健康档案》），社区医院会做一个相应的卡片，记录一下孕妈妈个人信息及配偶的信息留作档案做底，然后孕妈妈带着相关证件，到选定的医院做孕期检查，在医院建档。健康手册具体办理流程请咨询居住地的社区医院。

医院建档基本流程

建档是指医院为孕妈妈建立一个档案，记录下孕妇在每次产检中的身体状况和胎儿发育状况，是科学有效的健康管理方法。每个医院的建档流程各有不同（建档前最好详细咨询），但基本流程大致相同：

1.到医院挂号窗口挂孕产科的号，说明自己要建档，因为有些医院需要另外挂建档号。

2.按号就诊，让医生查看病历并开产检单。

3.到缴费窗口缴费，依次做完产检单上的产检项目。

4.带上产检检查结果、就医卡及《母子健康档案》等相关证件，到负责建档的护士处办理建档手续。

5.填写相关表格，护士会一一询问孕妈妈的相关情况：年龄、职业、推算预产期、月经史、孕产史、手术史、本次妊娠过程、家族疾病史、准爸爸健康状况等，然后进行建档，然后将孕妈妈的检查结果一一分类粘贴，放入档案袋中。

6.孕妈妈每次产检时，都要带上自己的档案袋，便于医生记录孕产期检查情况。

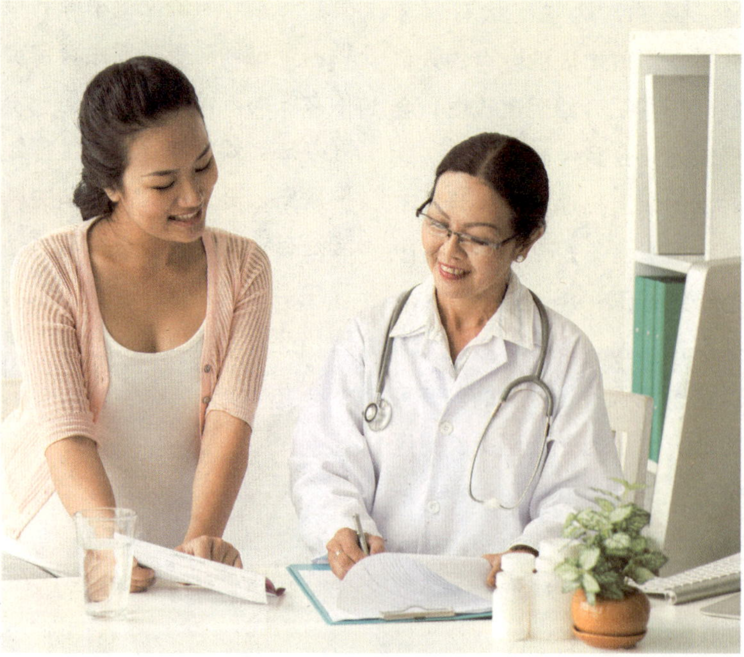

开始第一次正式产检

第一次产检的内容会比较多，最好在检查时能带上你的丈夫，这样方便医生在问诊时及时了解你们的直系亲属及家族成员的健康情况。

孕妈妈需要做各项基本检查，包括测量身高、体重、血压，检查胸腹部重要脏器，妇科检查有无炎症、肿瘤、畸形，了解骨盆的形态、子宫的太小，同时做骨盆外测量、测量宫高和腹围、听胎心，以及一些化验室检查，如血常规、尿常规，还有传染病的检查，如肝炎、艾滋病等，及B超检查。如果发现了异常情况，则需要去相关科室做进一步检查，及时给予治疗。检查项目相对较多，这也是为了全面检查孕妈妈的健康情况。

称体重

每次体检，首先要做的就是称体重，因为体重是孕妇营养状况的一个重要评估指标。由于胎宝宝长大、羊水增多、胎盘增大、子宫增大、乳房变大、血液及组织液增多、母体脂肪增加等因素，孕妈妈的体重会有所增长。但也有可能会因为早孕反应严重，影响孕妈妈的热量摄入，而导致体重下降。一般在怀孕的头3个月中，孕妈妈的体重会增加1～2千克。

量血压

孕妈妈称完体重后，就要量血压。健康年轻女性的平均血压范围为14.6/9.3～16.0/10.6千帕（110/70～120/80毫米汞柱）。如果测量一次血压偏高，你也不要太担心，这可能是因为你过于紧张或是检查时楼上楼下跑得匆忙了点，可以休息十几分钟后再测量。

不过，若是血压高于你的平常数值，而且连续几次居高不下，那可能是妊娠期高血压疾病，需要引起警惕。

血压高的孕妈妈可以喝点芹菜汁来降血压。

孕期的常规检查

常规检查包括查体重、血压、宫高、腹围、胎位、胎心、水肿情况以及有无蛋白尿。不过，在不同孕周，检查的侧重点也不同。

基于孕前BMI的总孕期增重和增重速率推荐值

孕前BMI	BMI（kg/m^2）	总增重范围（千克）	增重速率孕中晚期（千克/周）
体重不足	<18.5	12.7～18.1	0.45（0.45～0.6）
体重正常	18.5～24.9	11.3～15.9	0.45（0.36～0.45）
超重	25～29.9	6.8～11.3	0.27（0.23～0.31）
肥胖（包括不同程度）	≥30.0	5.0～9.0	0.23（0.18～0.27）

※ 假定孕早期体重增加为0.5～2千克。

验血常规

检验结果报告单（血液部分）

项目：血常规(末梢血)

姓　名：[redacted]　性　别：女　年　龄：[redacted] 岁　标本编号：7　条码 号：[redacted]

门 诊 号 [redacted]　科　室：妇产科门诊　样本类型：末梢血　送检医生：[redacted]

项目		中文名称	结果	单位	参考范围
1	WBC	*白细胞	7.18	10^9/L	3.5-9.5
2	RBC	*红细胞	3.7 ↓	10^12/L	3.8-5.1
3	HGB	*血红蛋白	121.0	g/L	115-150
4	HCT	*红细胞比容	34 ↓	%	35--45
5	MCV	*平均红细胞体积	92	fl	82-100
6	MCH	*平均红细胞血红蛋白含量	33	pg	27-34
7	MCHC	*平均红细胞血红蛋白浓度	354	g/L	316-354
8	RDW	红细胞体积分布宽度	11.6	%	10-15
9	PLT	*血小板	282.0	10^9/L	125-350
10	MPV	平均血小板体积	7.4	fl	6.8-13.5
11	PCT	血小板压积	0.21	%	0.108-0.282
12	PDW	血小板体积分布宽度	15.5	fl	10-18
13	LYM	淋巴细胞	2.3	10^9/L	1.1-3.2
14	LYM%	淋巴细胞百分比	31.3	%	20-50
15	MON	单核细胞	0.36	10^9/L	0.1-0.6
16	MON%	单核细胞百分比	5.0	%	3-10
17	NEU	中性粒细胞	4.2	10^9/L	1.8-6.3
18	NEU%	中性粒细胞百分数	58.7	%	40-75
19	EOS	嗜酸性粒细胞	0.3	10^9/L	0.02-0.52
20	EOS%	嗜酸性粒细胞百分数	4.6	%	0.4-8
21	BASO	嗜碱性粒细胞	0.03	10^9/L	0-0.2
22	BAS%	嗜碱性粒细胞百分数	0.4	%	0-1

血常规检查项目包括血红蛋白、血小板和白细胞等众多检查，需重点关注的有：

白细胞：起着消灭病原体的作用，如高于参考值，说明有感染的可能，但孕期可以轻度升高。

红细胞：超过参考范围说明血液系统有问题。

血红蛋白：判断孕妈妈是否贫血，如果小于参考值即为贫血。轻度贫血对孕妈妈的影响不大，重度贫血可能会引起早产、低体重儿等不良后果。

血细胞比容：如高于参考值，就意味着血液浓缩，需排查是否有妊娠期高血压疾病等。

血小板：在止血过程中起着重要作用，如小于参考值，则说明凝血功能异常。

淋巴细胞：可发挥免疫功能，如果数值不在参考范围之内，提示有感染的可能性。

中性粒细胞：超过参考范围说明有感染的可能。

中性粒细胞百分数：在抗感染中起重要作用，如果小于参考值，意味抗感染力弱。

特别提醒

由于每家医院所使用的检验设备不同，所以各医院的检查项目参考值也略有差异，孕妈妈只要对照自己检查单后面的参考值即可。

尿常规

检验结果报告单

项目：尿常规

姓 名：[redacted]　性 别：女　年 龄：[redacted]　标本编号：63　条 码 号：[redacted]

诊 号：[redacted]　科 室：妇产科门诊　样本类型：尿液　送检医生：[redacted]

	项目	中文名称	结果	单位	参考范围
1	BIL	胆红素	-	umol/L	
2	URO	尿胆原	-	umol/L	
3	KET	酮体	-	mmol/L	
4	BLD	血	2+	cells/ul	
5	PRO	蛋白质	+-	g/L	
6	NIT	亚硝酸盐	-		
7	WBC	白细胞	1+	cells/ul	
8	GLU	葡萄糖	-	mmol/L	
9	SG	比重	1.025		1.003--1.030
10	PH	PH	5.0		5.0--7.5
11	JJRBC	镜检红细胞	27	个/μl	0--6
12	JJWBC	镜检白细胞	101	个/μl	0--8
13	JJ	结晶	0.00	个/μl	0--4
14	GX	管型	0.00	个/μl	0--1
15	SPXB	上皮细胞	29.00 ↑	个/μl	0--6
16	RBC%	正常红细胞比率	66.7	%	
17	RBC1%	异常红细胞比率	33.3	%	
18	DC	滴虫	0.00	个/μl	
19	NYS	粘液丝	54.00	个/μl	
20	NQ	脓球	0.00	个/μl	
21	ZJ	真菌	0.00	个/μl	
22	NSJJ	尿酸盐结晶	0	个/μl	
23	LSJJ	磷酸盐结晶	0	个/μl	
24	HAJJ	磺胺类结晶	0	个/μl	
25	SSJJ	草酸盐结晶	0	个/μl	
26	WJYJJ	无机盐结晶	0	个/μl	
27	RBCGX	红细胞管型	0	个/μl	
28	WBCGX	白细胞管型	0	个/μl	
29	KLGX	颗粒管型	0	个/μl	
30	TMGX	透明管型	0	个/μl	
31	LYGX	腊样管型	0	个/μl	
32	LZSP	鳞状上皮细胞	19	个/μl	
33	XYSP	小圆上皮细胞	10	个/μl	
34	ITEM5	ITEM5	18.00000		
35	ITEM6	ITEM6	9.00000		

尿常规的检查项目包括尿液中蛋白质、糖及酮体、镜检红细胞和白细胞等，需要重点关注的有：

尿胆原：如果不在正常值范围内，可能患有肝脏疾病和血液疾病，比如溶血性黄疸、急性肝炎等。

酮体：正常为阴性，如果呈阳性，说明可能有妊娠期糖尿病。不过，应该注意，如果送检的标本不新鲜或者检查时肚子太饿了，也会出现阳性的结果。

蛋白质量：正常为阴性，如果呈阳性，提示有妊娠期高血压、肾脏疾病的可能。

比重：评估孕妇体内水分的平衡，协助诊断肾脏疾病。如果数值大于参考范围，表示尿液浓缩；小于这个范围，表示尿液稀释。

镜检红细胞：这项指标指的是显微镜下观察到的红细胞的数量，一般无红细胞或仅有个别红细胞，如果尿中出现多量红细胞，可能是泌尿系统病变。

评估肝/肾功能

检验结果报告单

姓　名：[redacted]　　住院病历：[redacted]　　项目名称：　　科　别：产前筛查门诊

性　别：女　　送检样本：静脉血　　申请医师：[redacted]　　标本号：

年　龄：[redacted]　　接受时间：　　采样时间：　　备　注：

	项目	结果	单位	参考值
1	*钙	2.35	mmol/L	2.1-2.75
2	*磷	1.27	mmol/L	0.85-1.5
3	铁	15.29	μmol/L	10.7-26.9
4	*丙氨酸氨基转移酶	12	U/L	1-40
5	*天冬氨酸氨基转移酶	12	U/L	1-40
6	总胆汁酸	3.07	umol/L	0-12
7	*总蛋白	67.52	g/L	60-80
8	*白蛋白	43.7	g/L	35-55
9	球蛋白	23.82	g/L	20-40
10	白蛋白:球蛋白	1.83		1-2.5
11	*总胆红素	15	umol/L	5.1-19
12	直接胆红素	2.01	umol/L	0-6
13	*尿素	1.81	mmol/L	1.8-6.8
14	*肌酐	44.02	umol/L	35-106
15	*尿酸	160.8	umol/L	148.8-350.0
16	*血糖	4.83	mmol/L	3.50-6.05

肝/肾功能的检查项目包括谷丙转氨酶、谷草转氨酶、尿素氮和肌酐，主要用于检查孕妈妈有无肝炎、肾炎等疾病，需重点关注的有：

丙氨酸氨基转移酶：是诊断肝脏、心肌病变、细胞坏死及愈后观察的依据。

天冬氨酸氨基转移酶：如超出正常值，说明有肝细胞实质损害的可能。

总胆红素：用于诊断肝脏疾病。

直接胆红素：如超出正常值，说明有患肝细胞性黄疸、阻塞性黄疸的可能。

尿素：用于粗略估计肾小球的过滤功能，是检测肾功能的重要指标。

肌酐（酶法）：这一数值是检测肾脏功能的重要指标。

TORCH全套

检验结果报告单

姓　名：[redacted]　性　别：女　年　龄：[redacted]岁　标本编号：7　条码号：[redacted]

门诊号 [redacted]　科　室：妇产科门诊　样本类型：血液　送检医生：[redacted]

检查项目	英文名称	检查结果	参考值
1. 弓形体IgM抗体	TOX-IgM	阴性(-)0.13	阴性
2. 巨细胞病毒IgM抗体	CMV-IgM	阴性(-)0.13	阴性
3. 风疹病毒IgM抗体	RV-IgM	阴性(-)0.10	阴性
4. 疱疹病毒1型IgM抗体	HSV-1-IgM	阴性(-)0.20	阴性
5. 疱疹病毒2型IgM抗体	HSV-2-IgM	阴性(-)0.18	阴性

TORCH检查主要检查孕妈妈体内是否存在弓形体、风疹病毒、巨细胞病毒等，需要重点关注的有：

弓形体IgG抗体：正常值为阴性，如果阳性，则说明感染过弓形体。因为先天性弓形体病的预后较差，因此一发现感染，就应立即治疗。

风疹病毒IgM抗体：正常值为阴性，如果阳性，则说明感染了风疹病毒。感染风疹病毒的孕妈妈一般会在发热1～2天后在面部出现粉红色斑丘疹，并迅速蔓延至全身，持续3天左右后开始退疹，病情逐渐好转直至恢复。

巨细胞病毒IgG抗体：正常值为阴性，如果阳性，则说明感染过巨细胞病毒。由于巨细胞病毒感染可能带来胎儿感染和畸形风险，故一旦发现阳性，应进一步查IgM，并做羊水检查，及时治疗。

疱疹病毒2型IgM抗体：正常值为阴性，如果阳性，则说明有感染的可能，并进一步对胎儿进行监测，严密观察可能受感染的胎儿。

乙肝、丙肝、艾滋病、梅毒筛查

检验结果报告单（免疫部分）

项目：免疫三项、乙肝六项定量

姓 名：[redacted]　性 别：女　年 龄：　岁　标本编号：21　条 码 号：

诊 号：[redacted]　科 室：妇产科门诊　样本类型：血清　送检医生：[redacted]

	项目	中文名称	结 果	单位	参考范围	检测方法	试剂品牌
1	HBSAG	*乙肝表面抗原定量	0.000/阴性	IU/mL	阴性:<0.05;阳性:>=0.05	微粒子酶免	雅培
2	HBSAB	*乙肝表面抗体定量	0.00/阴性	IU/L	阴性:<=10.0;阳性:>10.0	微粒子酶免	雅培
3	HBEAG	乙肝e抗原定量	0.346/阴性	S/CO	阴性:<1.0;阳性:>=1.0	微粒子酶免	雅培
4	HBEAB	乙肝e抗体定量	2.080/阴性	S/CO	阴性:>1.0;阳性:<=1.0	微粒子酶免	雅培
5	HBCAB	乙肝核心抗体定量	0.330/阴性	S/CO	阴性:<1.0;阳性:>=1.0	微粒子酶免	雅培
6	HBCAB-IGM	乙肝核心抗体IgM定量	0.240/阴性	S/CO	阴性:<1.0;阳性:>=1.0	微粒子酶免	雅培
7	ANTI-HCV	丙肝病毒抗体定量	0.06/阴性	S/CO	阴性:<1.0;阳性:>=1.0	微粒子酶免	雅培
8	ANTI-HIV	免疫缺陷病毒抗体定量	0.06/阴性	S/CO	阴性:<1.0;阳性:>=1.0	微粒子酶免	雅培
9	ANTI-TP	梅毒螺旋体抗体定量	0.06/阴性	S/CO	阴性:<1.0;阳性:>=1.0	微粒子酶免	雅培

乙肝丙肝筛查中需要重点关注的有：

乙肝表面抗原：检测体内是否存在乙肝病毒，正常值为阴性或＜0.05。如果阳性，说明体内存有乙肝病毒。

乙肝表面抗体：检测体内是否有保护性，正常值为阴性或＜10.0。如果阳性，说明身体对乙肝病毒已经产生免疫力。

乙肝e抗原：检测体内的病毒是否复制及具有传染性，正常值为阴性或＜1。如呈阳性，表示病毒正在迅速复制，传染性极大。

乙肝e抗体：检测体内的病毒是否受到抑制，正常值为阴性或＞1。

乙肝核心抗体：检测体内是否感染过乙肝病毒，正常值为阴性或＜1。如呈阳性，表示曾经被感染或目前被感染乙肝病毒。

凝血检查

凝血检查主要用来预测孕妈妈出血的风险，需要重点关注的有：

凝血酶原时间：是凝血系统的一个较为敏感的筛选试验，检测外源性凝血是否正常。

纤维蛋白原：是血液中含量最高的凝血因子，在凝血系统和纤溶系统中同时发挥重要作用。

活化的部分凝血活酶时间：反映内源性凝血是否正常。

检验结果报告单（凝血部分）

项目：凝血四项

姓 名：[redacted] 性 别：女 年 龄：[redacted] 岁 标本编号：274 条码号：[redacted]

诊 号 [redacted] 科 室：妇产科门诊 样本类型：血浆 送检医生：[redacted]

序号	项目	中文名称	结果		单位	参考范围
1	PT	凝血酶原时间	11.8		sec	9-13
2	PTA	凝血酶原时间活动度	90		%	80--150
3	INR	凝血酶原国际比值	1.07			
4	APTT	活化部分凝血酶时间	31.2		sec	26-37
5	FG	纤维蛋白原	5.0	↑	g/L	2.0--4.0
6	TT	凝血酶时间	11.7	↓	sec	12.0--17.0

血型检查

检查孕妈妈的血型，以便生产时备好相应型号的血液，一旦分娩时发生意外，就能够及时输血，其次是排除ABO溶血风险。

ABO血型：亚洲人的血型主要为A、B、AB和O型，如果孕妈妈为O型血，准爸爸为A型、B型或AB型血，那么宝宝就有ABO溶血的可能；

Rh血型：分阳性和阴性。Rh阴性血在亚洲人中很少存在，如果孕妈妈为Rh阴性血，则生产前医院就要提前备好Rh阴性血液，以便及时输血。如果孕妈妈和准爸爸的Rh血型不合，宝宝也有发生溶血的可能。

孕11～14周

03 NT早期排畸检查

到了孕11～14周，为了在妊娠较早阶段诊断染色体疾病和发现多种原因造成的胎儿异常，你需要做一个NT早期排畸检查。

早期排畸的NT检查

NT检查中的NT是Nuchal Translucency的缩写，指的是颈项透明层，即胎儿颈后部皮下组织内液体积聚的厚度。这项检查主要是进行早孕期的唐氏综合征筛查，并不是孕期必做项目，可根据自己的情况和医生的建议进行选择。

NT检查的最佳时间

孕妈妈最好在孕11～14周做NT检查，这时候可用经腹部或经阴道超声测量。在孕11周之前的胎宝宝还太小，测量的技术难度太大，而过了孕14周，胎宝宝淋巴系统容易吸收过多的液体，从而影响了检测的准确度。有数据显示，孕11～13周98%～100%的胎儿可测量NT的厚度，而孕14周则降至11%。

找好做NT检查的医院

有的医院可能没有NT排畸检查，孕妈妈需要提前查清自己做产检的医院是否能做这项检查。如果不能，则需提前到可以做的医院进行预约，以免错过最佳检查时间。

NT检查的注意事项

1.做NT检查前，孕妈妈可以吃早餐，也不用憋尿，但要保持良好的心情，多和宝宝说话。

2.NT检查时，如果胎宝宝不配合，位置不好就会无法检测NT值，这时孕妈妈就要出去走动走动，再继续检查。

3.如果胎宝宝睡着了而且位置不好，医生可能会用力压孕妇的肚子，目的是弄醒宝宝，叫他翻身。

4.整个NT检查的时间在10～20分钟，如果宝宝配合得好，检查时间可能会更短。

检查单怎么看

右图中的NT数值为1.01毫米，在正常范围之内。如果NT数值小于3毫米，表示胎儿正常；如果大于3毫米，则考虑唐氏综合征的可能。这时，就要重点关注16～18周的唐氏综合征筛查和24周的四维彩超排畸检查。NT数值越大，胎儿异常的概率越大。

NT检查答疑

做了NT检查还要做四维彩超吗

NT检查和四维彩超都是采用四维彩色超声诊断仪做诊断，但二者的检查目的大不相同。

NT检查是检查胎宝宝颈后透明层的厚度，是早期的唐筛，主要检查胎儿是否有神经管缺陷等情况，检查的时间是在孕11～14周。

四维彩超是胎儿形态结构的排畸，主要检查胎儿是不是有兔唇、肢体残缺、无脑儿、肠外翻或者心脏结构发育是否完善等，单胎四维检查时间是在孕20～28周，双胎检查时间是在孕20～24周。从优生的角度来说，孕妇最好两个检查都做。

NT检查和唐氏综合征筛查的区别

NT检查和唐氏综合征筛查，都是筛查唐氏综合征的重要指标，但二者检查的方法和时间有所不同。NT检查是用超声波检查，检查时间是孕11～14周；而唐氏综合征筛查是抽取孕妇的血清检查，检查时间是孕15～20周，但有时也需两者联合检查。

产科超声检查报告单

姓　名 [redacted]　**性别** 女　**年龄** [redacted] 岁　**科别** 妇科门诊　**门诊号** [redacted]
住院号　**床位**　**临床诊断**
检查项目 早孕筛查　**孕周[LMP]** 11W4D　**申请医师** [redacted]

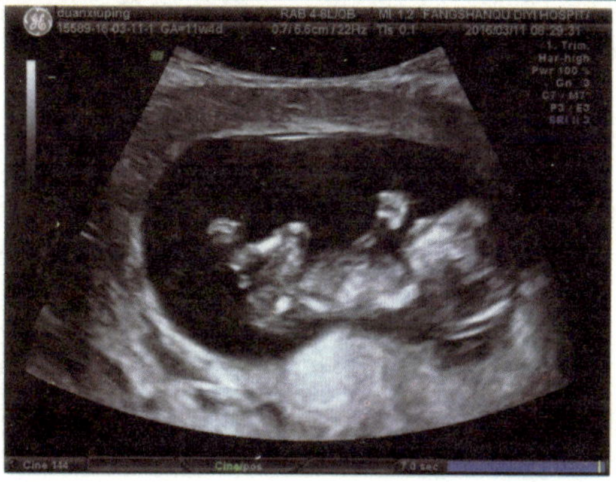

超声所见：
宫腔内可见胎儿轮廓，
胎心、胎动可见，
头臀长　[CRL]：　5.5 cm，
颈项透明层[NT]：　1.01 mm，
羊水最大深度：3.8 cm，
胎盘：位于后壁，下缘覆盖宫颈内口。
子宫实质回声不均匀。

超声提示： 1、宫内妊娠单活胎
2、超声孕周：12周 1天

孕16周

04 第二次正式产检（唐氏综合征筛查）

到了孕15～20周，你将迎来孕期的第二次正式产检，这次产检除了常规检查外，还会重点进行唐氏综合征筛查，如果你的唐氏综合征筛查不理想，就需要进一步接受羊水穿刺。

唐氏综合征筛查

第二次产检的重点项目是唐氏综合征筛查，一般建议在16周左右，需早晨空腹。唐氏综合征筛查主要是通过抽取孕妈妈的血液，检查母体血清中甲型胎儿蛋白（AFP）、绒毛促性腺激素（HCG）和游离雌三醇的浓度，并结合孕妈妈的预产期、体重、年龄和采血时的孕周等指标，来评估生出“唐宝宝”的风险。

我国的母婴保健法规定，年龄大于35岁的孕妈妈，建议略过唐氏综合征筛查，直接进行产前诊断（如羊水穿刺等）来判断是否怀有“唐宝宝”的风险。

什么是唐氏综合征

唐氏综合征，也称21-三体综合征、先天愚型或Down综合征，是由染色体异常（多了一条21号染色体）而导致的疾病，可导致胎儿身体发育畸形、运动和语言等能力发育迟缓、智力障碍，并伴有心脏病、传染病、弱视、弱听等多种疾病。

测试项目	正常值	存在风险
AFP（甲胎蛋白）	0.7～2.5MOM	先天愚型胎儿高风险
HCG（人绒毛膜促性腺激素）	0.4～2.5MOM	
uE3（游离雌三醇）	0.7	
IhnA（抑制素-A）	2	
21-三体综合征筛检值	＜1/270	21-三体综合征高风险
18-三体综合征筛检值	＜1/350	18-三体综合征高风险
神经管缺陷筛检值	＜1/270	神经管缺陷高风险

检查单怎么看

产前筛查报告单

病例号： 651307

姓名：	[redacted]	预产年龄：	34.92
出生日期：	[redacted]	胎儿数：	1
末次月经：	2016/7/29	孕周计算基于：	超声

样本信息

采样日期：	2016/10/27	样本编号：	**1602820**
体重：	53 kg	采样时孕周：	12 周 3 天
超声日期：	2016/10/27	超声孕周：	12 周 3 天

标记物	浓度	单位	校正MoM
PAPP-A	3165	mU/L	1.02

采样日期：	2016/11/21	样本编号：	**25998**
体重：	54 kg	采样时孕周：	16 周 0 天
超声日期：		超声孕周：	

标记物	浓度	单位	校正MoM
AFP	44.6	U/mL	1.33
hCGb	9.021	ng/mL	0.47
uE3	3.273	nmol/L	0.74

风险计算结果

筛查项目： 21-三体综合征
筛查结果： 低风险
风险值： 1:13304

筛查项目： 18-三体综合征
筛查结果： 低风险
风险值： 1:100000

筛查项目： 开放性神经管畸形
筛查结果： 低风险
风险值：

唐氏综合征筛查没有一个准确的数值，只是一个比例，在正常值范围内为低风险，大于正常值为高风险。

1.AFP：是胚胎干细胞产生的一种特殊蛋白，主要保护胎宝宝不受母体排斥。AFP从孕6周开始出现，含量随胎龄增长而增长，产后妈妈体内的AFP含量会逐渐下降直至正常。

2.HCG：是人绒毛膜促性腺激素的浓度，帮助检测胎宝宝患唐氏综合征的危险程度。

3.21-三体综合征：风险截断值为1:270，大于该值，说明胎宝宝患唐氏综合征的危险度高。

4.18-三体综合征：风险截断值为1:350，大于该值，说明胎宝宝患唐氏综合征的危险度高。

5.筛查结果：如果结果为低风险，提示胎儿患唐氏综合征的概率较低。如果结果为高风险，提示胎儿患唐氏综合征的概率较高。不过，“高风险”也并不意味着胎宝宝一定会患唐氏综合征，还需结合羊水细胞染色体核型的分析来诊断。

羊水穿刺

如果唐氏综合征筛查的结果显示“高风险”，孕妈妈就要进一步做羊水穿刺，即羊膜腔穿刺检查。

哪些孕妇需要做羊水穿刺

1.35岁以上的高龄孕妇。

2.唐氏综合征筛查结果为“高风险”的孕妇。

3.曾生育过先天性缺陷儿尤其是染色体异常患儿的孕妇。

4.夫妻任何一方有出生缺陷的。

羊水穿刺的最佳时间

羊水穿刺最好选在孕20周左右进行，因为这时胎儿小，羊水相对较多，胎儿漂在羊水中，周围有较宽的羊水带，用针穿刺抽取羊水时，不易刺伤胎儿，而且抽取20毫升羊水，只占羊水总量的1/20～1/12，不会引起子宫腔骤然变小而导致流产。羊水穿刺的整个过程一般只需要5～10分钟，孕妈妈会有酸酸麻麻的感觉，大约1个月后取检查报告。

羊膜穿刺怎么做

医生通过超声波的监控，用一根细长的针穿过腹壁、子宫肌层和羊膜，然后抽取20毫升的羊水，检查其中宝宝的染色体、DNA等。孕妈妈在进行羊水穿刺时，会有酸麻的感觉，不需要麻醉，也不用住院，5～10分钟即可完成。

尽管羊水穿刺总体来说是安全的，但仍存在导致母体损伤，损伤胎儿、胎盘及脐带，羊水渗漏、流产或早产、宫内感染的危险性。孕妈妈在做这项检查时，应到条件相对较好的大医院进行。

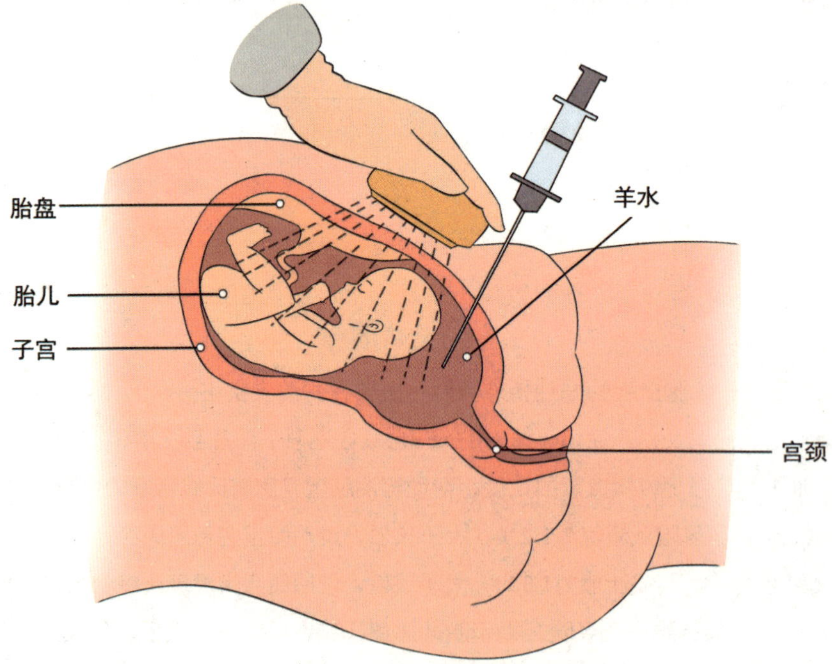

温馨提示：羊水穿刺术是在B超引导下进行的，一般情况下是安全的。

无创DNA产前检测

如果孕妈妈唐氏综合征筛查结果不理想，但又害怕做羊水穿刺，也可以选择做无创DNA产前检测。

什么是无创DNA产前检测

无创DNA产前检测需要采取孕妈妈的外周血，然后利用新一代DNA测序技术从血液中提取DNA片段（包含胎儿游离DNA），分析胎宝宝的染色体情况。

人类有24对染色体，多一条或少一条都会造成身体的异常。无创DNA产前检测，目前可以检测3种染色体疾病：21-三体，18-三体，13-三体。

检测时间

妊娠12～24周是最佳检测时间，大约1周可出检查报告。如果检查时孕周低于12周，外周血中胎儿DNA浓度过低，达不到检测要求；如果过了24周再进行检测，一旦检测结果不良需要引产，则会给孕妈妈带来更大的身体伤害。

检测怎么做

做无创DNA产前检测时，需要先去医院进行采血，一般用5～10毫升的静脉血即可。采血的时候，孕妈妈不需要空腹，也不必事前检查，只要保证正常的作息和饮食即可。采集的血液将被送往检测中心，大概在1～2周后出结果。

检查单怎么看

同唐氏筛查一样，无创DNA产前检测也会给出一个风险的评估。

这项检测最大的优点就是取样的安全性和检测的早期性，不过，这种检测也存在漏筛的情形，能确诊的染色体疾病有限，花费也相对高昂。而且，如果无创DNA显示高危，仍需要做羊水穿刺。

胎儿染色体非整倍体（T21、T18、T13）检测临床报告单

送检单位/部门：[redacted]　　住院/门诊号：

样本编号：[redacted]　　采样时间：[redacted]

姓名：[redacted]　　年龄：[redacted]　　孕周：13w+4　　末次月经：[redacted]

单胎/双胎/多胎妊娠：单胎　　IVF-ET 妊娠：否　　临床诊断：\　　孕产史：\

样本类型：全血　　接收日期：[redacted]　　样本状态：合格　　送检医生：

检测项目：胎儿染色体非整倍体（T21、T18、T13）检测

检测方法与性能：母体外周血胎儿游离DNA高通量测序分析

结果：

检测项目	三体风险指数	参考范围	胎儿三体风险
21 三体	-1.697	[-3, 3)	低风险
18 三体	-0.565	[-3, 3)	低风险
13 三体	0.775	[-3, 3)	低风险

结果描述：提示胎儿 21 三体、18 三体、13 三体均为低风险。

其他提示：无

孕18～24周

05 第三次正式产检（第一次排畸检查）

到了孕18～24周，你将迎来孕期的第三次正式产检，这次产检的重点是通过超声波检查，看胎儿外观发育上是否有较大问题。

什么是B超筛查

胎儿B超筛查是通过对胎儿全身进行扫查，了解胎儿重要器官的发育情况。一般产检时的B超检查时间为10分钟左右，但排畸检查项目众多，经常需要半小时以上，如果胎儿的体位不理想，还需要再次检查。

检查单怎么看

看B超单时，需要重点关注的有：

1.双顶径（BPD）：头从左到右最长部分，也叫胎头大横径，是计测胎宝宝的头从左到右最长的部分，以这个为基础来推定胎宝宝的体重和发育状态，判断是否有头盆不对称，是否能顺利分娩等。

2.头围（HC）：环头一周的长度，也叫胎头周长，用于确认胎宝宝的发育状态。

3.腹围（AC）：也叫腹部周长，是计测胎宝宝腹部一周的长度。用于和躯干前后径（APTD）、躯干横径（TTD）一起来推测胎宝宝的发育。

4.枕额径（OFD）：胎宝宝鼻根至枕骨隆突的距离，又称前后径，也是计算胎宝宝头从前到后最长的部分，以这个数据来判断胎宝宝发育情况和孕周。

5.小脑横径（CTI）：小脑水平的长度，用来测定正确的孕周。

6.侧脑室：检测侧脑室体部的宽度，是判断脑室是否增宽以及病变程度的标准方法。正常侧脑室体部宽度≤1厘米，平均7毫米，如果宽度大于1厘米称为侧脑室增宽。

侧脑室增宽多是胎儿脑脊液过多所致，但胎儿后期大多能自己吸收，最好隔两周再做B超检查看看。如果侧脑室增宽过多，并伴有脊柱裂，就可能是脑积水。

7.后颅窝池：也称颅窝池、小脑延髓池、颅后窝，位于小脑后方、枕骨前方的一蝶形无回声区。正常情况下，颅后窝的最大深度不超过1厘米，＞5毫米则为颅后窝积液。胎儿颅后窝宽度在32周之前随孕周增加而增宽，33周之后随孕周的增加而缩窄。最早可在孕22周，平均在孕31±4周，首次发现胎儿有颅后窝积液。如后颅窝池宽度≥8毫米，孕妈妈就要每2～3周复查一次；如后颅窝池宽度＞1厘米，就要去遗传优生门诊详细咨询，并检查有无其他合并畸形，有必要时还要做胎儿染色体检查；如后颅窝池宽度＞1.4厘米或B超检查有畸形，孕妈妈就必须做胎儿染色体检查。

8.肱骨长（HL）：指胎宝宝上臂骨的长度，肱骨长度=-5.4282+0.7542×双顶径。

产科超声检查报告单

姓　名 [redacted]　性别 女　年龄 [redacted] 岁　科别 妇科门诊　门诊号 [redacted]
住院号　床位　临床诊断
检查项目 中孕筛查　孕周[LMP]　21W1D　申请医师 [redacted]

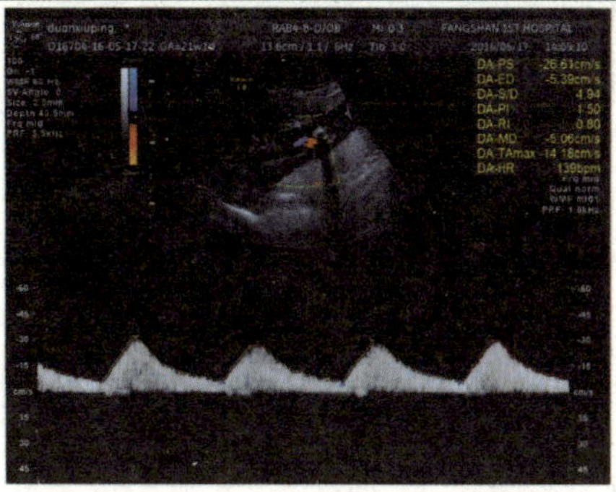

超声测量: 默认[cm]　[符号: 空 未查、V 可显示、/ 显示不清、十 影像阳性、* 另外说明]

名　称	测值[cm]	名称	算值	名称	测值
双顶径BPD	4.7/20W1D	FL/BPD	0.74	脐动脉 S/D	4.94
头围　HC	17.9/20W2D	HC/AC	1.07	搏动指数PI	1.5
腹围　AC	16.8/21W6D	FL/AC	0.21	阻力指数RI	0.8
股骨长 FL	3.5/21W1D	体重[克]EFW		最大羊水	4.8

名称	检查	名称	检查
唇部	V	胃泡	V
脊柱	V	肾脏	V
脉络丛	V	膀胱	V
四腔心	V	四肢长骨	V

超声所见:
胎位臀位,
胎心胎动可见,
胎盘: 位于后壁, 0-Ⅰ级, 下缘覆盖宫颈内口。

超声提示: 单活胎(超声孕周: 20周 6天)

9.股骨长（FL）：指胎宝宝大腿的长度，也叫大腿骨长，这是身体中最长的一部分的数值。通常和双顶径（BPD）一起来推算胎宝宝的体重。

10.羊水指数：是指做B超检查时，以孕妈妈的脐部为中心，分上、下、左、右4个区域，将4个区域的羊水深度相加所得的数值。

B超的数字未必完全精确

有的时候，B超报告结果可能与标准指标有出入，这不一定就说明宝宝发育异常。胎宝宝在孕妈妈的肚子里的活动幅度、不同体位以及医师操作差异等，都会使数字出现误差，所以如果孕妇无特殊不适症状，也不必过于紧张。

孕24～28周

06 第四次正式产检（妊娠期糖尿病筛查）

如今人们的生活水平提高了，孕妈妈非常注重营养，但如果营养过剩了也会造成新的问题。妊娠期糖尿病成了现代孕妈妈的高发病，为了及早预防，最好能在孕24～28周常规检查时，再进行一次糖尿病筛查。

糖尿病筛查怎么做

50克葡萄糖（Glu）负荷实验

孕妈妈在早餐前，将50克葡萄糖溶于200毫升水中，5分钟内喝完，1小时后抽血检测血糖。需要注意，孕妈妈在产检前一晚除饮水外，至少8～10小时不能吃任何食物。

若血糖测试结果小于7.8毫摩尔/升，那么，恭喜你，你的“糖筛”通过了。

若血糖测试结果大于7.8毫摩尔/升，则为糖耐量异常，需要进一步做75克的耐糖试验，以确定诊断孕妈妈是否患有妊娠期糖尿病。

75克葡萄糖耐量试验（OGTT）

孕妈妈在正常饮食3天后，隔夜禁食8～14小时，在早餐前空腹抽血查血糖，然后将75克的葡萄糖溶于200毫升的水中，5分钟内喝完，分别在1小时后、2小时后、3小时后抽血查血糖。

正常值标准	
空腹血糖	＜5.6毫摩尔/升
服糖1小时	＜10.3毫摩尔/升
服糖2小时	＜8.6毫摩尔/升
服糖3小时	＜6.7毫摩尔/升

如果其中两项或两项以上超标，可以诊断为妊娠期糖尿病，仅一项高于正常值，则为糖耐量异常。

孕妈妈一次就通过“糖筛”的方法

检查前两周的注意事项

减少碳水化合物的摄入，少吃主食，每餐主食量应小于100克，一天主食最好不超过半斤；不吃高油脂食品；不吃巧克力、可乐、荔枝、甘蔗、西瓜等高糖食物；晚上不要吃鸡蛋；多吃蔬菜，每天不少于500克，以补充维生素和纤维素；多饮水并适度运动，饭后多散步以消耗掉过多的碳水化合物。

检查前1天的注意事项

最好以吃清淡的素食为主，少吃米饭，多吃清炒苦瓜来降血糖；晚上8点以后不要进食，水也少喝。

检查当天的注意事项

尽量将葡萄糖粉全部溶于水中，喝时不要喝太快，要一点一点地慢慢喝，在3～5分钟喝完。喝完后最好多走动，这样1个小时内热量会有所消耗，帮助降低血糖浓度。另外，孕妈妈还要掌握好抽血时间，如果从7点10分开始喝，7点15分喝完，那应该到8点15分再抽血。

体检时可带些零食

孕妈妈在做完糖尿病筛查后，就没有需要空腹的检查项目了。下次来医院千万不要饿着肚子了，可随身携带饼干一类的小零食。

孕30周 ●●●

第五次正式产检（妊娠期高血压疾病筛查）

07

这周的产检是进行常规的产检项目，孕妈妈要注意每天都要自数胎动，发现异常就应该马上就医。如果孕妈妈有水肿现象，血压偏高，又出现蛋白尿等情况，就要多加留意，以免有子痫前症的危险。

什么是妊娠期高血压疾病

妊娠期高血压疾病，是指在怀孕期间与高血压相关的并发症，通常可以泛称为妊娠期高血压疾病，包括妊娠期高血压、子痫前期、子痫等。

妊娠期高血压

妊娠期高血压是指孕妈妈原本没有高血压，但在怀孕20周之后出现了血压升高的现象，并且在产后12周血压又恢复正常。大多孕妈妈在血压缓慢升高时，并没有什么症状，只是在产检时发现血压增高，或在精神紧张、情绪激动、劳累后，出现头晕、头痛一类的症状。

子痫前期

子痫前期也称先兆子痫，如果孕妈妈只是有高血压的症状，并不一定会得子痫前期，但是若在产检时检测出尿蛋白超出标准，就会判定罹患了子痫前期。同时，孕妈妈还会有水肿等症状。

如果子痫前期未得到及时处理，孕妈妈可能很快就会出现抽搐。昏迷、口吐白沫等子痫症状。

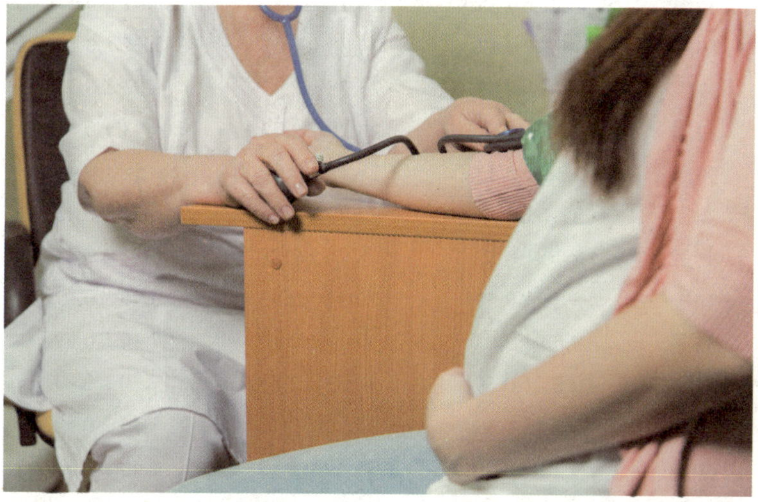

子痫前期的高危人群

- 高龄孕妇；
- 本身有糖尿病、高血压、肾脏疾病等慢性疾病；
- 家族有类似病史；
- 前一胎曾发生过子痫前期；
- 肥胖者；
- 双胞胎妊娠。

预防妊娠期高血压疾病的方法

1.坚持定期产前检查，平时注意血压和体重的变化，发现异常，及时处理。

2.保持良好情绪及足够休息，选择富含蛋白质、维生素及矿物质的食物，不要吃太咸、太油腻的食物。

3.从孕20周起常规补充钙剂，可有效预防妊娠期高血压疾病。

4.坚持运动锻炼，如散步、孕妇瑜伽、太极拳，可使全身肌肉放松，促进血压下降。

孕32周

08 第六次正式产检（第二次排畸检查）

在孕32周左右，孕妈妈在常规检查外还需要做一次B超检查，B超的作用主要是补充排畸及检查胎儿生长发育情况，除此之外，还可能做骨盆测量和心电图检查。

排畸彩超

B超检查的目的是评估胎宝宝的大小、羊水的多少、胎盘位置、胎位、胎儿有无脐带绕颈。如果发现羊水过少、胎宝宝脐带绕颈，需结合临床再考虑是否继续妊娠。

评估胎儿大小

胎儿体重是判断胎儿发育的重要指标之一，医生可根据B超的孕周、双顶径、腹围、股骨长等估算出胎儿的大致体重。结合胎儿大小和孕妈妈的骨盆测定，评估是否可以顺产。

胎儿B超正常参数值

孕周	双顶径（厘米）	腹围（厘米）	股骨长（厘米）
13周	2.52±0.25	6.90±1.65	1.17±0.31
14周	2.83±0.57	7.77±1.82	1.38±0.48
15周	3.23±0.51	9.13±1.56	1.74±0.58
16周	3.62±0.58	10.32±1.92	2.10±0.51
17周	3.97±0.44	11.49±1.62	2.52±0.44
18周	4.25±0.53	12.41±1.89	2.71±0.46
19周	4.52±0.53	13.59±2.30	3.03±0.50
20周	4.88±0.58	14.80±1.89	3.35±0.47
21周	5.22±0.42	15.62±1.84	3.64±0.40
22周	5.45±0.57	16.70±2.23	3.82±0.47
23周	5.80±0.44	17.90±1.85	4.21±0.41
24周	6.05±0.50	18.74±2.23	4.36±0.51
25周	6.39±0.70	19.64±2.20	4.65±0.42
26周	6.68±0.61	21.62±2.30	4.87±0.41
27周	6.98±0.57	21.81±2.12	5.10±0.41
28周	7.24±0.65	22.86±2.41	5.35±0.55
29周	7.50±0.65	23.71±1.50	5.61±0.44
30周	7.83±0.62	24.88±2.03	5.77±0.47
31周	8.06±0.60	25.78±2.32	6.03±0.38
32周	8.17±0.65	26.20±2.33	6.43±0.49
33周	8.50±0.47	27.78±2.30	6.52±0.46
34周	8.61±0.63	27.99±2.55	6.62±0.43
35周	8.70±0.55	28.74±2.88	6.71±0.45
36周	8.81±0.57	29.44±2.83	6.95±0.47
37周	9.00±0.63	30.14±2.17	7.10±0.52
38周	9.08±0.59	30.63±2.83	7.20±0.43
39周	9.21±0.59	31.34±3.12	7.34±0.53
40周	9.28±0.50	31.49±2.79	7.40±0.53

产检开始多起来了

这时的产检变得频繁起来，每2周就要产检一次。时间通常在孕30周、孕32周、孕34周、孕36周。从孕36周之后，产检变成每周1次。

胎盘检查

这次的B超检查，需要重点查看胎盘的位置和成熟度，以判断胎盘的状况。胎盘的检查需要注意到孕周，如果是孕早期胎盘低，并不意味着孕晚期也低，因为在怀孕28周之前，胎盘会随着孕周的增加逐渐向上移动的。所以，检查胎盘最好在怀孕28周之后再开始。

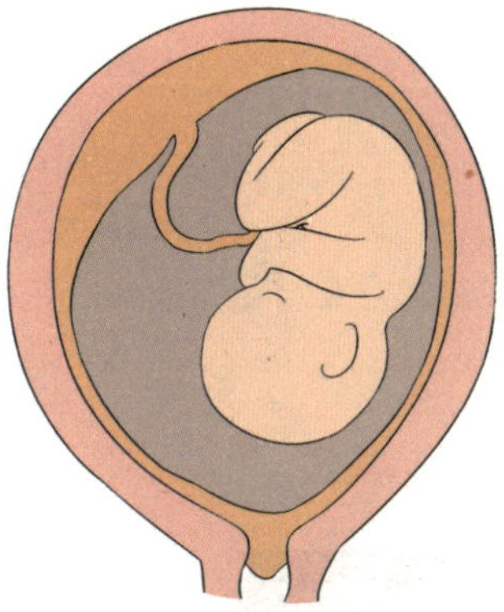
正常胎盘位置

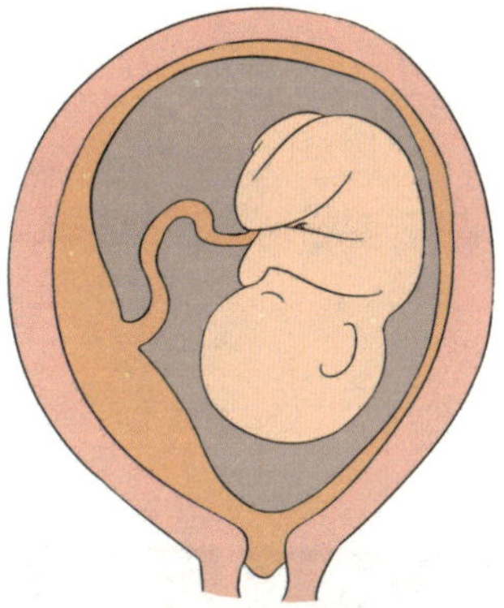
边缘性前置胎盘位置

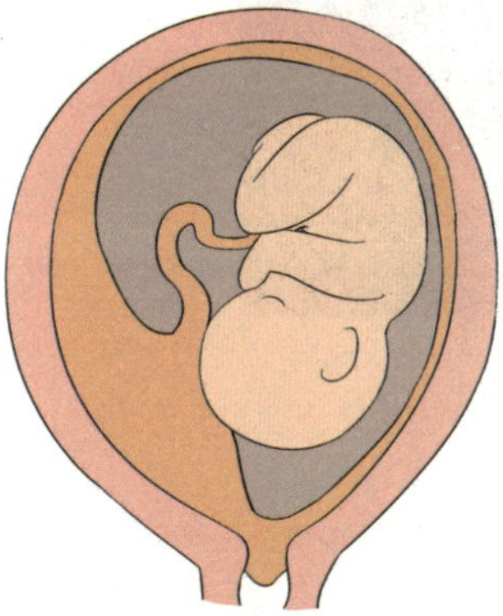
部分性前置胎盘位置

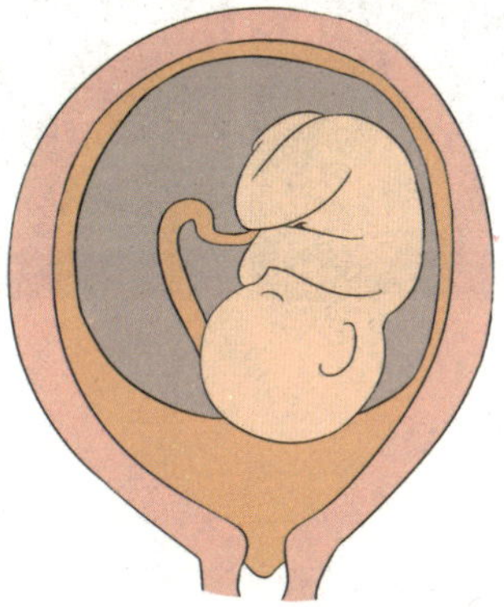
完全性前置胎盘位置

妊娠晚期警惕阴道流血

如果在妊娠晚期，孕妈妈突然出现了无痛性的阴道流血，就应怀疑是前置胎盘，应立即前往医院接受医生的检查。前置胎盘是妊娠期的严重并发症，处理不当可能危及母子的生命安全。

如果孕妈妈出血量少，全身情况良好并且妊娠在37周以内，出血期间需要住院卧床治疗，以让胎儿成长到足月，提高胎儿存活率。不过，若是孕妈妈出血量多或反复多次出血以至于贫血或休克，为了孕妈妈的安全需要终止妊娠。

什么是前置胎盘

为了不妨碍胎儿从子宫颈口分娩出来，胎盘应该附着于子宫体部的前壁、后壁或者侧壁。孕28周后若胎盘附着于子宫下端，胎盘位置低于胎先露部，其下缘甚至达到或覆盖宫颈内口小于7厘米，称为前置胎盘。前置胎盘可以分为完全性前置胎盘、部分性前置胎盘和边缘性前置胎盘。

问 妊娠期间的阴道出血都会影响到妊娠吗？

答 在妊娠期间，孕妈妈的出血基本上都可以视为异常信号。虽然有的出血与妊娠没有关系，不过为了慎重起见，即使认为与妊娠无关，也应到医院就诊。通常而言，出血量越多危险性就越大，但仅依据出血量是无法判明原因的。

检查单怎么看

孕妈妈可以选择三维彩超或四维彩超进行检测，需要重点关注的有：

1.胎位：头位是正常的胎位，即胎儿的头部先娩出母体。如果发现有胎位不正的情况，医生会及时帮助孕妇纠正胎位。

2.羊水指数：羊水指数在8～18厘米为正常。

3.脐动脉S/D（收缩压/舒张压）、RI（阻力指数）：这与胎儿的供血有关，通常情况下，这个比值随着妊娠时间推移呈降低趋势，28周后S/D应小于3.0，RI（阻力指数）应小于0.8。

4.胎盘位置：前壁、后壁、侧壁都是正常的胎盘位置。

5.胎儿的成熟度:0级、Ⅰ级是胎盘成熟的早期阶段，Ⅱ级表示胎盘接近成熟，Ⅲ级则提示胎盘已经成熟。

彩色多普勒超声诊断报告单

姓名：[redacted]　　性别：女　　年龄：[redacted]岁　　科室：产科

检查部位：胎儿　　病历号：　　床号：

临床诊断：　　申请医生：[redacted]

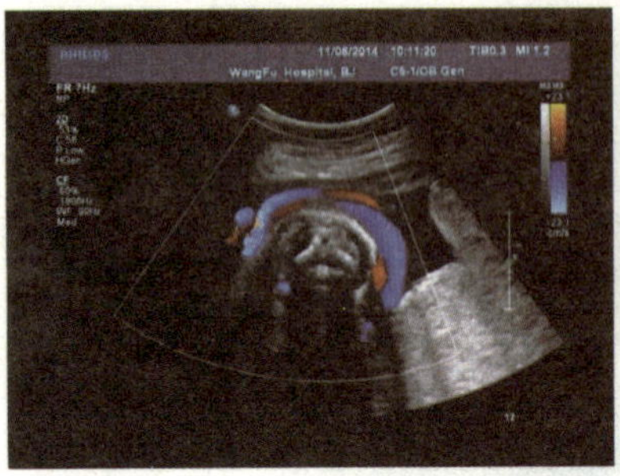

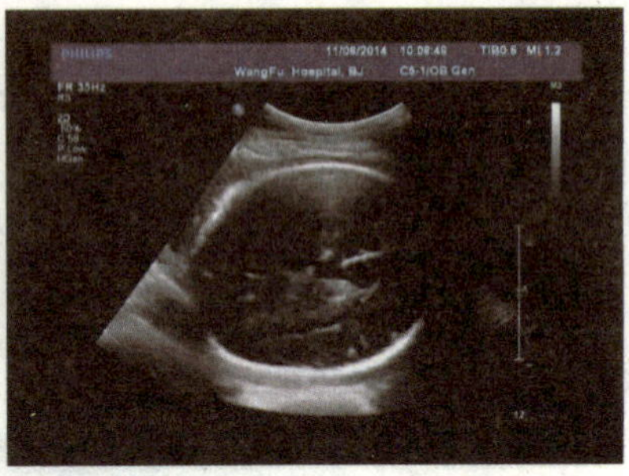

超声所见：

超声测量：单位 cm

胎头耻上

双顶径 BPD 8.4　头围 HC 30.4　腹围 AC 29.6

股骨长 FL 6.2　肱骨 HL 5.6

羊水深度 4.7　羊水指数 16.9

脐动脉 S/D 2.3　阻力指数 0.57

胎心率 146 次/分

检查所见：

胎儿 唇部 四腔心可见

脊柱 胃泡 双肾 膀胱 可见

胎盘位置：左侧壁　0 级

脐血流：　3 根

其他所见：

胎儿颈部可见一组脐血流信号

超声提示：

单活胎，头位，超声孕周相当于 33 周+3 天

脐带绕颈一周

骨盆测量

胎儿从母体娩出时，必须通过骨盆。骨盆的大小与形态直接关系到孕妈妈分娩的快慢和顺利与否，狭小或畸形骨盆均可引起难产。因此，初次怀孕的孕妈妈和有难产史的孕妈妈在做产前检查时，都要做骨盆测量。如果胎宝宝的大小与骨盆不相称，就只能进行剖宫产。

骨盆测量的时间

医院不同，骨盆测量的时间也可能不太一样。一般而言，大多数医院会在32～34周进行一次骨盆测量，有的医院还会在孕37～38周再做一次测量。配合医生检查时，注意放松腹部肌肉，避免过度紧张。

骨盆测量决定分娩方式

骨盆测量分为外测量和内测量两种。骨盆外测量是测量孕妇骨盆入口的大小。如果入口过小，胎儿的头部就没办法正常入盆，而被卡在耻骨上方，一般会实行剖宫产；骨盆内测量是测量孕妇骨盆出口的大小。如果出口过小，那么在分娩时胎头就无法通过骨盆口，会引起宫缩加剧、胎头变形等情况，严重的还会影响母婴的生命危险。

早期骨盆检查不合格不必过于焦虑

如果你在早期检查骨盆时，发现出入口过窄，也不必过于担心。因为随着孕周的增加，韧带和肌肉为了适应逐渐增大的子宫和最后的分娩会进一步松弛。在分娩前再一次检查时，骨盆出入口大小有达标的可能。

心电图检查

在孕期，心脏的负担会经历两个高峰时期，第一个高峰是怀孕32～34周，第二个高峰为分娩时，所以孕妈妈最好能在第一个高峰时做一下心电图，看看心脏的负担情况，这样有了问题也能及时处理。

做心电图时的小诀窍

在做心电图时，不要空腹做，也不要在心跳过快时检查。最好能在检查前休息一会儿，等心跳平稳后再进行检查。有的孕妈妈本来心脏没什么问题，但是做检查时过于紧张，影响到检查结果，所以还是要放松心情，尽量不说话。

手表等金属物品，在做检查前应摘下，以免影响到检查结果。另外，孕妈妈还应该穿一些上衣容易穿脱的衣服，最好不要穿连衣裙。

检查单怎么看

心电图是心脏兴奋的发生、传播及恢复过程的客观指标。

当孕妈妈的心率在60～100次/分钟为正常；PR间期145毫秒，说明心脏功能好，没有传导阻滞；ST没有异常，则说明心肌供血正常。

发现脐带绕颈了怎么办

也许上次B超检查，脐带还漂在羊水中，这次检查你却发现胎儿的脐带绕颈了。许多孕妈妈看到这个结果，最担心的就是胎宝宝会不会被勒到。实际上，脐带绕颈1周的情况很普遍，脐带绕颈松弛，一般不会危及胎宝宝，有的宝宝出生后发现绕颈2周甚至3周，但宝宝依然还是很健康的。

当然，任何事情都有可能出现意外，如果发现宝宝脐带绕颈了，孕妈妈就更要坚持数胎动，一旦出现激烈的大量胎动，应尽快去医院检查。

孕34周

09 第七次正式产检（胎心监护）

这次产检除了常规检查外，孕妈妈还会做胎心监护，用来监测胎宝宝的心跳，以判断胎宝宝是否有缺氧症状。

胎心监护是什么

胎心监护是指用胎心监护仪监测胎儿的心率，同时让妈妈记录胎动，通过胎心率情况和胎动后胎心率的变化，来判断胎儿在宫内的情况。

非高危妊娠者要在33～34周开始进行，在孕36周开始每周进行1次。如果是高危妊娠者，比如妊娠期糖尿病、妊娠期高血压疾病、羊水过多或过少等，则可提前至孕28～30周，监护频率为每周2次。不要空腹做胎心监护，否则会出现假阳性的情况。

如何进行胎心监护

孕妈妈坐在椅子上或者躺在床上，医生先在孕妈妈的肚子上涂上超声耦合剂，然后将胎心监护仪的带子绑到宫底和胎心最强的位置上。通过这样的监测，胎心监护仪的屏幕上会显示胎心和宫缩的相应图形，让孕妈妈清楚地看到胎宝宝的心跳。当孕妈妈感觉到胎动时，还可以按另外一个按钮，胎心监护仪会自动记录下胎动。整个胎心监护的时间大约是20分钟。

缩宫素激惹实验

如果胎心监护的结果一直没有满意，医生又认为胎儿在子宫状况不太好，就可能会建议孕妇进行缩宫素激惹试验，以了解胎盘功能。胎儿如果在子宫内处于缺氧的状态，就很难在宫缩时维持正常的胎心率。

缩宫素激惹试验是用低浓度的缩宫素诱导子宫收缩后，用胎儿监护仪记录宫缩与胎心率变化的关系。

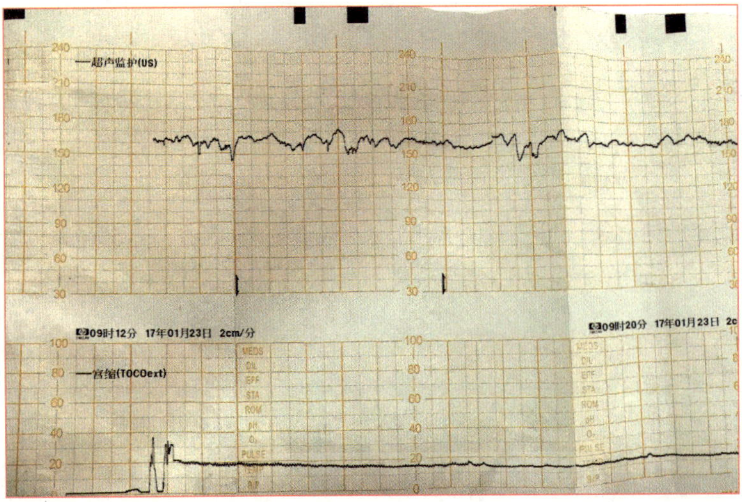

做胎心监护前的注意事项

1.做胎心监护前，最好吃点东西，这样可以刺激胎宝宝在孕妈妈肚子里运动。

2.如果做胎心监护的过程中没有出现胎动，很有可能是胎宝宝睡着了，这时孕妈妈可以喝点水或者果汁，让胎宝宝动起来，也可以轻轻揉一揉肚皮，碰碰胎宝宝，让胎宝宝醒过来。

3.最好选择一天中胎动最频繁的时间段进行胎心监护，避免不必要的重复。

4.做胎心监护前，孕妈妈最好清空膀胱，因为你可能要在胎心监护仪旁待上40分钟。

5.做胎心监护时，如果能躺下，孕妈妈最好左侧位躺着；如果是坐着，最好在背后垫个靠垫。

6.做胎心监护前，孕妈妈要保持良好睡眠，拥有一个良好的心态和轻松的心情，避免大喜大悲、情绪波动。

7.做胎心监护的前几天，孕妈妈的饮食要合理、清淡，少喝浓茶咖啡、少吃辣椒咖喱等刺激食物。

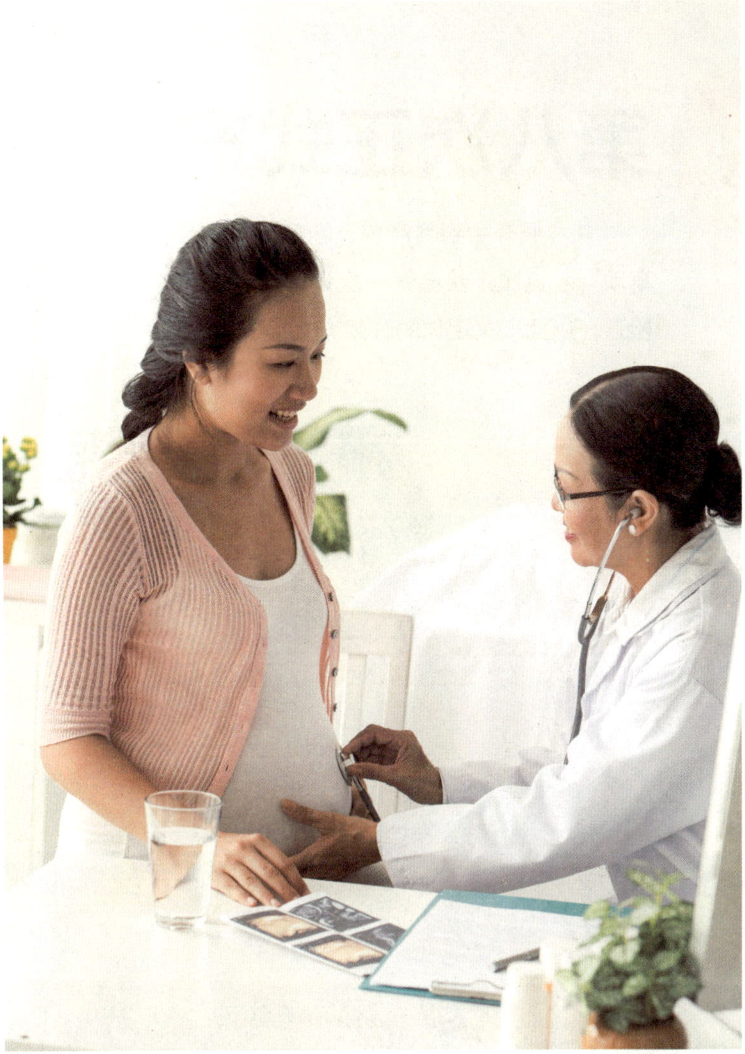

胎心图怎么看

1.胎心率线：胎心监护单上主要有两条线，上面的一条线是胎心率线，正常情况下，胎心率的波动在120～160次/分钟，一般表现为基础心率线，多为一条波形曲线。有胎动时心率会上升，高于160次/分钟。胎动结束后会慢慢下降，这是胎宝宝健康状况良好的表现。12小时内，胎动计数大于30次为正常，低于10次表示胎宝宝缺氧。

在胎心监护的20分钟内，如果胎动次数超过3次，胎心加速超过15次/分钟，而且也没有频繁的宫缩出现，那么这就算一个正常的结果。

2.宫内压力线：胎心监护单上下面的一条线是宫内压力线，表示宫缩情况，出现宫缩时会增高，随后会保持2.66千帕（20毫米汞柱）左右。宫缩曲线的观察在判断减速（指的是宫缩出现时胎心率减慢）非常重要的作用。根据宫缩发生的频率可将其分为：正常（观察至少30分钟，平均每10分钟不高于5次）、过强（观察至少30分钟，平均每10分钟大于5次）。胎心减速分为多发（20分钟内减速伴随至少一半宫缩），间断发生（20分钟内减速伴随一半以下的宫缩）。根据胎心率与宫缩的关系，可以分为3类：早期减速、变异减速、晚期减速。

孕36周 ●●●

10 第八次正式产检（临产前B超）

从本周开始到临产前，孕妈妈每周都要去医院进行产检，随时观察自己身体的“风吹草动”。这次产检会做一次详细的超声波检查，除此之外，还有可能做阴拭子检查和内科检查，以此来决定你的分娩方式。

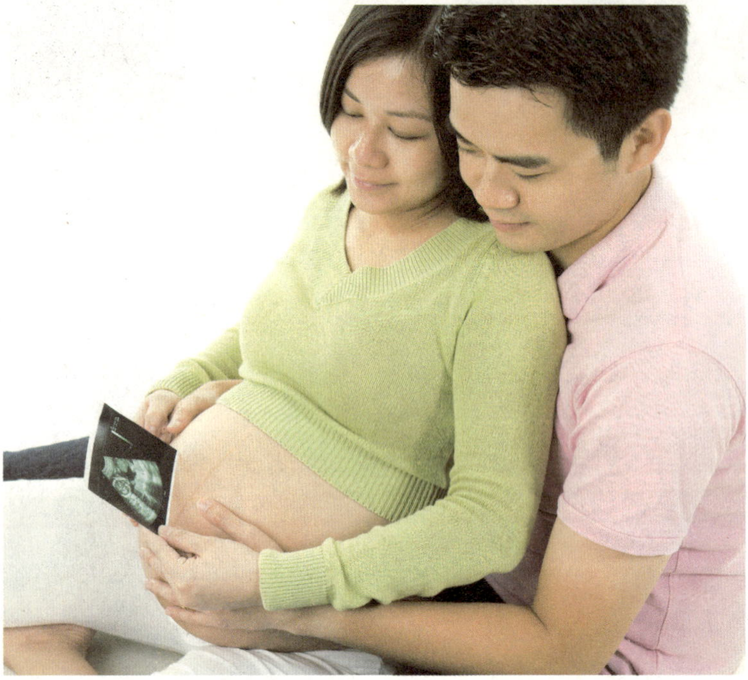

B超检查

这次B超检查不涉及胎儿结构检查，主要检查胎位、胎盘成熟度、胎儿生长发育状况、羊水量等项目。医生还会继续评估胎儿体重并预估足月生产时的重量，如果发现胎儿体重不足，孕妈妈就应多补充一些营养物质。

如果孕妇的胎位不正，在医生指导下纠正胎位的同时，还应了解一些剖宫产的知识。因为在胎位不正的情况中，臀位占80%以上，如果这是孕妈妈的第一次生产，可能就要考虑在孕38周时进行剖宫生产了。

阴拭子检查

阴拭子检查，是指通过检查阴道中有无细菌感染，来决定分娩方式的一种检查方法。在正常生理情况下，女性阴道中存在阴道杆菌，它能保持阴道处于酸性环境，抑制其他寄生菌群异常繁殖，而具有自然保护功能。

阴道清洁度为Ⅰ度或Ⅱ度可视为正常，Ⅲ或Ⅳ度为异常。如果孕妈妈感染严重，就只能考虑剖宫产了。

B型链球菌筛查（GBS）

B型链球菌对母体和胎儿没什么影响，但是在胎儿经产道分娩时，可能会感染，新生儿感染B型链球菌后会出现败血症、重症肺炎等。

预防的方式是在怀孕第35～37周进行阴道及肛门B型链球菌抗原测试，取肛周与阴道口下1/3处分泌物培养。

若确定为带原者的孕妇，需要给予抗生素治疗。即便是采取剖宫产者，仍建议进行治疗，因为孕妇有可能在剖宫产前就发生破水或急产，难免危及新生儿。

孕37周

第九次正式产检（严密监测胎动）

11

孕37周的检查项目有测量宫高、腹围、血压等基本检查。在孕晚期，你要特别注意监测胎动，因为对胎动的严密监测其实就是在监护胎宝宝的生命安全。

胎动的4种模式

全身性运动：如翻身这样的整个躯干的运动，力量往往比较强，而且每次动作持续时间比较长，一般为3～30秒。

肢体运动：如伸伸胳膊、扭动一下身子这样的运动，每次动作持续时间一般为1～15秒。

下肢运动：如踢腿这样的运动，动作往往很快，力量比较弱，每次运动持续时间一般在1秒以内。

胸壁运动：比较短而弱，孕妈妈一般不易察觉。

胎动异常的情况

孕妈妈应该以24小时作为一个周期，来观察胎儿的胎动是否正常，如果发现胎儿的胎动规律明显异于平时，就应该查找原因，及时到医院就诊：

1.胎动减少：可能是孕妇血糖过低、发热。

如果孕妇的体温持续过高，超过38℃，就会使胎盘、子宫的血流量减少，胎儿运动的胎动就会减少，这时最好尽快就诊。

2.胎动突然加剧，随后慢慢减少：可能是缺氧、受到外界刺激。

如果胎动1小时超过20次，12小时超过200次，随后慢慢减少，这多是胎儿缺氧或是因为孕妇受到外界撞击、遭受外界噪音的刺激引起的。

3.急促胎动后，突然停止，可能是脐带绕颈。

如果好动的胎儿在翻身打滚时不小心被脐带缠住了，就会导致因缺氧而窒息的现象，这时胎动会在急促运动后突然停止，一旦出现这种情况，应立即就诊。

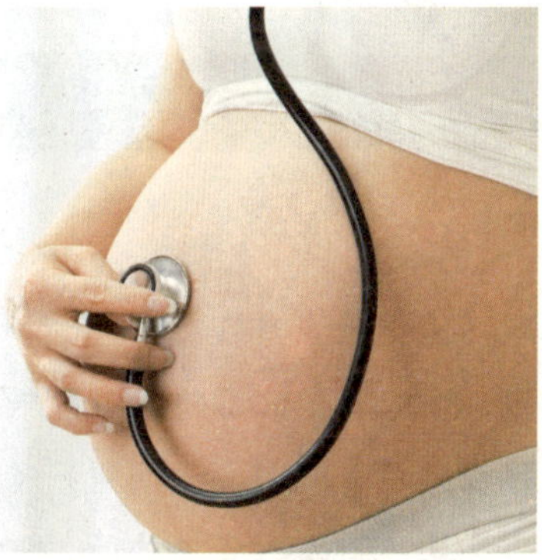

孕晚期胎动会减少

孕晚期，尤其是临近产期的孕38周之后的胎动幅度、次数都会有所减少，原先猛烈的胎动在这时可能像蠕动一样。不过，如果发现胎动次数明显异于平时，如胎动次数连续两个小时都小于3次，则应去医院做进一步检查。

12

孕38～40周

第十到十二次产检（临产检查）

最后几次的产检，除了常规检查之外，最重要的就是胎心监护，保证孕妈妈和胎宝宝的安全。这时的检查有助于医生根据孕妈妈的胎位、身体状况设定分娩方式，以决定孕妈妈是否需要提前住院待产。

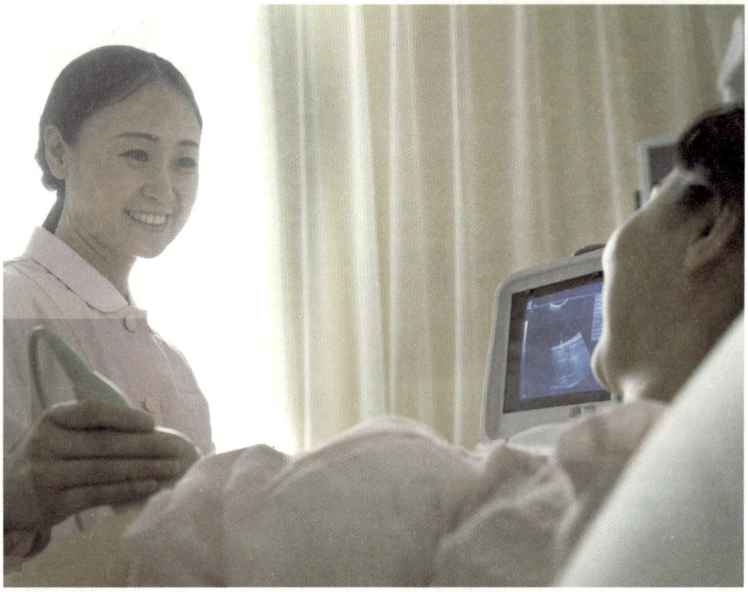

内检前要做什么准备

1.内诊检查的前一天晚上，孕妈妈应用清水将外阴部清洗干净。

2.换上干净的内裤，最好穿裙子，穿裤子则要方便穿脱。

3.内检检查前，要排空膀胱。

4.在检查时，可以做深呼吸，尽可能地放松自己，越放松地配合医生的检查，检查效果越好。

内诊检查

内诊检查其实就是阴道检查，一般在孕38周进行，主要是对宫颈、阴道、外阴进行检查，从外而内，先看外阴，然后检查阴道和宫颈。医生会戴上无菌手套，将手指伸进子宫颈，目的是了解骨盆前的宽度是否适合自然产，同时也希望能刺激子宫颈早点成熟，促进产兆出现，避免发生过期妊娠。

内检检查的流程

1.事先在检查床上铺上一张新的一次性臀垫。

2.孕妈妈脱掉长裤或内裤的一只裤腿，双腿分开，以膀胱截石位，平躺在检查床上等待检查。

3.医生将一只手的手指插进孕妈妈的阴道，另一只手放在孕妈妈的腹部上方，检查子宫的位置、大小、形状、软硬度是否与怀孕周数相符。

问 内检会造成感染吗?

答 内诊检查是医生将手指直接伸入阴道进行检查，因此许多孕妈妈会担心内检会造成感染，从而导致流产，其实不必担心，因为医生进行内检检查前会对病人外阴部和自己的手进行消毒，然后带上无菌手套，因此一般不会引起感染。

宫颈指诊

如果孕妇过期妊娠，有经验的医生就会对孕妇进行宫颈指诊，靠子宫颈的柔软度和子宫外口的扩张度，来评估子宫颈成熟度，从而考虑是否对孕妇进行缩宫素催生。

羊水观察

羊水是孕育胎儿的神奇之水，能保证胎儿在稳定的压力和温度中健康成长。羊水可以作为评估胎儿健康和性别的指标。

羊水的作用

羊水具有一定润滑作用，使产道分娩不会过于干涩。它还能形成水囊，在生产时对子宫颈和产道有软化扩张的功能，减少对母体的伤害。可以预防外界细菌感染，即使已经感染也可使其降低到最小限度，同时还能减少子宫收缩时对胎儿的压迫，使子宫收缩压力较为平均。

正常情况下，妊娠时羊水量应随孕周增加而增多，到最后2～4周开始逐渐减少，妊娠足月时羊水量约为1000毫升，800～1200毫升都为正常。羊水过多或者或少，都有一定的危害。

观察临产前的羊水

羊水一般在胎膜破裂后才会流出，羊水的外观、多少反映着宫内的状况。从外观上看，羊水呈半透明状的乳白色，内含白色胎脂、胎儿的毳毛和胎儿脱落的鳞状上皮细胞。如果看到羊水变黄变绿了，多是混入了胎粪，提示胎儿有缺氧的情况了。所以在临产破水后，也要注意观察羊水的状况。

问 我阴道流水了，不知道是不是破水了，不过肚子不痛，这种情况需要去医院吗?

答 不管是否能确定阴道流出的是羊水，孕妈妈都应该去医院观察。因为破水往往与感染有关，即便不确定是破水，也应到医院接受进一步的检查。

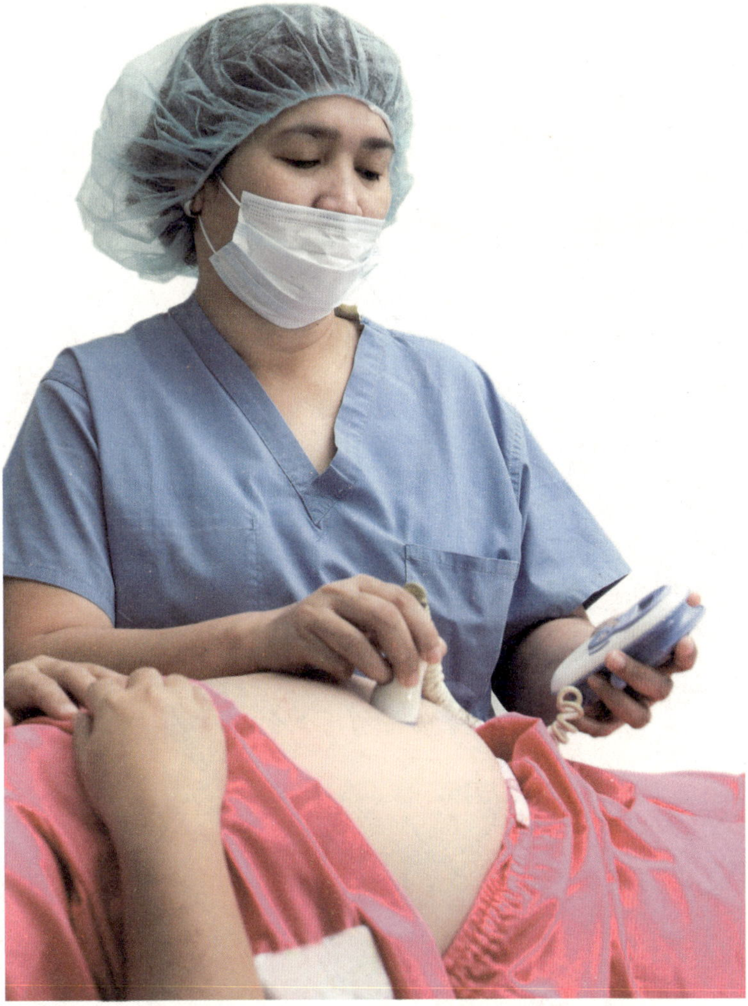

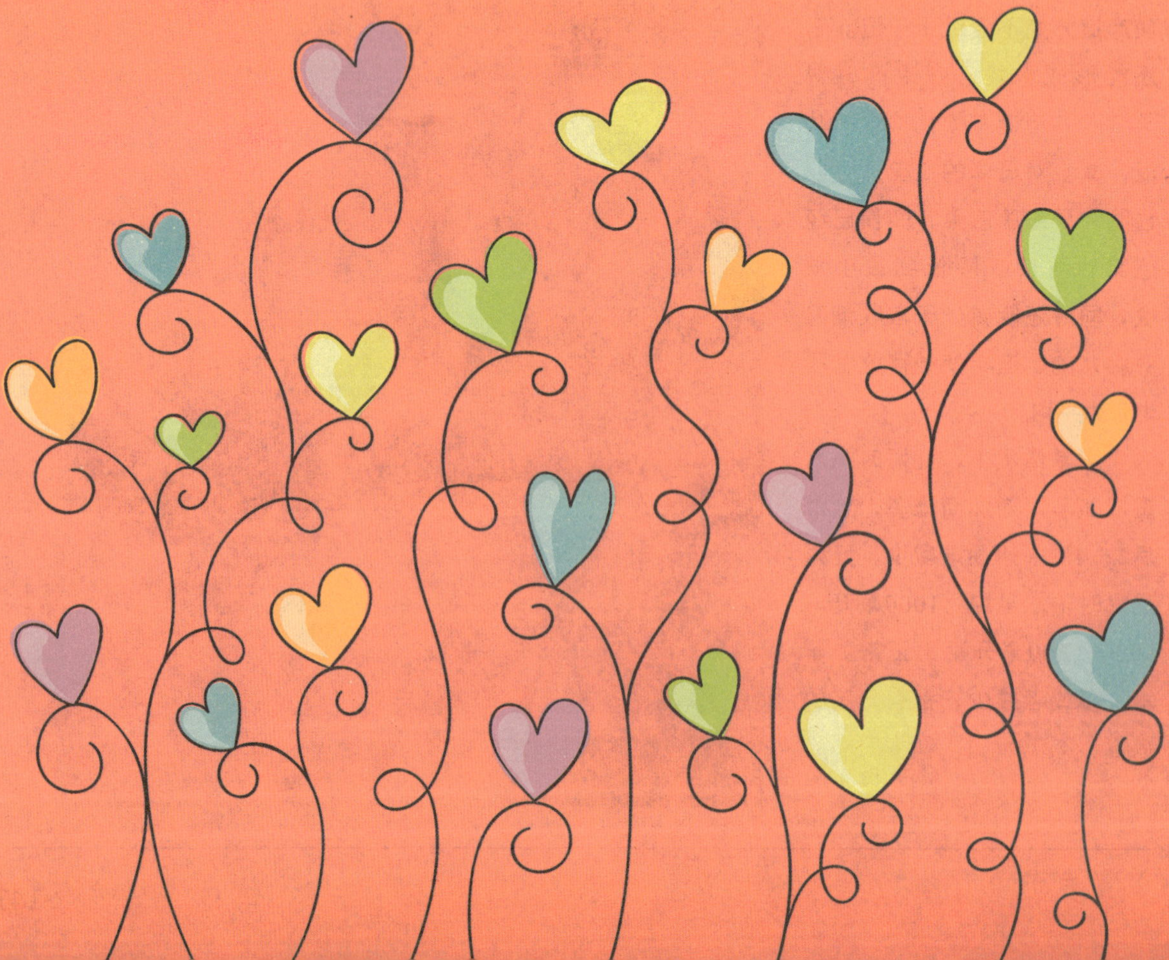

第六章

应对孕期的身体不适

孕育一个新生命的过程，是十分辛苦的，因为从怀孕的那一刻起，你的身体就开始迎接孕期层出不穷的不适症状：嗜睡、烧心、呕吐、胀气、尿频、便秘、腰背酸痛、妊娠纹、腿脚水肿……直到宝宝诞生，你的这些不适症状才会有所缓解。不过，对新生命的期待，或许是你笑对它们的最好动力！

01 消化问题

当你怀孕后，由于雌激素分泌增多，影响到肠胃功能，容易出现烧心、孕吐、胀气、便秘等消化问题。

孕吐

孕吐跟HCG的升高有关

孕吐是女性怀孕时人体的一种正常的生理现象。在怀孕一个半月左右时，孕妇体内的人绒毛膜促性腺激素（HCG）的分泌量明显增加，这不可避免地会给母体带来种种的反应，其中孕吐是最常见、最明显的妊娠反应。当体内的HCG水平上升到最高时，往往也是孕妇吐得最厉害的时候，等到HCG相对稳定的孕中后期，孕吐反应也就相应地缓解了。

当出现孕吐时，你不妨试试下面的这些改善措施。

1.饮食清淡，多吃水果、蔬菜，多喝水。

2.少去人流量大的地方，避免不喜欢的气味。

3.少食多餐，每隔2~3小时进食一次，睡前可适量加餐。

4.空腹容易恶心，早上起床前可吃几块苏打饼干或者面包。

5.空气好的时候，多开窗换气，每天出去散步。

如何缓解孕吐

当孕吐发生时，孕妈妈最担心的恐怕是肚中胎儿的健康。其实，在怀孕初期，胎宝宝主要处于器官形成阶段，对营养的需求没那么多，大多数轻微的恶心呕吐不会对孕妇和胎儿的健康有害。你不用强迫自己吃某些食物，从自己的需求出发，能吃多少就吃多少。

妊娠剧吐可以服用维生素B_6

不过，如果孕吐导致你无法进食任何食物和液体，吃什么吐什么，体重也出现了明显的减轻，就被称为妊娠剧吐。这种情况下要在医生的指导下用药。如果医生排除了引起呕吐的其他原因，可能会建议服用维生素B_6，另外，如果因为严重恶心呕吐导致脱水，还可能要静脉输液。

烧心

“烧心”跟孕激素水平升高有关

怀孕时，孕妈妈可能会经常感到胃部胀气，有时还会

孕吐级别	主要症状	对治方法
晨吐	恶心、食欲缺乏、轻微呕吐	少吃多餐，吃些苏打饼干
中度剧吐	恶心、呕吐加重，一天多次呕吐	经药物对症治疗及饮食指导如吃流质或半流质及低脂饮食，适当休息
恶性呕吐	持续恶心呕吐，导致酸中毒及电解质平衡失调，或肝功能异常	住院治疗以控制代谢紊乱

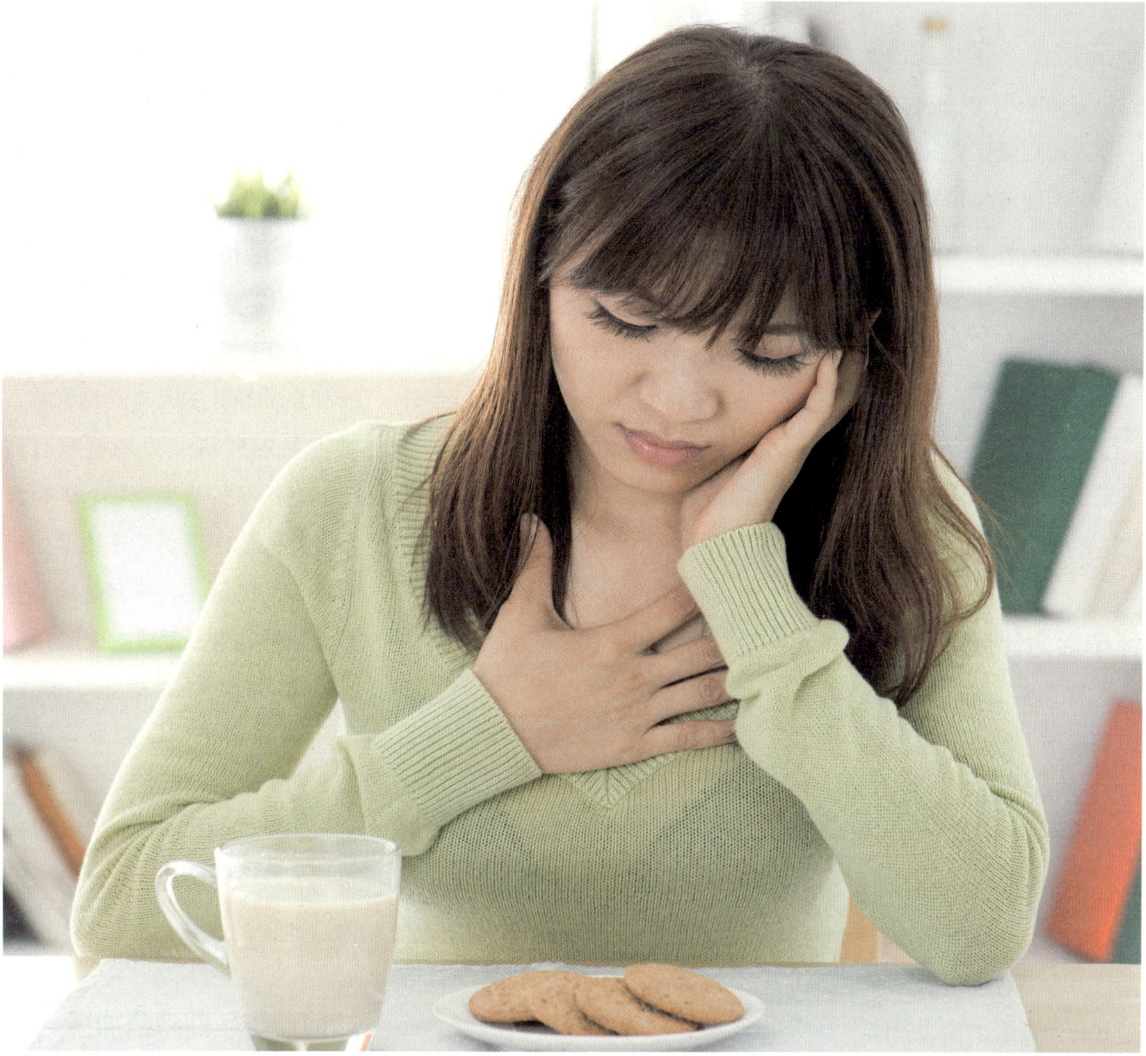

出现胃烧痛和泛酸的不适症状，这多是因为随着孕妇体内的血液中的孕激素水平的逐渐升高，食管下段的括约肌变得松弛，致使胃液反流到食管下段，而胃液中含有胃酸，会刺激食管下段的痛觉感受器，从而使孕妈妈产生烧灼痛。加之胎宝宝越来越大，会阻碍胃里的食物排空，促使胃液反流到食管下段，就这样引起所谓的“烧心窝”。这种“烧心窝”的现象在分娩后会自行消失，因此孕妈妈最好不要擅自服用任何治疗消化不良的药物。

如何缓解烧心

为了缓解“烧心窝”的症状，孕妈妈在饮食上需要注意下面几点。

1.避免吃刺激性或味道浓重的食物，如很酸或很辣的食物，以免刺激胃酸分泌。

2.避免喝浓茶、咖啡或吃巧克力等食物，以免松弛括约肌促使胃液反流。

3.进食要适量，不要过于饱食，不要一次进食过多的谷类和豆类食物，更不要一次喝入大量的饮料。

4.少吃多餐，可将一天的进餐次数增加到5～6餐。

5.饭后应直立半个小时，最好外出散散步；临睡前可以喝杯热牛奶，睡觉时把枕头垫高。

不要自行使用泻药

孕妇可以在医生的指导下适当使用促排便药物，但不能擅自使用泻药，因为泻药使用不当很容易导致流产或早产。比如，蓖麻油、番泻叶之类的刺激性泻剂会引起子宫收缩，甚至可能造成流产。

胃胀气

怀孕后为什么爱胃胀气

怀孕后，很多孕妈妈会出现胃胀气的症状，个别人的不适甚至会持续到临产。胃胀气是怎么发生的呢?

其实，这跟女性怀孕后内分泌的变化及饮食的调整有关。女性怀孕后，体内雌激素分泌量增加，激素中的黄体素除了有抑制宫缩的作用外，同时还会影响肠的蠕动能力，使消化功能减弱。如果孕妈妈平时吃得多，食物未来得及消化，在肠道中停留时间长了，就会产生大量气体，导致胃部胀气。

如何缓解胀气

要想缓解胀气现象，首先要调整饮食。

1.多餐少量，一天吃6～8餐，避免一次吃太多，减少肠胃的负担。

2.多吃富含膳食纤维的蔬菜、水果，少吃豆类及其制品、蛋类及其制品、油炸食物等易产气的食物。

3.多喝温水，充足的水分能促进排便。避免喝冷水，以免造成肠绞痛，引起子宫收缩。

此外，孕妈妈还可以每天在饭后30分钟至1小时后，到外面散步20～30分钟，能有效促进肠蠕动，帮助排气排便。

便秘

便秘的病因

便秘是孕妈妈常会遇到的一个麻烦。怀孕以后，孕妇体内的孕激素分泌增多，引起胃肠道肌张力减弱、肠蠕动减慢。再加上逐渐变大的子宫也会压迫肠道，使得肠道的蠕动减慢，因此，孕妇常伴有排便困难的症状。另外，很多孕妇不爱运动，这也是引发便秘的一个原因。

如何缓解便秘

1.调整菜单，摄取足够量的膳食纤维，多吃全麦面包、芹菜、胡萝卜、花菜等各种新鲜蔬菜和水果。

2.养成每天定时排便的习惯，排便时不要带手机或者书，要认真专心地排便。

3.每天清晨起床后空腹喝一杯蜂蜜水或温开水。

4.做些轻便体操，适当运动一下。

痔疮

孕晚期痔疮的发生率很高

妊娠晚期，随着子宫的增大，腹压也会逐渐增大，使肛静脉和直肠静脉的回流受到影响，很容易形成痔疮或加重原有痔疮。有的孕妇容易便秘，这也会导致痔疮的出现。痔疮给孕妇带来非常大的困扰，甚至影响到整个产褥期的身心健康。

对于孕期的痔疮，一般采用保守治疗，比如外涂痔疮膏、外用痔疮精油等。除非痔疮已经危及生命，否则一般不进行手术治疗，手术时间尽可能选择在孕中期。

如何预防孕期痔疮加重

1.痔疮脱出引起红肿疼痛时，可在食指上涂少于痔疮膏，轻轻按摩后将痔疮还纳至肛门内。

2.预防便秘，少吃辛辣刺激性食物，经常运动锻炼。

3.每次排便后用温水清洗肛周局部，保持卫生。

4.做缩肛运动，每日3次，每次10分钟。

泌尿生殖问题

02

妊娠期，孕妈妈可能出现白带增多、尿频等症状，你要学会分辨哪些是正常的生理现象，哪些是病理性的。

白带增多

孕后白带增多是正常的现象

对于怀孕的你来说，白带增多其实是很正常的现象。白带是由宫颈及阴道流出的分泌物、阴道壁的衰老细胞及来自阴道内的正常菌群组成的。女性怀孕后，胎盘产生大量雌激素，子宫和盆腔的血液供应丰富，白带也会增多。

临近分娩的时候，你的阴道分泌物也会增多，而且看起来好像与以往的分泌物有些不同，样子就像鸡蛋清或冷天里流的清鼻涕一样，也可能会像一大团凝胶那样，还略带点血色，这其实是宫颈分泌物。在怀孕很早期的时候，宫颈分泌物就充满在孕妈妈的子宫颈管中，形成一道保护屏障，即所谓的宫颈黏液栓。而临近分娩前，宫颈开始变薄和张开时，宫颈分泌物就可能被排出来。

问 产检时查出了阴道炎，这会对肚中的宝宝造成什么影响呢?

答 由于妊娠过程中，孕妇的阴道微环境发生了明显改变，容易出现各种生殖道感染，从而出现白带异常。如果炎症没有得到有效治疗而是持续存在，容易导致上行感染，引起子宫内膜炎、盆腔炎、附件炎、输卵管炎等，典型的症状包括高热、腹痛等，严重者还会令胎儿出现宫内感染等并发症，导致流产、早产、死产等。

异常白带要在孕8月前治愈

正常的白带应为乳白色或浅黄色的无味白带。如果白带不仅量大，同时还伴随着颜色、形状的改变以及外阴瘙痒等症状，那就不是正常的现象，而是异常病态。

异常白带的出现，常与滴虫或念珠菌（真菌）引起的阴道炎有关。阴道炎的诊断很简单，只需去白带检验一下即可。患有阴道炎的孕妈妈，要尽量在妊娠8个月前治愈，否则若是自然分娩时，胎儿可能会因此受到传染。

如何保持会阴清洁

- 每天用温水清洁外阴，保持阴部的清洁。
- 为自己准备清洗外阴的专用水盆和毛巾。
- 内衣和内裤要勤换、勤洗，晾晒时应放在太阳下进行暴晒。
- 排便后，卫生纸要从前向后进行擦拭。

阴部瘙痒

阴部瘙痒的原因

怀孕期间，阴部的瘙痒多是因为阴道分泌物增多，局部潮湿刺激引起的。不过，也可能是由阴道炎引起的，少数的妊娠期糖尿病患者也会出现阴部瘙痒。所以，如果孕妇有了阴部瘙痒症，最好先去医院检查下引起的原因，若是疾病引起的应在医生指导下用药。

如何缓解阴部瘙痒

平时要穿透气的衣服，保持身体的清爽，如果流汗过多，瘙痒的症状会加重。

洗澡不宜太频繁，每天1次的简单冲洗就行，洗澡后记得涂上保湿液。

少吃难以消化的动物性脂肪或面食。

尿频

怀孕初期和末期都会出现尿频

在怀孕初期和末期，大多数孕妈妈都会感到排尿次数增加。怀孕初期出现尿频的原因有两个：一是体内水分增加，肾脏运动加快，使更多的水分排出体外；二是越来越大的子宫压迫到邻近的膀胱，引起了尿频。

到了怀孕4个月左右，子宫会上升到腹腔，膀胱受到的压迫减轻或消失后，尿频的症状也会减轻。不过，到了妊娠9个月，胎儿降到骨盆，再度压迫膀胱，尿频的症状又会出现。

如何判断尿频是否正常

在怀孕后，如果孕妈妈发现小便次数增多，但尿色正常，不浑浊，也没有尿急、尿

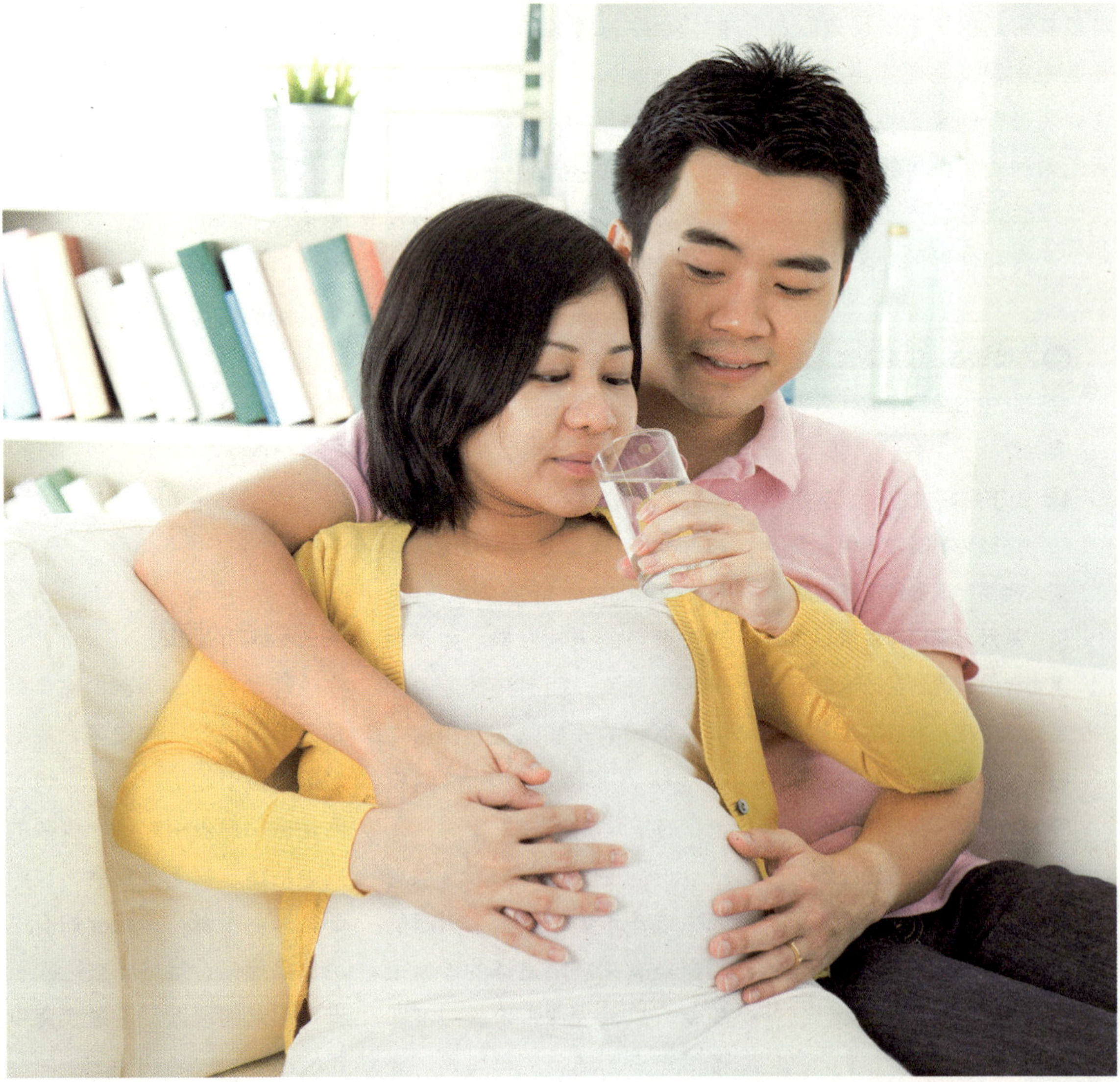

痛、发热、腰痛、血尿等症状，那就是正常的孕期尿频，在分娩后自可消失，因此不必担心。

如果在小便次数增多的同时，伴有尿急、尿痛、尿液混浊、血尿等症状，或是伴有多渴、多饮等现象，孕妈妈一定要警惕某些泌尿系统疾病的可能，及时就医，以免引起早产。

如何缓解尿频

1.排尿时向前倾斜，有助于排空膀胱，减少小便次数。

2.及时排尿，不憋尿，减少膀胱压力。

3.下午4点以后减少水分摄取，当然这并非完全限制饮水。

4.晚上少吃利尿性的食物，比如西瓜、冬瓜、海带、红豆等。

5.常做缩肛运动和骨盆放松练习。

6.采用左侧卧位睡姿，可减轻增大的子宫对于输尿管的压迫。

尿路感染

尿路感染的原因

尿路感染，又称泌尿系统感染，是尿路上皮对细菌侵入导致的炎症反应，分为上尿路感染和下尿路感染。上尿路感染是指肾盂肾炎，下尿路感染则包括尿道炎和膀胱炎。孕期尿路感染主要受3种因素影响。

- **输尿管扩张：**孕妈妈随着雌激素的增多，尿道管壁平滑肌张力会有所降低，蠕动也会减弱，到了孕中晚期，日益膨胀的子宫还会压迫膀胱和输尿管，使得输尿管被动性地扩张，促使了细菌的逆流向上，增加了尿路感染的概率。
- **尿液含糖高：**孕后体内雌激素的增多，还会造成尿道的酸性降低，如果孕妈妈同时有妊娠期糖尿病症状，就会令尿液中的葡萄糖、氨基酸等营养物质增多，增加了尿道细菌繁殖的机会。
- **分泌物增多：**怀孕后，孕妇受体内激素水平的变化，阴道分泌物会相应增多，从而导致分泌物的酸碱度降低，刺激局部细菌的滋长。

尿路感染应尽早治疗

孕期尿路感染如果没有得到及时的治疗，就可能引起早产和胎膜早破，因此孕妈妈一旦发现尿路感染症状，就要立即去医院就诊，切勿拖延以待自愈。

孕期尿路感染通常使用消炎药来治疗，但要避免那些可能会对胎儿造成不利影响的药物。需要注意的是，尿路感染急性期一般在1周内应卧床休息，平时还要注意劳逸结合，因为过度劳累或病后休息不好会导致感染复发和转变为慢性尿路感染。

尿路感染重在预防

1.为了预防妊娠期尿路感染，孕妈妈最好每隔半个月至一个月就去医院做一次尿液检查，如果确诊患了尿路感染，一定要在早期彻底治愈。

2.平时要注意保持良好的卫生习惯，睡前、便后用温水清洗下身，清洗时先洗外生殖器，后洗肛门以避免交叉感染；毛巾、水盆、擦脚布应专人专用，洗脚与洗外阴的毛巾也应分开。

3.保证每天1500～2000毫升的饮水量，促进细菌和毒素的排出，增强肾脏的免疫功能。

4.饮食上多吃新鲜水果，少吃葱、韭菜、蒜、胡椒、生姜等辛辣刺激性食物和油腻食物，减少对尿路的刺激。

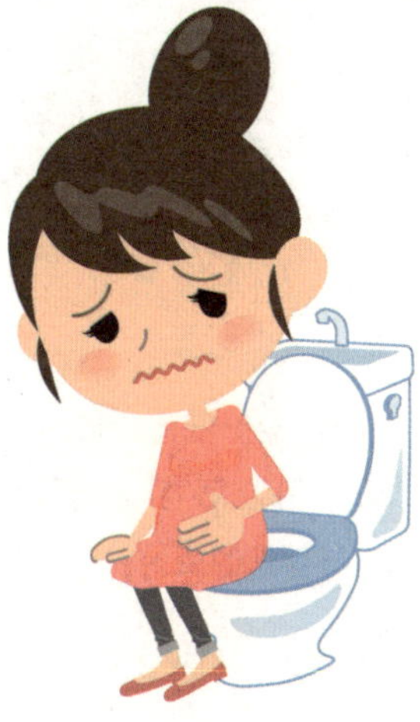

身体疼痛

怀孕会使得你的身体出现腰各种疼痛症状，有时候适当做几个动作，就能缓解。快来一些学习下吧！

腰背酸痛

重心前移引起的腰背酸痛

怀孕后，由于胎宝宝的逐渐增长，雌激素增多导致骨骼关节韧带松弛等原因，很多孕妈妈会出现不同程度的腰背酸痛，尤其是体质瘦弱的孕妈妈。

到了孕中晚期，随着腹部逐渐向前突出，孕妇的身体重心也会随之前移，你需要将上身后仰，才能保持身体的平衡，但这样却容易使背伸肌处于紧张状态，尤其是腰椎过度前凸时则更是如此，久而久之就会产生腰酸背痛的感觉。

如何缓解腰背酸痛

孕期的腰酸背痛多是正常现象，只要注意休息，避免长时间站立或步行，避免提重物，尽量穿着软底低跟轻便鞋，就可缓解消除。

你也可以用热水袋敷在痛处做局部按摩，或者选购合适的托腹带，帮助支撑下腹，提高腹部肌肉。

当然，练习腰背运动，也能有效缓解酸痛状况。

警惕卵巢静脉综合征

注意，如果你感觉到右下腹部伴有疼痛感，并向右大腿放射，同时伴有尿频、尿急等症状，就可能是患上了一种名为“卵巢静脉综合征”的妊娠期并发症，应尽快到医院做详细的检查和诊治。

特别提醒

腰背运动适合孕5月后开始做。

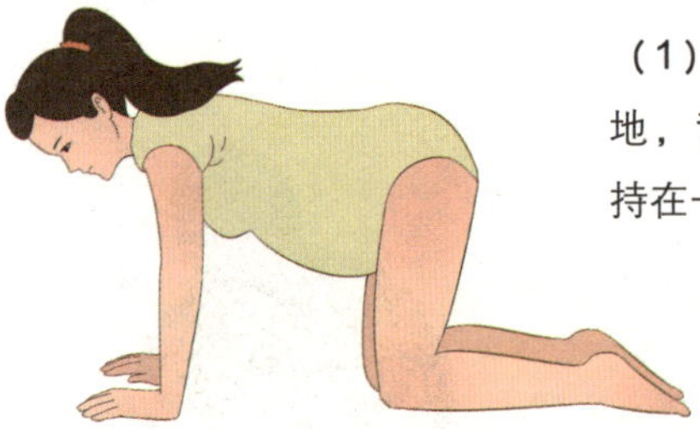

（1）双手撑地，双膝着地，背部放松，与头部保持在一条直线。

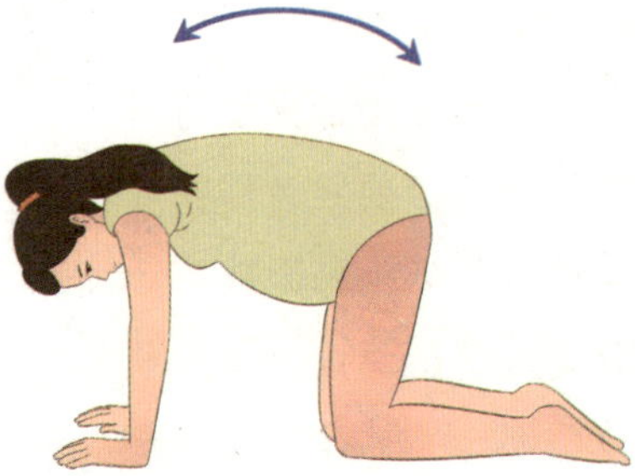

（2）头部低垂，收紧臀部，弓起后背，伸展背部与臀部的肌肉。

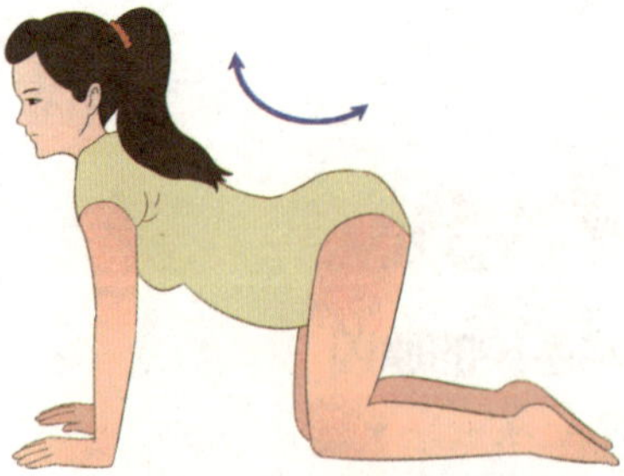

（3）抬头，放松臀部，慢慢弯曲背部，肚子向下接近地板。

重复5次，不要勉强自己。

腹部疼痛

下腹部的规律性阵痛可能是要分娩了

如果规律性阵痛出现在预产期左右，可能是孕妈妈要分娩了。但若是在妊娠满24周至预产期前3周出现的腹痛，很可能是早产。

早产只是宝宝提前出生，所以表现出来的征兆与正常分娩并没有什么不同，即出现腹部阵痛、阴道流血、破水三大征候。一旦孕妇在早于预产期前几周，就出现了腰沉、腹部坠胀、下腹部阵痛等征状时，就有可能发生早产。但是，如果当时的子宫颈口尚未张开，在及时进行紧急处理后，可预防早产发生。

剧烈的腹痛提示胎盘早剥的可能性

如果孕妇在妊娠晚期，突然出现下腹部剧烈疼痛、面色苍白、大汗淋漓症状时，可能是胎盘早期剥离。严重时，甚至还会出现休克和大出血。

正常分娩时，首先是婴儿娩出，然后再娩出胎盘。可是，如果胎儿还没有出生，而胎盘就过早地从子宫内膜剥离，这就被称为胎盘早剥。一旦出现胎盘早剥，胎儿将因为得不到氧气和营养的供给，影响发育，甚至死亡。同时，还会导致子宫大出血，危及孕妈妈的生命。所以，一旦有胎盘早剥的信号，要立即去医院就诊。

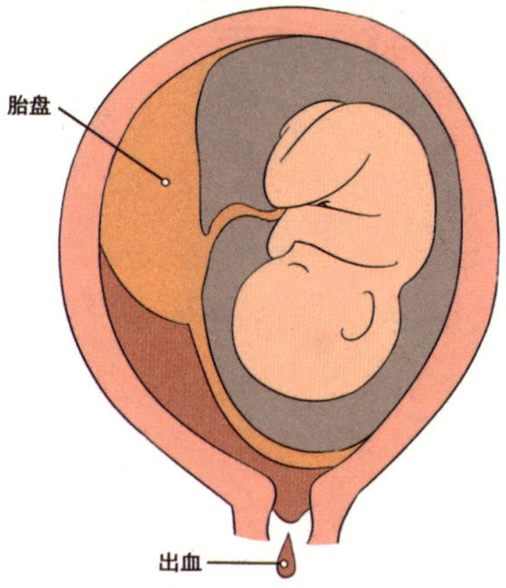

胎盘早期剥离

乳房胀痛

乳房胀痛的病因

女性怀孕后，体内的雌激素开始增加，刺激乳腺腺管的发育，乳房就会变得敏感，出现胀痛的现象。这种胀痛感与女性在经期前的感觉很相似，但要更强烈一些。怀孕3个月之后，由于孕妇的身体已经适应孕期雌激素的变化了，乳房胀痛的现象就会逐渐减轻。

如何缓解乳房胀痛

1.选择宽松的内衣。孕妇在怀孕后会出现的乳房胀痛现象，是正常的孕期现象，无须太紧张，也不用做特别的处理。平时所穿的内衣适宜选择宽松款的，最好是孕妇专用的内衣，且在家中最好不穿内衣，以减轻乳房外部的压迫。

2.热敷、按摩缓解胀痛。如果你的乳房胀痛症状较为严重，你可以采用热敷、按摩等乳房护理方式来缓解，但护理的动作要轻柔，因为乳房在孕期会变得非常脆弱，力度稍大就容易造成损伤。

骨盆疼痛

骨盆疼痛的病因

人体的骨盆是由左右两块髋骨（由髂骨、坐骨及耻骨融合而成）和骶骨、尾骨组成的，骨与骨之间均有坚强韧带支持联结，形成关节，一般不能活动。

但是，在孕妇怀孕10周左右，卵巢会分泌一种叫“松弛素”的物质，它会使骶髂关节和耻骨联合的纤维软骨及韧带变得松弛柔软，骶髂关节和耻骨联合也会变宽，活动性也会增加。到孕晚期，孕妇的耻骨联合平均增宽在0.3～0.4厘米，骶尾关节后移可达2厘米，这些变化可以帮助胎儿在分娩时能顺利通过产道。

不过，如果孕妇的韧带过度松弛，就会使耻骨联合分离，骶骨不能固定左、右髂骨，导致骨盆缺乏稳定性。这样一来，孕妇在行走、坐立、上下楼梯、翻身时，骨盆上的各个骨头会出现各自移动并牵拉耻骨间的纤维软骨、韧带的现象，从而导致耻骨和骶髂关节疼痛，严重时疼痛还会放射到大腿根部或会阴部，甚至导致行动困难。

如何预防骨盆疼痛

1. 避免长时间站立，站立时注意骨盆稍微后倾，抬起上半身，肩膀稍微向后落下。

2. 不要长时间坐无倚靠的板凳，坐时后腰要舒服地靠在椅背上，上半身要伸直，这样可以避免腰部用力。

3. 要经常变换姿势。不要长时间保持一个姿势不动，尤其是坐在电脑桌前或是看电视的时候，应该每隔45分钟起来活动活动。

4. 可采用蜷曲侧卧睡姿，仰卧时将枕头垫于膝关节下。

5. 使用孕妇托腹带，它的主要作用是固定耻骨联合，从而减少活动时移位，可有效避免以及缓解骨盆痛，尤其是一些疼痛症状比较明显的孕妈妈应尽早使用。但要注意，在睡觉前要脱掉托腹带，以免在睡眠过程中因为不良的姿势而导致托腹带扭转，从而压迫腹部。

小腿抽筋

小腿抽筋的原因

有半数以上的孕妇会出现小腿抽筋的现象，严重的还会在睡梦中被痛醒。这多是由于妊娠后，孕妇的身体变沉重，腿部肌肉负担增大导致局部酸性代谢产物堆积或是外界环境的寒冷刺激引起的。

如何缓解腿脚抽筋

当腿脚发生抽筋时，你可下床以脚跟着地，或平躺使脚跟抵住墙壁，帮助拉伸小腿减轻症状。

或是先轻轻地由下向上地按摩小腿的后方（腿肚子），再按摩拇趾和整个腿。

若再不缓解，则把脚放在温水盆内，同时热敷小腿，并扳动足部，一般都能缓解症状。

小腿抽筋的预防办法

为了更好地缓解腿部抽筋现象，平时孕妈妈要注意下面几点：

1. 不让腿部的肌肉过度疲劳，不穿高跟鞋。

2. 睡前对腿和脚进行按摩，注意保暖，别让腿部着凉。

3. 适当进行户外活动，多摄入一些含钙及维生素D丰富的食品，必要时可加服钙剂和维生素D。

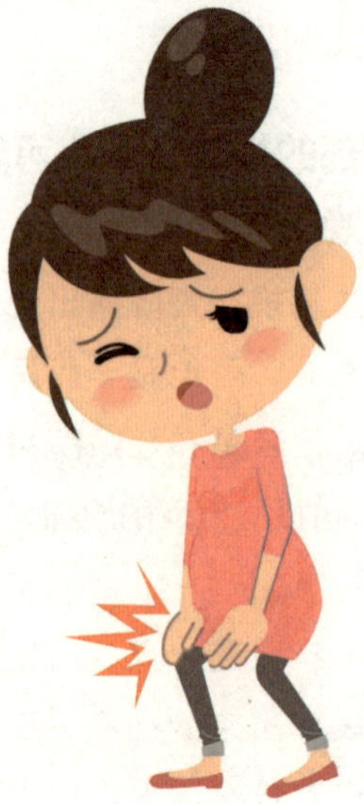

痉挛性腹痛

痉挛性腹痛的病因

怀孕后，孕妇体内雌激素的增多会使韧带松弛，而不断隆起的腹部也为肌肉和韧带带来了更大的负担，这种韧带拉伸引起的肚子疼，被称为痉挛性腹痛。它将会持续你怀孕的整个时期，并且可能会随着孕期的进展而加重。

对于在怀孕期间有性生活的孕妇而言，可能在性高潮来临时感觉到痉挛性腹痛。这种痉挛性疼痛不会有碍孕期健康，也不会影响到腹中的宝宝。

痉挛性腹痛出现后怎么办

如果你只是孕早期偶尔出现痉挛性腹痛，但是没有其他症状，你大多无须担心。如果你在怀孕初期经常出现痉挛性腹痛，还伴有发热、打寒战、阴道出血、阴道分泌物增多、腹部有触痛等症状，而且你在休息一段时间后症状也没有减轻，就可能是宫外孕或流产的征兆，就要立即去医院就诊。

头痛

头痛多是精神因素

如果孕妈妈经常处于焦虑、紧张的状态，就会使颅周肌肉张力增高，导致太阳穴附近或者整个头部出现钻痛、敲打式疼痛。因此，孕妈妈在孕期要注意休息，保持精神放松。

孕期头痛也有可能是妊娠期高血压疾病所致，这是因为血压在怀孕后发生了改变，体内雌激素的分泌量大大增多，从而影响到大脑血液回流，所以头部会感到眩晕和疼痛。

如何缓解头痛

深呼吸：当你感到头痛时，一定要立即离开空气沉闷、烟雾弥漫的环境，走到户外，大吸几口新鲜空气，再缓缓吐气，至少10分钟，为大脑补充足够的氧气。

按揉太阳穴：可以选择一个宁静的舒适环境，喝一杯温开水，然后慢慢地松弛神经，均匀呼吸的同时，轻轻按揉两边的太阳穴。

按揉颈部：注意让颈部放松，慢慢转动颈部，再耸耸肩膀，然后从头颈之间的肌肉开始按压，经由肩膀，然后再到头部。

洗热水澡：洗个热水澡，用热水冲击颈肩部位，也有助于缓解头痛。

牙疼

牙疼的病因

牙齿的问题，最容易在孕期的前3个月和后3个月出现。怀孕后随着体内雌激素、黄体酮、绒毛膜促性腺激素分泌较多，孕妈妈容易发生牙龈出血、肿胀，口臭，引起牙龈炎。尤其是本来就有智齿、龋齿、牙髓炎等牙齿问题的孕妈妈，更容易在怀孕后加重原有的炎症。

孕期牙疼能治吗

有的孕妈妈担心治疗牙齿时会伤到肚中的宝宝，其实，牙痛的时候该治还是要治。如果是在孕早期出现的牙齿问题，一般医生会建议只是清洁口腔为主，那些非治不可的牙病可以放到相对安全的孕中期治疗。不过，像拔牙或者其他侵入性的治疗，一般都会在产后再进行治疗。

在预防牙龈炎的问题上，孕妈妈最好能做到下面几点。

1.保证饮食清淡，远离那些易上火、重口味的食物。

2.多吃牛奶、鸡蛋、瘦肉等富含蛋白质的食物。

3.多吃富含维生素C的新鲜蔬菜和水果，必要时还可口服维生素C片。

4.时刻保持口腔卫生，勤于漱口刷牙，刷牙时要使用软毛刷，不要太用力。

如何缓解牙疼

如果孕妈妈出现了牙疼的症状，应先排除牙周疾病、牙龈疾病的可能。每天用浓盐水漱口，或是用药棉蘸上浓盐水后咬在肿痛的牙齿上，不要怕疼，坚持一小会儿后用白开水漱口。如果牙疼情况比较严重，最好去医院牙科就诊，千万不要滥用消炎药。

04

皮肤问题

怀孕后，你可能会迎来痘痘、皮肤瘙痒、妊娠纹、妊娠斑等皮肤问题，这要求你饮食清淡，并停用化妆品，严重时还需要借助药物来治疗。

痤疮

孕后长“痘”很常见

怀孕后，孕妇受到激素的影响，皮肤的皮脂腺分泌量会增加，这是一种正常的生理现象。有的孕妈妈会觉得自己脸部变得爱出油了，鼻子也变大了，还有的孕妈妈则因为毛孔阻塞、细菌增生而长出了痤疮，就是平时所说的“痘痘”。

脸上有了“痘痘”怎么办

1.从心理上认识到孕期长“痘痘”是一种正常的生理现象，树立信心，不苦恼。

2.避免用手挤捏“痘痘”，尽量避免化妆，必须化妆时不要使用油脂类化妆品。

3.不吃辛辣刺激性食物，如葱、蒜、辣椒；少吃脂肪和碳水化合物食品；多吃新鲜蔬菜和水果，多饮开水。

4.早睡早起，生活规律，保证充分睡眠。

5.用温水洗脸，每天2～3次，以减少皮肤的油腻。

妊娠纹

腹部、大腿、屁股上出现了妊娠纹

到了怀孕中期，孕妇随着体重的急剧增加，腹部、大腿内侧、屁股上很容易长出妊娠纹。随着腹部的增大，妊娠纹也会变得越来越明显。

妊娠纹的形成，主要是因为孕妇体重增加了，皮肤表面的弹力纤维与胶原纤维会因外力牵拉而受到不同程度的损伤或断裂，皮肤因此变薄变细，在皮肤上就会出现一些粗细、长短不一的粉红色或紫红色的波浪状花纹。妊娠纹在产后会逐渐变淡，但大多会留下白色或银白色疤痕线纹。

如何预防妊娠纹

尽管妊娠纹不会对孕妇的身体健康和宝宝健康造成威胁，但是为了美丽着想，很多孕妈妈还是希望能尽量预防或避免过多的妊娠纹。

1.预防妊娠纹的方法主要是控制体重的过快增长，原则上孕妇每个月的体重增加量应在2千克以下，整个孕期的体重

肚子上的这根“竖线”

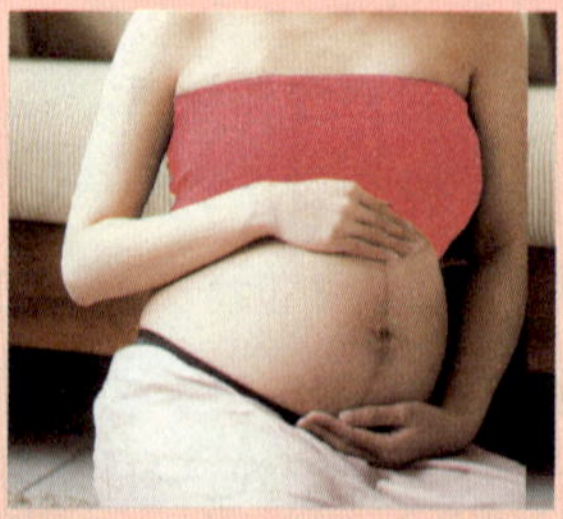

肚子上的这根“竖线”叫做妊娠纹，是怀孕女性特有的现象。有的人在孕早期就有了，有的人却到了孕中期才出现，形状上也不完全一样，有的是笔直的，有的是弯曲的，有的粗，有的浅。

妊娠纹其实是一种色素沉着，跟体内的激素改变有关，所以不要试图去遮盖或是淡化它。这条线会随着月份的增加而加深，分娩后则会逐渐变淡，然后自然褪去。

增长量应在11～14千克。

2.少吃甜食及油炸食品，少喝浓汤，适量进食猪蹄、蹄筋和皮肉等富含胶原蛋白的食物，帮助增加弹性纤维和胶原纤维的弹性。

3.使用孕妇橄榄油等妊娠纹防护产品，以达到减少妊娠纹出现、淡化妊娠纹纹路等效果。

4.使用孕妇托腹带，帮助减轻腹部承担的重力，减少皮肤过度的延展拉扯。

妊娠斑

妊娠斑的病因

妊娠斑又叫黄褐斑、蝴蝶斑，它是由于孕期垂体分泌的促黑色素细胞激素增加，以及大量孕激素、雌激素的作用，导致皮肤中的黑色素细胞的功能增强，并产生色素沉淀。妊娠斑不会干扰到孕妈妈和胎儿的健康状况，但却会使孕妈妈的形象“受损”，尤其是爱美的孕妈妈，对黄褐斑更是唯恐避之不及。

如何缓解妊娠斑

1.注意防晒，减少阳光和紫外线照射，外出要有遮阳伞、戴墨镜，尤其是夏季出行时。

2.多吃富含维生素C和维生素E的食物，如西红柿、柠檬、鲜枣、芝麻、核桃等，因为维生素C和维生素E能有效促进血液循环，抑制代谢废物转化成有色物质，从而减少黑色素的产生，加快肌肤新陈代谢，促进肌肤新细胞的生成。

3.冷热水交替洗脸，可促进脸部的血液循环，加速黑色素的分解。

产后妊娠斑就会消失

通常情况下，妊娠斑会在分娩后3～6个月自动消失。不过，有些特殊体质的孕妈妈或者内脏有疾病的孕妇可能例外，如果产后几个月妊娠斑仍旧很严重，需要到医院做诊治。

皮肤瘙痒

皮肤瘙痒是正常现象

孕妇在怀孕期间出现皮肤过敏、瘙痒的症状也是正常的妊娠反应，多出现在妊娠中后期，轻者只是皮肤稍有瘙痒，重者则瘙痒难忍，坐立不安，夜不能寐，痛苦不堪。

有的皮肤瘙痒，只是单纯的痒，皮肤正常，病因可能与孕妇雌激素的增加和妊娠纹的出现有关；有的孕妇皮肤上会出现小红疹，最常出现在四肢，这种也是怀孕本身造成的，对胎儿没什么影响；还有一种发生率较低的妊娠中毒性皮肤疹，与胎盘激素分泌不平衡有关。

这3种皮肤瘙痒，一般都能耐受，不主张用药。

需要警惕的是孕期肝内胆汁分泌阻塞引起的皮肤瘙痒。肝内胆汁淤积症容易造成胎儿宫内缺氧，尤其是在临产时缺氧的现象。

如何缓解皮肤瘙痒

1.出现瘙痒后，避免搔抓止痒，防止感染。

2.经常洗澡、勤换内衣，洗澡时少用或不用碱性肥皂，避免温度过高的水，以免加重瘙痒。

3.少吃刺激性的食物，如花椒、辣椒等，海鲜的摄入也要适量。

4.注意个人卫生，尽量穿着纯棉的衣物，以避免化纤织物与皮肤发生摩擦。

5.如果瘙痒症状实在让人难以忍受，你可以在医生的指导下采用药物治疗。

05

其他不适

嗜睡、记忆力下降、水肿是孕期最容易出现的几大问题，只有当你了解了这些问题出现的原因，才能真正缓解症状。

总是犯困

常常犯困是正常现象

在怀孕的前3个月里，你可能常常会觉得困，这是正常的生理现象。有的人可能在晚上保证睡眠的同时，还要上午睡一大觉，下午睡一大觉，似乎永远都睡不醒。如果这时的你正在上班，这种时时出现的困意会影响到工作效率。不过，为了宝宝的健康，这时可不要喝提神的茶类或者咖啡。

你之所以会变得这么困，是因为女性在怀孕之后，身体里面会分泌出一种激素，这种激素会使得怀孕女性的子宫肌肉变得柔软，从而起到防止流产的作用。不过与此同时，这种激素会让孕妇的行动变得迟缓，这就是为什么你在怀孕初期时老是想睡觉的原因。另外，女性怀孕之后新陈代谢的增加，分娩系统产生的变化，体内热量消耗快，血糖不足等都是导致怀孕女性的容易嗜睡的原因，所以对于怀孕后犯困的症状，你没有必要太过担心。

犯困时，该做点什么

1.认清自己需要好好休息这一现实，保证充足的睡眠。

2.把工作和生活中不是“非自己不可”的事情，交给他人做。

3.白天想要休息的时候就尽量休息，不要勉强自己。不过，要控制在1小时左右，否则会影响晚上的睡眠。

孕期水肿

孕期出现水肿的原因

也许有一天你会发现自己手、脚、小腿等部位开始水肿，有时甚至脸部也会出现轻微的肿胀，而且随着怀孕周数的增加，这种水肿现象会日益明显。孕期水肿一般在早晨症状较轻，在晚间睡觉前症状比较明显。孕期水肿的原因，主要有3个。

1.由于增大的子宫压迫下腔静脉血管，使静脉血回流受阻所致。

2.孕期血容量逐渐增加，最高峰时（孕34周）可比非孕期增加40%左右，会导致组织间液增加，它们贮留在组织中，就会造成水肿现象。

3.孕期血浆渗透压有所降低，使得血流中的水分容易渗透到组织间液中，也会导致下肢水肿。

如何判断水肿是否正常

生理性水肿：如果孕妇在一天的不同时间段，发生水肿的部位不同，但多发生在脚踝或膝盖以下处，而且如果把脚抬高1小时，腿部和脚踝的水肿就会有所减轻，这多是生理性水肿。

生理性水肿并不会导致孕妇的血压上升，令尿液中出现尿蛋白，也不会对胎宝宝产生不良影响，而且会在产后自行消失，因此无须过于担心。

病态性水肿：如果孕妇的下肢部位、双手、脸部、腹部等地方出现水肿现象，且水肿处的皮肤按压下陷、没有弹性、呈暗蓝色，多是病态性水肿。这主要是由于妊娠期高血压疾病、肾脏病、心脏病或其他肝脏方面的疾病所致，病态性水肿可能会导致神经受压，引起大腿外侧发麻、指尖刺痛或感觉丧失，因此要立即就诊。

如何缓解水肿

控制盐的摄入量：怀孕后，身体调节盐分、水分的功能有所下降，因此你在饮食上要注意控制好盐的摄入量，保证每天盐的摄入量不超过6克，并少吃或不吃含盐量较高的腌制品。

补充优质蛋白质及铁：如果孕妈妈缺乏蛋白质和铁元素，就可能导致营养性低蛋白血症或贫血，也容易引发水肿现象。

多多休息：你要尽量避免较剧烈或长时间的体力劳动，保证有充足的休息和睡眠时间，做到每餐后休息半小时，下午休息2小时，每晚睡足9～10小时。

将腿举高：到了孕晚期，你除了要避免长时间站立或坐着不动，还要在坐着或躺着时把脚稍稍垫高，以使腿部积存的静脉血能够回到心脏。

按摩腿部：每天洗澡、洗脚或睡前，可以在丈夫的帮助下由下往上按摩腿部，解除腿部酸痛，力度以舒服为宜。

眩晕

为什么会晕倒？先要找对原因

在妊娠期间，有的孕妈妈突然站起来或站立过久时，就容易出现眩晕。为什么孕期会出现眩晕呢？

血压偏低引起的：这种类型的眩晕常发生在瘦弱的孕妇身上，在妊娠的早中期，孕妈妈的血压都有一定程度的下降，这就可能导致大脑供血不足引发眩晕。

血糖偏低引起的：那些不吃早餐就出门或者平时进食较少、营养不良的孕妈妈，容易出现这种情况，眩晕的同时还伴有心悸、乏力、出冷汗等症状。

姿势不对引起的：有的孕妈妈在仰卧或躺坐在沙发上时出现了眩晕，但如果是站立或是侧卧时则不会，这种类型的头晕属于仰卧综合征，常出现在妊娠的晚期。

贫血引起的：如果孕妈妈贫血了，也会出现头晕、头痛的症状。

出现眩晕了怎么办

如果出现了眩晕，首先应该找个座位坐下来，坐时身体前倾，头尽量压低，注意别压迫到腹部。这样休息一会儿就会缓解，如果还严重，则应卧床休息。当然，针对不同原因引起的眩晕，你还有些特别的注意事项。

1.针对血压偏低引起的眩晕，孕妈妈可以稍微吃点偏

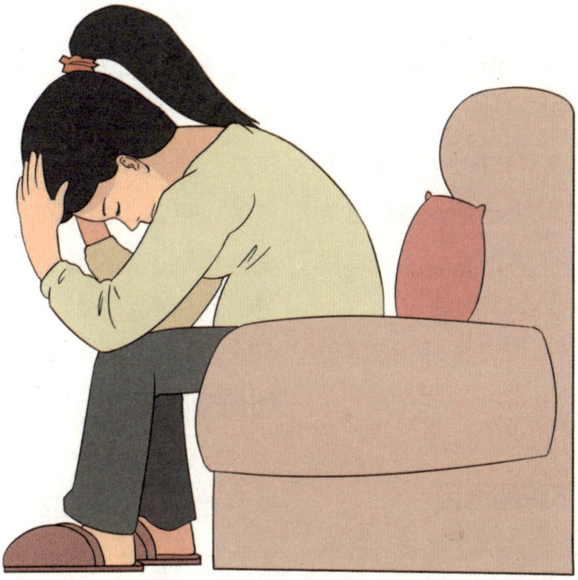

温馨提示：眩晕时可安静地坐下来，身体前倾，低头

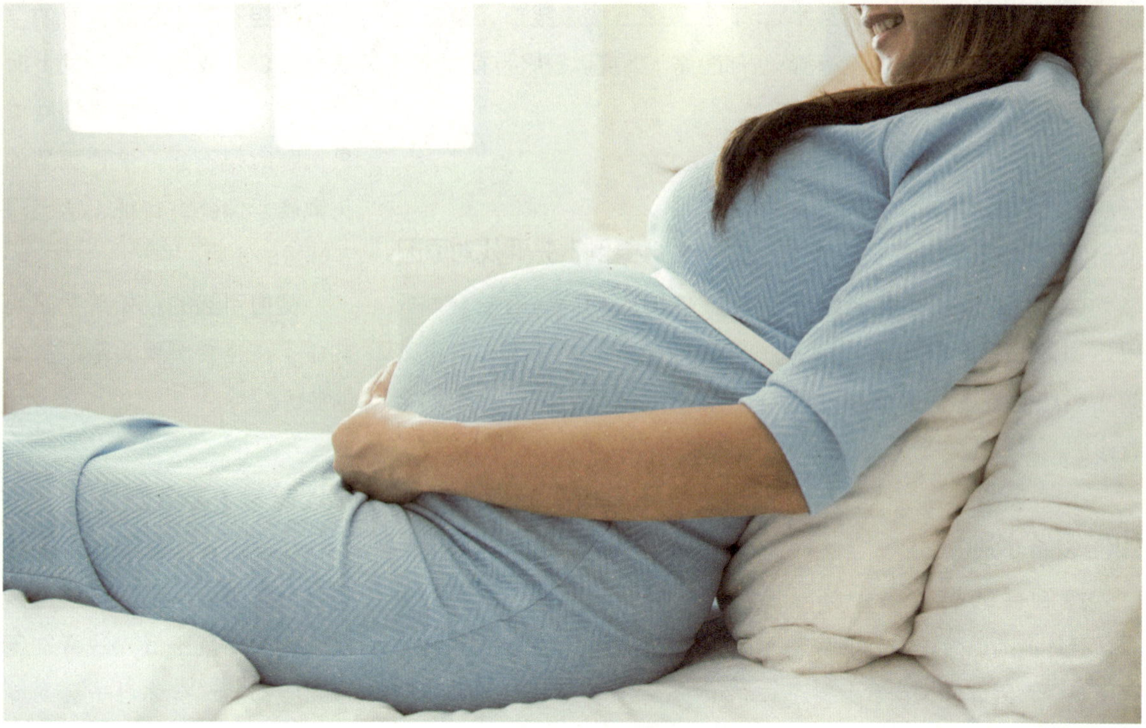

咸、脂肪含量又高的食物，通过升高血压来解决。

2.血糖低的孕妈妈，可以随身带些糖，一旦发生眩晕时可以通过吃糖缓解一下，平时也要注意按时用餐和餐间间隔。

3.仰卧综合征引起的眩晕，一旦发作时，孕妈妈要马上侧卧。

4.如果孕妇贫血，就要通过食物和药物来治疗，平时也应食用含铁丰富的食物，如动物血、猪肝、瘦肉等。

记忆力下降

记忆力下降的原因

怀孕后，你会发现自己的记忆力好像下降了很多，尤其是在孕早期和孕晚期。有调查显示，大多数孕妇在怀孕期间都有不同程度的记忆力下降迹象，有的孕妇还会持续到哺乳期。

对于女性在孕期出现记忆力下降现象的原因，医学界目前还没有科学的定论，但专家普遍认为这与女性怀孕后神经的传导介质（如肾上腺素、血清素、多巴胺等）的明显下降有关，再加上女性在孕期容易变得焦躁、易疲惫，也会造成记忆力下降的现象。

如何预防记忆力下降

1.保证充足的睡眠。如果睡眠过少，会令大脑处于“应激”状态，影响精神集中和回忆信息的能力。

2.多听一些轻柔的音乐，尤其是古典音乐，可促进脑部血液循环、舒解压力，不但对胎教有很大的帮助，也能改善孕妇的记忆力。

3.安排适当的产前运动，既有助于生产，也可振奋精神，增加专注力。

4.减少生活、工作的压力，保持好心情。如果压力太大，最好先休息一阵子。

5.将自己要做的事有条理地记在一个笔记本上，并随时拿出来翻看，检查自己是否有事情忘了处理。

心理问题

06

孕妈妈在怀孕期间的不同阶段，也会出现不同的心理变化，比如紧张、焦虑、恐惧等，如果这些心理变化得不到有效缓解，还可能导致心理疾病。

出现了抑郁

妊娠抑郁症的表现

如果你在孕期的某段时间内，持续出现喜怒无常、焦躁易怒、情绪低落、心神不定、注意力无法集中、失眠多梦、食欲缺乏或暴饮暴食等反常症状，多是患上了妊娠抑郁症。有数据显示，大约有10%的女性在孕期会感觉到程度不同的抑郁。如果妊娠抑郁症没有得到充分的重视和及时治疗，将会影响孕妈妈照料自己和胎儿的能力。

引起妊娠抑郁症的原因

激素水平的显著变化：怀孕后，孕妇体内的激素水平发生了明显的变化，这会影响到大脑中调节情绪的神经传递，导致不良情绪出现。

家族或个人的抑郁症史：如果孕妇的家族或本人曾有抑郁症史，那么在孕期患妊娠期抑郁症的概率就比较高。

精神高度紧张：有过不孕史、流产史、难产史的孕妇，更容易在怀孕后出现紧张、抑郁，往往身体稍有不适就会担心是否影响胎儿，如果精神长期处于高度紧张的状态，就容易患上妊娠抑郁症。

如何缓解妊娠抑郁症

1.妊娠抑郁症是一种情绪病，因此最好使用情绪疗法，孕妈妈要试着让自己放轻松，做一些会使自己感觉愉快的事情，比如看看书，听听舒缓的音乐，外出散散步。如果身体允许，孕妈妈还可以做一个短途旅行。

2.为了缓解内心对分娩的恐惧及对育儿的担忧，孕妈妈要多和家人、朋友交流，轻松而明确地告诉他们自己的感觉，只有如此，才能得到想要的安慰和支持。

3.抑郁症严重的孕妈妈应及时寻求心理医生的帮助，并在医生的指导下适当服用一些对自身和胎儿没有副作用的抗抑郁药物。

变得焦虑

孕期焦虑，影响很大

怀孕后，孕妇身体激素分泌的变化、渴望优生带来的压力、对未来生活的恐惧与担忧等种种因素，都容易使情绪变得不稳定。再加上家人对怀孕一事的高度关注，常令孕妈妈处于应激状态，容易感到焦虑，严重者还会出现以情绪不稳、行事冲动、行为异常等为主要表现的精神障碍。

如何克服焦虑情绪

1.充分了解孕期的基本知识。在备孕时和怀孕以后，你都要充分了解孕期的基本知识，比如，从电视、报刊等媒体上学习一些怀孕期保健知识，积极参加孕妇俱乐部活动等，对于孕期中可能出现的情况做到心里有数，就不会在问题突然来临时惊慌失措，焦躁不安。

2.保持开朗的心境。怀孕后，你一定要保持平和、愉快的

家人的支持最重要

在应对孕妈妈的焦虑情绪方面，家人的心理支持可能最重要。家人应避免过度关注胎儿的健康，遵从医生的指导，定期体检，如果孕妈妈焦虑程度严重的时候，可考虑寻求专业机构的帮助，不要自行用药。

心情和乐观、积极的态度，对于父母、公婆有时可能会出现的唠叨、过分关心等现象，要用积极正面的态度去面对，不要因此而给自己增加心理负担。

3.要明白宝宝的性别是不能选择的，如果你因为渴望生男宝宝、害怕生女宝宝而充满焦虑，不仅对你没有什么帮助，还会影响腹中胎宝宝的发育，甚至导致流产。

对孕期充满恐惧

没做好准备才会恐惧

怀孕后，一些孕妈妈由于没有做好迎接宝宝的心理准备，不敢去面对新生命，对怀孕和生产后的各种可能产生了恐惧心理：觉得生孩子很痛，又怕生完后带孩子超级麻烦，担心宝宝不健康或生出畸形儿，害怕发生难产，又担心生完孩子后身体走形变样……一般心理承受力较差、胆子较小或是意外怀孕的孕妈妈，更容易对孕期恐惧。

如何缓解恐惧

要想缓解恐惧，根本方法就是找到孕妈妈所害怕的对象，然后“对症下药”。

1.害怕分娩生产时的疼痛。孕妈妈若是对分娩怀着紧张、恐惧的心理，反而会使分娩时的疼痛更加厉害。因此，你应该充分了解分娩的相关知识，学习并掌握分娩时如何减轻疼痛的技巧，保持平静的心态来迎接分娩的到来。

2.总是担心孩子不健康。孕妈妈在怀孕期间会做各类检查项目，一定要按时检查，这样如果宝宝出现了异常，医生会及时告知，平时就不要给自己太大压力了。如果你在孕早期或接触到了某些可能对胎儿不利的因素，可以向医生进行相关咨询，消除自己的恐惧心理。

3.害怕怀孕会使皮肤变差、身材走形。其实孕妈妈只要在孕期坚持适当的锻炼和皮肤护理，保持充足的睡眠和良好的心情，不让体重增长过快，分娩后还是比较容易恢复到原先状态的。

情绪很敏感

为什么你的情绪会变得如此敏感

有的孕妈妈原本是开朗自信且十分有主见，却在怀孕后突然变得敏感、脆弱，甚至变得挑剔、苛刻，思想、行为都常常陷入极端化。这种敏感的情绪多数情况下还会传递给周围最亲近的人，令家人常常感到苦恼。

这种敏感的情绪多见于孕早期和孕中期，主要原因是孕妈妈无法适应怀孕带来的身体和角色变化，如体形细微的变化、早孕反应等，一些孕妈妈在心理上还无法接受自己即将变为妈妈这个事实也容易引发孕期敏感症。

如何缓解孕期敏感症

1.作为孕妈妈，你想要缓解孕期敏感症，最直接的办法是放松心情，多和有过生产经验或是也处于孕期的朋友们聊聊天，分享彼此的感受经验；找些事情做以分散注意力，把怀孕的时间充分利用起来，做一些以前想做又没有时间做的事情；不要把自己困在家里，多与外界保持联系，当感觉有不良情绪侵袭时，可以给自己一些积极方面的心理暗示。

2.作为家人，如果孕妇在孕

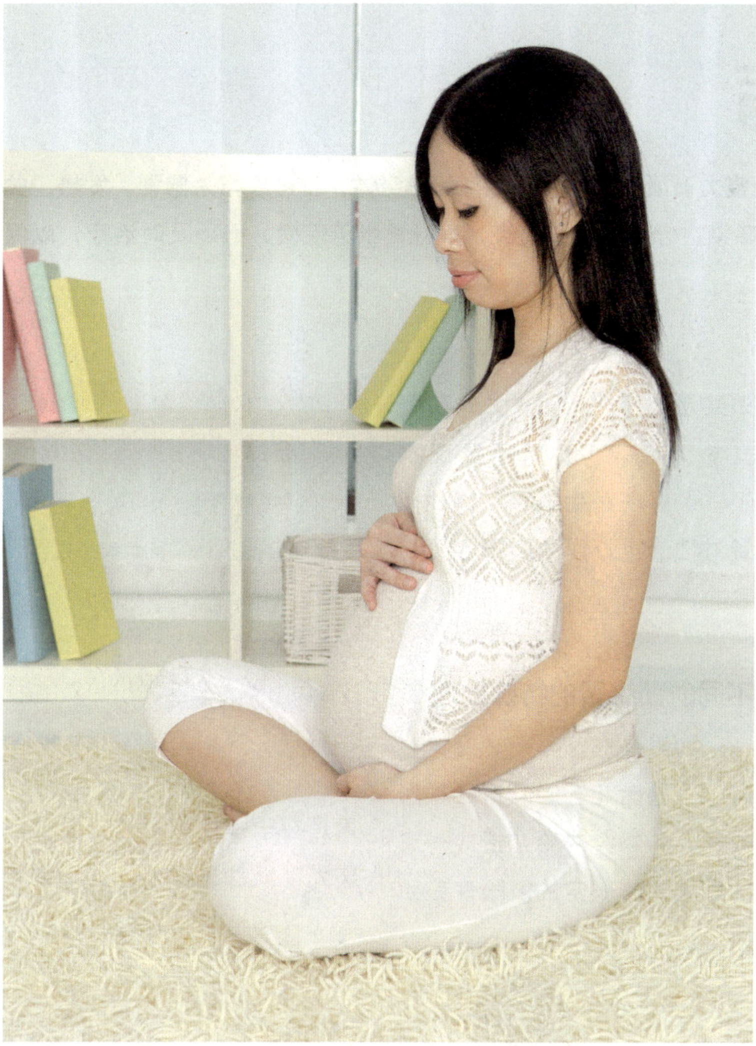

期出现了这种敏感情绪时，要及时给予充分的体谅关心，尽量多宽慰她、帮助消除敏感源，而不是对她的反应、情绪的变化不屑一顾，或是刺激她。

孕期“女王症”

孕期“女王症”的病因

有些孕妈妈在怀孕前明明情绪很稳定，却在怀孕后变得极其霸道，颇有“唯我独尊”的感觉，要求家人对自己唯命是从，而且特别爱抱怨、爱挑剔、不满足，一旦自己的期望没有达成，就大发雷霆，吵得天翻地覆，这多是患上了孕期“女王症”。孕期“女王症”多出现在孕中期和孕晚期，多见于那些从小娇生惯养、集万千宠爱于一身、没有经历过什么挫折的孕妇身上，病因有可能是孕妇没有得到家人足够的关心照顾，但即使家人给予了孕妇足够的关心和关怀，她也还是有可能患上此病。

如何缓解孕期“女王症”

要想缓解孕期“女王症”，最重要的还是孕妇对心态的调整。不要觉得因为怀孕了，就可以高高在上，对家人颐指气使，而是要心平气和地对待家人的关心宠爱，不能恃宠而骄，坚持自己的事情自己做，对于家人生活上和照顾自己上可能出现的疏忽更是要给予理解，学会调节自己的身心，凡事向好的地方去想，不要总出现走极端的思想和采取极端的行为。

小心准爸爸患“孕期综合征”

孕妈妈身体和情绪的变化、生活的压力，也会影响准爸爸的心理，使他们患上“孕期综合征”，主要表现为看到妻子怀孕期间受苦，会感到内疚、焦虑；会有失落感，觉得妻子只关注孩子，不再爱自己了。

07 孕期疾病

怀孕后，你的身体免疫力有所下降，稍不注意保养身体，就可能招来感冒、发热、贫血、牙龈炎、痔疮、尿路感染、念珠菌性阴道炎、静脉曲张等疾病，必须及时治疗，以保证胎儿的正常发育。

感冒

分清是普通感冒还是流行感冒

怀孕后，孕妈妈的鼻、咽、气管等呼吸道黏膜会变得肥厚、水肿、充血，人的抗病能力下降，所以容易感冒。一般的普通型感冒，症状较轻，比如只是流清涕、打喷嚏，对胎儿的影响不大，不必服药，多休息几天就能好转。不过，如果是流行性感冒，并伴随着发热等症状，你就不要硬抗了，最好在医生指导下，进行针对性治疗，以免胎宝宝受到影响。

不同时期感冒的特殊处理

如果是在孕早期感冒，这时候正是胎儿胚胎发育器官形成时，药物会对胎儿造成一定的影响，有一定的风险性；如果是在孕中期感冒，则要慎用庆大霉素、链霉素、卡那霉素等对听神经有损害的药物；如果是孕晚期感冒，禁忌虽然不那么多，但是仍要禁用抗生素一类的药物。

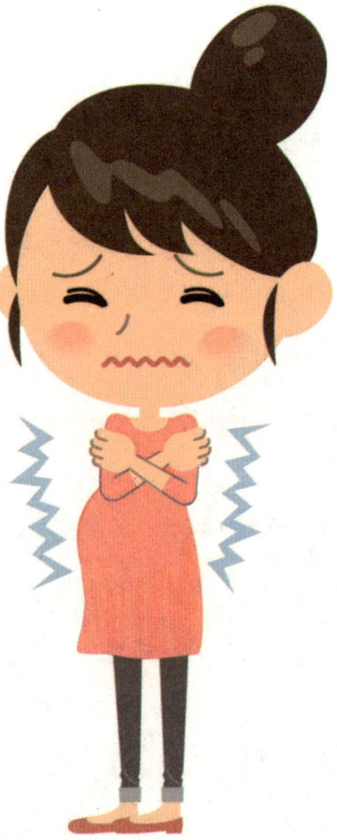

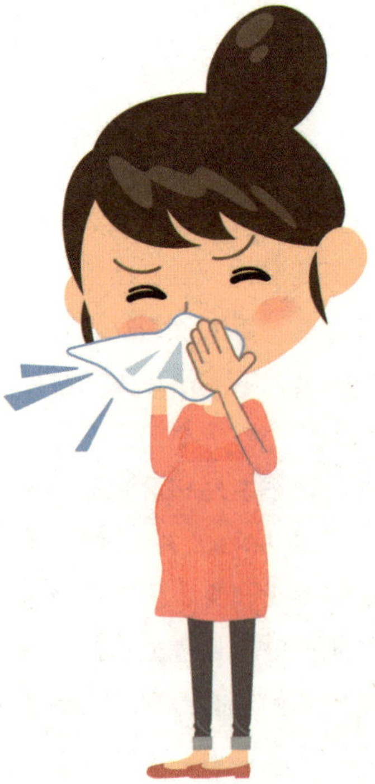

> **缓解感冒的小妙方**
>
> 感冒鼻塞时，可以在保温杯内倒入42℃左右的热水，将口、鼻部置入茶杯口内，深吸水蒸气，每天3次，能有效畅通阻塞的鼻腔。

做好感冒的预防工作

1.注意休息，加强锻炼，保持强壮的身体。

2.疾病流行期间，注意个人卫生，不到人口密集的场所，不接触感冒的病人。

3.家中居室要保证空气流通，温、湿度要适宜，可用醋熏蒸房间。

4.保持良好的心情，以增强对疾病的抵抗能力。

发热

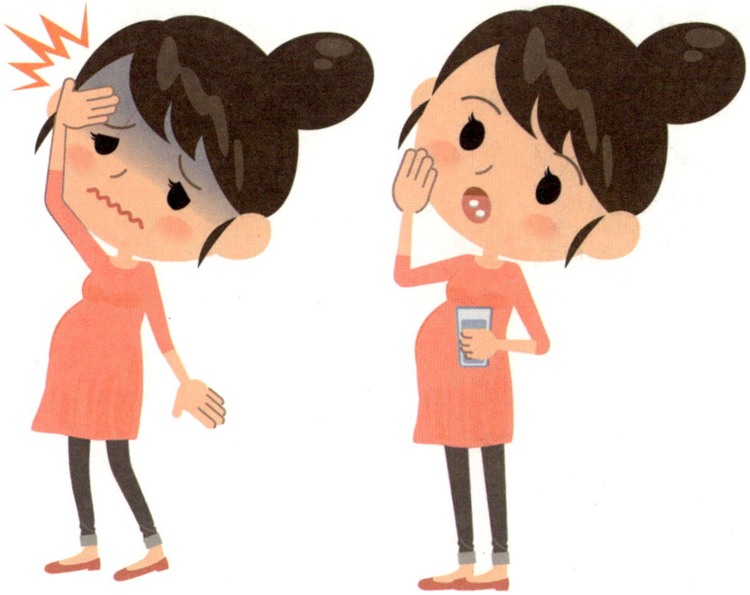

特别小心高热

一般情况下，人的体温如果高于37℃就算发热。由于在怀孕期间，孕妇的新陈代谢速率会加快，基础体温也平均较常人高出0.5℃左右，所以如果孕妇的体温上升到37.5℃以上，就有发热的可能；若是你的体温超过38.5℃，就有高热的可能，须特别注意，小心处理。

发热了，该怎么办

如果只是由于感冒引起的短暂性的低热，一般不会对孕妇和胎儿造成什么影响，因此没必要太紧张，可以用冰枕、散热贴片、温水擦拭等方法来物理降温，并多喝温开水，注意休息。

如果体温超过38.5℃，可能会危害到孕妇和胎儿的健康。这是因为这种发热的病因也可能会引起其他妊娠期并发症，所以应该尽快到医院做相应治疗，不要擅自服药。

贫血

怀孕后容易发生生理性贫血

如果孕妇面色苍白，容易疲惫和倦怠，尤其是在由蹲姿起立时，会感到晕眩、眼前发黑，就要考虑自己是不是贫血。怀孕后，为了促进胎儿的生长，孕妇体内的血容量会急速增加，但是红细胞的增长较慢，这会使血液浓度相对降低。再加上胎儿会从母体血液里吸取铁来造血，所以孕妇容易出现贫血。

贫血的危害

轻度的贫血对于妊娠和分娩都不会造成太大的影响，但重度贫血有可能导致胎儿发育迟缓，还会影响分娩，导致宫缩无力、产程延长、产后出血、失血性休克等问题。贫血还会影响新妈妈的产后恢复，容易出现剖宫产后子宫复旧不良、伤口愈合延迟等情况。

防治贫血，多补铁和叶酸

孕妇的贫血多发为缺铁性贫血，排除遗传病原因，大多是由于铁质及叶酸不足，或是维生素B_{12}、蛋白质不足引起的。因此，你在孕期要特别注意铁和叶酸的补充，多吃些含铁量高的食物，注意叶酸的补充，必要时还要补充铁剂类药物。

妊娠贫血的生理指标

贫血等级	红细胞（$\times 10^{12}$）	血红蛋白（克/升）
轻度贫血	3.50～3.00	100～80
中度贫血	3.00～2.00	80～60
重度贫血	2.00～1.00	60～30
极重度贫血	＜1.00	＜30

静脉曲张

妊娠后期容易出现静脉曲张

到了孕中晚期，有的孕妇发现自己的小腿上出现了弯弯曲曲、凸出皮肤表面的青紫色血管，双腿还会有沉重感、肿胀感，这就是静脉曲张。尤其是经常站着工作或生育过的孕妇，容易出现这种现象。静脉曲张还有可能出现在外阴、阴道内，孕妇会有患处发胀、胀痛的感觉。

静脉曲张的原因

怀孕期间，孕妇的血容量会增加，加上子宫的重量影响到下半身的血液循环，使下肢血液回流不畅，致使静脉血淤积，进而导致静脉曲张。静脉曲张还有一定的遗传性，如果母亲有过静脉曲张，那么女儿怀孕时也容易出现。

孕期静脉曲张一般不会造成孕妇及胎儿全身性循环系统的障碍，只有极少的情况下，孕妇可能会因为静脉曲张引发肺部静脉栓塞，须入院治疗。

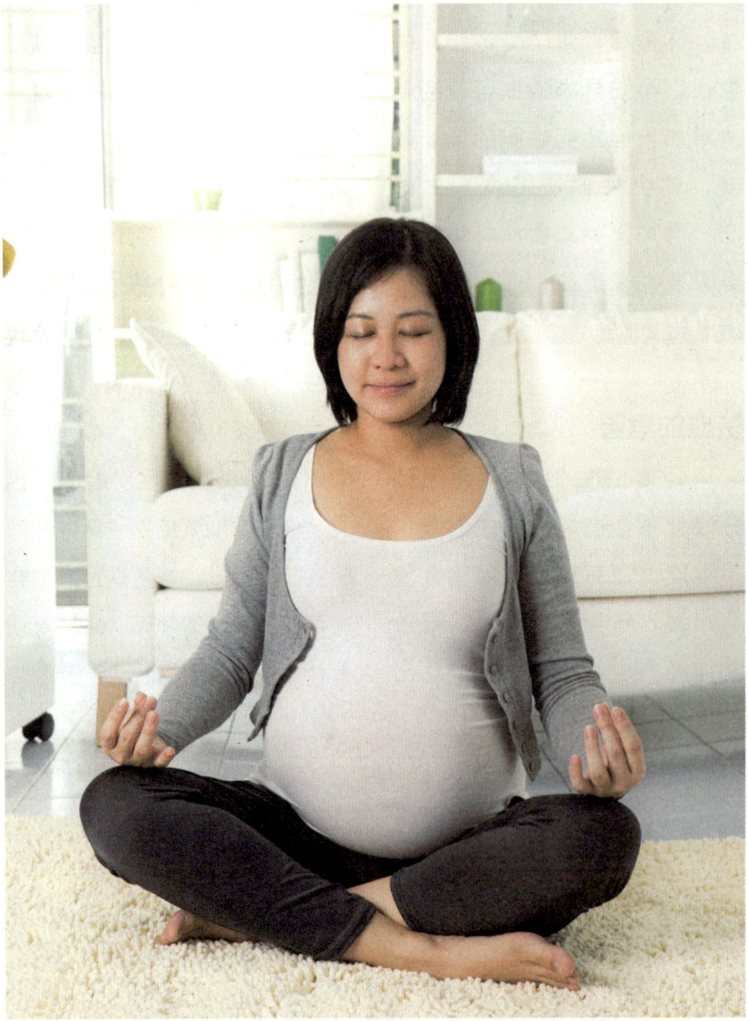

温馨提示：每天做做瑜伽或进行适当的运动，也能缓解静脉曲张。

静脉曲张了，该怎么办

1.为了预防孕期静脉曲张，孕妇在孕期可以穿着渐进压力式的医疗级弹性袜。每天早晨穿好弹性袜再下床，可以避免过多的血液堆积在双腿。

2.坚持每天进行适度运动。

3.不要长时间地站立或坐着，注意经常变换体位休息，坐着时可以把脚抬放在小凳子上，以促进下肢血液回流。

4.已发生静脉曲张的，要注意保护这些部位的皮肤，避免损伤出血。

肝内胆汁淤积症

不可忽视的皮肤瘙痒

皮肤瘙痒是每个孕妇在怀孕期间都会遇到的小问题，一般的皮肤瘙痒不必紧张，但如果在孕中后期发生全身严重皮肤瘙痒，且伴有轻度恶心、乏力、腹泻、腹胀、黄疸现象时，就应怀疑是否是患上了妊娠期肝内胆汁淤积症。

妊娠期肝内胆汁淤积症，在医学上简称为ICP，是妊娠中、晚期特有的并发症，临床上以皮肤瘙痒和胆汁酸升高为特征，主要会危害胎儿，使围产期内的新生儿发病率和死亡率增高。研究表明，该病的发病与雌激素和遗传有密切关系，发病率为0.8%～12.0%，该病还有明显的地域和种族差异，国内上海市和四川省发病率较高。而且，本病具有复发性，本次分娩后可迅速消失，再次妊娠或口服雌激素避孕药时常会复发。

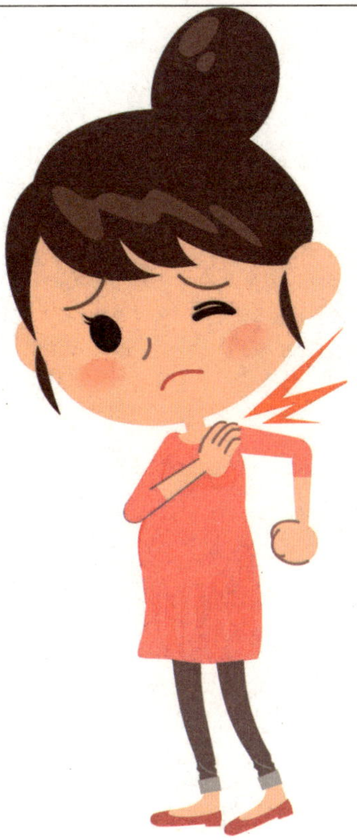

肝内胆汁淤积症的危害

妊娠肝内胆汁淤积症的临床症状比较轻，所以，许多孕妇对此也不太重视，以为这些症状在分娩后就会自然消失。确实，该病对孕妇的影响并不大——皮肤瘙痒和黄疸这些症状确实会在分娩后自然消失，肝功能也能恢复正常，但该病对胎儿的健康却有很大影响，可引起胎盘功能不全、胎儿宫内窒息、早产及产后出血等严重并发症。

早日发现，早日治疗

由于肝内胆汁淤积症可能引发胎儿突然死亡，因此对妊娠最大的危害，就是会发生难以预测的胎儿突然死亡，因此孕妈妈在孕期一定要警惕该病出现的早期征兆，早日发现、早日治疗。

妊娠期肝内胆汁淤积症最早出现的症状是瘙痒，多见于孕28～32周。这种瘙痒感最常出现在手掌和脚掌，然后逐步蔓延至小腿、大腿、上肢、后背、前胸及腹部，甚至可发展到面部，但极少侵及黏膜，抓挠后会出现抓痕并伴有皮损，并能从轻度偶然的瘙痒逐渐加深为严重的全身瘙痒，严重瘙痒时引起失眠、疲劳、恶心、呕吐、食欲减退等症状。

这种瘙痒症状平均持续大约3周的时间，也可能持续几个月，在分娩后数小时或数日内会迅速缓解、消失。10%～15%的患者会在瘙痒发生数日至数周内出现轻度黄疸，有些患者会同时出现黄疸和瘙痒，在将发生黄疸的前后，孕妈妈的小便颜色会变深，粪便颜色会变浅，黄疸会在分娩后几天内消退。患肝内胆汁淤积症的孕妈妈会伴有小便颜色加深等高胆红素血症表现，但不会有急慢性肝病体征，肝大但质地软，有轻压痛。

因此，如果孕妈妈发现自己出现了疑似妊娠期肝内胆汁淤积症的症状，一定要立即就医。对于确诊为妊娠肝内胆汁淤积症的孕妇，一定要注意严密观察胎儿的情况，勤数胎动，一旦发现异常情，就要及时就诊，并遵医嘱服用药物。

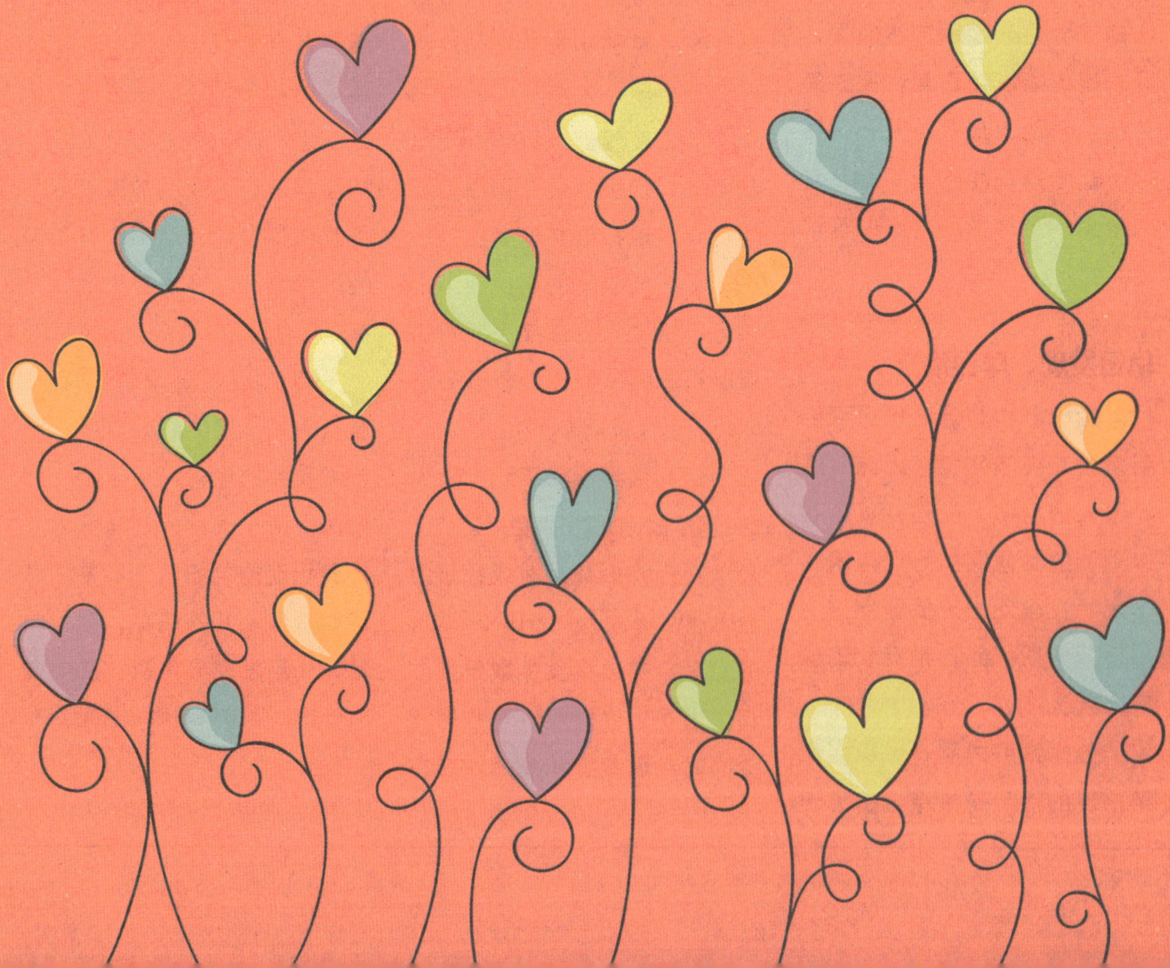

第七章

健康的孕期生活

要想孕育一个健康的宝宝，你不仅需要在饮食、产检上下功夫，还要关注衣服、孕妇用品、交通工具、工作安排、性生活等方面的孕期健康知识，如此才能真正为自己营造一个健康的孕期生活。

01 孕期的衣服

随着腹部的增大，你在怀孕后要置办一些新的衣服，不管是普通的衣服，还是内衣、内裤，都有些特殊的要求。

孕妇内衣

胸罩

从怀孕到生产，乳房约增加原先罩杯的两倍，你应根据自身乳房的变化随时更换不同尺寸的胸罩。

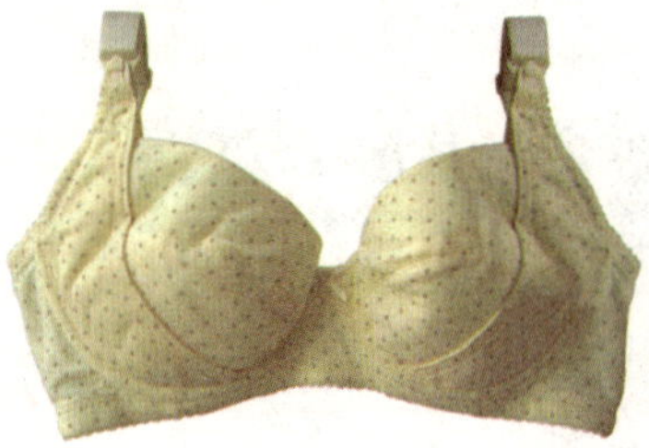

最好选择一款具有托护作用的胸罩，后背的扣带要宽，最好有三排扣，肩带要宽，以便有效拉起乳房的重量。在怀孕初期，因为乳房比较敏感，可以选择纯棉无钢圈的胸罩。但是随着乳房的增大，胸罩要换成带有软钢托的，以免乳房下垂。罩杯要大些、深些，既能保护乳房，又不会压迫到乳头。

在样式上，到了孕后期可选择前开扣的胸罩，这样等宝宝出生后就可以方便哺乳。

内裤

怀孕后，你就暂时告别普通的三角裤了。虽然孕早期时，你的腹部变化还不明显，但还是有腰围变粗的感觉，应尽早选择合身且具有适当承托作用的孕妇专用内裤；孕中期，为了防止腹部和臀部受凉，应选择包腹包臀且保暖的内裤；孕晚期，由于分泌物增多，应选择吸湿性佳、裤底材质采用防菌抗臭处理的内裤。

挑选内裤的总原则是：不压迫腹部、包附性好、无勒感、透气性佳。现在市场上许多专门的孕妇内裤，配有活动腰带，可以让你根据腹围的变化随时调整内裤的腰围大小。

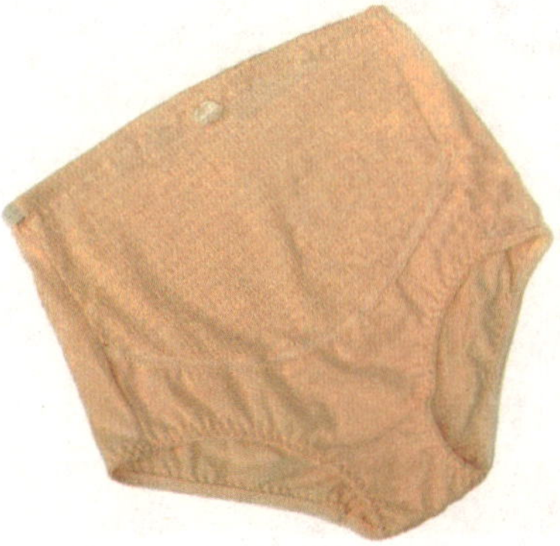

孕妇装

选择天然面料

进入孕3月后，你就要开始考虑选购孕妇装了。怀孕期间，你的皮肤会变得敏感且易出汗，所以最好选择天然的、舒适性和透气性好的面料，包括棉、麻、真丝等等。人造纤维的面料容易引起皮肤过敏，孕妇要少穿。此外，莫代尔、精梳棉等一些新材料也能给孕妈妈带来舒适安全的感受。

孕服装的款式

孕服装的款式首先要以舒适为前提，最好选择穿在身上能够完美体现胸部线条的，领口材质不宜过厚，以V字领、圆领为宜，一般不选择翻领衫。

上小下大的连衣裙装，是孕妇装中的经典，不但塑形美观，而且宽松的裙摆穿起来方便凉快；上下身分开的拼装款易于穿脱，可以减少孕妇的笨重身体所带来的不便；娃娃款的衫裙则会显得孕妈妈俏皮可爱又孕味十足。

色彩宜鲜艳

色彩鲜艳的衣服能起到调节情绪的作用，有利于孕妈妈和胎宝宝的身心健康。孕妇装多以赏心悦目的柔和性色彩为主，如米白色、浅灰色、粉红、苹果绿等，可以根据自己的偏好选择一款亮眼的服装。

图案要简洁明快

选择那些图案线条简洁明快、清新淡雅的孕妇装，不要选择过于夸张的图案，一般来说，清淡的小碎花、可爱的小动物装饰是最好的选择。

孕妇装的尺寸

绝大部分的孕妈妈不会希望自己买来的衣服只能穿上一两个月就再也穿不上了，所以你可以选择一个能够为未来迅速膨胀的身体留有盈余空间的尺码。目前市场上专业品牌的孕妇装，它们的尺码标准都是经过无数第一手数据资料研究而来，你只要根据自己的身高与三围数字，就能轻松找到属于自己的尺码。

根据季节来选择

季节不同，孕妇装的面料也有所不同，一般夏季孕妇装以棉、麻织物居多，春秋季以平纹织绒织物、毛织物、混纺织物及针织品为主，冬季则是各种呢绒或带有蓬松性填料的服装。

孕妇鞋

孕妇鞋的尺寸

我们双脚的体积和形状在一天之中多多少少都有些不同。而孕妈妈因为双脚肿胀，一天当中的脚部围度变化（肿胀）量可为10～25毫米。而且，孕妈妈脚型的变化还不仅止于围度（肥度）的变化，脚长的变化量还会随着坐姿、站姿及走姿而改变。坐姿与站姿的平均变化量为4～7毫米，站姿与走姿的平均变化量为3～6毫米。因此，当你在挑选鞋子时，必须考虑脚部围度的变化量，注意坐姿、站姿及走姿的脚长延伸量，最好选择圆头且肥度较宽、鞋面材质较软、约比脚长多出10毫米的鞋子。

选择上开式鞋型

孕妇鞋的款式要穿脱方便，鞋型宜选择上开式，即系鞋带式或魔术粘贴带式，其次可以选择有松紧带或可调整宽度的款式。

选择真皮或透气材质

在孕期尤其是在孕晚期，孕妇的双脚长时间地处于肿胀的状态，将鞋子撑得满满的，如果鞋子不透气，就容易滋生细菌，引发脚气等疾病。因此，此时最好选择真皮或透气的材质。

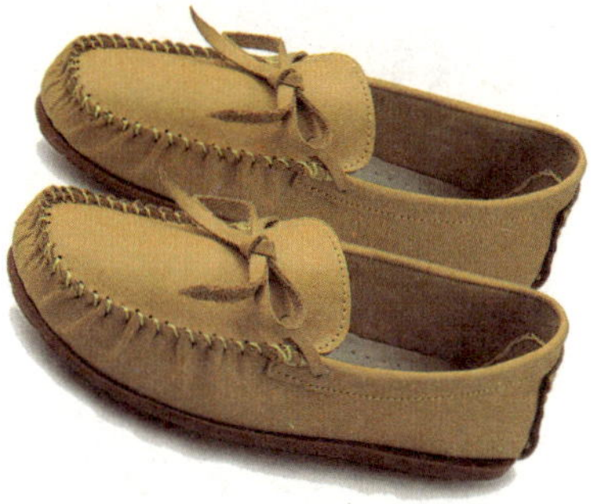

弹性良好、防滑

一双好的孕妈妈鞋应该有良好的弹性，良好的弹性来自高质量的鞋底、鞋面材料，它可以给足部活动以弹性的空间，否则如果双脚被缺乏弹性的材料束缚，会造成摩擦、脚趾变形等问题。你在挑选鞋子时，可以轻微弯曲鞋底，拉拉鞋面材质，看看弹性如何。此外，鞋底及鞋内应有防滑设计，并且耐磨度要好。

分阶段选鞋

怀孕的10个月可分为孕前期（0～6个月）和孕后期（6～10个月）两个阶段，不同

别穿人字拖

孕妈妈最好不要穿人字拖，因为弯曲脚趾抠紧鞋底这种动作，会过度使用跖腱膜和从脚趾到脚跟的结缔组织，因而导致脚底、脚后跟的炎症以至于髋关节、脊背的疼痛。

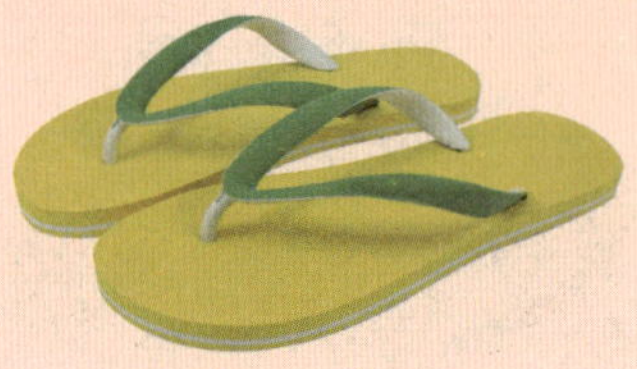

的阶段要穿不同的孕妇鞋，即前段鞋和后段鞋。孕妈妈的后段鞋宜选择具有足跟杯垫的保证装置。如果你已经产生了孕晚期的异常症状，就必须与医师诊疗配合选择其他鞋类特殊装置处理。

选择坡跟鞋

孕妈妈最好选择有一点点高度的坡跟鞋，理想的鞋跟高度为15~30毫米，可以修正孕妇后倾的姿势。最好别穿平底鞋，因为穿平底鞋走路，一般是脚跟先着地而脚心后着地，而随着孕期体重的增加及重心转移的影响，在产后往往会带来足底筋膜等脚跟部位的不适。

防辐射服

防辐射服能防住什么

防辐射服绝对是很多孕妈妈想要买的东西，但是，如果你是为了防住辐射，那可就要三思了。

辐射有电离辐射和非电离辐射两种。前者多是医院使用的辐射，如X射线、电子计算机断层扫描（CT）等，若超过规定剂量，会伤害到人体健康；后者则是我们生活中常见的辐射，像电脑、手机、微波炉、烤箱等。

防辐射服能抵挡的是非电离辐射，而这样的辐射对孕妇和胎儿是不会造成伤害的，即便不穿防辐射服也没关系。而那些有害的电离辐射，防辐射服抵挡不住，当然，一般情况下孕妈妈也接触不到有害辐射。

买防辐射服的意义

穿上防辐射服最大的意义就是，告诉大家你是个孕妇，方便大家给让座、行个方便。与其花大价钱买不好看不实用的防辐射服，不如用这些钱买些漂亮的孕妇装。

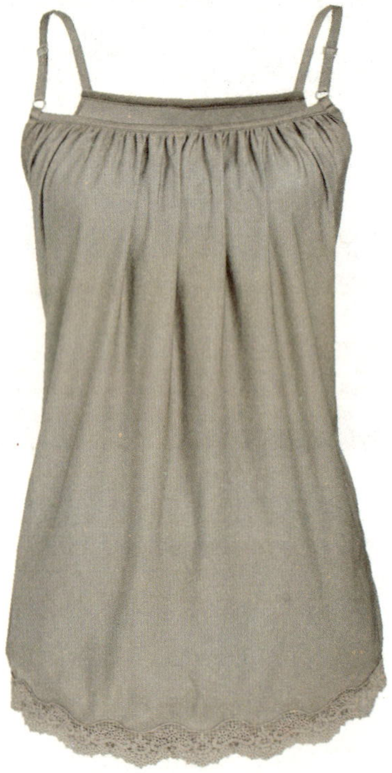

孕妈妈用品

02

在孕期适当使用托腹带、孕妈妈枕等孕妈妈用品，不仅能缓解你在孕期的腰酸背痛症状，还有利于胎宝宝的健康发育。

托腹带

使用托腹带的好处

托腹带，顾名思义，就是帮助孕妇托起腹部、减轻腰部负重感的绑带。

有的孕妈妈因为胎儿发育过快或是怀有多胞胎，站立时腹壁下垂得比较厉害，这时候就可以用上托腹带帮忙。托腹带可以帮助托起隆起的腹部，有利于孕妇保持正确的姿势，缓解因为子宫增大、身体重心前移带来的腰痛。而且，托腹带还能起到保温和保护腹部的作用，当遭受到外力冲击时，可以起到缓冲作用。

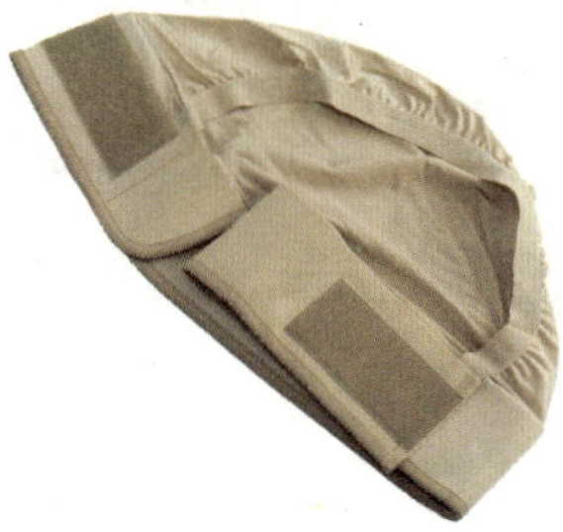

托腹带不可系得过紧

托腹带不可包得太松，也不可过紧。孕妈妈在刚开始用托腹带时，一般难以控制松紧，其实最合适的松紧是以能插进去一只手为度。

通常在怀孕中后期，孕妇的血液循环不太顺畅，尤其是下肢静脉受压迫，容易出现下肢和外阴部水肿，或者静脉曲张。如果将腹带绑得太紧，会压迫腹部，影响血液循环，解开腹带后若发现了压痕，就说明腹带系得太紧了。

另外，晚上睡觉时也应脱掉托腹带。

如何清洗托腹带

清洗托腹带时，先将它在30℃以下的温水里浸泡10分钟左右，然后用手以按压方式清洗，再用清水反复洗两三遍，直到水清为止。洗干净后，将托腹带放在阳光下晾晒，能起到消毒作用。注意，托腹带可以干洗，但不能漂白，不能拧干，不能熨烫，不能烘干。

孕妇枕

什么是孕妇枕

孕妇枕，是指专门为孕妇

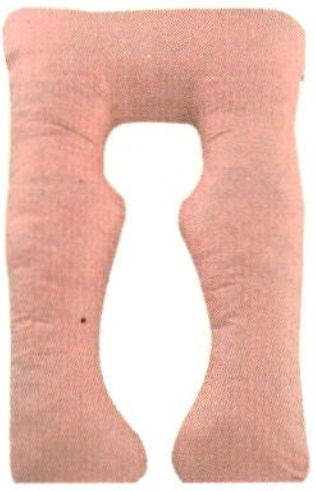

设计的枕头，它一般摆放在腹部和脚部，起支撑承托的作用，可以缓解孕妈妈身体各个部位的压力，减轻因子宫逐渐变大而产生腰酸背痛等不适感。如果你在孕期睡觉不安稳，或是腿部有水肿情况，最好选择孕妇枕。

孕妇枕的分类

护腰枕： 造型简单，主要保护孕妈妈脆弱的腰部。

孕妇侧睡枕： 造型类似元宝，中间凹陷两边突起，突起的两边可以固定孕妈妈的腰部。

多功能孕妇枕： 造型复杂，包含腹枕、腰枕、腿枕、头枕等多个枕头，可随意组合，能满足孕妈妈多种需求，缓解腰酸背疼、缓解孕期腿部水肿，甚至能矫正孕期错误睡姿。

双人孕妇枕：心形形状，孕妈妈和准爸爸可以一起使用。

如何挑选孕妇枕

功能与体积：功能多的孕妇枕大多体积比较大，功能简单的孕妇枕往往体积也小一些，如果你的居住环境不宽敞，最好选择功能简单的孕妇枕。

颜色与面料：深色的布料可能含有重金属，因此你最好选择颜色浅的孕妇枕；而为了避免夏天时热出痱子，你还要面料透气的孕妇枕。

填充物料：孕妇枕的填充物料以棉为佳，但注意不要买到黑心棉。最好是活里活面，用脏了方便拆洗。

尺寸：最好选择中间有调节带的孕妇枕，可根据身体的变化随意调节枕距，让腰处在最舒服的状态。

孕妇瑜伽球

瑜伽球可以当作椅子

孕妈妈们在孕期大多都受到过背部、盆骨疼痛的困扰，这些疼痛很大一部分原因是不正确的坐姿引起的。使用瑜伽球能够纠正孕妈妈的坐姿，当你坐在球上时，背部自然就会变得挺直，盆骨与脊椎垂直，慢慢地就会减轻背部的疼痛。

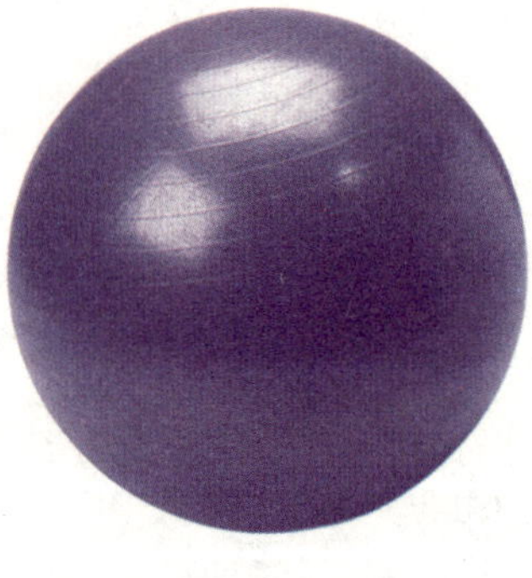

帮助锻炼和分娩

瑜伽球还可以帮助孕妈妈进行有氧运动。你可以跟着孕妇保健体操视频，用瑜伽球练习拉伸类的有氧运动，做个健康的孕妈妈。

此外，瑜伽球还是很多顺产妈妈分娩时的好帮手。许多医院也会给孕妇提供瑜伽球，以减轻阵痛，使胎儿采用有利于盆骨下降或旋转的姿势，减轻疼痛，缩短分娩时间。

如何挑选瑜伽球

为了安全起见，瑜伽球要选择有防爆功能的产品，这样即使球体突然破裂也会像轮胎被扎一样，慢慢散尽空气，不会让人受伤。

除了瑜伽球的质量，还要关注产品尺寸，挑选适合自己的。

- 身高在150～160厘米的孕妇，可以选择直径55厘米的球。
- 身高在160～165厘米的孕妇，可以选择直径65厘米的球。
- 身高在165～175厘米的孕妇，可以选择直径75厘米的球。

其他有用的小用品

软毛牙刷

孕妈妈在怀孕期间容易出现牙龈出血的情况，不妨考虑用软毛牙刷代替普通牙刷。软毛牙刷通常采用极细的软毛，刷牙时可均匀分散压力，保护孕后变得脆弱的牙龈和牙齿。还有一种硅胶牙刷，也非常柔软，使用效果也不错。

胎心仪

胎心仪的全称是超声多普勒胎儿心率仪，可以帮助孕妈妈测量胎儿心率，从而判断胎儿是否健康发育。一般在妊娠28周以后开始使用胎心仪，过早使用，胎心较弱，孕妈妈不容易找准胎心位置。

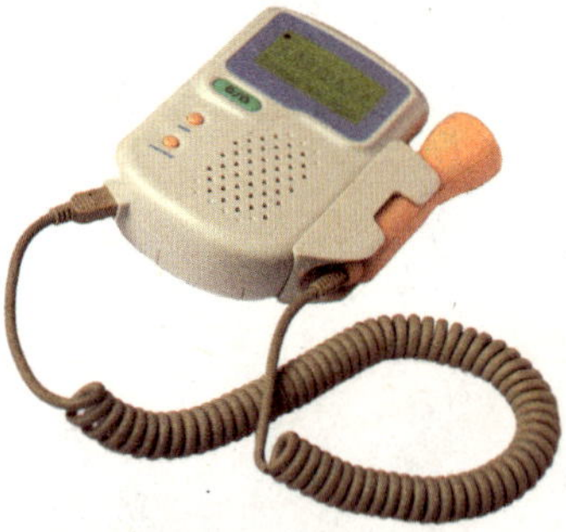

孕吐缓解腕带

这种腕带比较小巧、方便，主要是通过刺激手腕内侧的内关穴，达到缓解恶心、呕吐症状的。购买前，可以先试试在按摩内关穴时，能否缓解呕吐症状，确定有效后再购买也不迟。

交通工具

03

孕期出行时，除了步行外，你难免要用到一些交通工具。为了能够更安全地出行，这里将为大家介绍乘坐交通工具时的注意事项。

骑自行车

选择传统的自行车

孕妈妈在骑车时，最好选择传统类型的女士自行车，而不要选择带有横梁、车座过于狭长的山地车。一是山地车的舒适度不如传统自行车，俯冲的姿势容易造成盆腔过度充血；二是如果遇到紧急情况时，带有横梁的自行车更容易造成骑跨伤，传统自行车则方便上下车。

骑车时的注意事项

1.购新车后，先调节车座的坡度，使自己骑行时比较舒服。车座要软一点，如果本身车座较硬的，可以套个海绵座，以缓冲车座对会阴部的压力。

2.骑车速度不要太快，防止因下肢劳累、盆腔过度充血而引起不良后果。

3.遇到坡道或者不平整的路时，不要勉强通过，而要推车过去。

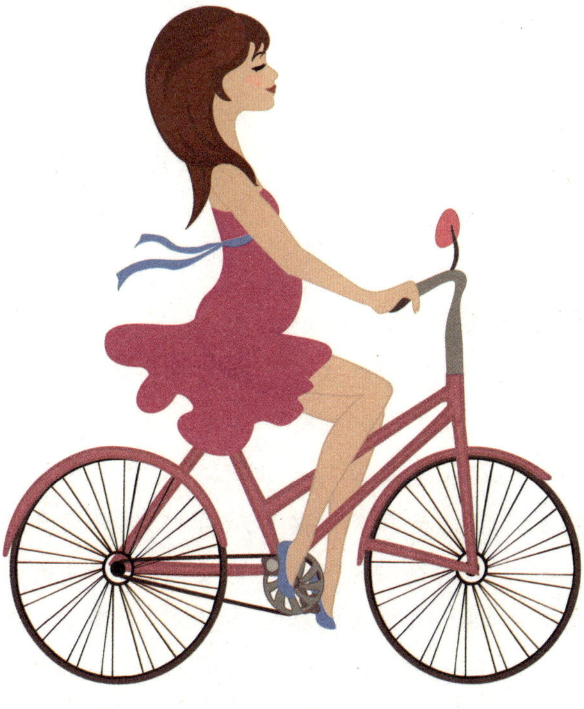

孕晚期不宜骑车

到了孕晚期，孕妈妈的腹部增大明显，身体比较笨重，应付紧急情况的能力较弱，骑自行车的话有一定危险性。一旦发生碰撞，很可能引起胎盘早剥、阴道出血，甚至发生胎儿宫内窒息、死亡的情况。所以，在孕晚期最好不要骑车。

驾车

孕晚期最好不要自驾车

一般来说，孕妇在上下班时短时间驾车，不会对胎儿产生大的影响。但若是到了孕晚期，最好就不要再自驾车了。因为方向盘很容易顶到孕妇的大肚子，而且因为肚子鼓出太多，孕妇在上下车时也不太方便，一旦出现意外，容易损伤肚子，导致胎盘早剥，母婴都有危险。

此外，驾车时间也不宜过长，以1小时内为宜。

驾车的正确姿势

孕妈妈驾车的正确姿势

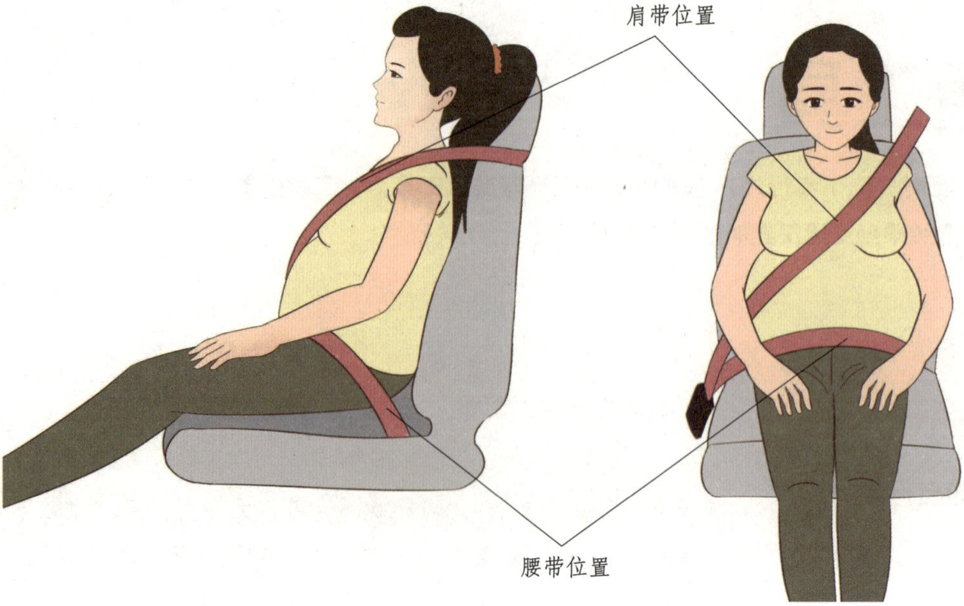

是：先将汽车座椅的位置调至舒适，然后平坦地靠在座椅上，保证臀部和座椅紧密贴合，双臂自然下垂，腿部自然伸直，大腿弯起时膝盖的位置要稍微高于臀部，脚轻松触到踏板的同时，也使腹部和方向盘之间保持尽可能大的距离。

如何系安全带

孕妈妈正确系安全带的方法是：将肩带置于肩胛骨的地方，但不可紧贴颈部，再紧贴腹部上方从乳房中间绕过，一定要避开肚子；将腰带紧贴腹部下方从盆腔绕过，注意不要压迫到隆起的肚子；调节安全带，使它没有松懈和扭曲的地方，保证与身体紧密吻合。注意，孕妈妈的身体姿势要尽量坐正，以免安全带滑落压到胎儿。

驾车时不要前倾

有的孕妈妈驾车时习惯向前倾，这容易对腹部产生压力，压迫到子宫，容易给处于怀孕初期或怀孕七八个月的孕妈妈带来流产或早产的风险，还容易在发生撞击时碰到方向盘，对胎宝宝不利。驾车时，孕妈妈最好靠在椅背上，让它给身体一些支撑，有益于减缓疲劳。如果在腰背处放上一个小靠垫，感觉会更舒适。

千万别穿高跟鞋开车

女性在开车时最忌讳穿高跟鞋、拖鞋等不合适的鞋子，而孕妈妈在孕期本来就容易腿脚水肿，若再穿高跟鞋、拖鞋开车，不仅会不舒服，而且遇到紧急情况很容易出现刹车、离合踩不到底等危险情况。因此，孕妈妈在开车时最好穿运动鞋、布鞋等比较方便的鞋子。

乘公交车、地铁

方便、省体力的交通工具

有很多孕妈妈是“公交族”或者“地铁族”，相较于自驾车或者步行、骑自行车，这种出行方式比较方便、省体力。而且，很多公交和地铁上也设有孕妇专座，可以方便出行。

避开乘车高峰期

上下班乘车高峰期时，公交车、地铁都特别拥挤，孕妈妈最好避开高峰期出行，如果做不到，也注意不要与他人争抢车门、座位。尤其是在孕早期，孕妈妈的体形变化不明显，旁人无法察觉，极容易在推搡中出现问题。当然，这时的孕妈妈可以穿上防辐射服，虽然防辐射服起到的防辐射作用有限，却可以提醒别人你是一名孕妇。

不下车时不要站在门口位置

公交和地铁的门口处，是上下车人群最拥挤的地方，为了自己的安全，上车后孕妈妈要尽量避开这个地方。如果没有座位，在站立时要扶住竖杆或车椅，不要依靠车上的吊环，避免因为吊环的晃动导致站立不稳。

安全乘公交车、地铁的3个方法

要求别人让座：要想增加别人给你让座的机会，你需要穿上孕妇装，走路的时候要用手叉着腰，或是手拿一个手帕和黑色胶袋，随时让人感觉想吐的样子。

选择孕妇专座：许多公交车的车头或车尾往往会设置孕妈妈专座，那里的空气比较流通，而且你也可以尽量避免被人撞伤、颠簸。

走“优先通道”：不少城市的地铁站为孕妇提供了优先通道，孕妇等特殊人群进地铁站时，可不走安检通道。

乘飞机

孕期何时乘飞机较安全

进入怀孕中期（13～32周），孕妈妈的身体情况相对处于稳定时期，大多数孕吐的症状已经消失，流产和早产的风险也较其他孕周要低，因此孕妈妈在此期间乘坐飞机出行的风险相对是最小的。如果你想在孕13周前和孕32～36周乘飞机出行，最好先征求妇产科医生的意见，由专科医生根据你的身体情况做出具体的风险评估后再作决定。而进入36孕周，为了安全起见，你最好不要乘飞机。

安检X射线会伤害胎儿吗

很多孕妈妈担心过安检时检测的射线会伤及胎儿，其实安检门和手持式仪器是通过感应电流检测金属的，对孕妇基本无害，不过行李检测仪是一种特殊的X射线机，有少量辐射，要注意保持距离。

预防下肢水肿和静脉血栓

由于长时间高空飞行可能增加孕妇双下肢水肿和静脉血栓的发生风险，为了降低这种风险，你在乘飞机出行时可以穿着有弹性的长袜和宽松舒适的衣服。

长途飞行途中，你要适当喝水，保证身体摄入充足的水分。在安全有保障的情况下，最好每隔1小时就在机舱内走动一下，或在座位上定时做一些简单的下肢伸展活动，促进下肢血液循环畅通。

七类孕妇最好不要坐飞机

1.曾有自然流产史、早产史、宫颈闭锁不全、下肢静脉栓塞史。

2.妊娠为宫外孕或未完全排除宫外孕。

3.出现严重的早孕反应或先兆流产、先兆早产症状。

4.怀上双胞胎或多胞胎。

5.子宫先天异常或胎盘位置异常。

6.有内科疾病，如高血压、糖尿病、心脏病、严重贫血、气喘、癫痫、静脉炎、晕动症等。

7.通过辅助生育技术如人工授精、试管婴儿受孕。

不要吃产气食物

乘飞机前以及飞行中避免吃容易产气的食物，如土豆、洋葱、红薯，也不要喝容易产气的饮料，包括汽水和可乐等。因为在高空中气压降低，容易产气的食物和饮料容易让孕妈妈引起腹胀、恶心和呕吐等不适症状。

04 行走坐卧的各种姿势

随着子宫的增大，你的外表也在飞速地发生着变化，好的姿势对于你而言也变得很重要。

站姿

逐渐隆起的腹部会导致孕妇的身体重心发生偏移，稍不注意，就可能变成向前哈腰的姿势，背也驼着。那什么样的站姿才是正确的呢？

两足平行，放松，但要尽量保持背部的舒展挺直，这样可以将胎宝宝的重量分布到大腿、腿部、腹部，均匀的支撑作用将减轻背部疼痛感，还能增加腹部肌肉力量，为分娩作好准备。

长时间站立时，将两脚一前一后站立，并每隔几分钟交换下前后位置。

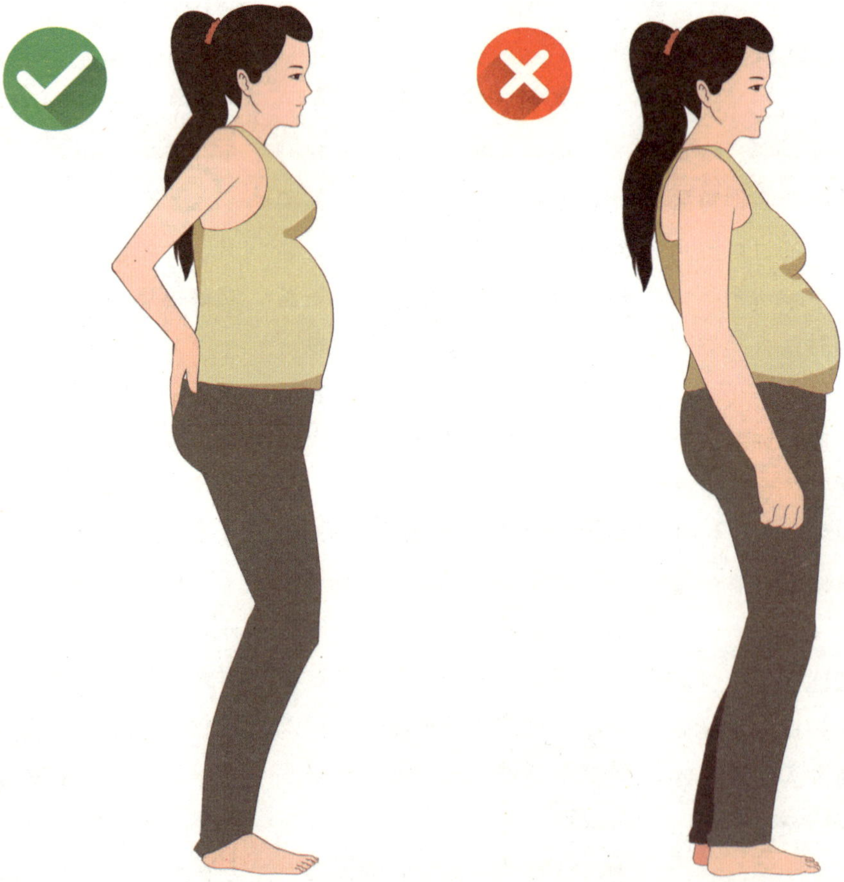

站立时，背部一定要保持挺直，不要驼背。

坐姿

在坐下时，孕妈妈首先要判断椅子是否有足够的支撑力。最好选择有结实靠背、扶手的椅子，尤其是带有一定倾斜度的椅背可以帮助孕妇分散背部的压力。

先坐在椅面的1/2处，然后再慢慢往里移，直到背部紧紧贴在椅背上，并将背部肌肉伸展开来。腿部要呈水平状态，股关节和膝关节成直角。平时可以在腰部放一靠垫，用以支撑腰部及背部。

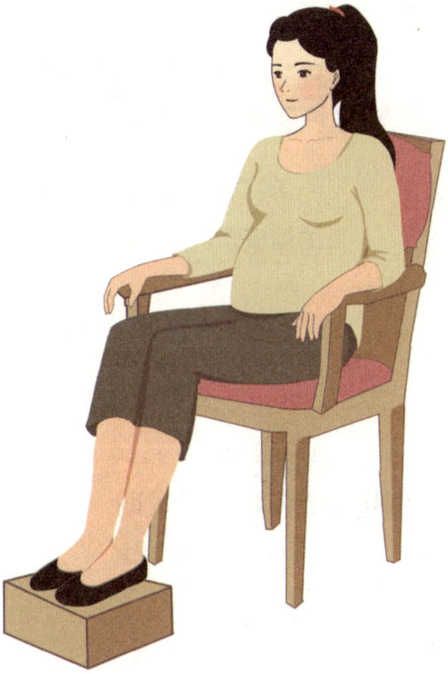

温馨提示：在脚下放个脚凳，让膝盖高过臀部，可以解除背部的压力。

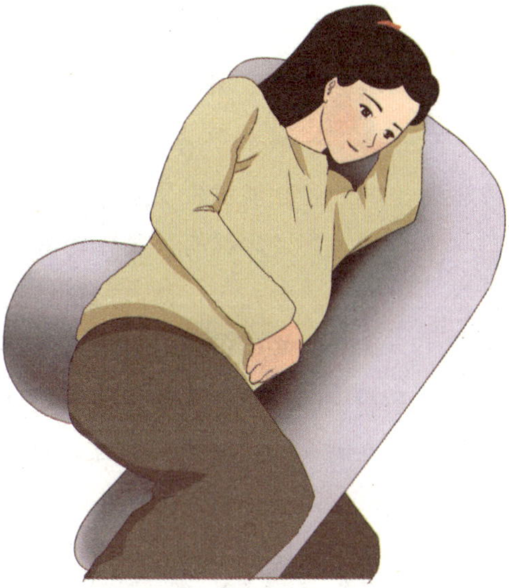

温馨提示：这种专门护腰的孕妇枕，可以让孕妈妈保持左侧卧睡姿。

卧姿

通常认为妊娠6个月后不宜长时间仰卧或右侧卧，最好能采用左侧卧的睡觉姿势。

左侧卧能够避免日益增大的子宫对主动脉及骼动脉的压迫，保证胎盘的血液供给。如果方便的话，还可以在臀部下方垫上一个小枕头倾斜30～40度，这样子宫就不至于压迫上大血管。

蹲姿

当孕妈妈在捡东西，需要蹲姿时也要格外小心，不能直接就弯腰下蹲，以免压迫肚子。

正确的蹲姿应该是，屈膝落腰，完全蹲下或单腿跪下，而不能直接弯腰拾取。比如，你可以先一只脚向前迈一步，然后双膝慢慢弯曲，若周围有稳固的支撑物时可先用手扶一下，腰部随着弯曲的双膝下落，单腿跪下，再将要拿的东西拿住，站立起身。

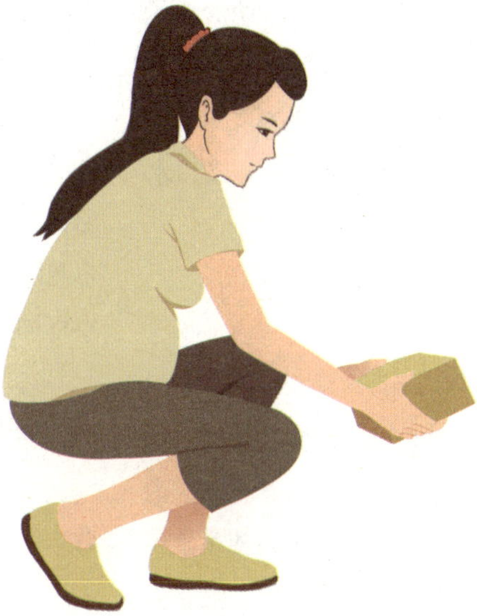

05 清洁护理

为了保证胎宝宝的健康发育，你在孕期一定要特别注意口腔卫生及洗澡、皮肤护理方面的健康知识。

口腔卫生

孕期是牙周疾病的高发期

怀孕期间由于全身激素水平变化，孕妈妈极易发生牙周问题。可能类似牙石这类的不良刺激一直都存在，搁在平时，你可能没什么感觉，但怀孕后原有的牙龈炎症就会加重。如果你患有较严重的口腔疾病，应在治疗这些疾病后再怀孕。

软毛牙刷更适合孕期使用

刷牙时要用温水和软毛的牙刷，坚持将牙龈和牙齿刷干净。同时可以用牙线辅助清洁牙缝，以彻底清洁口腔内的有害细菌。为了减少牙菌斑的聚积，你还可根据医生的指示使用漱口水做为清洁工具。

饭后记得漱口

饭后用清水漱口6～8次，能及时清除口腔内的食物残渣，保持口腔清洁，防止细菌在口腔内繁殖，还有利于口腔各部位组织的血液循环。在漱口时，应避免使用过冷的水，以免刺激牙周和牙床，可适量用一些淡盐水。

定期做口腔检查

孕期里口腔疾病会发展较快，定期检查能保证早发现、早治疗，使病灶限于小范围。对于较严重的口腔疾病，应选择妊娠中期相对安全的时间治疗。

洗澡

水温宜在38℃以下

孕妈妈在洗澡时，水的温度应掌握在38℃以下。过高温度的洗澡水可能导致孕妇全身皮肤、肌肉血管扩张，引起子宫、胎盘血流量时间减少，造成胎儿缺氧。而且，早期的胚胎如果生活在高温环境下，也容易受到伤害，尤其是胎儿的中枢神经系统。

洗澡时间不宜过长

有的孕妈妈在洗热水澡时，容易出现头昏、眼花、乏力、胸闷等症状。这是由于浴室内的空气逐渐减少，温度又较高，氧气供应相对不足所致。因此，孕妈妈在洗澡时，最好把时间控制在20分钟以内。

最好淋浴，不要坐浴

孕妈妈怀孕后，机体的内分泌功能发生了多方面的改变，阴道内具有灭菌作用的酸性分泌物减少，体内的自然防御功能降低，此时如果坐浴，水中的细菌、病毒极易随之进入阴道引起感染。而且，如果澡盆清洁消毒不太严格，也容易引起各种炎症。

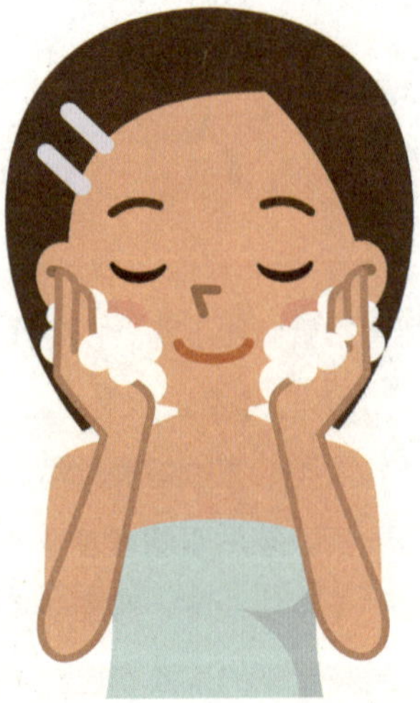

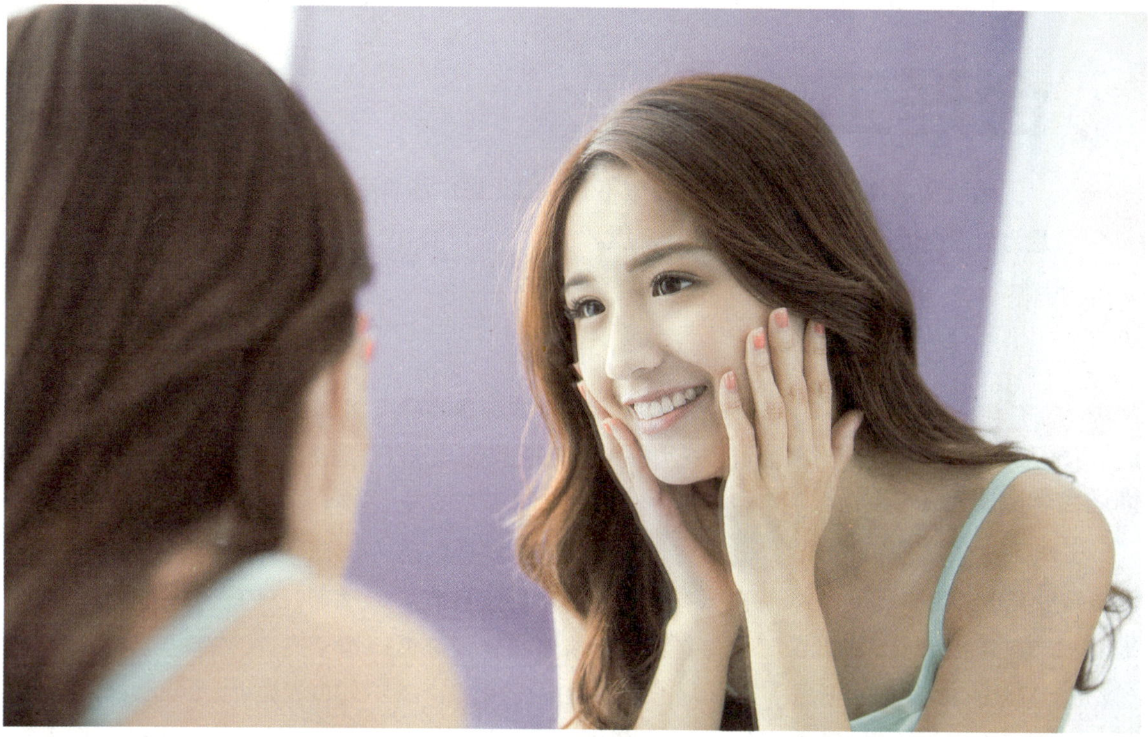

皮肤护理

孕期也要美美的

有的孕妈妈体态丰满，肚子隆起，脸上充满了幸福。也有的孕妈妈头发油腻、脸上有黄褐斑。是做美美的孕妈妈还是做个邋遢的孕妈妈？这取决于你对皮肤的管理。

由于体内激素分泌的变化，再加上孕期的特殊反应，孕妈妈的肌肤状况很容易在这个时候变得糟糕，比如出现皮肤粗糙、出油多或干燥、色素沉淀以及出现妊娠纹等。因此，你一定要注重孕期的肌肤护理。

根据肤质来挑选护肤品

每个孕妇的皮肤的肤质不同，可能是油性的，可能是干性的，也可能是混合性的。因此，你在选择护肤品时，应先检查一下自己皮肤的性质，选择最适合自己肤质的护肤品。需要注意的是，怀孕后，孕妈妈的皮肤会因为身体的激素变化而改变，因此在买护肤品前应该先涂抹一些在手背或手腕处，等十几分钟，看看有没有瘙痒、疼痛等不适的症状。

护肤品以保湿滋润为主

怀孕后，孕妇的皮肤会变得比平常敏感，很容易过敏，因此你最好只使用保湿滋润这种基础功能的护肤品。因为护肤品的功能多，就意味着护肤品的成分复杂，而不是所有成分都适合孕妇使用，即便有的成分很安全，但仍然有孕妈妈因为不适应而出现肌肤问题。

不适合用婴儿护肤品

为了保证胎儿的安全，有些孕妈妈在怀孕后都抛弃了普通护肤品，转而选择婴儿护肤品，如婴儿油等，认为宝宝使用的护肤品应该安全。但婴儿护肤品的营养成分不多，而孕妇在孕期的肌肤衰老速度变快，需要大量的营养，因此婴儿护肤品就无法有效弥补孕妇肌肤水分、营养成分所带来的大量流失，对肌肤的改善效果不大。

06 合理工作

太大的工作压力对胎宝宝的健康不利，因此当你怀孕后，一定要合理地安排工作，尽量为自己提供一个安全舒适的工作环境。

坚持工作

你适合孕期坚持工作吗

工作环境：如果你的工作需要接触有毒有害物品，比如铅、汞、某些再生物质、有机溶剂或者有辐射的毒害物质，那么必须在怀孕1个月前就远离这种工作环境。如果你的工作环境是比较干净、安静的，那就可以继续上班。

工作性质：如果你的工作是个体力活，每天至少需要4小时以上的行走或搬运，那在怀孕后最好立刻更换工作岗位，或者请假休息，避免发生意外。而如果你是在办公室里工作并且劳动强度不大，那就可以继续上班。

身体状况：如果你怀孕后的身体状况良好，没什么剧烈的妊娠反应，就可以继续上班，而如果身体状况不佳，比如妊娠反应比较强烈，那最好选择休假。

孕期坚持工作的好处

缓解妊娠反应：医学研究显示，60%~90%的孕妈妈在怀孕初期都会出现晨昏、恶心呕吐、乏力等身体不适症状，一般妊娠反应在怀孕的3个月后会自动消失，但坚持上班的孕妈妈因为有良好的工作生活习惯，妊娠反应也会有所减轻，可见集中精力工作是缓解妊娠反应的一种有效办法。

减少“致畸幻想”：受妊娠反应和体质变化的影响，许多孕妈妈在兴奋之余，也容易感到心情焦躁，担心宝宝的健康。尤其是一部分抑郁或敏感气质的孕妈妈，在临近生产的时候容易产生一些“致畸幻想”，比如担心孩子生下来兔唇、斜颈或长六根手指等等，而这种担心在孕妈妈一个人独处时会明显加重，但忙碌的工作会冲淡这种“致畸幻想”。

减少便秘发生：怀孕后，孕妈妈的胃肠蠕动减弱，如果没有外出工作的动力，人会变懒，“懒惰不思动”，活动减少，则更易出现消化功能降低，将导致体重激增和便秘发生，同样也不利于胎儿发育和分娩。

利于分娩：孕妈妈在孕期坚持上班，保证了一定的活动力，有利于拓展骨盆，增强腹部与腿部的韧劲，易于保持体重和体形，利于分娩，也利于产后恢复。而且，职场生活的艰辛也使得孕妈妈可以更加坦然地面对分娩时肉体上的疼痛与心理上的巨大压力。

工作安排

及时与领导沟通

当你怀孕后，最好第一时间与领导、同事沟通，因为怀孕的前3个月孕妈妈的反应最大，宝宝最不牢固，需要精心的呵护。及时说明你的情况，将有助于主管领导尽早为你调整工作量，使你的孕期能够在平稳的状态下度过，同时还可以让周围的同事更好地协助你分担工作。

减少出差的工作

如果你的工作性质需要经常出差，而你怀孕后的身体状况不佳，比如有先兆流产迹象，最好向领导请假，减少出差的工作，仅作本市内的工作，以减轻旅途的颠簸和疲劳，防止意外流产。如果孕妈妈身体状况良好，可以选择在孕中期适当出差，避开在孕早期和孕晚期两个危险期。

减少不必要的聚会应酬

当你怀孕后，尽量少参加工作上的聚会应酬。因为聚会时的饭菜对孕妈妈而言未必卫生安全，而且要孕妈妈穿得板板正正，端端正正地坐在桌边陪着大家觥筹交错两三个小时实在是太过劳累，对胎儿存在一定的安全隐患。另外，餐桌上难免会有吸烟、喝酒的男士，刺鼻的烟酒气味对胎儿又是无形的伤害。

舒适工作

经常起来活动活动

在工作间隙或午间休息时，孕妈妈们要起身活动活动，比如躲进厕所或茶水间做一做孕妇保健操，劳逸结合，缓解疲劳。最好工作半小时到1小时就站起身来活动活动。

中午尽量平躺午睡

孕妈妈在每天午间保证1～2小时的睡眠时间，不仅大大缓解了工作一上午的腰腹压力，让下午工作时的精神状态更好，

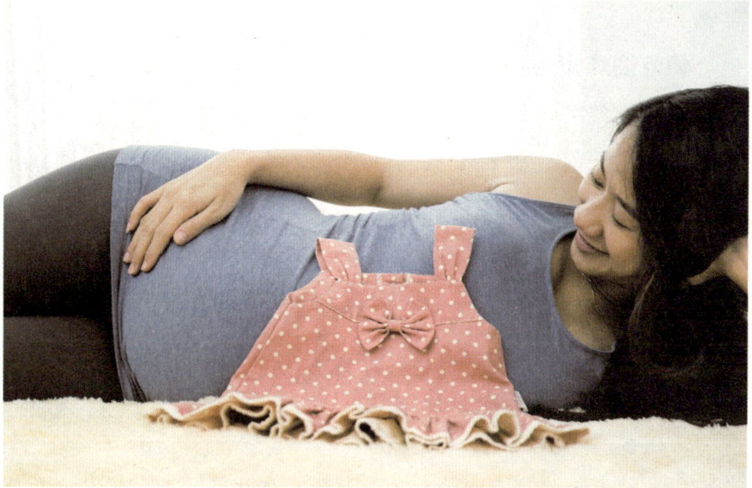

还有利于胎宝宝的成长发育。但许多孕妈妈午睡时还像孕前一样直接趴在办公桌上睡，这样容易对腹部和下肢的血液循环造成压力，导致腰背和胯骨疼痛，因此最好能平躺午睡。如果办公室有沙发，你可以在沙发上午睡，如果办公室没有沙发，你可以买一个瑜伽垫，中午把垫子铺在格子间木地板上，平躺着午睡， 把靠垫当枕头。

注意别憋尿

孕期容易出现尿频现象，因此你最好注意控制自己饮水的时间，在工作前尽量少喝水，在快休息前多喝一点。尽管频繁上厕所很麻烦，但也不应憋尿。因为女性怀孕期间，生殖道的分泌物会相应增多，如果长期憋尿，尿液无法将细菌冲走，大量细菌在尿路聚集，就可能引起尿路感染。

工作餐

孕期最好自带便当

由于孕妈妈的饮食健康营养关乎孕期宝宝的生长发育，而外卖的食材安全不一定有所保证，因此最好在上班时自带便当。孕妈妈的便当要注重钙、蛋白质、纤维素等的营养搭配，通常一道主菜、两道副菜的营养就已足够。

为了预防便秘，你要多吃一些高纤蔬菜、五谷杂粮。便当的烹调方式以烫、煮、凉拌为佳，这样可以避免便当菜色回锅后变色、变味，而且不油腻，不会引起孕妈妈呕吐。为了弥补新鲜蔬菜补充的不足，还可以在午饭后30分钟吃个水果，补充体内维生素的缺乏。

孕期工作餐禁忌

如果你无法在孕期自带便当，那在选择工作餐时就要注

意以下几点：

慎吃油炸食物：因为工作餐中的油炸类食物使用的食用油有可能是已经用过若干次的回锅油，这种反复沸腾过的油中有很多有害物质，不利于胎宝宝健康。

拒绝味重食物：许多工作餐都是重盐食物，而孕妈妈应少吃太咸的食物，以防止体内水钠潴留，引起血压上升或双足水肿。太过辛辣、调味重的食物也不适合孕妈妈食用。

慎重选择饮料：许多工作餐会配备一些饮料，孕妈妈要注意选择矿泉水、纯果汁这样的健康饮料，不要选择含咖啡因或酒精的饮料。

自带健康食品包

如果你在孕期经常觉得饿，平时可以携带一些健康食品包，适当补充工作餐中缺乏的营养。

面食、干果：可以选择全麦面包、消化饼等粗纤维的面食，或是核桃仁、杏仁等体积小、好携带的坚果。

水果：如果办公室清洗不方便，就要在每天早上出门前清洗水果，再用保鲜膜包裹。

袋装牛奶：如果办公室没有微波炉加热，就要注意挑选经过巴氏杀菌消毒的牛奶。

自制食品：你也可以自己

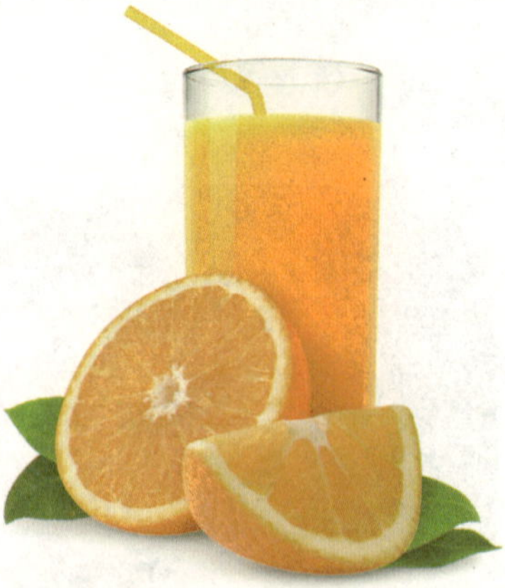

动手，做出满足自我口味，并且携带、食用均方便的营养食品。

工作压力

工作压力不要太大

如果孕妇身体一切正常，工作环境和工作性质不影响胎儿的生长发育，那么继续工作是没有问题的。但需要提醒的是，工作压力不要太大。

工作压力过大不仅会令孕妇身心疲惫，降低抵抗力，还会增加患上妊娠期高血压疾病的风险，并会导致胃肠功能紊乱。情况严重者，还有可能导致流产的出现。

如何缓解压力

找到压力来源：怀孕后，你可能会因为担心体形改变、担心胎儿是否正常、经济的负担、职业的困难、社交生活的剥夺等原因而产生巨大的心理压力，这时你要对母亲与女性角色的认同有正确的态度，分析一下引起压力的原因，采取一切可行措施，解决引起压力的问题。

寻求帮助：当你怀孕后，受身体原因的限制，你的工作能力可能会有所下降，如果你实在无法完成领导分配的工作量，应当及时向领导说明情况，或是寻求同事帮助，而不是自己一个人苦恼。

多听音乐：在感到压力时，你可以多听听轻快、舒畅的音乐，它不仅能给人美的熏陶和享受，而且还能使人的精神得到有效放松。

进行有益身心的活动：当你感到烦闷时，不妨进行一些有益于身心健康的活动，比如瑜伽和按摩，它们在短期能刺激身体的“放松反应”，包括降低血压、降低心率和呼吸率，有助于缓解孕期的压力。如果你能定期进行有益身心的活动，身体内还会释放出内啡呔和复合胺，提高身体应付压力的能力。

工作交接

掌握“4W1H”原则

你所做工作的不可替代性越高，交接的准备工作就越复杂。这时，你就要掌握“4W1H”原则，仔细记录每一项与自己相关的工作细节，列

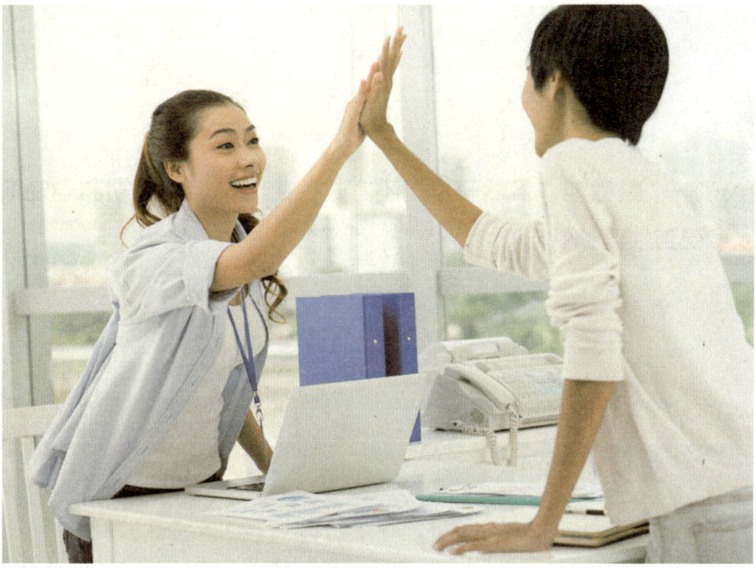

出工作明细表，例如“例行事务表”“专题任务表”“即将开始实施任务表”等，便于代理人能根据表中的安排尽快接手工作。

确认工作代理人

在你利用“4W1H”原则列出工作明细表后，要尽快与主管领导沟通，及早确定工作代理人。由于职务和职位的不同，你的工作代理人可能是一个人，也可能是不同的人协作代理。

提前做好交接工作

在休产假前，你就要让代理人了解你工作的脉络与流程，并提前进入工作状态，万一你出现早产症状，就可轻松离开。你还要让代理人与工作有密切联系的同事熟悉，并告知同事，代理人将在产假期间接替你的工作。

产假期间与公司保持联系

即便你开始休产假，你也要与代理人保持联系，随时关心一下他的工作状态，虽然有时会比较麻烦，但不吝啬这点时间与耐心，才是以后在职场生存的长久之道。

假期结束前的准备工作

在产假结束前的一两周，你就要开始与同事，尤其是工作代理人聊聊工作进展的程度，现阶段有哪些工作是迫在眉睫，也可以拿出那张工作明细表，让代理人详细说明每件工作的最新状况。这样，你一回到公司就可以迅速恢复最佳的工作状态。

“4W1H”原则	
WHO	每一项工作涉及的相关人员有哪些？需要向谁汇报工作？
WHY	为什么要做？涉及这项工作的目的等方面。工作中遵循的原则是什么？要保持怎样一个工作状态和态度？
WHEN	每一项工作执行的日期，最好具体到某日、某周，说明是否有固定规律。
WHERE	可以从哪里得到资源或协助？
HOW	该如何执行你的工作？有哪些技巧？

07 性生活

怀孕并不意味着你进入了一个禁欲期，虽然孕早期不宜过性生活，但孕中期和孕晚期只要注意体位，你还是可以享受到性爱的快乐！

时间

孕早期不宜过性生活

孕早期（妊娠前3个月），因为孕妈妈的内分泌功能产生改变，胚胎正处在快速发育阶段，胎盘与母体子宫壁的连接还不十分强韧，如果这时进行性生活，很可能因为动作不当或过度兴奋，使子宫受到震动，让胎盘脱落、出血，造成流产。即使性生活时十分小心，但是由于骨盆腔充血，子宫收缩，也容易造成流产。

另外，孕妈妈在妊娠前3个月通常伴随着性欲减少的体征，诸如疲劳、恶心、乳房胀痛、尿意频繁等，都会让性爱变得索然无味。因此，孕早期最好不要过性生活。

孕中期适宜过性生活

进入孕中期（妊娠4～7个月），胎盘已经形成，妊娠较稳定，妊娠早期的不适症状会逐渐消退，对身体的控制更加自如。此时的胎盘有羊水作为屏障，可缓冲外界的刺激，使胎儿得到有效的保护，降低意外。同时，受体内血液增多的影响，孕妈妈的阴道分泌物也增多，是性欲较为高涨的时期，这时孕妈妈可以适当地享受性生活，但不要采取压迫腹部的体位。

孕晚期减少性生活

进入孕8个月之后，胎儿生长迅速，子宫明显增大，孕妈妈的肚子在此时期会快速膨胀起来，从而引发腰痛症状，身体懒得动，性欲也自然大大减退。这时你应尽可能减少性生活，若一定要有性生活，则必须节制，并注意体位，还要控制性生活的频率及时间（每周1次为宜，每次10分钟以内），动作不宜粗暴、深入，体位应避免压迫腹部，以免发生意外。

临产前禁止性生活

严格来说，孕36周以后应严格禁止性生活，因为行将成熟的胎儿本已有分娩的可能，如果这时有了性生活，阴茎对子宫颈的刺激以及精液内的前列腺素会造成子宫收缩，从而容易引起早产、子宫出血、感染（产褥热）及增加新生儿死亡率。而且，因为即将临产，孕妇的抵抗力也有所下降，会出现水肿、高血压等情况，如果这时过性生活，更有增加细菌侵犯生殖道与泌尿道的机会，一旦发生感染病变，就会增加正常分娩的危险性。

每周1～2次性生活为宜

尽管在孕中期可以过性生活，但孕妈妈也要注意控制性生活的频度和强度，以每周不超过2次为宜。且性生活前要认真进行局部的清洁卫生，避免因性交而诱发宫腔感染，危害母胎健康。性生活的动作应轻柔，不粗暴，插入不宜过深，频率不宜太快，每次性交时间以不超过10分钟为度，以免动了“胎气”，刺激子宫诱发流产或早产。性生活后，孕妈妈应立即排尿并洗净外阴，以防引起上行性泌尿系统感染和宫腔内感染。

如果孕妇还伴有一些妊娠异常情况，例如前置胎盘、胎盘早期剥离等，未及时处理，又贸然过性生活，就可能引起孕妈妈子宫内大出血的危险。

体位

适宜体位一：女上位

采取女上男下的体位，降低你的身体，靠近伴侣的身体，采取面对面姿势。很多女性会发觉怀孕之后自己的乳头变得更敏感，如果你想要更好的性体验，不妨从这一点入手。

适宜体位二：跨坐式

男方可以选择坐在舒适的座椅或者床沿上，而孕妈妈则跨坐在伴侣的身上，孕妈妈也可以选择一个靠椅，这样身子可以适度后仰，减轻腹部的压力。

适宜体位三：后入式

两人都半跪着，让男方从孕妈妈的身后进入。孕妈妈也可以选择考虑借助床沿或者枕头，伴侣则站在身后。这是医学上所称的“最大深度的渗透”，但是要注意孕妈妈有可能会感到疼痛。如有不适，要适当减少深入度。

出现以下情况时要停止性生活

- 阴道出血或腹痛。
- 有习惯性流产史。
- 确诊为低置胎盘或有重度妊娠期高血压疾病。
- 子宫收缩太频繁。
- 阴道感染症状。

适宜体位四：侧进式

孕晚期后，孕妈妈可以侧躺着，并且蜷曲自己的身体，男方则在孕妈妈的背后躺着，这样进入的深度不会太深。

注意事项

戴避孕套或体外射精

男性精液中的前列腺素被阴道黏膜吸引后，可促使怀孕后的子宫发生强烈的收缩，不仅会引起孕妈妈腹痛，还易导致流产、早产。因此，孕妈妈在过性生活时，一定要让丈夫戴上避孕套或做体外排精，以精液不入阴道为好。

不要过度刺激乳房

受雌激素升高的影响，孕妈妈的乳房会变得敏感，有些孕妈妈会由于乳头过度刺激而引发子宫收缩引起早产，因此在性生活时最好避免过度抚摩胸部。特别是在发生乳头流出液体的现象时，最好不要再进一步刺激乳房。

绝对禁止的体位

这种体位不仅会压迫到孕妈妈的腹部，插入也会较深，整个妊娠期都应禁止这种体位。并且，任何仰卧位均应禁止。

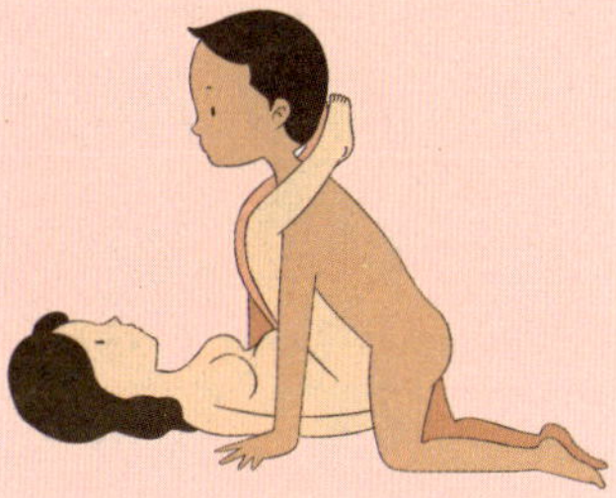

如有不适要立即停止

如果在性生活过程中，孕妈妈感到子宫变硬或自觉腹部紧张不适，应立即停止性交，以免造成流产和早产的严重后果。有些孕妈妈在性生活时会因血压下降而感觉不舒适，此时也要暂时中断休息一下，并适当地将身体左右倾斜调整，不适感就会慢慢消失。

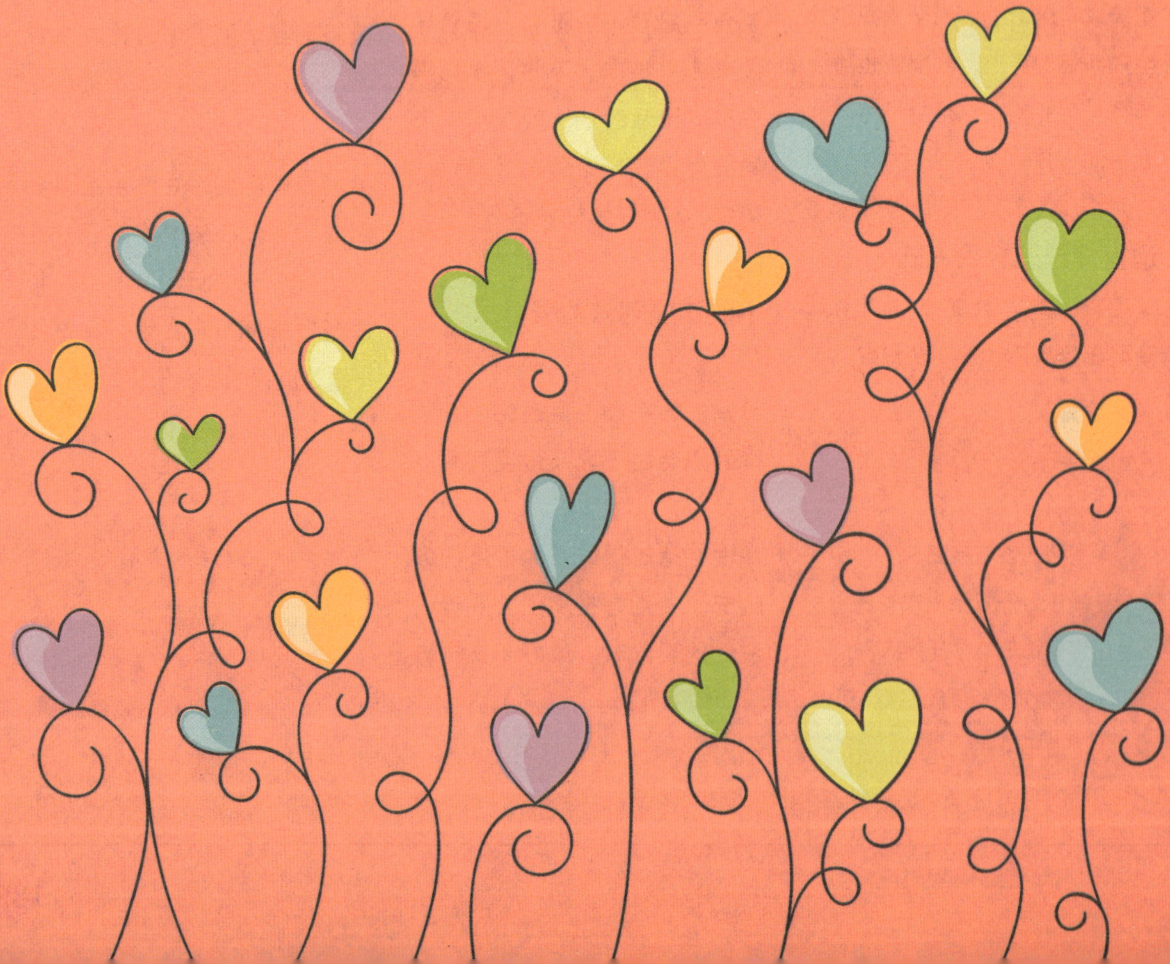

第八章

孕期运动与锻炼

怀孕后，你是不是抛下了所有的运动器械，安安心心地宅在家里，连下个楼梯都觉得胆战心惊，生怕累着自己，不利于安胎？如果你的回答是“是”，那你要做的就是赶紧读一读下面的这章内容，并认真地学以致用，开始你的孕期运动锻炼计划。为预防孕期体重增长过多、促进顺利分娩和产后身体恢复，努力吧！

01 孕期运动须知

孕期适当运动有益于你和胎宝宝的健康，但你在运动前必须要了解最佳运动期、运动前的准备等知识。

孕期运动的好处

更容易分娩

孕妇在孕期进行适当的运动，可有效提高自然分娩率：

1.促进孕妇及胎儿的新陈代谢，有效降低巨大儿的发生率。

2.锻炼孕妇的肌肉和骨盆、关节，增加腹肌的力量，防止因腹壁松弛造成难产。

3.增强腹肌、腰背肌、骨盆肌肉的力量和弹性，有助于促进产程进展。

缓解妊娠反应

孕期适当运动，可帮助孕妇减转移注意力，减轻恶心呕吐、头晕嗜睡等妊娠反应，还可调节神经系统及增强心、肺的功能，提高血液中氧的含量，消除身体的疲劳，保持精神振奋和心情舒畅。

预防妊娠期糖尿病和高血压

适度的运动，可帮助孕妇控制孕期的体重，不让它过快增长，能有效预防妊娠期糖尿病的发生。对于已患有妊娠期糖尿病的孕妇，运动和合理的营养膳食结合也可以使血糖得到更为理想的控制。运动还可以降低妊娠期高血压疾病的发病率，减少妊娠期高血压并发症。

促进胎儿大脑发育

孕妈妈运动时，可向大脑提供充足的氧气和营养，促使大脑释放脑啡肽等有益的物质，通过胎盘进入胎儿体内。此外，运动会使羊水摇动，摇动的羊水可刺激胎儿全身皮肤，就好比给胎儿做按摩，对胎儿的大脑发育十分有利。

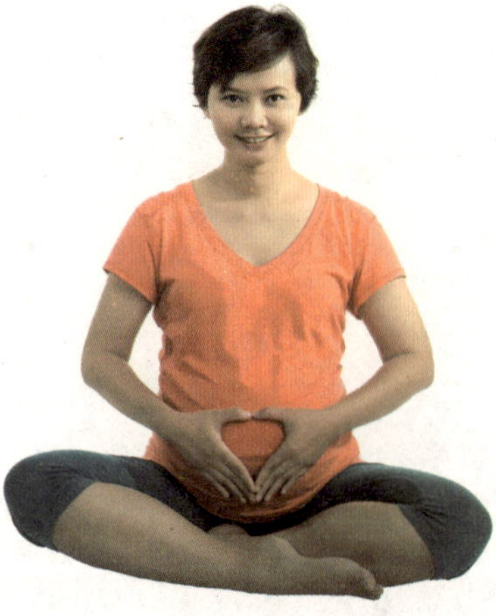

加快产后恢复进程

如果你在孕期进行了适度的运动，产后子宫收缩会更好，身材也更容易恢复。

最佳运动期

最佳运动期

医学专家普遍认为，孕妈妈最适宜的运动时间是：孕4月至孕7月。这时适当运动可以改善母体内的血液循环，还可以增加肌肉组织的营养，也能使肌肉储备较大的力量，有助于自然分娩。因此，孕4月至孕7月的孕妈妈应注意多锻炼腹肌，有力的腹肌能防止因腹壁松弛造成的胎位不正和难产。

孕早期不宜运动

一般来说，在妊娠前3个月，孕妈妈最好不要做运动，因为这时胚胎在子宫里还没有牢固地“扎下营盘”，运动失当很可能会导致流产。

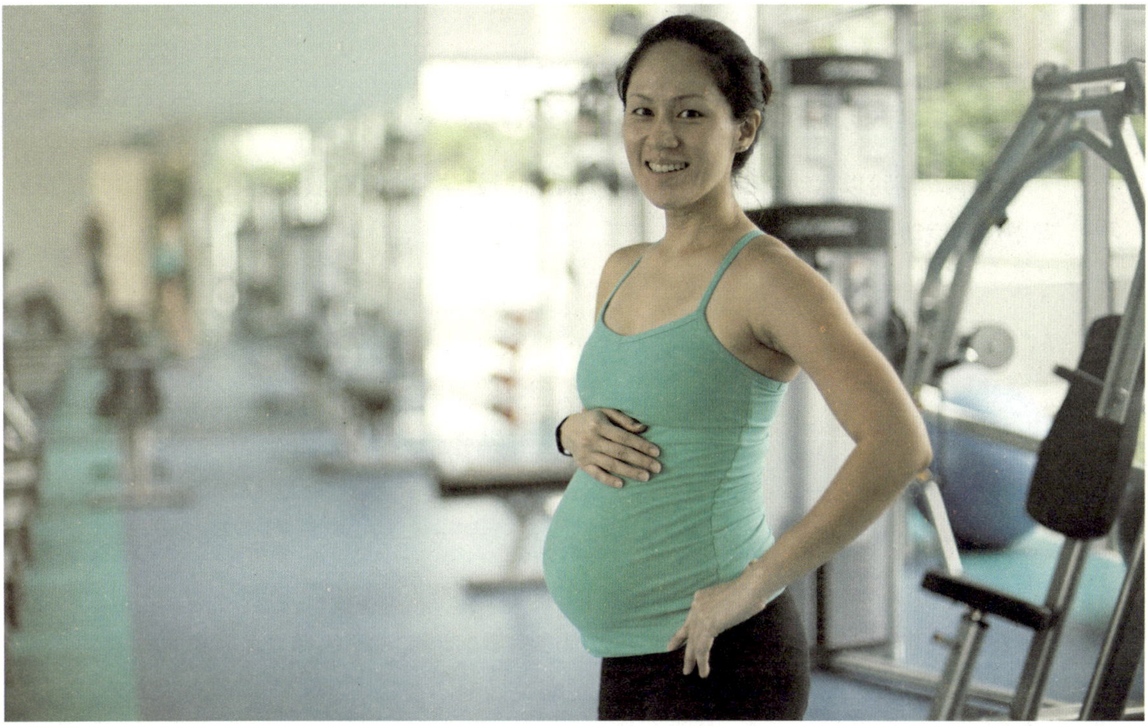

最佳运动时间

可以做有氧运动，每周150分钟，分5次完成，每次30分钟。中等强度。

运动前要有适当的低强度准备活动，运动后要做几分钟的放松活动。

运动前的准备

孕期运动前要咨询医生

如果你在怀孕之前就经常运动，而且怀孕以后身体情况一切正常，那么就可以继续按照原来的习惯进行锻炼。但如果你在怀孕后感觉身体情况变差，在开始孕期运动前，最好向医生咨询，以防运动不当给你或你的宝宝带来危险。有运动禁忌症者切记不要勉强。

孕期运动的环境和时间

为了保证自己和胎儿的安全和健康，孕妈妈一定要注意选择孕期运动的环境，尽可能地到花草茂盛、绿树成荫的地方，这些地方空气清新、氧气浓度高，尘土和噪音都较少，对母体和胎儿的身心健康大有裨益。此外，有资料统计表明，城市中下午4点到7点之间空气污染相对严重，孕妈妈最好避开这段时间外出运动。

穿着运动专用的服装

孕妈妈运动时，最好选择运动专用的服装，因为这类服装往往具有吸汗散热的功能，可避免不吸汗材质给皮肤带来的不适，有弹性的运动服装也有利于身体的活动及伸展。

选择一双舒适合脚的运动鞋，如果你的脚有轻微肿胀，原来的鞋号不合适了，就要重新买双合脚并且舒服的新鞋。

运动前一定要热身

受雌激素升高的影响，孕妇的肌肉、关节会变得较为松弛，如果你没有在运动前做好热身运动，很容易在运动过程中造成肌肉、关节的拉伤。因此，你在运动前一定要做好热身运动，也能避免抽筋。

02

适合孕期的运动

尽管孕期可以运动，但并不是所有运动都适合孕期，只有散步、游泳、瑜伽、健身操等舒缓的运动比较适合孕期。

散步

孕期散步的好处

孕妈妈经常散步，可以增强体魄，有助于自然分娩。而且孕妈妈散步比坐着的时候的氧气的供给量要高2~3倍，能改善不愉快的心情，并且给胎儿充足的氧气，有利于大脑细胞的发育，从而使胎儿变得更聪明。

散步的姿势

虽然我们每天都在走路，但你走路的姿势可能不正确。散步时，不要总盯着地面，而是要保持身体向上的姿势，头上像顶着一本书，抬头挺胸，收腹提臀。错误的姿势，可能导致背部的不适，引起身体的酸痛。

散步的最佳时间

孕妈妈散步的最佳时间，是上午10点到下午2点的这段时间，这是一天中子宫最放松的时间，也是阳光最充足的时间。因为阳光中的紫外线具有杀菌功效，而且能使人体皮下的7-脱氢胆固醇转变为维生素D_3，对胎儿的骨骼发育特别有利。

每天散步的时间宜在半小时至1小时，以有心率增加、微微出汗、可以正常说话但不能唱歌为宜。地点最好选择在空气流通、人少、环境好的地方进行。

游泳

孕期游泳的好处

游泳是一项对孕妇非常有利的运动，由于水上运动的特性，不会令人产生身体过热或其他不适。

1.游泳时，借助水的浮力可以减轻身体重量对肌肉和关节压力，缓解孕期的腰疼、关节痛等症状。

2.游泳是一种全身性的运动，有助于提高孕妇的心、腹功能，锻炼肌肉组织。

3.游泳可帮助孕妇增加肺活量，让孕妈妈在分娩时能长时间憋气用力，缩短产程。

4.孕妇在水中体位的变化，还有利于纠正胎位，促进顺产。

5.有利于孕妇保持健美的体形，尤其对分娩后的体型恢复大有好处。

> **不适合游泳的孕妈妈**
>
> 怀孕未满4个月或有流产、早产、死胎病史及阴道出血、腹部疼痛者，或患有妊娠期高血压疾病、心脏病的孕妇，都是不适合游泳的。此外，怀孕8个月以上的孕妇，也不再适合游泳。

正确的游泳姿势

孕妈妈游泳时，只能选择仰泳、水中漂浮、轻轻打水的姿势，因为这样的游泳方式可以缓解孕期腰疼的症状，像跳水、蝶泳等较为剧烈的动作则要避免。而且孕妈妈游泳时间也不应太长，以运动结束不觉太累为宜。

水温不宜太低

孕妈妈要游泳，最好选择水温较高的游泳池，水太冷容易使肌肉发生痉挛，但也不可高过体温，否则会使体温升高，影响胎儿健康。

准备充足的饮用水

孕妈妈在游泳时会消耗大量的热量和水分，为了防止脱水，一定要记得准备充足的饮用水。

准备一双防滑拖鞋

孕期游泳，安全是第一位的，为了防止在游泳池边滑到，孕妈妈最好准备一双防滑拖鞋。只要是离开水，无论是在入水前还是出水后，都应该穿着防滑拖鞋，以免不慎滑倒。

瑜伽

孕妈妈做瑜伽的好处

在孕期做瑜伽，孕妈妈可以学会正确的呼吸技巧和放松方法，使心脏和肺部肌肉处于良好状态，有利于顺产和产后的身体恢复。

孕期瑜伽最佳时间

孕妈妈练习瑜伽的最佳时间是孕中期（孕13～28周），这时胎儿着床已稳定，孕妈妈可根据个人体质及过去的锻炼情况，适当加大运动量，做力所能及的孕期瑜伽，每周2～3次，每次练习以自己身体舒适为准。

孕妈妈禁忌瑜伽动作

禁忌动作	禁忌原因
后弯类动作	会让原本压力就很大的下背更加脆弱
腹部训练的动作	腹肌的压力原本就很大，腹部运动会造成更大的负担，甚至会造成腹直肌的裂开，让下背支撑性更差
深度扭转类动作	容易扭伤，导致流产，要做也只能做简单的肩颈、上胸的转动
倒立	怀孕时，孕妇的腹部隆起已让胸腔缩小，倒立会更压迫胸腔。在孕晚期还做倒立，有可能会造成胎位不正
仰卧的动作	进入孕中期后不宜做，因为会压迫到大血管
过度拉筋	怀孕时，激素改变，其中，会分泌更多的“松弛素”，使孕妇比平时更柔软，也就特别容易拉筋过度导致损伤
腹式呼吸	呼吸练习时充分使用可能的呼吸空间但不强调腹式呼吸，不要特别收缩腹部。
外八站法	容易造成腰椎更大的负担，因此孕妇在平时站姿时要注意提醒自己双脚平行站立

马上停止瑜伽动作的提示信息

孕妇的身体会在孕期分泌一种减缓疼痛感的激素，这样有时候即便运动过度了，而你还不知。所以，一旦运动过程中感觉到疼痛，就要马上停止锻炼。当在做双腿张开类的动作时，如果感觉阴道进了空气，也要停止动作。

04 不同孕期的运动

要确保孕期运动的安全性，你就要懂得根据不同孕期的特点来进行针对性的运动。

孕早期的运动

怀孕1～3个月时，因为胎盘还不稳定，属于危险期，再加上嗜睡、孕吐等生理症状的出现，孕妈妈很容易精神不济。这时千万不要闷坐在家里，或者躺在床上，出去散散步是可以的。日常的家务如擦桌子、扫地、洗衣服、买菜做饭同样提倡参与。

孕中期的运动

进入孕中期（孕4～7个月），胎儿的生长发育进入相对稳定的阶段，孕妈妈流产的风险大大降低，怀孕的不适生理症状也得到缓解，精神状态明显好转，这时可以适当增加一些运动量，让身体的循环活力增强。如果你的神态状况良好，就可以尝试慢跑、游泳、健身操等运动。

孕晚期的运动

进入孕晚期（孕7个月以后），孕妇的身体负担越来越重，子宫过度膨胀，宫腔内的压力也较高，这时候子宫口也慢慢变短，大多数孕妈妈会出现胸闷，心慌，背部、腿部、臀部疼痛以及抽筋的症状。

为了顺利生下宝宝，孕妈妈这时要注意存储良好体力，也就是说配合身体状况减少运动量，不能太频繁地运动，以免活动不当导致早产。当然，在孕晚期适当地运动也有助于顺产，因此，孕妈妈这时应以轻缓的运动为主或者做伸展练习，只要能缓解腰酸背痛，让肌肉张力增强，拉伸髋、腿就行。

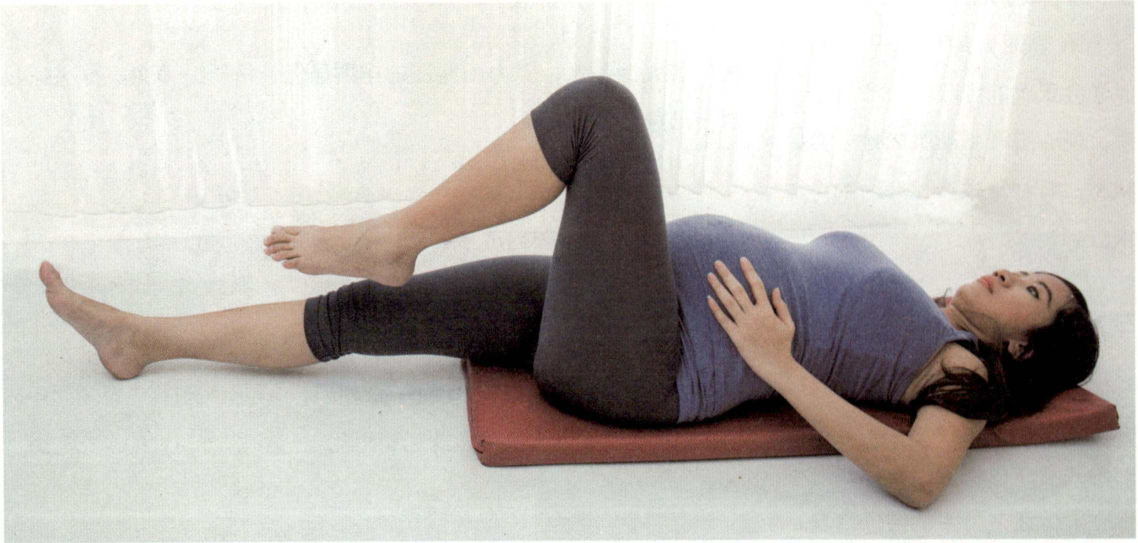

孕期运动的禁忌

04

孕期运动不当，就可能危及孕妇和胎儿的生命安全，因此你一定要牢记孕期运动的禁忌。

不宜运动的孕妈妈

孕期运动的绝对禁忌证

孕期运动的绝对禁忌证主要包括：羊水异常、中晚期妊娠持续性阴道出血、心血管疾病、宫颈内口松弛、妊娠期糖尿病、胎儿异常、有胎儿生长受限史、有3次以上的流产史、有早产史、有阴道流血史、限制性肺部疾病、多胎妊娠、前置胎盘、妊娠期高血压疾病、先兆早产、胎膜早破、严重呼吸系统疾病等。

孕期运动的相对禁忌证

孕期运动的相对禁忌证包括：比较严重的贫血或其他出血症、慢性支气管炎、轻中度心血管障碍、甲状腺疾病、控制不佳的妊娠合并癫痫、控制不佳的1型糖尿病、28周后的双胎妊娠、肥胖等。

须限制运动的孕妇	
基础疾病	心脏病
	限制性肺疾病
	妊娠期高血压疾病
	未能理想控制的1型糖尿病
	未能理想控制的癫痫
	未能理想控制的甲亢
身体状况不佳	重度吸烟
	严重贫血
	身体畸形而使运动受限
	身材过瘦，即体重指数 < 12，比如身高 1.6 米 的人只有 30 千克
妊娠期异常情况	宫颈功能不全
	多胎妊娠
	孕中期和孕晚期阴道流血
	前置胎盘
	前次早产史
	胎膜早破
	过去有过胎儿宫内生长受限病史

限制运动 ≠ 卧床不动

如果医生建议你限制运动，这并不意味着你要卧床不动。怀孕毕竟不是生病，不是怀了孕之后生活就不能自理了。即使是限制运动，你也还是可以在家里擦擦桌子、洗洗碗，完成正常的日常活动。

需要避免的运动

打羽毛球

打羽毛球是包含有抬臂、跑、跳等一系列动作的剧烈运动。在孕早期时，因为胎儿还不稳定，孕妈妈进行羽毛球这样的剧烈运动容易导致流产。

潜水

潜水需要进入到高压环境中，而水压有可能给孕妇和胎儿造成不适；潜水还容易使孕妇处于缺氧状态，从而造成胎儿畸形甚至是死亡。此外，在孕早期，因为胎儿尚不稳定，潜水的风险也比较高，而在孕晚期，孕妈妈的腹部隆起较大，也不适合穿潜水服。

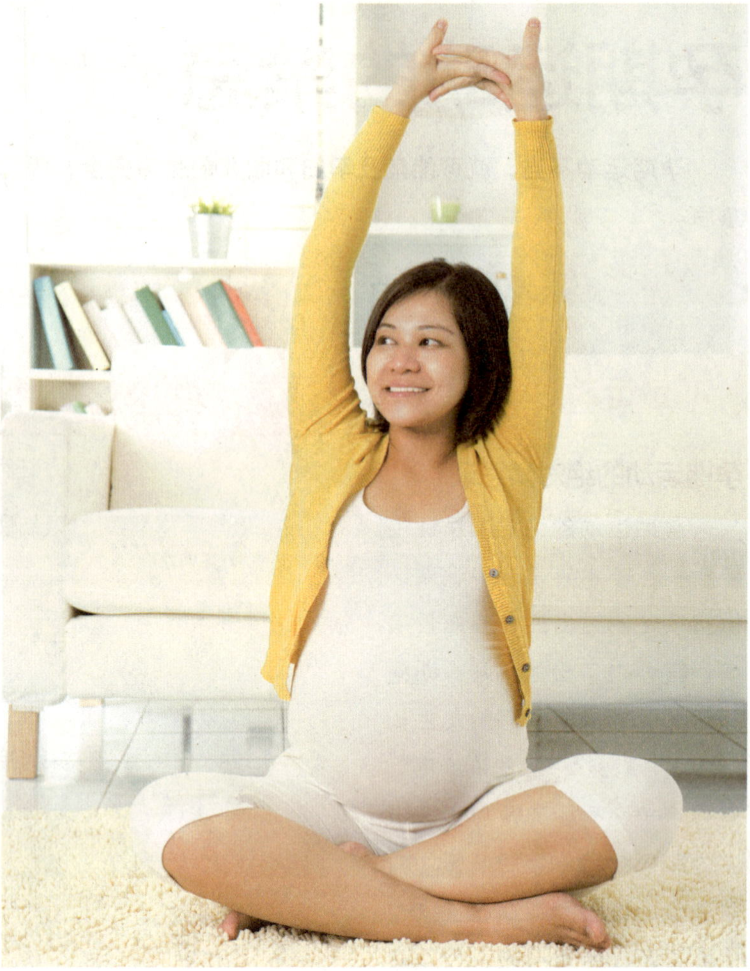

骑马

骑马时，孕妈妈全身的所有骨骼、肌肉以及内脏各器官全都不由自主地处于运动状态。有研究表明，骑马半小时相当于打一整场激烈的篮球赛所消耗的体能，可见骑马的运动强度多么大，所以怀孕的你绝对不适宜骑马这项运动。

把控运动强度

心跳速率应低于140次/分钟

孕妈妈在运动时，心跳速率应在140次/分钟以内，若是超过此范围，孕妈妈的血流量较高，血管可能负荷不了。

用自我感觉来衡量运动强度

1.极大强度运动（最大耗氧量100%）：非常吃力，不能坚持到运动结束。

2.大强度运动（最大耗氧量80%）：相当吃力，但能坚持到运动结束。

3.中等强度运动（最大耗氧量40%～60%）：有适度出汗，肌肉有略微酸胀的感觉，心率增加，可以正常说话，但已经不能唱歌了。这是个对治疗有效的运动量，应该逐渐达到这个目标。

4.低强度运动（最大耗氧量20%）：运动后无汗，脉搏也无明显变化，人有较轻松的感觉。

运动持续时间

在运动持续时间上，如果你在孕前没有运动习惯，那在孕期运动时，建议前3周每周进行3次低强度的运动，每次15分钟，然后逐渐增加至每周4次，每次不少于30分钟。如果你在孕前有运动习惯，那建议每周运动4次，每次运动不少于30分钟。

避免跳跃和震荡性的运动

怀孕后最好避免做震荡或跳跃性的运动，因为这些运动容易使孕妈妈重心不稳，若是滑倒或碰撞到物体，都容易使胎儿产生撞击造成宫缩或破水，甚至发生早产。

不可忽视的运动细节

孕期运动要分3个阶段

医学专家普遍认为，无论你在孕期选择哪种运动形式，最好按热身运动（5~10分钟）、正式运动（20分钟）及运动后放松动作（5~10分钟）3个阶段进行。

尽量补充水分

无论是在运动前、运动中，还是运动后，孕妈妈都要尽量补充水分，这样不仅能有效避免脱水，还可以控制体温上升的速度，因为一旦孕妈妈体温快速上升，胎儿心跳也会跟着加速。有研究显示，孕妇体温每上升半度，胎儿的心跳会增加10~20次，会相对增加胎儿状况的不稳定性。一般的指导原则是，运动前喝1杯（大约230毫升）；运动中，每20分钟喝1杯；运动结束后，再喝1杯。如果天气比较热（或者潮湿），孕妈妈还需要多喝一些。

孕期不宜过度有氧运动

适度的有氧运动，有益于孕妈妈的身体健康和胎宝宝的生长发育，但过度的有氧运动会导致孕妈妈全身骨骼肌的高氧耗和高代谢，造成胎盘灌注血流量减少，引起胎儿低血糖，进而导致胎儿宫内生长受限;有时交感神经过度兴奋将会刺激机体分泌去甲肾上腺素，诱发子宫收缩而引起流产或早产。

严防病毒感染

冬季的气温比较低，而且室内外温差也非常大，孕妈妈的抵抗力较弱，很容易引起感冒等呼吸系统疾病，甚至患病毒性传染病，所以孕妈妈尽量少去人多的地方运动，可以在家或者是人少的地方运动。

多做室内运动

如果天气变冷或是遇上雨雪天，孕妈妈就不能像平常那样出门运动，这时不能因此就中断运动，而是改为做室内运动，比如说孕妇体操或者是瑜伽等运动。

一有异常，应立即中止运动并就医

如果孕妈妈在运动过程中感到有任何的身体不适，如头晕头痛、呼吸困难、胸痛、肌无力、小腿水肿或疼痛，或是出现了妊娠异常情况，如早产、胎动减少、胎膜早破、阴道流血等，都应该立即停止运动，并迅速到医院就诊。

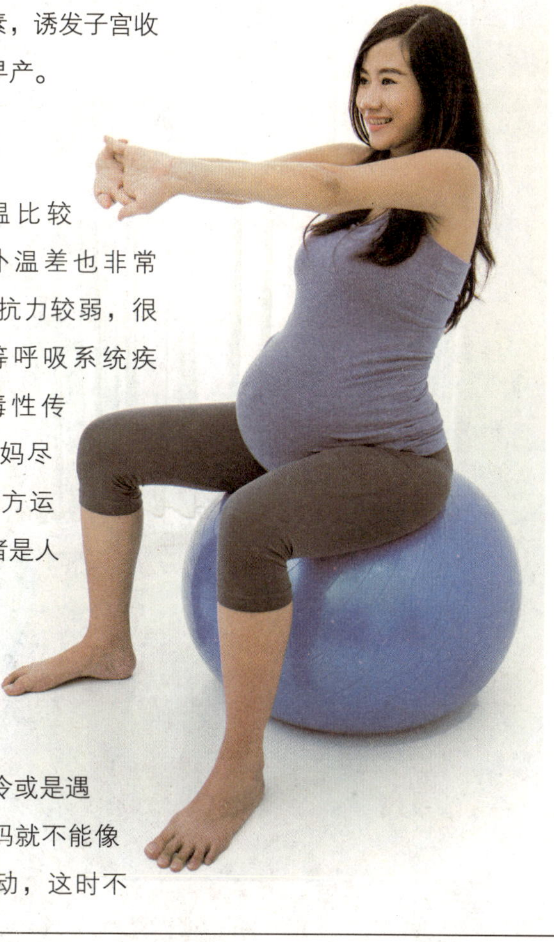

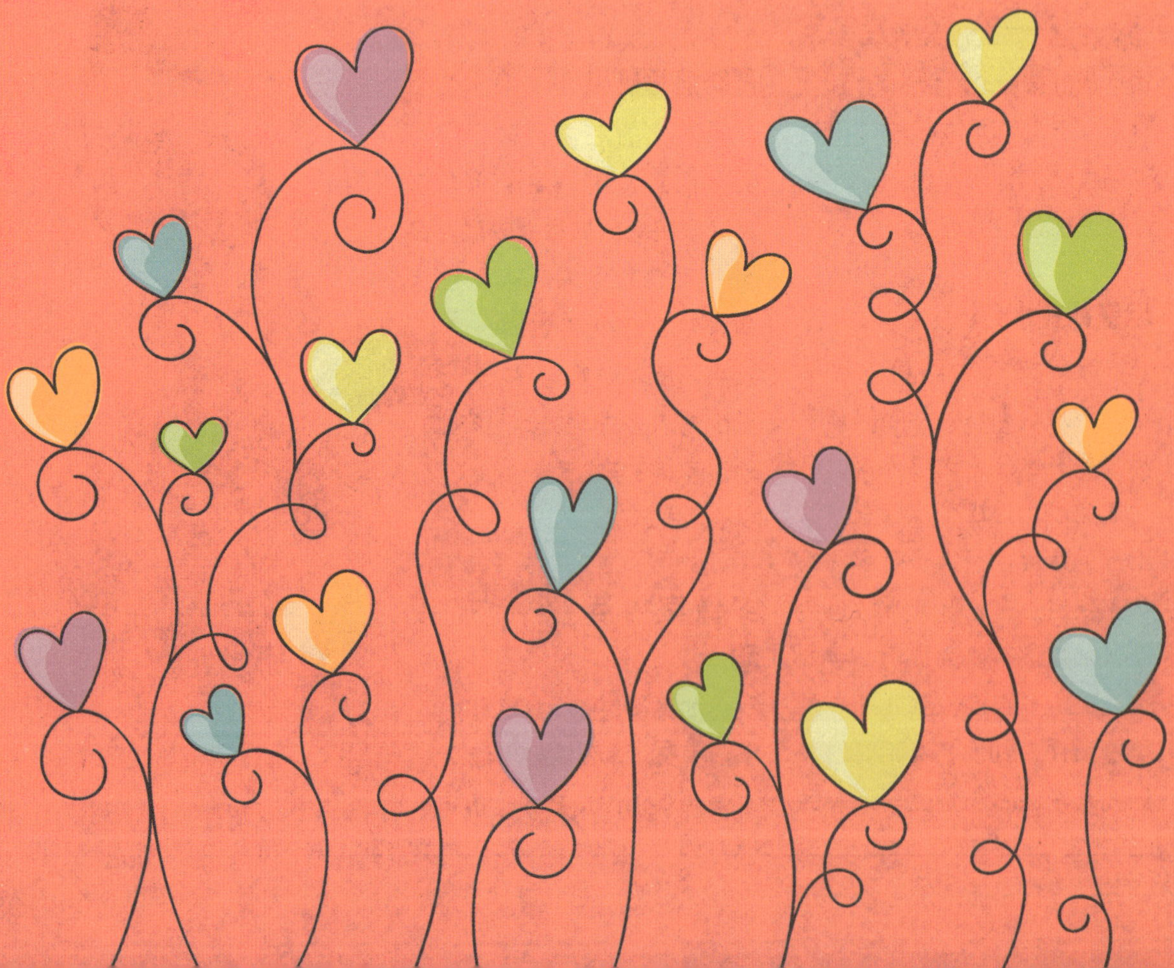

第九章

孕期胎教方案

为了不让孩子输在起跑线上，越来越多的准爸妈在怀孕期间就开始对胎宝宝进行胎教了，听音乐、摸肚子、讲故事……可是，胎教真的能让宝宝变聪明吗？想必，很多孕妈妈的心里都画着一个大问号。现在就来一起看看，究竟什么是胎教，如何进行胎教更有效吧！

01 了解胎教

胎宝宝身居"宫"内，是否对外面的世界一无所知呢？答案是否定的，正因如此，很多准父母才会早早就开始准备胎教了。

何谓胎教

科学理解胎教

胎宝宝是你和丈夫爱情的结晶，保护腹中新生命的成长，是胎教的出发点。

胎教，顾名思义，就是对腹中胎儿的教育。胎教的目的并不是让你教胎宝宝唱歌、识字、算术，而是通过各种适当的信息刺激，促进胎宝宝的各种感觉、神经系统的发育，为出生后的早期教育打下一个良好的基础。

直接胎教和间接胎教

胎教有直接教育和间接教育的区别。直接教育是指直接对胎儿进行良性刺激；而间接教育则是通过调试孕妈妈的身心状况，以促进胎儿的健康发育。

夫妻和睦是最好的胎教

孕妈妈如果能保持心情舒畅，情绪稳定，将会对胎儿有个不错的影响。不过，因为妊娠期间，孕妈妈身体各系统都会发生一系列的适应性变化，尤其是第一次怀孕的妈妈，对于怀孕、分娩充满着不安与恐惧，如果这时候丈夫能给予妻子足够的关怀和体贴，将有利于消除这种不安。

胎教的关键时间

胎教的第一个关键期：孕1~8周

孕1～8周是胎宝宝的脑细胞形成期，因此是胎教的第

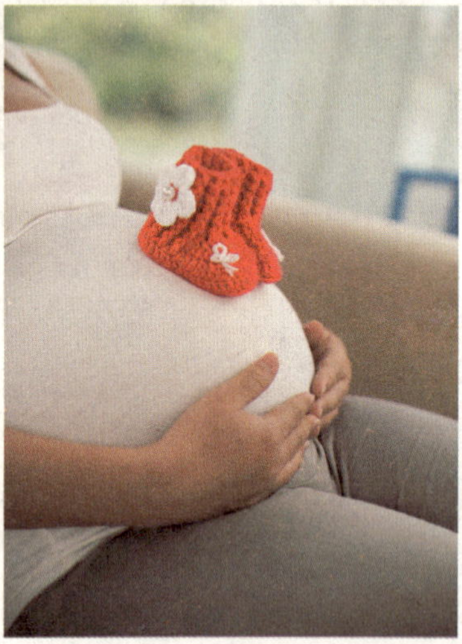

一个关键期。大约在卵子受精后第十八天，最初的原生神经组织就从中胚层与外胚层的交互作用中产生；在卵子受精后的第十九天，神经胚形成，胚胎的神经系统便快速地发展，直到第二十六天左右从底端开始产生闭合，向下延伸成为脊髓，也就是说，胎儿的脑部发

胎教类型	直接胎教	间接胎教
音乐	为胎儿播放音乐	孕妈妈根据心情聆听音乐或保持安静
语言	为胎儿讲故事，与胎儿说话	孕妈妈在平时说话时注意言辞
运动	轻拍、抚摸肚皮	合理运动，注意休息
视觉	用白炽灯、手电筒照射肚皮	有规律的日夜作息

育，从卵子受精4周后就已经开始形成，而从怀孕第八周开始，大脑皮层已粗略分化，对母体信息较敏感，以后胎儿脑细胞就以惊人的速度生长。

这段时期多是孕妈妈们确定自己怀孕的时期，但胎儿的脑部组织也就开始形成了，“先天遗传”已经确定，准爸爸孕妈妈们只能努力于“后天环境”的培养，营养胎教就显得尤为重要了。

怀孕后，孕妇体内激素分泌与营养状况都会有所改变，这直接影响胎儿的成长，尤其是前3个月更是胎儿脑部细胞发展的重要阶段。所以，孕妈妈要全面、合理地摄取各种营养物，以支持胎儿大脑的发育。另外，还须避免外界物理性和化学性等有害物质对胎儿大脑的损害，因为大脑在发育过程中对有害物质比其他器官更为敏感。

胎教的第二个关键期：孕20周左右

怀孕20周左右是胎宝宝的脑细胞增殖期，这时胎宝宝的听觉、视觉等神经系统陆续发展，20周后，脑细胞的发育会变得愈来愈复杂，胎动也开始出现。随着神经系统的发育与外界的刺激，胎宝宝在子宫内就开始进行学习的功课，因此，这时期正是孕妈妈与胎宝宝互动最有效的阶段，最适合给予胎宝宝良好的刺激，让他形成良好的神经回路，协助脑细胞逐渐朝向良性发展。

出现胎动时，孕妈妈可以用不同的胎教互动方式给予刺激，比如白天听听悦耳的音乐，轻轻抚触肚皮，晚上和准爸爸一起对胎宝宝说话，跟胎宝宝做交流。注意，胎教的方式应该以间歇性刺激较好，让胎宝宝有休息的时间。

胎教的第三个关键期：孕30周左右到出生后

怀孕30周到出生后的这段时期，是胎宝宝的脑成长活跃期。虽然胎宝宝的脑部基础发展在孕4月左右就已全部成形，

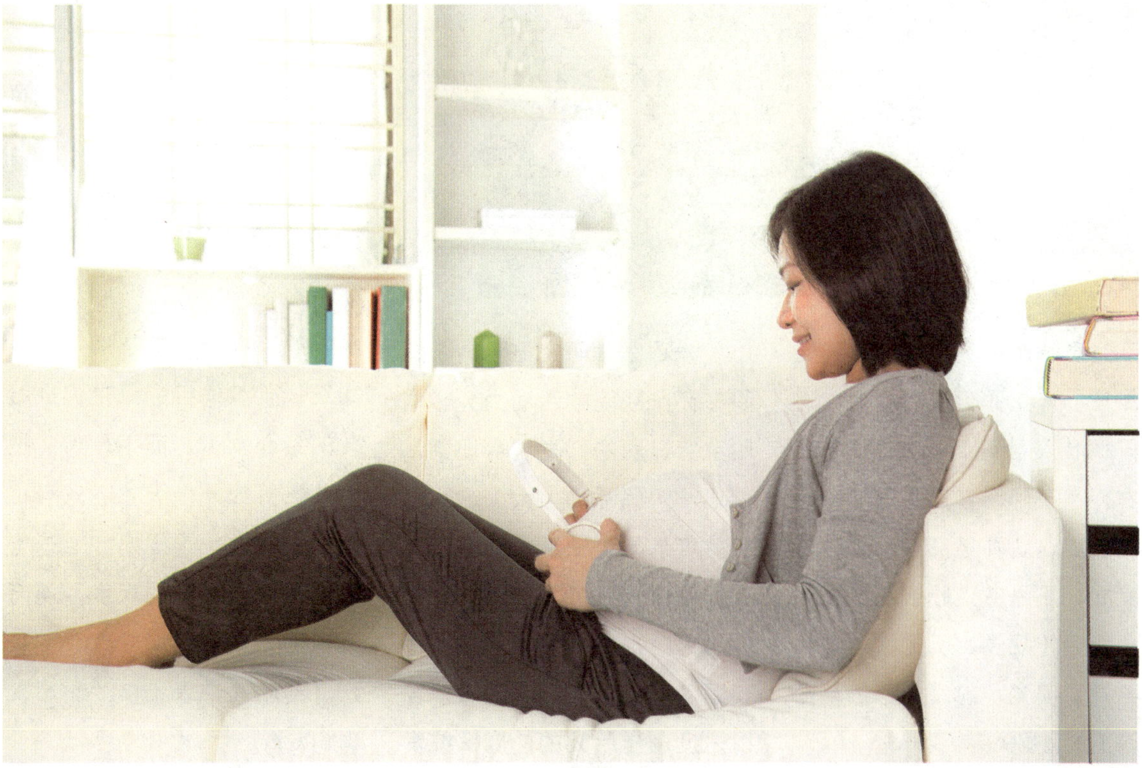

展，有助于宝宝未来的动作协调能力。

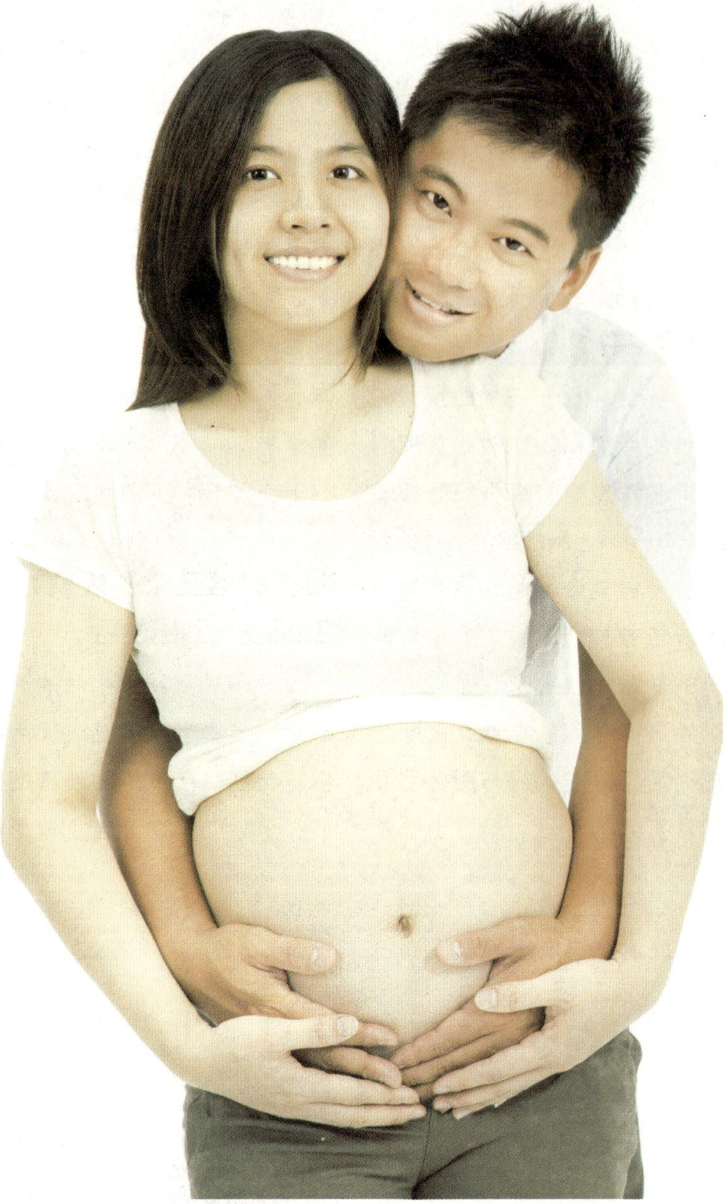

不过影响脑神经发展的神经元却不会停止作用，而会持续进行树状突触直到出生后3岁左右，甚至到青春期都可能持续发展。这些神经突触的刺激与发展，正是奠定胎宝宝日后许多能力（视觉、听觉、触觉、味觉、嗅觉、前庭觉、运动觉等）的重要关键。

一项医学研究显示，孕妈妈在怀孕期间的活动力会影响胎宝宝日后的感觉统合现象，如果孕妈妈活动力太少，胎宝宝就容易因为缺乏前庭刺激导致日后出现过动的现象。因此，这时期的孕妈妈应注意适当运动，如散步、走路等，可以适度刺激胎儿的前庭系统发展，有助于宝宝未来的动作协调能力。

提高胎教效果

了解胎宝宝的正常发育和能力

在对胎宝宝进行胎教前，你首先要了解胎儿的正常发育和能力。

- 3个月时，胎儿的皮肤有压觉和触觉。
- 4个月时，胎儿有冷觉和听觉。
- 5个月时，胎儿有温热觉和味觉。
- 6个月时，听力与大人几乎相等。
- 7个月时，胎儿出现痛觉和嗅觉。
- 8个月时，胎儿视觉发育较晚，此时才能够凝视光源。

胎教态度要端正

在对胎宝宝进行胎教时，孕妈妈、准爸爸的态度一定要端正，胎教的目的只是促进胎儿的身心发育，而不是为了把胎儿培养成一个天才。只有正确认识胎教，孕妈妈和准爸爸才能把握好胎教的尺度，从而避免因为太多急切或者太过激烈，给胎儿带来不良的刺激，影响发育。

胎教方法要恰当

胎教的方法有很多：抚摸胎教、音乐胎教、语言胎教、营养胎教，等等，不同的胎教方法可以在不同的方面刺激胎儿的发育。尽管胎教对胎儿好处多多，但也要注意胎教的时间不宜过长，胎教的幅度不能过大，胎教的次数也不能太频繁，否则就会打扰到胎儿的休息，影响到胎儿的发育。

保持快乐的情绪

在一个稳定的环境里，孕妇的情绪变化，会通过母体血液的化学成分和激素分泌的变化而影响到胎儿发育。宁静祥和的情绪有助于孕妇分泌健康激素和酶，起到调节血液量和兴奋神经细胞的作用，可以改善胎盘的供血状况，增强血液中有益成分，使胎儿向着理想的方向发育成长。

而当孕妇感到恐惧紧张时，体内的血管就会收缩，对胎儿的供血量也相应减少，长此以往，会对胎儿大脑的发育造成影响；当孕妇过于紧张时，她的肾上腺素就会分泌过多，也会阻碍胎儿的发育；如果孕妇的情绪过于激烈波动，还可能导致流产。

此外，如果孕妈妈感觉情绪低落或惶恐不安，胎宝宝也会情绪低落或烦躁不安，甚至在出生后出现喂养困难、个性怪癖、智力低下、活动过度和容易激动等情况。因此，为了胎宝宝的健康成长，你必须注意保持快乐的情绪，同时准爸爸应该加倍关心孕妈妈，让孕妈妈时时感受到家庭的温暖。

集中注意力

要想把自己满满的爱意传达给胎宝宝，孕妈妈和准爸爸在胎教时一定要集中注意力，满怀爱意地和胎宝宝沟通，这样才能让胎宝宝感受到胎教的内容，并且接受胎教的知识。否则的话，无论是已被证实多么伟大的胎教，对于胎儿都不可能产生什么实际的效果，因为胎儿完全感受不到。

胎教前进行呼吸练习

为了保证自己胎教时注意力集中，孕妈妈可以在胎教前做一做呼吸练习。

具体做法是：衣服尽量宽松，坐姿，腰背舒展，全身放松，微闭双目，手可以放在身体两侧，用鼻子慢慢地吸气，以5秒钟为标准（肺活量大的人可以吸6秒钟，感到困难时可以吸4秒钟），在心里一边数1、2、3、4、5，一边吸气。吸气时，要让自己感到气体被储存在腹中，然后用嘴或鼻子慢慢地将气呼出来。呼气的时间是吸气时间的两倍，如果吸时是5秒的话，呼时就是10秒。如此反复呼吸1～3分钟，你就会感到心情平静，头脑清醒。做呼吸练习的时候，要把注意力集中在吸气和呼气上。

呼吸练习缓解孕期焦虑

呼吸练习不仅可以帮助孕妈妈集中注意力，还可以有效改善妊娠期间的焦躁情绪状态。如果你有段时间脾气非常容易急躁，心情不好，不妨在每天早上起床时、中午休息前和晚上临睡时，都各进行一次呼吸练习。

02

胎教的方法

孕期胎教的方法有很多，目前最常使用的胎教方法是抚摸胎教、音乐胎教、语言胎教，能有效促进胎宝宝在触觉、听觉、语言方面的反应能力。

抚摸胎教

什么是抚摸胎教

抚摸胎教，是指孕妈妈轻轻抚摸或轻拍自己的肚子，通过腹壁对胎儿施以触觉上的刺激，以促进胎儿的大脑发育。胎儿对触觉刺激有着较灵敏的反应。通过触摸动作可以给胎儿一种安全感，让胎儿感到舒服和愉快，又能激发胎儿运动积极性。有研究显示，在母腹中经常被父母抚摸做体操和游戏的足月儿，出生后抓、爬、握、坐的各种动作及肌肉活力相对较强。

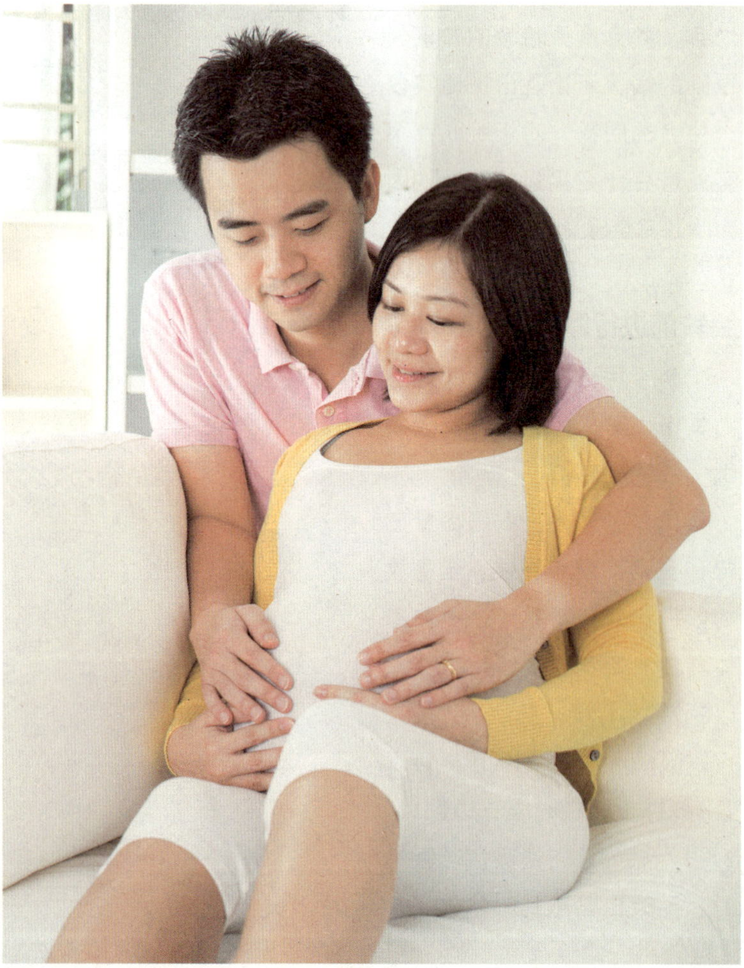

最好在傍晚或睡前进行

胎儿一般在傍晚或晚上睡觉前活动较多，孕妈妈最好选择这个时间进行抚摸胎教。在抚摸或轻轻拍打胎儿时，你可以卧于床上或坐在舒适宽大的椅子上，全身放松，让腹部保持松弛状态。同时要注意胎儿的反应，如果胎儿对抚摸、推动等刺激感到不高兴，就会用力挣脱或者蹬腿反对，这时应马上停止抚摸或推动。如果胎儿受到抚摸后，过一会儿才以轻轻的蠕动做出反应，就可以继续抚摸。注意手的动作要轻柔，切忌粗暴。

抚摸胎教的3种方法

来回抚摸法：怀孕3个月以后，你可以开始进行一些来回抚摸的练习，具体做法是：放松腹部，用手从上至下、从左至右，来回抚摸，同时想象你的双手真的爱抚在可爱的小宝宝身上，有一种喜悦和幸福感。抚摸时动作宜轻，时间不宜过长，每次2～5分钟。

触压拍打法：怀孕4个月以后，你可以增加触压拍打的练习。具体做法是：放松腹部，用手在腹部从上至下、从左至右来回抚摸，并用手指轻轻按下再抬起，然后轻轻做一些按压和拍打动作，给胎儿以触觉刺激。

一般坚持几个星期后胎儿会有所反应，如身体轻轻蠕动、手脚转动等。开始时每次5分钟，等做出反应后，每次5～10分钟。

注意，孕妈妈在按压轻拍胎儿时，动作一定要轻柔，并时刻注意胎儿的反应。如果感觉到胎儿在用力挣扎或蹬腿，表明他（她）不喜欢这个动作，就要立即停止。

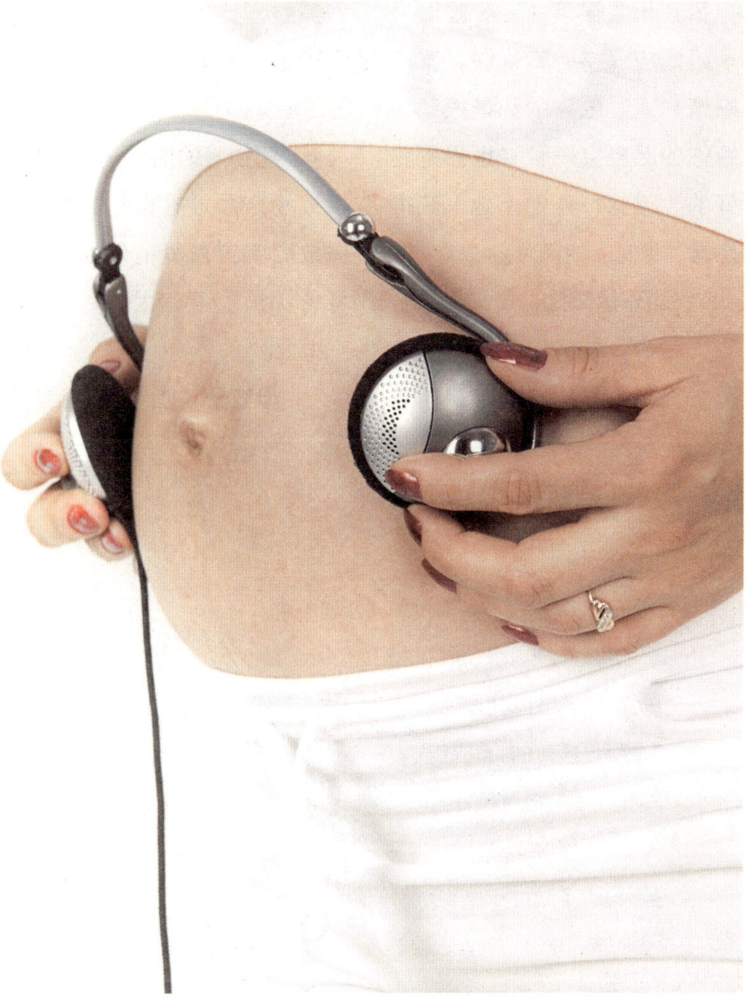

音乐胎教

音乐胎教有益胎宝宝成长

对胎宝宝而言，音乐可直接引起大脑的反应，通过声音的传递，促进脑细胞的生长和发育；从孕妈妈的角度来看，优美的音乐可以减轻孕妈妈对怀孕和生产的焦虑和紧张，为胎宝宝创造良好的生存环境。

从孕20周起，你就可以有计划地进行音乐胎教了，每天1～2次，每次15～20分钟。

科学地进行音乐胎教

音乐胎教可以让宝宝更聪明、更健康，但前提是要让孩子听得科学。科学的音乐胎教是一个由音乐贯穿起来的系统而综合的胎教方式，包含有聆听、律动、冥想、歌唱等不同的形式。在这些不同的音乐胎教方式中，音乐对处于不同孕期的胎儿和孕妇起着不同的作用，因此你最好按照孕周期，合理安排音乐胎教课程，科学地进行音乐胎教。

在给胎儿进行音乐胎教时，一定要选择经过医学界优生学会审定的胎教音乐，禁止过于强烈、杂乱的音乐，如摇滚、迪斯科等。

音乐胎教的四种方法

• **哼歌谐振法。**孕妈妈和准爸爸每天哼唱几首歌，最好是抒情音乐或摇篮曲。哼唱时，孕妈妈应保持心情愉快，富于感情，通过歌声的和谐振动，给你的胎宝宝一种“世界是美好的”感觉，让他（她）获得感情、感觉上的满足。

• **音乐熏陶法。**每天播放一些优美愉悦的音乐，在音乐中产生许多美好的联想，如同进入美妙无比的境界，而这种感受可通过孕妈妈的神经体液传导给胎儿。

• **器物灌输法。**孕妈妈将耳机或扬声器放在自己的腹部，播放胎宝宝喜爱的乐曲，但注意每次播放不宜太久，声音不宜太大。

• **母教子“唱”法。**胎儿虽有听觉，但毕竟不能唱，孕妈妈和准爸爸可以想象自己腹中的小宝宝会唱，然后从音符开始，教胎宝宝一些简单的乐谱，通过反复教唱，使胎宝宝产生记忆印迹。

不同时段的胎教音乐分享

1.起床时的胎教音乐

柴可夫斯基：《波兰舞曲》《小进行曲》

舒伯特：《音乐瞬间》的第三首

约纳森：《杜鹃圆舞曲》

2.心情低落时的胎教音乐

肖邦：《小狗圆舞曲》

《音乐之声》

圣•桑：《动物狂欢节》

穆索尔斯基：《跳蚤之歌》

3.休闲时的胎教音乐

柴可夫斯基：芭蕾舞曲《天鹅湖》

维瓦尔第：《金翅雀协奏曲》

莫扎特：《小夜曲》

海顿：《小夜曲》

斯特拉文斯基：《普钦奈拉》中的《小夜曲》

亨利·曼西尼：《月亮河》

贝多芬：《悲怆奏鸣曲》第二乐章《如歌的行板》

4.入睡时的胎教音乐

勃拉姆斯：《摇篮曲》《东北摇篮曲》

舒伯特：《摇篮曲》《圣母颂》《野玫瑰》

贝多芬：《致爱丽丝》

德彪西：《月光》

不同孕期的胎教音乐

孕早期：听轻松愉快、诙谐有趣、优美动听的音乐，以消除孕妈妈的忧郁和疲乏。

推荐曲目：《春江花月夜》《假日的海滩》《锦上添花》。

孕中期：胎儿有了听觉功能，胎教音乐就应选择更多样化的音乐，除早期音乐外，可增添一些阳光、温暖的乐曲。

推荐曲目：《B小调第一钢琴协奏曲》《菩提树》《小夜曲》。

孕晚期：胎儿发育逐渐成熟，孕妈妈很快就要分娩，心理上难免有些紧张，这时应选择一些柔和而充满希望的乐曲。

推荐曲目：《梦幻曲》《水上音乐》《让世界充满爱》。

语言胎教

什么是语言胎教

语言胎教，就是指孕妈妈或准爸爸用富有感情的语言，有目的地对子宫中的胎儿讲话，给胎儿的大脑新皮质输入最初的语言印记，为后天的学习打下基础。而且，孕妈妈的声音对胎儿有安抚情绪的作用。

给胎宝宝起一个乳名

对胎宝宝进行语言胎教时，要先给胎宝宝起一个乳名。在怀孕5～6个月，胎儿有了听觉，每次说话时呼唤宝宝的乳名，会让胎儿记忆深刻。等他（她）出生后，若是再次听到熟悉的名字时，就会有一种特殊的安全感，可减少烦躁、哭闹时间。

进行语言胎教的最佳时间

对胎宝宝进行语言胎教的最佳时间是怀孕6～7个月。在孕2月末时，胎宝宝的外耳、中耳及内耳就已形成雏形，有了基本的形态结构，对来自于外界的声音有所感知，但从孕6月起，胎宝宝才真正具备了听到声音的条件，来自于外界的声音刺激会使胎儿产生生理性反应，如眨眼、心跳加快、打呵欠及转动头部等。

到孕7月时，胎宝宝的大脑发育基本完成了主要脑沟和脑回的构造，从此时起听觉器官可通过听神经与大脑建立联系，如果这时给予胎儿适当的声音刺激，胎儿的听觉器官便会把听到的信息传到大

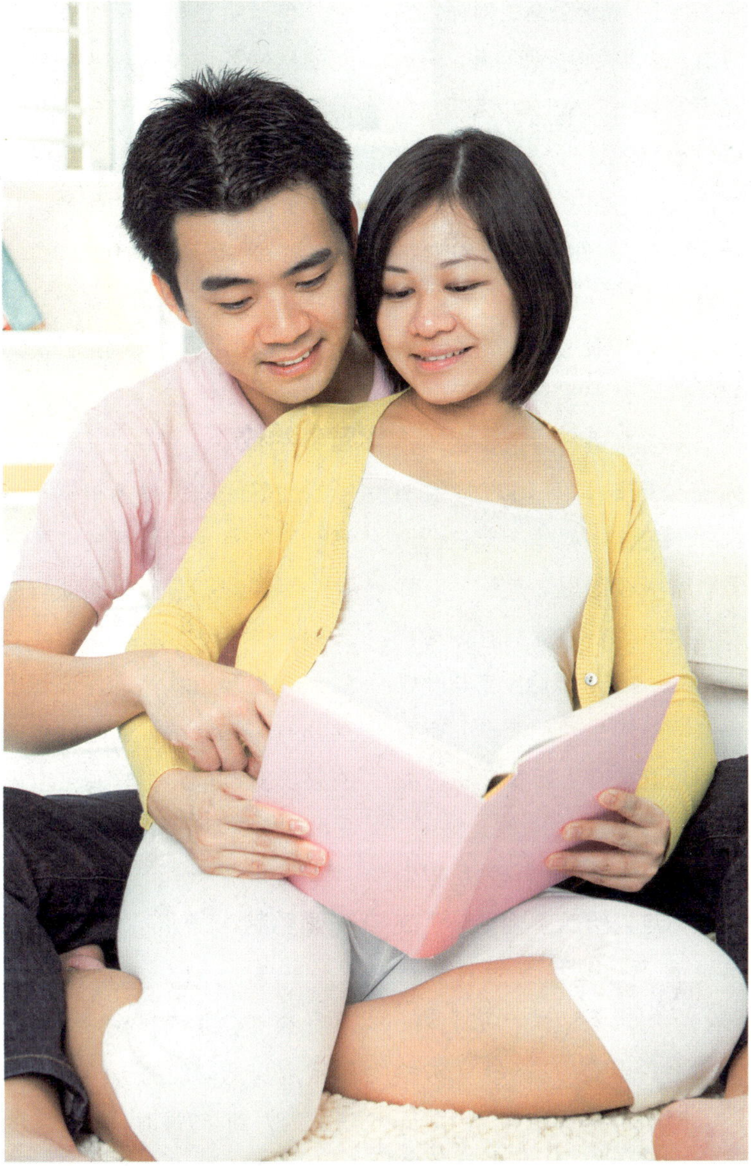

脑，并且将其储存起来，构成记忆。

此外，到了孕6～7个月时，孕妈妈的腹壁和子宫壁逐渐变得薄起来，胎儿的身体也越来越大，贴在子宫壁上，外界的声音很容易便传到子宫内，使胎儿能够听到并做出相应的反应。因此，孕妈妈最好从这时起开始对胎宝宝进行语言胎教。

语言胎教的方法

对话：经常对胎宝宝说话，让他（她）习惯你和准爸爸的声音，不仅能够有效刺激胎儿的脑部发展，还能增强你们的感情。

（1）满怀爱意的对话：你可以一边温柔地抚摸胎儿，一边充满爱意地说话，如“宝宝，你好！一天过去了，高兴吗？妈妈爱你，非常爱你！”“宝宝，妈妈要睡觉了，你和妈妈一块睡，好吗？”

（2）表达日常生活内容：你可以根据日常生活，随时与胎宝宝进行对话，比如，你在公园时，可以对胎宝宝说：“宝宝，妈妈今天在公园里，你看公园里多美啊，有鲜花，有金鱼，有绿树，你喜欢吗？”这样可让胎宝宝与孕妈妈共同体验生活的节奏，有利于婴幼儿心理上尽快适应，并可促进语言能力的发展。

讲故事：每天晚上睡觉前，你可以给胎宝宝讲一讲故事或童话。在给宝宝讲故事时，孕妈妈要选择一个舒服的姿势，集中精力，声音要轻快、明朗、缓和，带着感情色彩，避免发出高声尖气的喊叫；讲述时要绘声绘色，这样才能感染胎宝宝。同一个故事或童话可以变换多种语气和声调来读，也可以准爸爸和孕妇轮流读。

朗诵诗词：配合音乐伴奏与歌曲伴唱，孕妈妈或准爸爸声情并茂地朗读诗、词或散文。注意，不要直接把录音机、收音机等放在肚皮上，让胎儿自己听音乐，因为此时胎儿的耳蜗虽说发育趋于成熟，但还是很稚嫩，尤其是内耳基底膜上面的短纤维极为娇嫩，如果受到高频声音的刺激，很容易遭到不可逆性损伤。

其他胎教

营养胎教

营养胎教，是指根据孕妈妈孕期的特点和胎儿的成长进程，合理安排营养素，即蛋白质、脂肪、碳水化合物、矿物质、维生素和水等，保证母子双方的营养需求，促进胎宝宝的成长发育，并影响胎宝宝出生后的饮食习惯的胎教方法。

光照胎教

光照胎教，是指通过光源对胎宝宝进行刺激，以训练胎宝宝视觉功能的一种胎教方法。因为到孕7月时，胎宝宝的视网膜才具有感光功能，对光有反应，因此光照胎教最好在孕6个月以后开始。具体做法是：孕妈妈每天定时在胎动明显时用手电筒（弱光）作为光源，紧贴腹壁反复关闭、开启手电筒，一闪一灭照射胎宝宝的头部位置，每次持续5遍。注意，手电筒的光亮度要合适，不要用强光照射，而且时间也不宜过长。

行为胎教

早在西周时，人们就认为，胎宝宝在母体内会受到孕妈妈言行的感化，因此要求孕妈妈在怀孕时就应该清心养性，恪守礼仪、循规蹈矩、品行端正，给胎儿以良好的影响。而现代医学研究也证实了这一点：美国南加利福尼亚大学心理学家梅边尼克曾耗时30余年，选择1447名丹麦男性，来专门研究犯罪和家庭成员的关系，结果发现这批人中如果父母是经济犯罪分子，其孩子成为经济罪犯的可能性高达20%～24.5%，如果父母是清白公民，那么这个概率将下降为13.5%。

自然胎教

自然胎教，是指孕妈妈通过观看美丽的自然风光，倾听鸟鸣声、流水声等大自然的旋律，从而促进胎宝宝的感官发育的胎教方法。

在大自然中散步，不仅可以增加孕妈妈的肺活量和体内供氧量，加速血液循环，缓解腰腿疼痛，控制体重增长，还能为胎宝宝提供更多的优质氧气，对大脑的发育十分有利。

不同孕期胎教建议

03

胎宝宝处于不同的成长发育阶段，所需要的胎教方法也有所不同。只有在适当的时间使用适合的胎教，才能真正促进胎宝宝心理和生理上的健康发育。

孕3月的胎教方案

保持健康而愉快的心情

从第3个月开始，胎教就可以逐渐开始了。由于早孕反应，孕妈妈容易产生烦躁、易怒或易激动、抱怨等情绪，而这些不愉快的情绪会通过内分泌的改变影响胎宝宝的发育。简单来说，孕妈妈的不愉快心情可以很直接地传递给胎宝宝，因此胎宝宝的情绪也会受到波动。所以，孕妈妈保持健康而愉快的心情是这一时期胎教的关键。

这个阶段需要准爸爸对妻子给予精神上和生活上的关心和照顾。比如，当孕妈妈因为早孕反应没有胃口时，准爸爸就要不辞辛苦地为孕妈妈准备她平时爱吃的食物。

形象意念法

从受孕开始，你就应该积极地设想孩子的形象。比如，你可以买一张自己喜欢的儿童画像，挂在卧室或其他能经常看到的地方。或者对着镜子，想象集合自己和丈夫相貌优点的宝宝会长成什么样。总之，不管通过什么办法，确定一个宝宝的形象，并在心中不断呼唤，如此可以让胎儿长出接近或达到父母理想的形象。

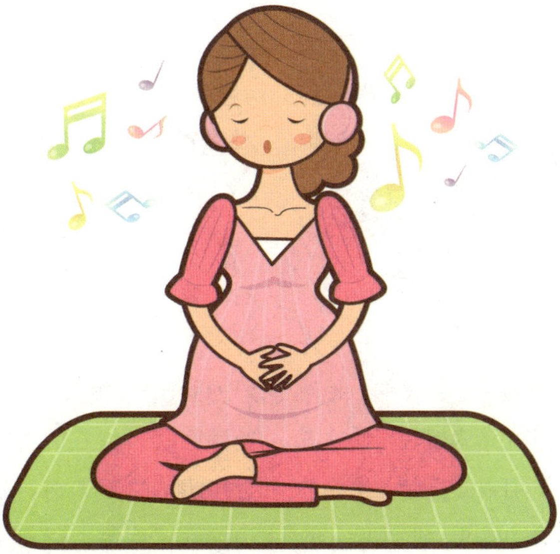

孕4月的胎教方案

宝宝的感知能力增强了

胎儿长到4个月了，不但模样长得像人了，而且动作发育也很快。在B超显像仪中可以看到他（她）紧握小拳头，时而伸腿、眯眼，时而吸吮手指甚至转身，翻筋斗。同时脑细胞的发育也会变得越来越复杂，胎儿感知能力也越来越强，胎教也要根据这个特点而进行。

帮宝宝做胎儿操

宝宝的感知能力强了，所以这时可以试试运动胎教。有两种运动胎教的方式：一是孕妈妈自己做孕妇体操，二是帮助胎儿做操。

帮胎儿做操之前，需要孕妈妈先进行抚摸训练，给宝

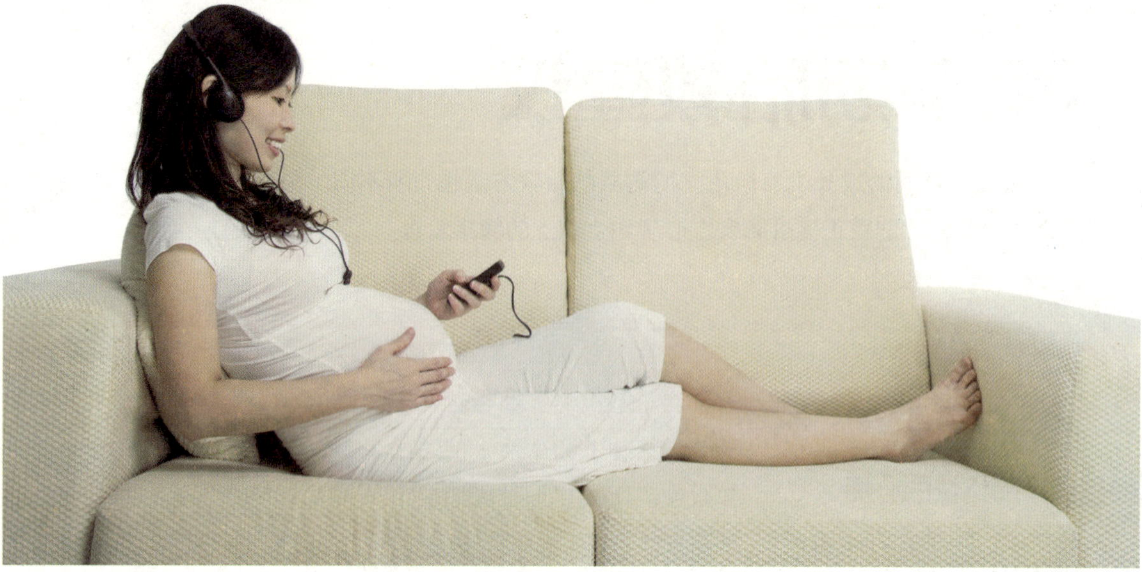

宝一个适应的过程。你可以仰躺位，腹部及周身尽量放松，将手放在腹部来回轻轻抚摸胎儿，有的胎儿会马上做出反应，有的则会待一会儿甚至几天后才有反应。如果胎儿感到不舒服就会使劲蹬腿，这时母亲就不要给胎儿做操了。具体的做操方法可参照我们前面讲的给胎儿做抚摸的3种方法。

旅游也是一种胎教

到了孕4月，孕妈妈流产的机会明显减少，处于稳定期的你可以在这个月出游了。抽出一周或三五天的时间由丈夫陪同，去看看祖国的大好河山。不管是山水花鸟、草木鱼虫，还是日月星云、园林田野，只要是美景都是胎教的好方法。尤其是一些树木茂盛的地带，空气清新，氧气充足，有利于胎儿的大脑发育。

孕5月的胎教方案

胎宝宝对声音的感觉已经形成

随着早孕反应的结束，孕妈妈的心情也变得好了起来，此时也不要忘了对胎宝宝的胎教哦。这段时期，胎宝宝的大脑发育非常快，已经形成对声音的感觉，所以你可以对胎宝宝进行音乐胎教了。这样可以促进胎儿的听力发育，提高脑细胞数目，从而令胎儿的智力得到进一步的发展。

多听轻松愉快的音乐

音乐虽然好听，但并不是任何音乐都适合于胎儿的。相对而言，那些能给人以轻松愉快感觉的乐曲，可以安抚胎儿烦躁的情绪。反之，如果让胎儿听一些摇滚乐曲，则会令胎儿变得暴躁不宁。所以，孕妈妈在做胎教音乐时必须是有选择的。

针对胎动频繁比较活泼的胎儿，可以选择一些节奏旋律都比较平缓，柔和的音乐，如《梦幻曲》《春江花月夜》《摇篮曲》等。而对于偏文静、安定的胎儿，则可以适当听些听一些轻松活泼、有节奏感的乐曲，如《四小天鹅舞曲》《春天来了》等。

准爸爸该加入胎教了

除了孕妈妈每天和宝宝对话外，准爸爸也该加入到胎教的阵营了。比如，准爸爸可以每天下班后，一边抚摸着孕妈妈的腹部一边说："宝贝，爸爸回家了，你在哪里呢？让爸爸摸摸。"起床时，也可以一边说着"宝宝，爸爸上班了，来让爸爸摸摸”，一边摸摸孕妈妈的肚皮。有专家认为，当准父母在与宝宝对话时，最后能以相同的语句开头和结尾，这样的声音音律波长可以刺激到宝宝，让宝宝强化这个印象，增加语言胎教的效果。

在胎宝宝觉醒时进行胎教

胎教时要选择在胎宝宝觉醒时进行，且每次不超过20分钟。无论采用何种胎教方式，都要避免刺激行为。孕妈妈尽量不要看那些惊险刺激或恐怖的电视、不参加紧张的活动，多欣赏优美的音乐，阅读些有趣味的、活泼健康的文学作品，到风景秀丽的地方散步，保持正常的生活规律，避免懒散的生活方式。

孕6月的胎教方案

注重与胎宝宝之间的互动性

6个月的胎宝宝对外界的反应更敏感了，他（她）的听觉、嗅觉、视觉等很多器官也正在迅速发展着，因此在这个月的胎教中，要开始注重与胎宝宝之间的互动性了。

轻声呼唤胎宝宝的名字

爸爸妈妈可以给胎宝宝起个名字并轻声呼唤他（她），因为这时候的胎宝宝不仅具有听的能力，而且还能对听到的声音做出不同的反应。当爸爸妈妈每次和胎宝宝对话时，先呼唤他（她）的名字，等到宝宝出生后再去呼唤的话，他（她）能够回忆起这种熟悉的呼唤，继而会产生一种特殊的安全感。每次时间不要过长，2～3分钟即可，时间可固定在每天晚上7～8点，选择胎动最频繁的时候。

每天抚摸胎教

这个月孕妈妈可以明显地摸到胎宝宝的头、背和肢体了，因此抚摸胎教也是必不可少的方式，它能够促进胎宝宝的智力发育，加深父母与胎宝宝之间的情感联系。每天起床后和睡觉前是进行抚摩胎教的好时机，应避免在饱食后进行。一般每天可进行3次，每次约5分钟。在进行抚摸胎教时，孕妈妈要排空小便，可以舒适的方式坐或躺在床上，下肢膝关节向腹部弯曲，双足平放于床上，全身放松，腹部柔软，利于触摸。

最好交替进行抚摩

抚摩可由妈妈进行，也可由爸爸进行，或者轮流进行。抚摸时，先用手在腹部轻轻抚摩片刻，再用手指在胎宝宝的体部轻压一下，可交替进行。有的胎宝宝在刚开始进行抚摩或按压时就会做出反应，随着孕周的增加，胎宝宝的反应会越来越明显。当胎宝宝习惯指压后，就会主动迎上来。通过轻轻的触摸和指压，可以区别出胎儿圆而硬的头部、平坦的背部、圆而软的臀部以及不规则且经常移动的四肢。胎宝宝有时会翻身，手足转动，此时可以用手轻轻抚摩以安抚他（她）。

培养胎宝宝的语言能力

这一时期还可以通过胎教培养胎宝宝的语言能力，这种培养方法包括日常性的语言诱导和系统性的语言诱导。日常性的语言诱导指的是父母经常对胎宝宝讲的一些日常用语，而系统性的语言诱导指的是有选择、有层次地给胎宝宝听一些简单的儿歌等。因此，平时多和胎宝宝说说话，给胎宝宝念唱些简单的儿歌，都是有效地培养胎宝宝语言

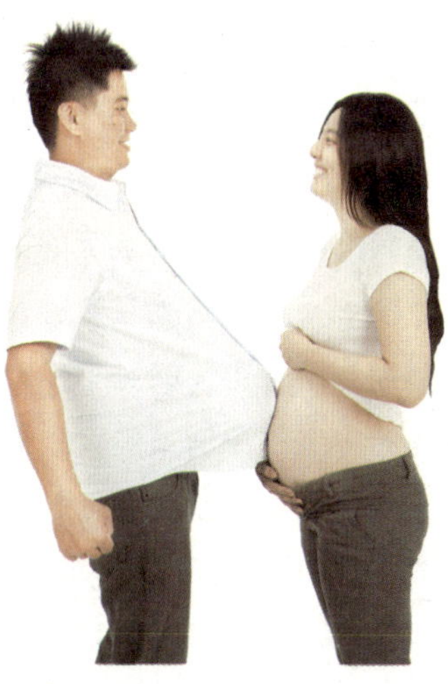

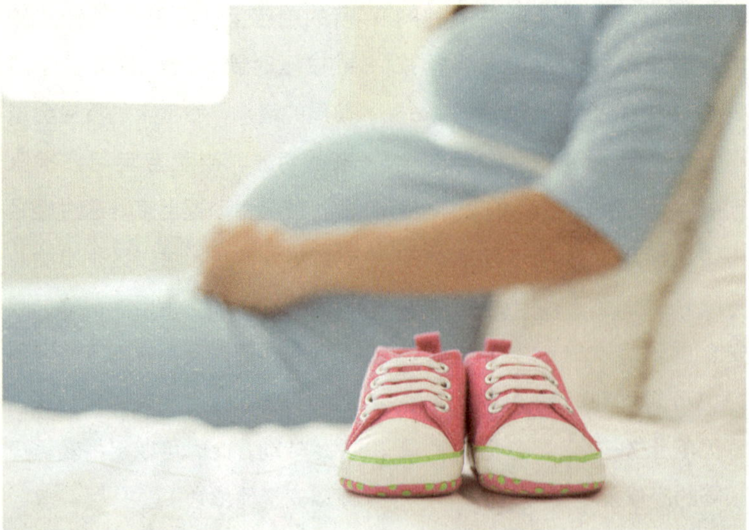

能力的胎教方式。

孕7月的胎教方案

胎教内容可进一步完善

这个月胎宝宝几乎已经是个完整的小人了，听觉、视觉、触觉等多种感觉更加完善，因而胎教内容也可进一步完善，可进行音乐胎教、语言胎教、情绪胎教、按摩胎教、运动胎教等多种方式。

按摩胎教不可少

这个月，胎宝宝的形体已经可以从腹部外感觉出来。触摸到圆而硬的是胎宝宝的头部，摸到平坦的是胎宝宝的背部，摸到不规则而又经常变动的是胎宝宝的胳膊或腿，摸到圆而柔软的是胎宝宝的臀部，准爸爸和孕妈妈可以在舒缓音乐的伴奏下，轻轻地触摸一下胎宝宝的全身，就好似做按摩一样。

给胎宝宝讲故事

准爸爸和孕妈妈可选择幼儿图书的内容给胎宝宝讲个好故事。在给胎宝宝讲故事时，一定要注意把感情倾注在故事的情节之中，通过语气声调的变化，将喜怒哀乐通过富有感情的声调传递给胎宝宝，使其受到感染，增强他（她）对声音的感受性和情感的建立。

准爸爸要多和胎宝宝聊天

准爸爸低沉的声音其实很得胎宝宝的喜欢，所以每天不妨多与胎宝宝聊聊天。说话的内容可以以每天日常生活为中心，多说说家常话。在工作及家务的空隙、茶余饭后，都可以和肚中的宝宝交流一下，以简单、轻松、愉快为原则。比如，晚上临睡前可以把手放在孕妈妈的腹部，与胎儿聊天：“我是爸爸，你现在多大了。”或者一边轻轻按摩，一边说：“嗨！小宝贝（或者宝宝的名字），你今天过得怎么样？”经过一段时间的聊天后，你会发现每当准爸爸跟宝宝说话，宝宝就会做出相应的反应，手舞足蹈起来。

每天至少进行1次语言胎教

由于传递给胎宝宝的声音通过羊水后往往有些模糊不清，所以当孕妈妈对胎宝宝说话时，声音要适当大一些，吐字要清晰一些，停顿要长一些，语速要慢一些。另外，对胎宝宝说话，持之以恒很重要。每次的时间短一些也不要紧，但要尽量坚持每天都至少进行1次，切忌三天打鱼两天晒网。另外，孕妈妈不要觉得有负担，情绪上保持愉悦很重要。如果总有“真麻烦”等抵触情绪，无形中就会成为一种压力，而这种压力也往往会传递给胎宝宝。因此，孕妈妈自己要保持轻松愉快的心情，才能保证胎教有好的效果。

孕8月的胎教方案

胎教的顶峰时期

这个时候的胎儿能够在羊

水中自由自在地活动，大脑发育也日渐复杂、成熟。孕妈妈可以传授给胎儿一些简单的知识。比如，你可以通过讲故事、弹琴、听音乐等方式提高胎儿的智力。尽管现阶段的胎儿还不懂你在说什么，但是通过声音的波长和频率，他（她）可以产生直接的记忆，接受母亲的情感。所以，这个时期是胎教的顶峰，应该强化胎儿的记忆。

胎儿记忆训练之语言记忆

语言记忆可以选择讲故事的方式。首先孕妈妈要把胎儿当成一个大孩子，然后用亲切柔和的声音将一个故事娓娓道来。通过母亲的语言，胎宝宝不断地接受良好刺激，强化记忆。孕妈妈所讲的故事，可以自编自讲，也可以选择书中的故事。目前有一种胎教故事书，书中既有给准父母读的，也有给宝宝读的，比较适合做语言记忆训练。一个故事可以多次讲，讲一段时间后再换个新故事，这样更有利于胎儿的记忆。

胎儿记忆训练之音乐记忆

如果孕妈妈会弹奏乐曲，那么可以每天用10分钟的时间弹奏一首曲子，可以是你喜欢的，也可以是专门针对胎宝宝的。如舒曼的钢琴曲《梦幻曲》，这首乐曲比较适合胎儿，那优美如歌的旋律，充满表现力的和声语言，将孕妈妈带进了美的意境，使你在生理上与心理上与胎儿达到共鸣。胎儿在这充满诗意的乐曲旋律中打开记忆的大门，把美好的震颤收入脑海中。这种方式要比胎儿听音乐更容易使胎儿接受。

如果孕妇没有弹奏特长，可以让胎儿听带有歌词的音乐，也是不错的方法。

孕9月的胎教方案

多抽一些时间欣赏胎教音乐

虽然这个月胎宝宝会随时降临，但还应把胎教坚持下去。在这个月，胎宝宝的听力已发育健全，所以要尽可能地多抽一些时间欣赏胎教音乐，让轻柔悦耳的音乐充满所处的空间。随着音乐的节奏，还可以多想想胎宝宝欢快迷人的脸庞和体态，这也是一种在潜意识里与胎宝宝感情交流的方式。

注意触摸顺序

随着胎宝宝的发育，这个月孕妈妈能够清楚地分辨出胎宝宝的头部、背部和四肢。所以孕妈妈不妨轻轻地抚摸他（她）的头部，有规律地来回抚摸背部，也可以轻抚胎儿的四肢。触摸顺序可由头部开始，然后沿背部到臀部至肢体，要轻柔有序。当胎宝宝可以感受到触摸的刺激后，会做出相应的反应，这有利于胎宝宝的感觉系统、神经系统以及大脑的发育。需要注意的是，如果在触摸中胎宝宝的反应较大，那可能是他（她）感到不舒服或是不高兴了，最好停下抚摸动作。

不要来回、打圈抚摸

大部分孕妈妈在感觉到胎动时，会很幸福伸手去摸摸胎宝宝，也可能会下意识用顺时针或者逆时针的手势转着圈抚摸。需要注意的是，最好不要来回打圈地抚摸宝宝。因为胎宝宝和妈妈是有互动的，如果妈妈在一直打圈抚摸的话，很可能会造成宝宝被引导得脐带绕颈，特别是在孕晚期。虽然只是一种猜测，孕妈妈还是尽量注意。比较好的互动手势是，将手从肚子左侧开始划

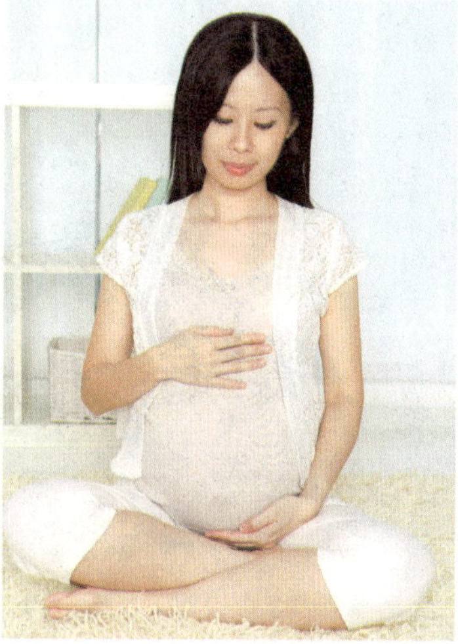

横线摸到右侧，然后手离开肚子，再从左侧放下摸到右侧。

保持轻松愉悦的好心情

胎宝宝是有情绪的。当孕妈妈能感到胎动的时候，胎宝宝多是处于清醒期，这时他（她）不仅能感觉到抚摸等动作，还能感知到孕妈妈的情绪。所以，如果孕妈妈很开心地抚摸胎宝宝，胎动就会很有力量、有规律，胎宝宝表现得活力十足；反之，如果孕妈妈的情绪比较低落，那么胎宝宝的动作也可能会变得缓慢，好像也在伤心难过似的。所以，孕妈妈在进行胎教时，一定要保持轻松愉悦的好心情。

孕10月的胎教方案

注意情绪胎教

进入孕10月，胎宝宝肌肉已经很发达，头骨也已经很硬了，身体的大多数功能都在发挥作用，他（她）倾听着、感觉着这个世界，并在孕妈妈的腹中不断下降。而越临近分娩，孕妈妈就越容易紧张，这时你最好多与过来人分享交流，再清点一下宝宝的物品，分散一下自己的注意力，尽量避免把你的紧张情绪传递给腹中的胎宝宝。

注意音乐胎教

如果你的精神处于高度紧张状态，不妨听一些优雅、动听、抒情的音乐，在音乐中有意识地产生美好的联想。你还可以通过唱歌、朗诵，使胎宝宝接受人类语言的信息，既可训练胎宝宝，向空白大脑中增加“音符”，又陶冶了孕妈妈自身情趣，进入一个安静的精神状态。

准爸爸多和宝宝进行对话胎教

在分娩前的最后一个月，准爸爸仍旧应该多与胎宝宝对话，让母子二人都感受到准爸爸不间断的、浓厚的爱意。对话时，准爸爸可把双手放在孕妈妈腹部跟即将出生的胎宝宝讲话。比如，准爸爸可以对胎宝宝说：“我是爸爸，现在是早晨，天气很不错，是个大晴天，爸爸马上就要去上班了，你在妈妈的肚子里要听话，下班后爸爸再给你讲故事。”“今天是星期日，爸爸妈妈带你去公园，那里有绿绿的草地、红红的花朵，还有新鲜的空气，你喜欢吗？”

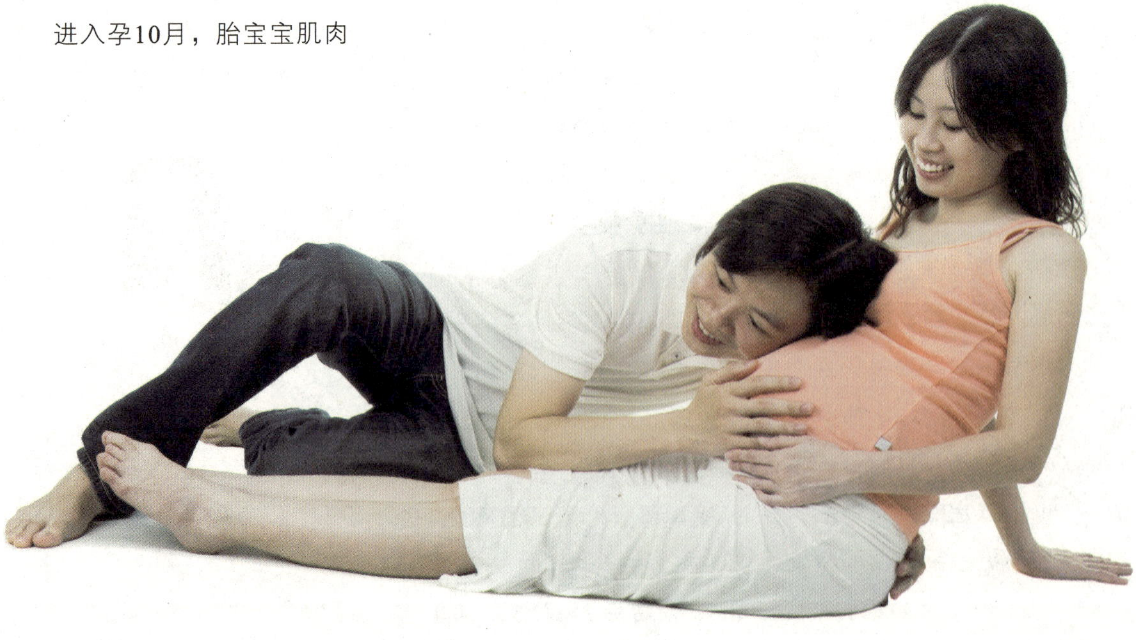

第三篇

分娩、坐月子

迎接宝宝的到来

历经10个月的幸福孕期生活，宝宝终于要出生了，你做好迎接他（她）的准备了吗?

分娩前，你不仅需要了解分娩的各种知识，更要懂得辨别分娩开始的信号：见红、宫缩和破水！

分娩中，如果你符合自然分娩的条件，就需要懂得在三大产程中如何配合，并适当选择无痛分娩、导乐分娩来减轻分娩的痛苦；如果你不得不剖宫产，了解剖宫产的基本流程可以帮你减轻恐惧！

分娩后，你的身体会变得十分虚弱，身体的各个器官都需要时间来进行调整和恢复，把握好产后42天的黄金恢复期，就能让你的身体更快回到孕前状态！

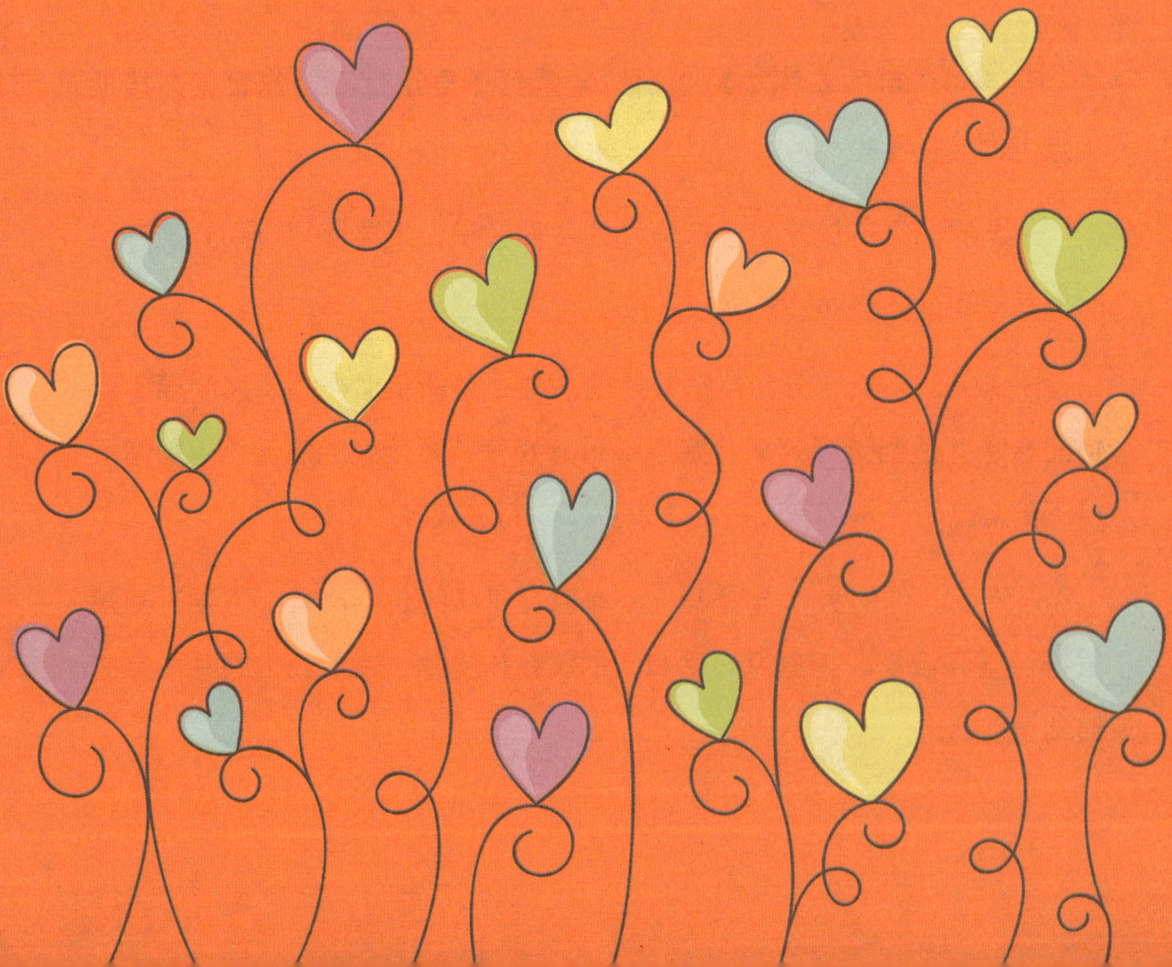

第十章

完美的产前准备

随着预产期的日益临近，一想到长达几个小时甚至两三天的分娩可能带来的痛苦，一想到分娩中可能出现的意外情况，不由得让人感到恐惧、担忧、焦躁。其实，只要提前了解分娩知识，做好准备，就能避免在临产时因为恐惧而慌乱或因不知所措而烦恼，顺利生下健康的宝宝。

01 分娩前你最想了解的问题

进入孕晚期，你随时都可能面临分娩的问题，你在感到紧张、恐惧的同时，最想要了解哪些分娩知识呢?

什么时候去医院待产

出现规律性子宫收缩后再去医院

在一般情况下，当产妇出现规律的子宫收缩（即临产）时再住院。但若发生胎膜早破或其他情况，虽未临产也应住院。

有并发症的产妇，医师会根据病情决定入院时间；胎位不正或骨盆狭窄或有剖宫产史、事先已决定做选择性剖宫产者应在预产期前1～2周入院；确诊为前置胎盘的，即使没出血也应提早住院；确诊为妊娠过期的，一般应在42周前入院。

无特殊情况的产妇，无须提前入院，以免待产时间太长，吃不好，睡不好，造成产前身心疲惫，影响分娩。

Q 听说生孩子特别疼，疼到难以忍受，我快到预产期了，现在很害怕该怎么办?

A 其实，分娩的疼痛因人而异，并非想象中那么疼痛。有的产妇虽然只是感到腹部发硬、发胀，但是因为害怕疼痛，过度的精神紧张导致了肌肉紧张，所以会感到越来越疼痛。因此，在规律的宫缩开始后，要尽量放松身体。

去医院前在家可以先洗个澡

分娩后，产妇有一段时间都是在医院度过的，不方便洗澡。所以在去医院前，可以先在家中淋浴或者用热毛巾擦拭一下身体。

临产前注意休息

快到分娩日时，很多产妇的情绪会变得不太稳定，既想快点见到宝宝，又担心分娩时的疼痛感。如果有规律的宫缩迟迟没有开始，孕妇更是会变得焦躁不安。其实，在临产前孕妇最重要的就是保持冷静、注意休息，为即将到来的分娩积蓄体力，这样才能在分娩时有足够的体力协助宝宝顺利娩出。

你需要催产吗

催产很痛吗

催产，是指医生根据情况需要，为孕妇实施一些措施以达到令胎儿早点出生的过程。由于人体内原本就有缩宫素、前列腺素等激素，所以，催产应该不会比自然分娩痛，但如果催产药物使用的剂量过大，就有可能会出现明显痛感。

疼痛是可以适应的，自然分娩因为产程的时间拉长，因而痛感是持续的，产妇对疼痛的适应力较强，但催产却是缩短产程，产妇对疼痛的适应力较低，所以感觉上较痛。

催产的方法

催产方式通常包括人工破水、药物催产及其他助产方式，其中药物催产是最常使用的方式，亦即使用可令子宫收缩的缩宫素，或者让子宫颈变软的前列腺素等。

缩宫素催产的具体流程：

1.在催产之前，医生先要仔

细评估产妇的宫缩形式、宫颈扩张程度，以及胎儿下降的位置。同时，医生还要密切关注胎儿的心率对宫缩的反应，以便确保胎儿能够经受更强烈的宫缩。

2.确认产妇可以催产后，医生会从静脉滴注缩宫素，滴注的管子连接在一个泵上，以便让医生能控制药量。同时，医生会一直使用电子胎心监护仪来监控产妇的宫缩频率和胎儿的情况。

3.医生会从小剂量的缩宫素开始，然后逐渐加量直到子宫出现适当的反应。产妇究竟需要多少缩宫素，取决于孕期、子宫对药物的敏感程度、宫缩的进展情况、宫颈的扩张程度等。通常，医生会争取让产妇每10分钟出现3～5次宫缩。如果10分钟内宫缩超过5次，或者每次宫缩的时间超过2分钟，则表明子宫被过度刺激了，这会给胎儿造成压力。

哪些产妇需要催产

需要催产的情况，常见的有3类。

- **过期妊娠：**妊娠42周或超过42周，即为过期妊娠。妊娠过期后，胎盘老化，从而使绒毛间隙血流量明显下降，形成梗死，进一步使血流量减少，供应给胎儿的氧气和营养物质减少，使胎儿不再继续生长。同时羊水量也会减少，严重时胎儿可因缺氧窒息而死亡。因此，超过预产期2周的产妇需要终止妊娠。
- **羊水早破：**如果产妇在子宫没有出现规律性收缩以及阴道见红的情况下就发生了羊水破裂，就是羊水早破，可能会导致宫腔感染或胎儿缺氧。通常破水后会引起子宫收缩，如果胎儿已成熟，破水后24小时还没有阵痛，就需要催产了。
- **胎儿过大：**如果胎儿过大，容易发生难产的情况，最好选择剖宫产。

催产前最好禁食

在开始催产之前，产妇最好能禁食数个小时，让胃中食物排空，因为在催产的过程中，有些产妇会有呕吐的现象；另一方面，在催产的过程中，产妇常常会因为出现急性胎儿窘迫等情况，而必须施行剖宫产手术，提前排空胃有利于减少麻醉时的呕吐反应。

散步、做操也可助产

在妊娠末期，产妇经常散步可以帮助胎儿下降入盆，松弛骨盆韧带，为分娩做准备。散步可分早、晚两次安排，每次30分钟左右。散步最好选择环境清幽的地方，周围不要有污染物，不要在公路边散步，汽车尾气会带给你过多的铅。做操也可以锻炼大腿和臀部的肌肉群，帮助胎儿入盆，使第一产程尽快到来。

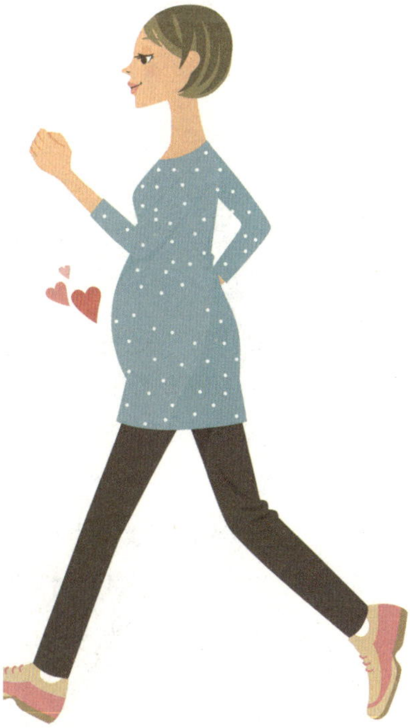

自然分娩一定要侧切吗

为什么要侧切

会阴侧切可以防止产后盆底松弛，避免产后膀胱膨出、直肠膨出和尿失禁。在分娩过程中，因为产妇的骨产道是崎岖不平的，胎儿需要通过内旋转，不断寻找骨盆内最适合自己的径线下降，最终娩出母体。如果胎头较大，或产妇的会阴过于狭小、弹力较差，或会阴因水肿而弹性减弱，或胎头娩出过快，或耻骨弓过低，胎儿在通过狭小的会阴时，就容易造成会阴撕裂。为了避免这种会阴的损伤，医生在接生时会采取会阴侧切的方法，使会阴形成整齐的伤口，便于缝合，也便于愈合，从而将分娩带给母体的伤害降到最低。

侧切的时间

一般来说，医生会选择在两次宫缩之间，胎头在阴道口露出直径3～4厘米的时候，在会阴阻滞麻醉下对会阴体左侧进行45度切开，长度4～5厘米。会阴侧切一般切开4层：阴道黏膜、肌肉（会阴浅横肌、部分肛提肌）、会阴皮下脂肪、会阴皮肤。在胎儿分娩和胎盘娩出后，医生会仔细检查宫颈、阴道壁和会阴侧切伤口，然后对会阴逐层缝合，恢复原本的解剖关系。

自然分娩并不都要侧切

并不是每个产妇在自然分娩时都需要侧切，具备下面这些条件的产妇就无须侧切：胎儿中等大小；母体会阴条件好，具有很好的弹性和延展性；不需要助产；分娩过程在助产士的指导下缓慢完成等等。一般来说，如果你在自然分娩过程中受到了经验丰富的助产士和辅助人员的悉心指导和认真保护，也能尽量避免会阴破裂，或即使破裂，伤口也比较小，基本保证会阴的完整性。

如何护理侧切伤口

1.会阴伤口的组织较厚，在愈合过程中会有疼痛的感觉，因

哪些产妇需要侧切

会阴有炎症：如果产妇在孕期有阴道炎而且没有治愈，就容易使会阴和阴道充血水肿，组织脆性增加，缺乏弹性，在自然分娩时就需要侧切。

会阴体短：如果产妇的阴道口到肛门的距离过短，一旦发生裂伤，会累及肛门括约肌和直肠，因此在自然分娩时应做侧切，以避免出现严重的裂伤。

胎儿过大：如果胎儿过大，胎头往往难以顺利通过阴道口，就需要侧切。

胎心下降：如果胎头已拨露，但宫缩时胎心下降，发生胎儿宫内窘迫，就需要侧切，以尽快让胎儿脱离缺氧的危险。

宫内窘迫或宫缩乏力：当胎头已达盆底，因为胎儿宫内窘迫或宫缩乏力，需要使用产钳或胎头吸引器助产，为了避免裂伤，就需要侧切。

妊娠期高血压疾病、心脏病等并发症：为了免于患有此类病症的产妇长时间用力，最好采取侧切缩短第二产程，减少对母婴的伤害。

第二产程延长：如果第二产程延长，为尽快娩出胎儿，以免胎儿在阴道内长时间受压，就需要侧切。

此产妇在平坐或为宝宝喂奶时，最好稍微抬着左腿，并在臀部下垫一软垫，以免伤口疼痛。

2.保持会阴清洁，注意每日清洗会阴，尤其注意排完大小便要及时用清水清洗，排便完后要往侧切的对侧擦，以免污染伤口。

3.如果侧切伤口有水肿、淤血，需要用硫酸镁纱布湿敷，或用冰袋冷敷，但时间不宜过长，至少半小时更换一次。

4.如果产妇在分娩后最初几天有肛门坠胀、常有便意等情况，应该考虑有会阴血肿的可能，或者有缝线穿过直肠壁的可能，要及时请医生检查、治疗，以免延误病情。

5.如果会阴侧切缝合时用的是普通的缝合丝线，就需要在产后4天拆除缝线，拆线前会阴伤口会有紧绷的感觉。

6.如果产妇的体质对肠线等异物不易于吸收，在分娩一两周后，会阴口和切口附近就可能有肠线在慢慢顶出脓疱，这时应尽快到医院请医生剪开取出。

有必要储存脐带血吗

什么是脐带血

脐带血，是指胎儿娩出、脐带结扎并离断后残留在胎盘和脐带中的血液，通常是废弃不用的。但近十几年的研究发现，脐带血中含有可以重建人体造血和免疫系统的造血干细胞，可用于造血干细胞移植，治疗再生障碍性贫血、恶性肿瘤、白血病等多种血液疾病以及其他80多种疾病，因此最近几年开始出现鼓励产妇储存脐带血的呼声。

什么是脐带血库

脐带血库分自体库和公共库两种。

公共库储存的是产妇自愿捐献的脐带血，采集脐血量一般为80～90毫升。捐献者可获得由红十字会颁发的捐赠脐带血荣誉证书。当你今后需要脐带血配型时，可以享受免费初步筛选。如果在今后配型过程中与其他未捐赠者同时配到相同的脐血，捐献者享有优先权。在今后取用配型脐带血的时候可以享受优惠。

自体库储存的则是产妇自己出资为孩子保存的脐带血，采集脐血量一般为80～90毫升，一般约定存储18～22年，如果一次性支付保管费需要两万元左右。

脐带血能治白血病吗

现在有不少家庭开始考虑为孩子存一份脐带血，以备不时之需，尤其是在白血病的治疗上。现代医学认为，如果患儿是半岁至1岁间发病，医生会考虑是先天遗传因素造成，而自体的脐带血不能纠正自身基因缺陷；只有后天因素导致的白血病，如化学物质、放射线、病毒感染等所致的，才可以使用自体脐带血移植进行治疗。

不过，个人储存脐带血绝大多数会浪费，因为对个人而言，患上白血病的概率非常低。但如果能捐献到公共脐带血库中，因为脐带血的配型要求不高，可以帮助更多的人。

如果家庭经济情况允许，而且觉得自己可能会用到脐带血就可以存着，如果不想花这份钱，那最好能捐出去，丢弃就太可惜了。

02

分娩前应该做些什么准备

宝宝很少会正好在预产期出生，因此在预产期前3周时你就要做好随时住院的准备，提前准备好入院前和坐月子时的各种物品。

入院前准备的物品

办理住院手续时需要的证件

- □ 门诊医生开具的住院证明
- □ 生育服务证
- □ 准生证、复印件
- □ 医院就医卡
- □ 母子健康手册
- □ 医保卡
- □ 户口本
- □ 夫妻双方身份证、复印件

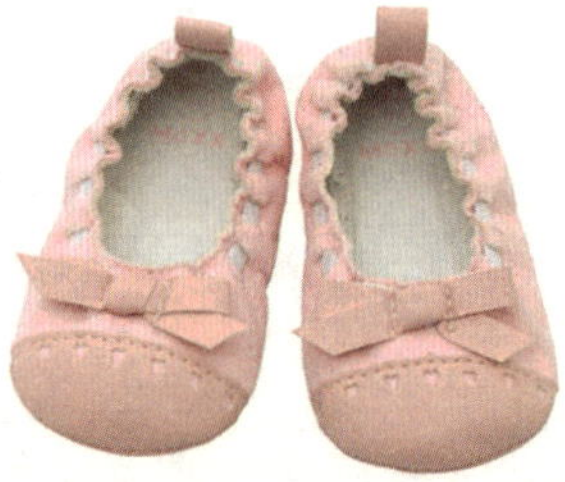

入院物品制成表格

在预产期前，你就应该准备好入院期间以及出院后所需要的物品。由于所需物品较多，最好能制成一个表格，之后每准备好一样就打个对勾，以防漏忘。

住院生活有帮助的物品

洗漱用品

- □ 洗面奶、香皂、面霜
- □ 牙刷、牙杯
- □ 梳子、镜子
- □ 水盆2个（洗脸盆和宝宝洗澡盆）
- □ 毛巾3条（包括浴巾2条）、小方巾多条
- □ 拖鞋

卫生用品

- □ 卫生纸、湿纸巾、抽纸
- □ 产妇特殊的卫生巾
- □ 一次性内裤
- □ 一次性马桶垫

就餐用品和食物

- □ 带吸管的杯子
- □ 可加热的饭盒
- □ 筷子
- □ 巧克力
- □ 红牛
- □ 小零食
- □ 红糖1～2袋

产妇的衣物

- □ 外套1件
- □ 哺乳胸罩、棉内裤2～3个
- □ 防溢乳垫若干
- □ 哺乳衣
- □ 束腹带
- □ 产妇帽
- □ 出院衣服1套
- □ 袜子3双

其他用品

- □ 银行卡和少量现金
- □ 手机
- □ 笔记本和笔（记录阵痛、
- □ 宫缩时间）
- □ 吸奶器

宝宝用品

- □ 和尚衣2套
- □ 小棉被
- □ 袜子
- □ 出院时的婴儿服
- □ 婴儿奶粉
- □ 喂奶巾3条
- □ 一次性纸尿裤2包

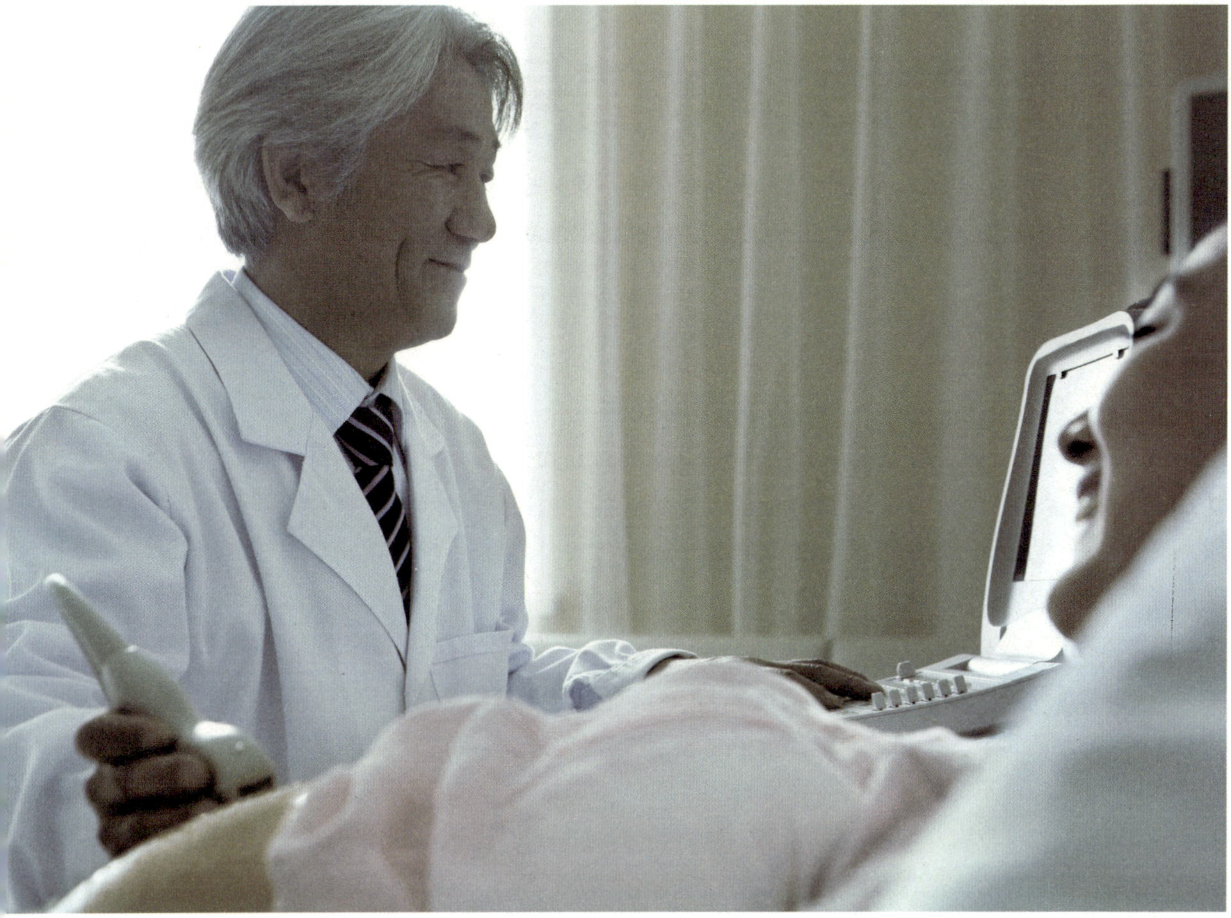

了解产妇入院流程

1.先去找门诊医生，并开住院证。

2.拿住院证明去病房找专门安排床位的医生安排住院时间，建议早上8点之后办理入院手续，医生签好床号。

3.去医院住院部大厅的住院窗口收费处办理入院手续，有医保的带好证件，办完一定要保存好押金存根。

4.拿着病历到产科病房护士站登记。

5.护士安排床位并介绍病房情况及管床大夫信息。

6.大夫查体，开出医嘱治疗。

温馨提示：产妇在白天产检时应提前观察好急诊处的位置，如果遇到急诊需要在急诊室挂号，再由急诊医生开住院证明。

如何度过住院期

住院期间，产妇要学着给宝宝喂奶、洗澡，出院前有任何不了解的，都要及时与医生和护士沟通。

03 分娩前的身体信号

临近预产期时，很多产妇多少都会有些不安和担心。“十月怀胎，一朝分娩”，这是很自然的事情，你也不必过于担心。这时候稳定情绪，了解下分娩前的信号，很快就能见到小宝宝了。

快要分娩时的信号

子宫底下降

在分娩前的几周，随着胎头入盆，整个子宫体下降，产妇会感到胃部的压迫感消失，食欲增加，呼吸也变得轻松起来。从外观上看，隆起的腹部比以前要下垂一些。不过，由于骨盆受到胎儿的压迫，下腹部发胀，有时大腿根痉挛，脚根疼痛，走路的时候不太舒服。

胎动减少

由于胎头进入骨盆而被固定，胎儿身体活动受到限制，所以会感觉到胎动减少。实际上，胎儿并不是完全不动，所以不必担心。

分泌物增加

由于子宫和阴道变软，子宫颈口扩张，分泌物会增加。分泌物一般为透明的白色黏液。如果出现茶色状的血性分泌物，就要特别注意，这预示分娩将要开始。

子宫无规律地收缩

如果子宫每天有几次无规律地收缩，感到腹部发胀、发硬，同时有疼痛感，这叫假阵缩，不必惊慌。其疼痛和宫缩与分娩时的阵痛不一样。如果每隔10～15分钟出现有规律的子宫收缩，那就预示着产程开始了。

尿频

由于胎儿下降到骨盆，压迫膀胱，因此出现尿频。另外，小便后，有时总感到没有排干净。

体重增加不明显

这是胎儿健康生长发育的标志。

临产时的信号

见红

见红，是产妇临产前的一个重要信号，多见于分娩前24～48小时，因为子宫颈口开始扩张，使得子宫颈口附近的胎膜与该处的子宫壁分离，导致毛细管破裂排出少量血，并与宫颈管内的黏液相混成一种血性分泌物从阴道排出。见红的颜色一般为粉红色、茶褐色、鲜红色，质地黏稠，但出血量一般比月经的出血量少。

一般来说，产妇在见红后的24小时内就会开始阵痛，进入分娩阶段，但也有很多产妇在见红后几天甚至一周后才分娩。因此，当你发现自己出现见红现象后，要注意观察它的形状、颜色、量等信息，之后再作判断。

如果只是有一点淡淡的血丝，量并不多，那产妇还不会立即分娩，可留在家里继续观察，但要注意避免太劳累，尤其不要做剧烈运动。如果见红呈鲜红色，出血量也超过月经期的出血量，或伴有腹痛的症状，那产妇就要在家人的陪同下立即赶往医院待产，因为胎盘剥离引起血管破裂也会造成出血，并容易危及胎宝宝的健康。

宫缩

在分娩的前几天，产妇就会出现腹胀和腰酸的现象。子宫也开始收缩，但是这种收缩出现的时间是无规律的，程度也时强时弱，不能使子宫颈口张开，因此称为“假宫缩”。有的假宫缩几个小时来一次，有的则可能几分钟来一次，腹部会因此感觉到不舒服。

如果你的宫缩开始变得有规律，宫缩间隔时间有时是1个小时，有时是半小时。宫缩也变得越来越强劲，如果抚摸腹部会觉得较硬。紧接着，宫缩的间隔时间会变得越来越少，从大约10分钟一次，逐渐缩短至3～5分钟一次，宫缩时伴有腹部阵痛，而且阵痛的持续时间逐渐延长至40～60秒，程度也随之加重。临产时的主要标志就是产妇开始出现规律性子宫收缩。

破水

破水也是临产前的一个重要信号，它是指羊膜破裂、羊水流出的现象。破水的原因主要是胎宝宝的头向下压迫羊水膜，导致羊水膜破裂，膜里的羊水就会涌出来，但通常是慢慢地流出。

羊水呈淡黄色或白色，质地较滑，不同于尿，能分辨开来。

正常的生产是在子宫口开

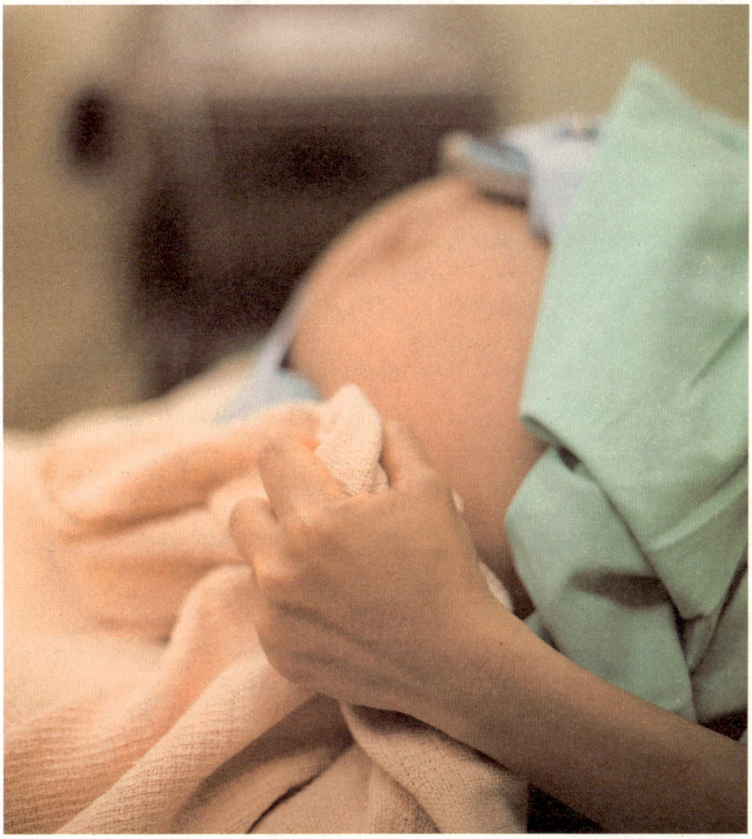

大的过程中或子宫口开全、胎儿进入产道时，才会开始破水。如果产妇在出现腹部阵痛的时候就感觉阴道有大量的液体流出，就可能是早期破水，应立即前往医院就诊，及时治疗，否则容易引起细菌感染，或是出现脐带掉入阴道内（脐带脱垂）的情况，导致胎儿死亡。

因此，一旦产妇出现破水现象，就要立即停止一切活动，千万不要洗澡，而是垫上干净的卫生巾，尽量减少排尿的次数，并立即前往医院检查。

临产先兆出现的先后顺序因人而异

每个产妇出现临产先兆的顺序不尽相同，表现的程度也是不同的。

有的产妇先见红，后出现宫缩；有的产妇则先有少量羊水流出，直到上产床分娩时才真正破水，先前的只是前羊水囊破了；有的产妇从假宫缩到规律性宫缩过渡很快，宫口较快打开，整个产程紧锣密鼓……

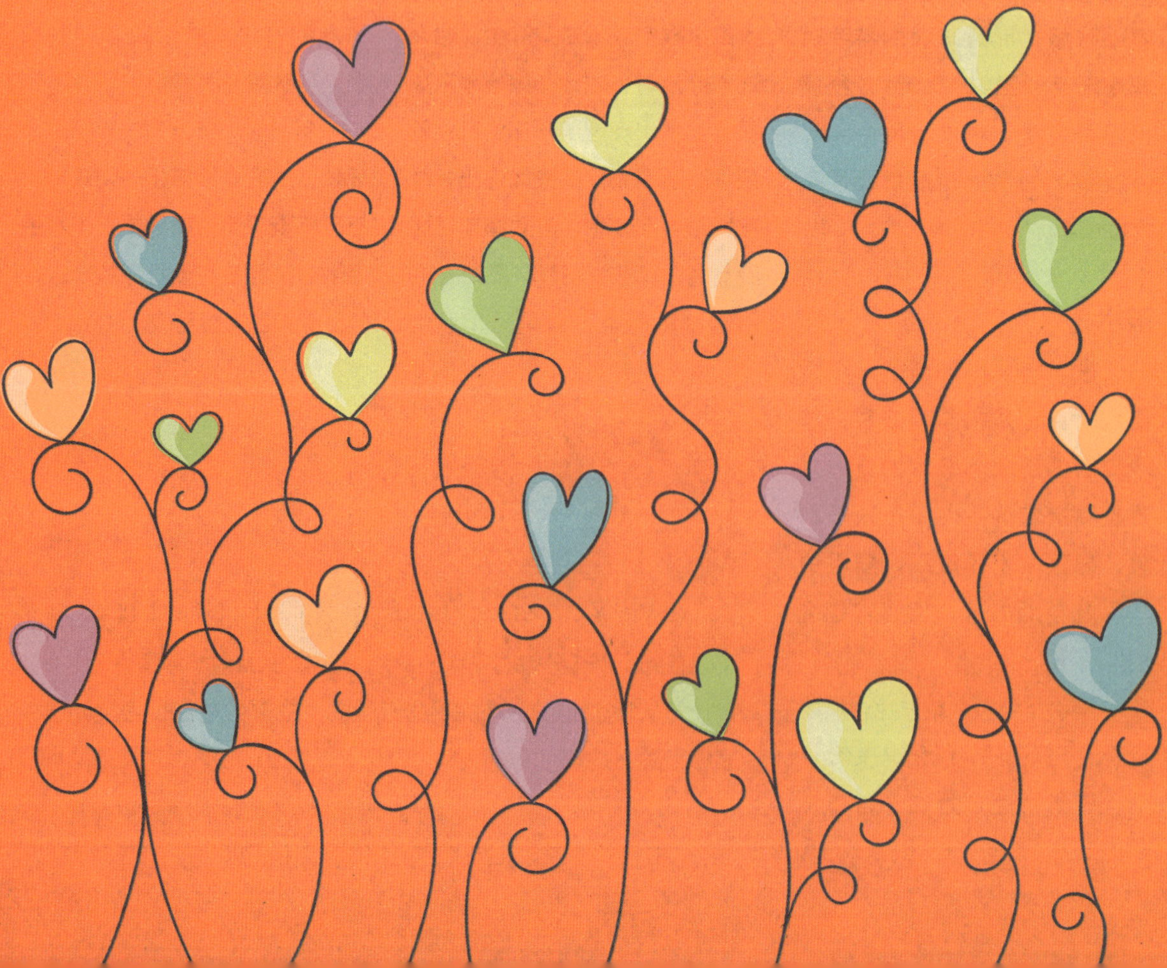

第十一章

分娩进行时

终于到了这一天！盼了那么久，分娩的日子总算到了。是选择自然分娩还是剖宫产？这往往不是你能决定的，而要根据你和宝宝的身体状况而定。在这里，我们会为你细致讲解分娩中的一切细节问题。

01 决定分娩的三大要素

分娩并非依靠产妇一个人努力就可以完成。分娩是一种自然现象，需要身体内部各种力量的相互配合。分娩的三要素就是产道、产力和胎儿。如果三者没有异常，而且能相互适应、配合，分娩就能顺利进行。

产力

产力，是指将胎儿及其附属物从子宫内逼出的力量，包括子宫收缩力、腹肌和膈肌收缩力、提肛肌收缩力。

子宫收缩力

子宫收缩力，就是我们常说的宫缩，也就是产妇所感觉到的阵痛。子宫收缩力是主产力，宫缩开始时，子宫内压增高，有助于子宫颈口的扩张。

腹肌和膈肌收缩力

腹肌和膈肌收缩力，它们是在宫颈完全扩张后才起作用，是第二产程时娩出胎儿的重要辅助力量。当产妇屏气向下加腹压时，吸气后膈肌向下、腹肌收缩，两者合力推动子宫，增加腹压配合宫缩，能有力地排出胎儿。

肛提肌收缩力

肛提肌收缩力能够辅助腹肌和膈肌收缩力，增加腹腔的压力，迫使胎儿向产道出口方向下降，帮助顺利分娩。胎儿娩出后，肛提肌收缩力也有助于胎盘娩出。

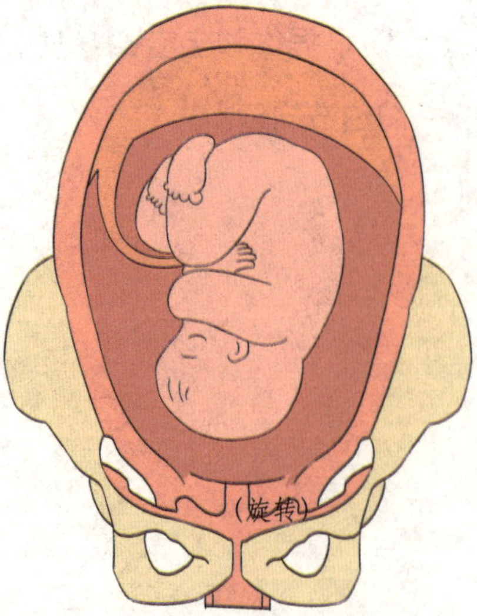

产道

产道，是胎儿娩出的通道，分为骨产道与软产道两部分。

骨产道就是骨盆，妊娠晚期，由于激素的作用，骨盆与耻骨联合结合处松弛，为胎宝宝的顺利通过做出准备。

软产道由子宫下段、子宫颈、阴道及骨盆下软组织构成。软产道也会在妊娠晚期变得柔软，容易扩张。

胎儿

胎儿能否顺利通过产道，除产力和产道因素外，还取决于胎儿大小、胎位及有无畸形。由于产道是一个圆桶形管道，在分娩过程中，胎儿的身体和头需要不断地改变方向，同时头还要临时变形，才能逐渐向下走。

分娩的历程

02

分娩的历程指的是胎儿脱离母体作为新的个体出现的这段时期和过程。

第一产程——规律性的阵痛开始至宫口开全

第一产程是指从开始出现规律性阵痛，宫口逐渐扩张，直至扩展到10厘米，即宫口开全的过程。第一产程的时间可长可短，可能七八个小时，也可能十几个小时，都是正常的。在整个分娩过程中，第一产程耗时最长，并且也最痛苦。

根据阵痛时间来决定住院时间

千万不要以为阵痛一出现，马上就要分娩了，急急忙忙就去医院。初次分娩的产妇，在阵痛间隔为7～10分钟时可以去医院；经产妇在每隔10～20分钟阵痛时便应住院，如果第一次分娩很轻松，时间间隔短，那么这次在间隔30分钟阵痛时就应前往医院；如果出现了破水，则应平躺在车上，立即前往医院。

温馨提示：住院前可趁阵痛不太强烈时在家洗个澡。

简要产程表

产程	第一产程 初产妇需11～12小时，经产妇需6～8小时		第二产程 初产妇需1～2小时，经产妇数分钟至1小时	第三产程 5～15分钟，不应超过30分钟
	潜伏期	活跃期		
宫缩和阵痛情况	• 子宫出现规律收缩 • 每1～3分钟阵痛1次，每次持续40～60秒	• 子宫口张开至3厘米 • 阵痛的强度和长度都达到顶峰	子宫口张开至10厘米时转至分娩室	子宫开始收缩，胎盘脱落
产妇要做的事	清洁身体，准备去医院	• 每2～3小时排尿1次 • 和周围人聊天，转移注意力 • 采用拉梅兹呼吸法缓解阵痛	• 听从医生的口号用力 • 如果胎头露出，则要改成短促呼吸 • 娩出新生儿	• 稍微用力，胎盘即可排出 • 推至观察室观察两小时，没问题后，将被移往住院室
医师要做的事	• 查体，诊断子宫口的张开情况 • 为产妇灌肠 • 在腹部安装胎心监护，监测胎儿	• 助产士定期观察情况 • 当产妇子宫口至3厘米时就会推入待产室待产	• 会阴侧切 • 剪断脐带	缝合会阴伤口

阵痛越来越频繁

一般来说，在开始生产的前8小时里，子宫颈张口开的速度较慢，只开到3厘米左右。规律性宫缩表现为产妇每隔6～7分钟出现一次宫缩痛，每次持续30秒以上，产妇常有腰酸及腹部下坠感。随着产程的进行，子宫收缩力逐渐增强，间歇时间也会越来越短，到了宫口全开时，间歇时间仅1～2分钟，持续时间可达1分钟以上。

可能会有人工破膜

如果到了一定时间，产妇的宫口还没有如期开大，那么医生就会进行人工破膜。这样做可以加强宫缩，促进产程的进展。如果产妇第一产程时间过长，容易造成宫缩乏力、产后出血等，不利于产妇和胎儿的健康。

第一产程，产妇该如何配合

1.保持安静，吃好、睡好。在阵痛间歇可少量多次地吃些高热量、营养丰富的食物。

2.待产过程中，产妇要注意及时排尿，如果膀胱过度充盈会影响胎头下降及宫缩强度，容易发生产后尿潴留。如果不能自解者，可寻求护士帮助。

3.如果初产妇宫口扩张在4厘米以下，则可以走路活动一下，因为站立有助于胎儿下降；如果出现了胎膜早破、阴道血流，或宫缩较强时，则要卧床休息。

4.不要因为喊叫而消耗体力，以免在进入第二产程后出现体力衰竭，感到阵痛厉害难忍时，可以采用呼吸法和按摩法等助产动作。

如何减轻分娩时的疼痛

• **深呼吸止痛法。**在阵痛时，产妇可慢慢地做深呼吸，一呼一吸大约6秒。

• **按摩止痛法。**当子宫颈开大4厘米以上至宫口全开时，可配合着呼吸按摩，即在吸气时两手四指并拢从两侧按摩到中央，呼气时从中央到两侧。

• **压迫止痛法。**当子宫颈开大4厘米以上至宫口全开时，每次阵痛时开始用双手轻轻抵住腰骶部及下腹部。

第二产程——宫口开全至胎儿娩出

第二产程也称娩出期，是指胎儿从宫口开全到胎儿娩出为止。初产妇会持续1～2小时，经产妇需数分钟到1小时。如果进行硬膜外麻醉，时间可

尽量在第一产程吃点东西

第一产程的体力和精力的消耗都相当大，因此应尽量吃点东西。如下食物可供参考：

1.巧克力是此时的最佳选择，因为它富含大量优质碳水化合物，营养丰富，而且能够在短时间内被人体吸收，产生大量热量，供人体消耗。

2.细软食物和流质食物，以淀粉类食品为主，还要照顾产妇的口味，如食用面包、稀饭、蛋糕、面条等。

3.红糖水，因为红糖的主要成分是蔗糖，蔗糖进入体内可以迅速产生热量，并且红糖水还可以补充体液和水分。

4.红牛等氨基酸饮料以及参汤之类的饮品，具体有一定的提神助力的效果，对于顺产产程较长的产妇来说，能够提供及时的精力补充，一般在饮用后20～30分钟就有显著的效果。

5.藕粉。因为藕粉中含有大量的淀粉，淀粉进入体内就会转化为糖和碳水化合物，产生热量的同时，也供给产妇充足的营养。

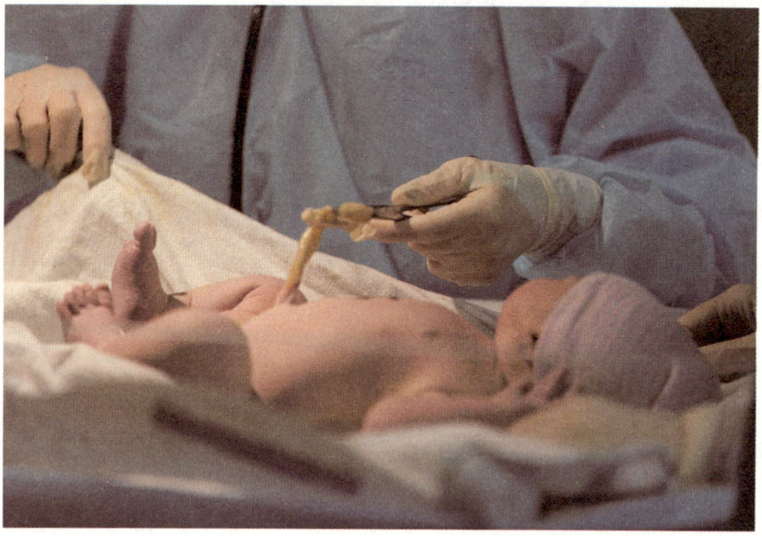

能会延长。

会有排便感

一旦子宫口完全打开了，产妇就进入了胎儿娩出阶段。宫缩会使产妇产生排便感，这是胎头压迫直肠引起的。

不自觉地想要用力

这时候，胎先露下降到骨盆出口，反射性使产妇应用腹压，向下用力。不过，这时候产妇要听从医护人员，有节奏地憋气用力，不要自己随意用力。

可能会有侧切

当可以看到胎儿头部时，产妇的会阴部会最大限度地拉伸，由最初的2～3厘米拉伸至约10厘米长。初次分娩时，拉伸会阴相对困难，所以助产士会在产妇会阴部切一斜形切口，增大阴道的开口，令产道口变宽，方便胎儿娩出。同时，这也会避免会阴撕裂。

阴道手术助产

当第二产程宫口全开，但胎儿依然不能自行从阴道娩出时，这时候就需要手术助产，帮助胎儿脱离这种窘迫环境。常用的有两种方式：一是抬头吸引器，即利用负压吸引的原理；二是产钳术。

在阴道助产前，医生会告知家属目前的情况，得到同意后才会继续手术。

剪断脐带

宝宝出生后，虽然呼吸反射已经建立，但是在剪断脐带前，脐动脉还在继续搏动，为宝宝传输热量和氧气。医生会通过触摸脐带的搏动情况判断宝宝的健康状况。

随着宝宝肺脏的扩张，体内分泌出的前列腺素，促进脐动脉的收缩，血流量会逐渐减少，脐带逐渐变白、变软。这时候脐带就没有传输营养和氧气的功用了，医生会用钳子夹住，在距离宝宝身体2～3厘米处剪断。脐带头在10天内会自然愈合脱落，留下的痕迹就是肚脐。

第二产程，产妇该如何配合

第二产程是最紧张，体力消耗最大的时期。产妇在此时一定要紧密配合医生，听从指挥。宫缩时深吸一口气，然后屏气向下用力。宫缩间隙，要注意休息放松，可以喝点水，准备下次用力。

当胎头即将娩出时，产妇要密切配合接生人员，不要再用力下屏，避免造成会阴严重裂伤。

问 如果我选择了阴道分娩，但在待产时非常难受，能不能改成剖宫产分娩?

答 一般在进行阴道分娩时，医生是不建议产妇中途改成剖宫产的。除非出现下面问题：胎心出现异常、产程停滞、胎头下降停滞，才会考虑剖宫产。当然，进行手术的前提是必须保证产妇和胎儿安全。

第三产程——从胎儿娩出到胎盘娩出

第三产程也称胎盘娩出期，从胎儿娩出到胎盘娩出为止，不论初产妇还是经产妇均需5~15分钟，一般不超过30分钟。

娩出胎盘

当宝宝出生后，宫缩会停止几分钟，然后又会继续。不过，这时的宫缩相比第二产程时的宫缩要温和许多。随着子宫的收缩，胎盘会从子宫壁上脱落，这时候产妇再用力几次就会娩出胎盘。如果产妇对这阶段的宫缩很敏感，可以采用前面所有的呼吸方法帮助缓解疼痛。

检查胎盘、胎膜

医护人员会将胎盘上血块轻轻擦去，然后检查胎盘小叶有无缺损，检查胎膜是否完整，胎儿面的边缘有无断裂血管。如果胎盘有残留部分留在子宫，会导致子宫出血。

缝合会阴处

等胎盘完全娩出后，没有其他异常，医生会缝合侧切的伤口。缝合大约需要10分钟，可能有些疼痛，不过相较于刚经历的阵痛，缝合时的疼痛要轻很多。产后第四天会拆除缝线，如果当时用的是可降解的缝线，则不用拆线。

要在产房观察2小时

分娩后，子宫可能因为松弛出现出血过多的现象，所以产妇需要在产房观察2小时。医生或助产人员会通过按摩产妇子宫，检查子宫的收缩情况，如果一切正常，产妇就会被推回病房休息。

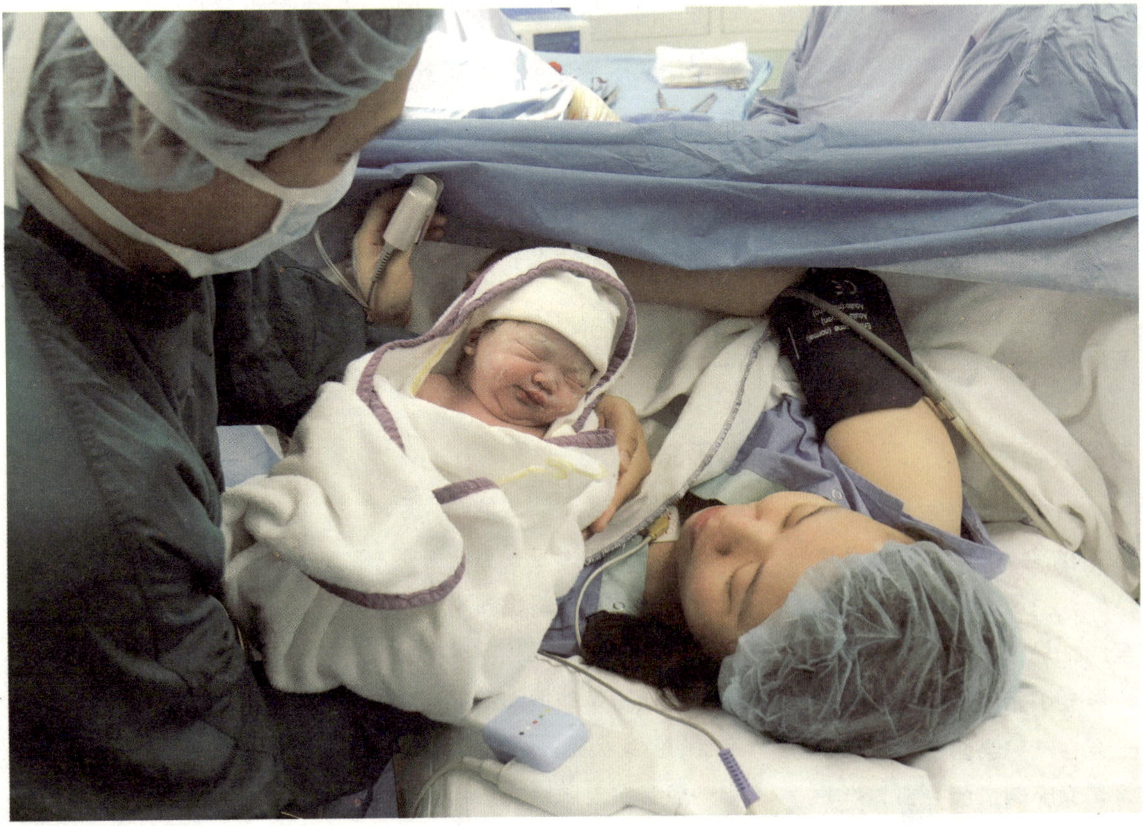

分娩过程中的医疗处置

03

为了分娩的顺利进行，准妈妈可能需要进行一些医疗处置。这些医疗处置，可以帮助准妈妈顺利娩出胎儿，确保母子平安。

备皮

可以减少感染

产妇在分娩时，不管是剖宫产还是阴道顺产大多需要会阴部备皮，备皮就是指剃除阴毛。这样做的目的是消毒或接下来的手术操作能够减少感染的机会，更利于产妇的健康。

有助于会阴侧切后的护理

有些顺产的产妇需要会阴侧切，而阴毛及其根部可能带有细菌，在会阴处切开时，细菌可能会通过缝合处进到产妇体内，因此需要剃除会阴部靠近肛门侧的阴毛。这样也有助于医生对产妇进行会阴伤口的消毒、缝合。

产后清理更卫生

有些产妇会觉得奇怪，为何选择剖宫产也要备皮呢？这样做其实有助于产后消毒，而且剖宫产时还要插导尿管，产后还会生恶露，备皮后清理起来更卫生。

导尿

为什么需要导尿

临产后，产妇最好每隔2～4小时就排尿一次，以免膀胱充盈影响宫缩和胎头下降。选择自然分娩的产妇一般不需要插导尿管，不过如果因为胎儿头部挤压膀胱而排不了尿时，就需要实施导尿措施了。

另外，剖宫产一般术前就需要导尿，医生将导尿管插入尿道口，引流出积压在膀胱里的尿液。产妇会出现胀痛的感觉，一般在术后24小时内，医生会将导尿管拔出。

导尿时会有一点酸疼感

在导尿前，医生会先对产妇进行局部消毒，之后再插入尿管，这多多少少会有一点疼痛感。产妇一定要配合好医生，尽量放松。

灌肠

在第一产程进行

灌肠一般在第一产程的宫缩间隙进行。当初产妇宫口扩张小于4厘米，经产妇小于2厘米时，医生会对产妇进行温肥皂水灌肠。

灌肠的原因

灌肠能够防止粪便污染，还能通过反射作用刺激宫缩，加速进展。不过，如果有胎位异常或胎头未入盆、胎膜早破、胎儿窘迫、异常阴道出血、妊娠期高血压疾病等情况时，不宜灌肠。

输液

输液主要是为了应对生产时出现紧急状况，例如，产妇大量出血需要输血时，不会慌乱找不到血管。

如果产妇平常就害怕打针怕痛的话，建议先做深呼吸或吐气的动作，减缓不适感。

04

剖宫产分娩

剖宫产就是通过切开腹部及子宫的方式将胎宝宝娩出的生产方式。如果你不具备自然分娩的条件，或是在自然分娩过程中遭遇难产，那就需要接受剖宫产分娩。

剖宫产前的准备

剖宫产的最佳时间

无论是因为什么原因需要剖宫产，都最好选在妊娠39～40周，因为这时胎儿发育最成熟，生后入住新生儿病房的机会最低。除非产妇和胎儿存在危险，比如产妇患有高血压子痫，或是胎儿存在胎心异常等紧急情况，可适当提前时间。

手术前一天就要去医院

在预定剖宫产的前一天，产妇就要到住院服务中心报到。这是因为所有的正规手术都需要提前确认手术的方式，提醒需要注意的事项，防范各种可能出现的异常情况。比如，如果产妇曾经的心电图异常，手术前可能会再次被要求心脏内科或麻醉科评估。

进行必要的检查

产妇还需要在医院进行术前检查，包括测量体温、脉搏、呼吸、血压等，向医生提供既往病史，同时医护人员还会进一步确认产妇的血型、肝功能和各项免疫指标。

需要进行剖宫产的情况

1. 阴道、软产道、盆腔、宫颈出现特殊病变或畸形。
2. 胎位异常，如横位、臀位。
3. 产前出血。
4. 子宫有瘢痕。
5. 妊娠并发症病情严重。
6. 先兆子宫破裂。
7. 做过生殖器修补。
8. 35岁以上的高龄初产妇，同时诊断有妊娠并发症者。
9. 胎儿体重超过4千克，或出现宫内缺氧、脐带脱垂等。
10. 前置胎盘。

术前8～10小时要禁食

产妇在手术前的饮食要以清淡为主，在手术前8～10小时后就不要再吃东西，以保证肠道清洁，减少肠道胀气，同时也为了避免手术中产妇出现呕吐。

配合护士的工作

手术前，护士还会对产妇进行备血、备皮、插尿管，一定要放轻松。

另外，手术前不要佩戴任何饰品，假牙或隐形眼镜也要取下。

剖宫产的流程

核实身份

医护人员会陪同产妇到产房，再次核实身份。

准备麻醉

产妇需要采取侧卧位，两手抱住膝关节，下颌紧贴前胸，成屈曲状，有点像煮熟的虾。之后，麻醉医生会按照手术要求进行麻醉。

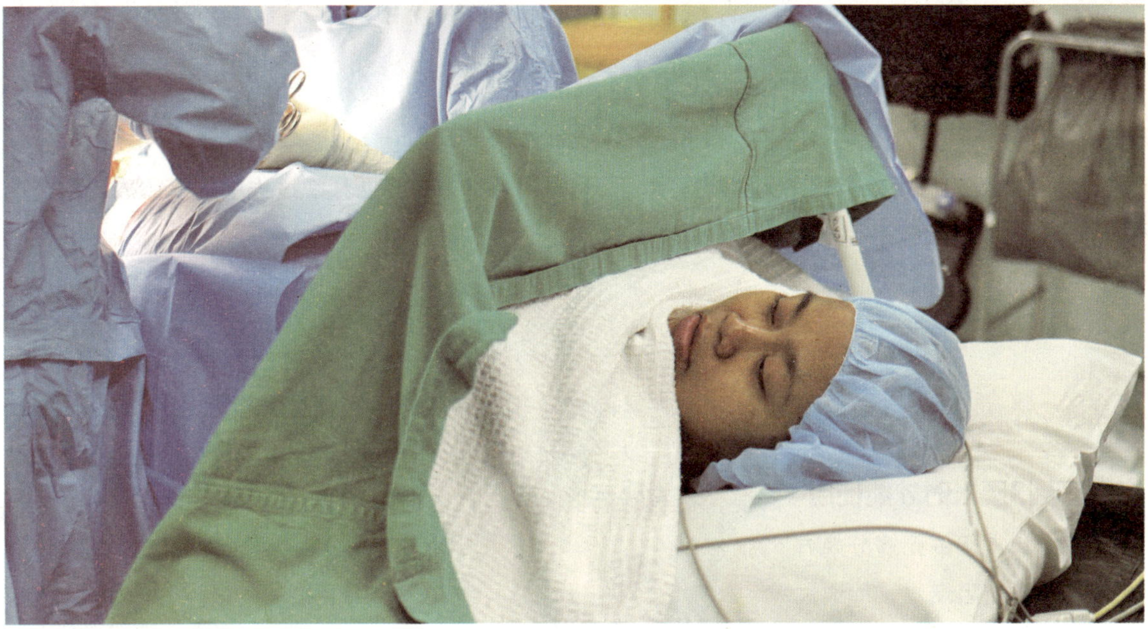

即便是已经做好麻醉，产妇仍然神志清醒，能听到宝宝的哭声，但对手术中的切割、牵拉所产生的疼痛没有感觉。

开始手术

剖宫产手术进行时，医生首先要将腹壁切开，然后，切开子宫，取出胎儿及胎盘，接着会缝合子宫切口，缝合腹壁切口。

整个手术的过程需要30分钟到1小时，手术后6小时之内禁止喝水。在手术过程中，产妇若有什么不适及时告诉医生，但切忌大喊大叫，以免影响手术操作。

剖宫产时的皮肤切口

- **横切法：**切口美观，刀口不明显，但手术过程复杂。
- **竖切法：**虽然会留下手术痕迹，但出血量少，能更快、更安全地娩出胎儿。

关于剖宫产的常见疑问

脐带绕颈一定要剖宫产吗

脐带绕颈，主要怕脐带不够长、脐带被拉紧时压迫到脐静脉影响宝宝的血供。如果脐带长度足够、不受压，脐带绕颈不影响血供、宝宝胎心是好的，就可以自然分娩。但生产过程中需要注意胎心监护，如果胎心不好就需要考虑转剖宫产。

能在剖宫产时剔除肌瘤吗

有的产妇患有子宫肌瘤，希望在剖宫产时顺便把子宫肌瘤摘了。其实不然，孕期子宫血供丰富，额外增加手术会增加出血量，可能会为了抢救失血性休克而切除子宫。因此医生只会在肌瘤生长部位影响胎儿娩出及切口缝合的时候，做相应部位的子宫肌瘤剔除，还有带有明显瘤蒂的浆膜下子宫肌瘤及其他比较容易剔除的肌瘤也可以同时切除。而多发肌瘤及肌壁间大肌瘤一般不同时做，新妈妈待产后一段时间根据大小及有无症状决定是否有必要手术。

剖宫产瘢痕怎么办

如果产妇在剖宫产术后伤口出现又红又粗的瘢痕，说明是瘢痕体质。在剖宫产术后1年之内，可以用一些防瘢痕的产品，拆线后即可使用，越早使用效果越好；如果超过1年，可以做手术或者激光治疗。

05

了解无痛分娩

无痛分娩并不能完全消除疼痛，而是采用各种方法降低分娩过程中的疼痛感，它更准确的说法其实是“分娩镇痛”。

药物分娩阵痛

宫口开到3厘米时才能使用

目前最常用的无痛分娩方式是“硬膜外阻滞”，即通过局部应用麻药，达到镇痛的效果，一般镇痛可以维持到分娩结束。

为了不影响产程，一般在宫口开到3厘米时使用，宫口开到7厘米后停止硬膜外导管药物的进入。目前有很多医院开展了无痛分娩，但也有些医院由于人员问题，开展有一定困难，所以产妇如果有这个需要，在当时建档时就应该咨询清楚。

无痛分娩的流程

1.在第一产程，产妇侧着身体，由麻醉师在产妇背后腰部高度插入一支注射针。

2.经此针头，将一根微细导管置入产妇背部腰椎硬脊膜外，导管的另一端连接在一个镇痛泵上，随着产程连续滴注微量止痛药物。

3.进入第二产程后调整剂量或停止。

一般而言，技术熟练的产科麻醉医师做这个过程需要7～8分钟，在此期间产妇可能会迎来2～3次宫缩，此时，产妇不能乱动，遇到宫缩时可以采用拉梅兹呼吸法缓解疼痛。

无痛分娩的优点

1.无痛分娩最大的优点就是可以减少产妇宫缩时的疼痛，

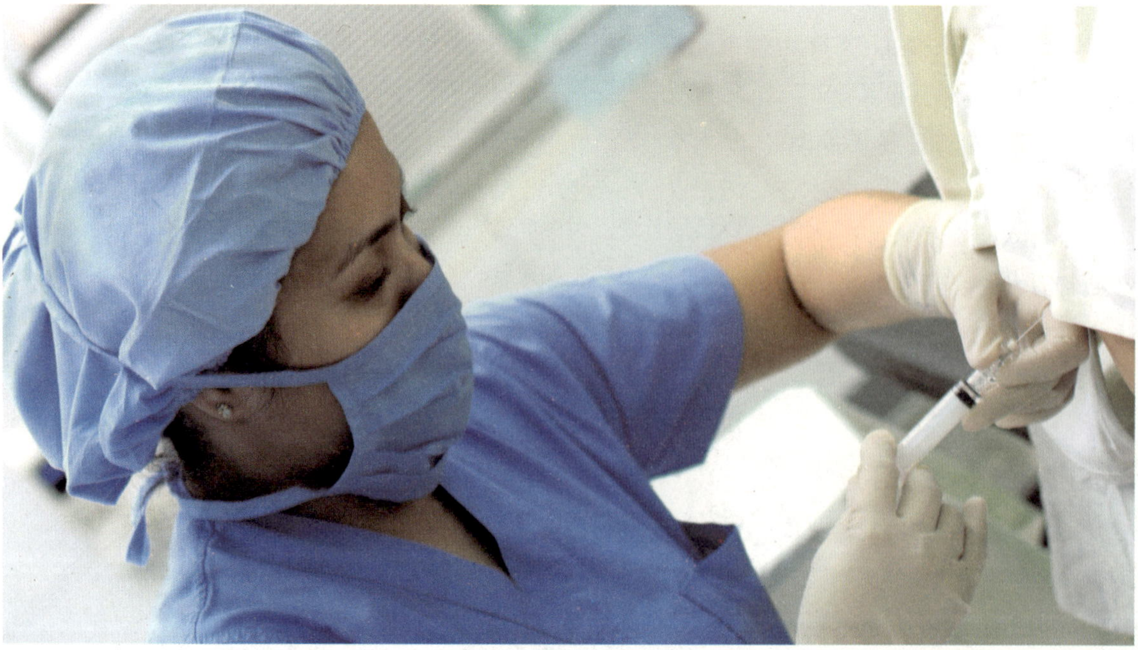

减轻分娩时的恐惧和产后的疲倦，让她们在时间最长的第一产程得到休息，当宫口开全时，因积攒了体力而有足够力量完成分娩。

2.这种方法能够让产妇一直保持清醒，它阻断的只是局部的感觉神经。

3.不会影响到宫缩，产妇仍旧可以配合着宫缩用力。

4.局部麻醉时，麻药进入血液的流量非常少，可以认为对胎儿是无害的。

5.麻醉不影响大神经功能，产妇仍可自由移动。

温馨提示：在我国由于医生资源紧缺，想要无痛分娩，最好提前计划，预约麻醉医生。

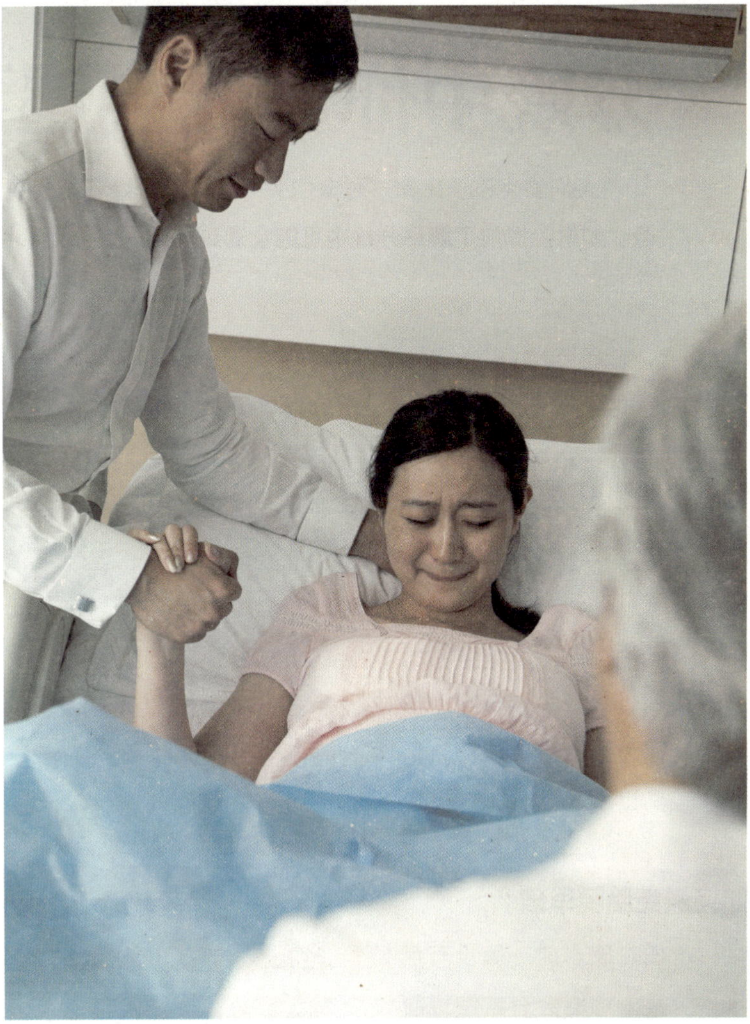

关于无痛分娩的疑问

无痛分娩真的无痛吗

无痛分娩只是一个概念，它能起到减轻产痛的作用，并不能完全消失宫缩带来的疼痛。一般情况下，药物分娩阵痛若能减轻70%左右的产痛已经是非常理想了。

药物分娩阵痛对宝宝影响大吗

其实，药物分娩阵痛与剖宫产时的麻醉操作几乎一样，但药物用量只有剖宫产麻醉的1/7～1/6。麻醉药进入母体血液、通过胎盘的概率微乎其微，对胎儿也不会造成什么影响。

无痛分娩会有风险吗

无痛分娩一般采用的是硬膜外麻醉，这种麻醉总体来说是安全的。有极少数人可能会感觉腰疼、头疼或下肢感觉异常等，发生率很低。

它最大的风险其实是在穿刺过程中，同剖宫产时的麻醉一样，要求产妇不能乱动。

哪些产妇不适合无痛分娩

大多数产妇都适合无痛分娩，但是如有妊娠并发心脏病、阴道分娩禁忌证、麻醉禁忌证、药物过敏、腰部有外伤史的产妇应向医生咨询，由医生来决定是否可以进行无痛分娩。但如果产妇的凝血功能差，或是有过腰部脊柱手术史，或是无法安静下来配合无痛分娩术施行，最好不要做无痛分娩。

06 分娩中你可能会遇到的问题

人们将生孩子比作“过鬼门关”，虽然分娩不至于这么可怕，但是肯定会存在一定的风险。如果能提前了解到分娩中可能会遇到的问题，做到心中有数，就能让你避免过于慌乱。

胎膜早破

什么是胎膜早破

正常情况下，胎膜应在临产、宫口近开全时才自行破裂，这时羊水自阴道流出，随后胎儿娩出。若胎膜在临产前破裂，称为“胎膜早破”，俗称“早破水”。

如何避免胎膜早破

产妇在破水前一般没有症状，少数人可能会有宫缩或腹痛，但很难预知。暂时也没有有效的预防措施，在临近分娩时不要做重活或是剧烈运动，尽量避免下蹲，防止外力对腹部的伤害，平时多注意危险的征兆，勤做体检，和医生随时保持联系。

胎膜早破后怎么办

胎膜早破后，产妇应该垫上卫生巾，尽快去医院。因为破水后，分娩会紧随其后，如果没有出现宫缩，则需要在破水后2～12小时进行引产。

羊水不会那么快就流干净

有些产妇担心一旦破水，胎儿就会失去水环境，将来就会“干性分娩”。实际上，破水后虽然羊水量会有所降低，但是不会马上消失，产妇不要担心羊水流尽的问题，羊水是会不断产生的。

夜间动产和夜间分娩

有的时候，即将生产的产妇会在夜深时出现临产征兆，如破水、见红等，这个时候有些家庭可能就会开始慌张，担心这个时间不好叫车送产妇去医院，担心半夜三更医院里的医护措施可能不如白天到位，甚至有的人还会担心产妇会把宝宝生在家里。

其实这些担心在这个时候都是多余的，最重要的是保持冷静，在家观察一段时间，如认为有必要的话就立即去医院。

有些家长会觉得，宝宝在夜间出生是在给家长“找麻烦”，其实宝宝选择何时出生，正常情况下是由自然的生长规律决定的，到了该出生的时候自然就会出生，无所谓白天还是晚上，同样这也并不会影响宝宝的健康水平和将来的生长发育。

宫缩乏力

宫缩乏力有时会发生在分娩刚刚开始时，有时也会随着分娩进程逐渐减弱。一般来说，发生在产程中间的宫缩乏力，多是由于产程过长或用力方法不得当导致产妇疲劳所造成的。如果出现这种情况，医生会给产妇使用促进宫缩增强的药物，如缩宫素。

宫缩过强

如果在分娩时不恰当地使用了促进子宫收缩的药物或是产妇早破水，都会引起子宫收缩过强。当子宫收缩过强时，

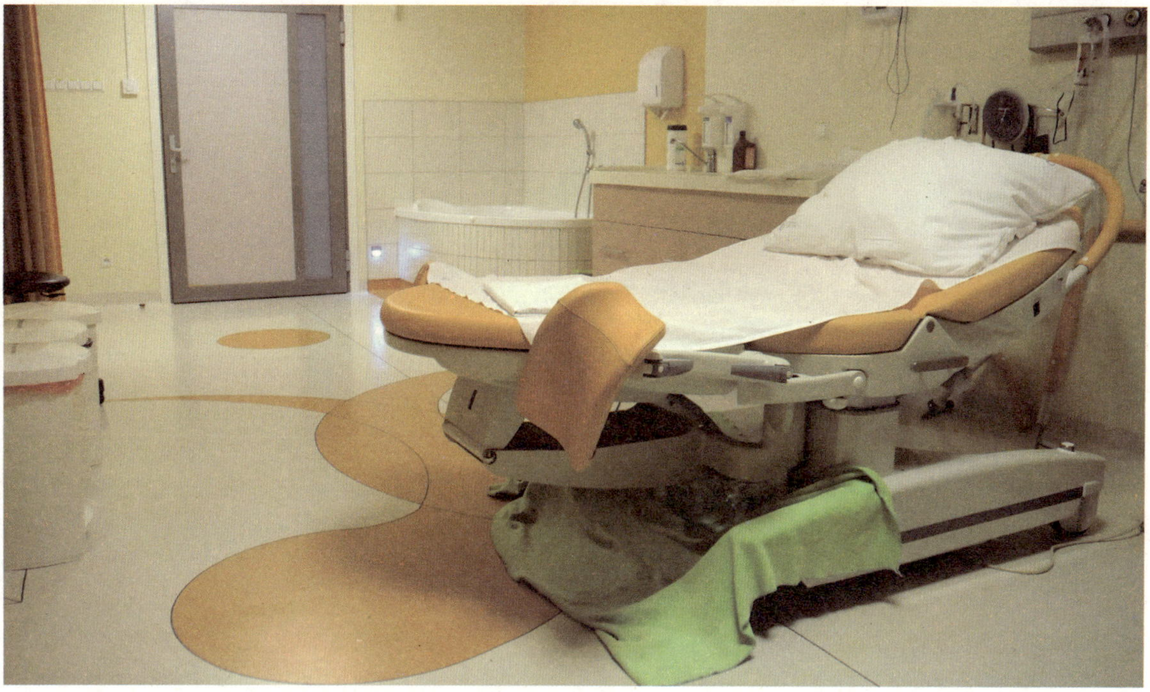

产妇大都不能承受，因为过强的宫缩会引发剧烈的疼痛。如果产妇能够承受过强的宫缩，产道和胎儿又没有异常，多能急速分娩。急速分娩可能会发生产道裂伤或产后出血，胎儿头部也可能会受到伤害。所以，如果宫缩过强，腹痛过于强烈时，医生会采取相应措施，产妇不要过于紧张以免给分娩造成障碍。

软产道过于坚韧

有些高龄产妇的软产道过于坚韧，也会造成不同程度的难产。当出现这种情况时，医生会使用促使子宫颈软化的药物，使产道变得柔软，易于胎儿娩出。

胎头旋转异常

胎儿在产道中通过时，为了适应产道的曲线，会不断转换方向，但有时由于各种原因会引起胎头旋转异常，因此给胎儿的顺利娩出造成障碍。一旦遇到这种情况，医生或助产士可能会协助胎儿改变不正常的位置，进行人工干预，帮助胎儿娩出。

胎盘早剥、滞留

正常情况下，胎盘是在胎儿娩出后才开始剥离娩出的。当胎儿还没有娩出的时候，胎盘就开始剥离，会发生阴道出血现象。遇到这种情况，医生会立即行剖宫产；随着胎儿的娩出，胎盘也就随之娩出，如果胎盘长时间没有娩出，就称为“胎盘滞留”，这时医生和助产士都会帮助产妇顺利地将滞留的胎盘娩出来。

子宫颈管裂伤

当急产或产力比较大时，可能会发生子宫颈管裂伤，这时,有经验的助产士或医生会在产妇娩出胎儿后，检查产妇的产道和宫颈，如果发现裂伤会及时缝合。

需要注意的是，如果产后宫缩很好，阴道和外阴也没有伤口，却有鲜血流出，就要考虑是否有宫颈裂伤的可能，如果确定就需要立即进行缝合术。

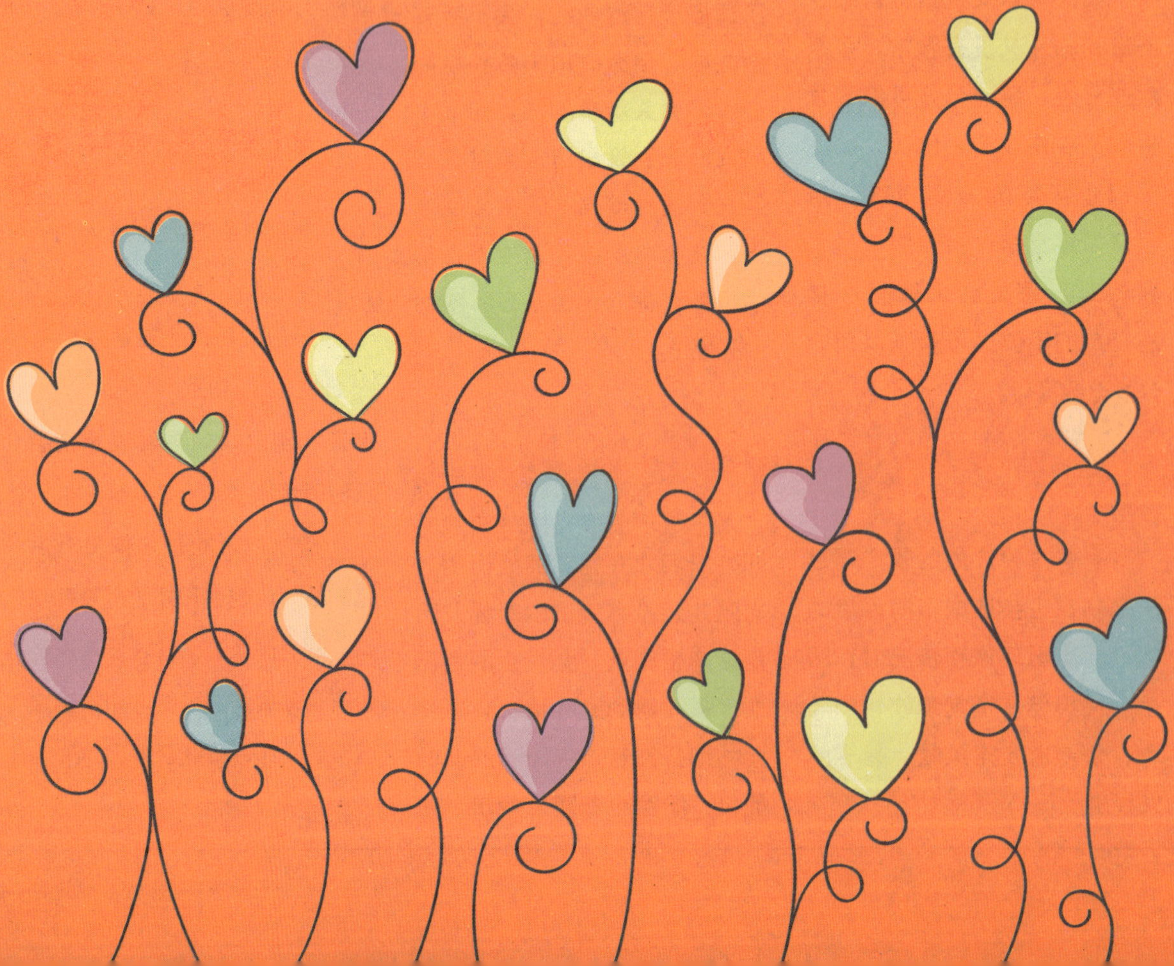

第十二章

产后42天坐月子

无论是自然分娩还是剖宫产，对于身为妈妈的你来说，都是一个极其耗费精力、体力的过程，因此，当你顺利诞下宝宝后，你的身体就会陷入一个“血不足，气亦虚”的状态，你的生殖系统、内分泌系统、消化系统、循环系统、呼吸系统、泌尿系统、神经系统等各个系统因为发生了巨大的变化，需要一段时间来慢慢进行调整和恢复，而产后42天是你最关键的身体调整和恢复期。

01 产后身体的变化

随着宝宝的诞生，你体内的雌激素和孕激素水平下降，你的身体也将出现一系列的变化。

子宫的变化

子宫变小、下降

子宫在分娩后会立即收缩到脐下4～5厘米处，但24小时后又发展到脐上，之后逐渐缩小，2周左右就能恢复到原来大小。但是，如果子宫收缩得不好，或子宫里还有残留的胎盘、胎膜，子宫恢复起来就比较慢。

子宫内膜重新生长

分娩后，子宫内膜通过子宫的收缩，来发挥止血的作用。胎盘脱落后，子宫内膜表面是凹凸不平的，分散地附着有血块，但随着子宫的恢复会逐渐变得光滑，大约在产后第六天，新的子宫内膜将重新长出，渐渐覆盖掉胎盘脱落后的瘢痕。一般来说，胎盘脱落后的瘢痕，在产后不久为7～8厘米长，在产后第2周缩为3～4厘米，在产后第6周则缩短为2～3厘米，并且变得比较平滑。

子宫颈管迅速恢复

分娩后,子宫颈松软,壁薄,形成皱襞,子宫颈口呈环状;产后1周,子宫颈的外形和子宫颈内口就恢复到了未孕时的状态;产后4周,子宫颈就完全恢复到正常状态。不过，因分娩时子宫颈发生轻度裂伤，所以初产妇的子宫颈外口从产前的圆形变成了“一”字形的横裂。

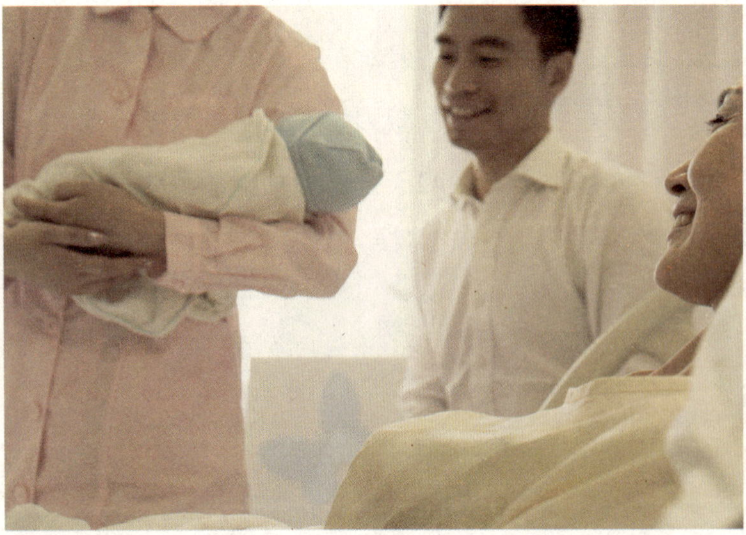

性器官的恢复

阴道的肿胀消退

分娩后外阴会有轻度水肿，产后2～3天可自行消失。会阴若有缝合伤口，产后4～5天可自行愈合。阴道腔于产后逐渐缩小，阴道壁肌张力逐渐恢复，阴道黏膜皱襞一般于产后3～4周逐渐重现。

骨盆底部肌肉群则需要4～6周的时间才能恢复到孕前的状态。

处女膜的撕裂

分娩时，阴道口的处女膜常因胎儿通过时被撕裂，形成残缺破裂的痕迹，这被称为“处女膜痕”。这是女性有过孕产史的恒久证明。

恶露的出现

恶露是怎么产生的

怀孕后，新妈妈的子宫内膜会发生一系列的变化，这时的子宫内膜称为“蜕膜”。而当生完宝宝后，蜕膜又会转变成未怀孕时的子宫内膜，在这一转变过程中，蜕膜会慢慢脱落。由于刚生产完，子宫内胎盘的着床处也会有一些出血，这些剥落的蜕膜和血液等物质混合在一起，就是恶露。

恶露要多久才会排干净

恶露持续的时间，会依照每个产妇的体质而定，直到出现正常的白带颜色为止，才算真正排干净。如果恶露在产后6周仍未干净或产妇伴有不规律的子宫出血，称为恶露不净，需要去医院就诊。

有恶露时如何护理

自然分娩的新妈妈因为有会阴切开或裂伤的伤口，建议产后第一周每次上完厕所后，使用温开水清洗阴部，再用消毒过的卫生纸擦干，可减少感染机会。剖宫产的新妈妈因为无会阴伤口，可不需要如此护理。

乳房的变化

乳房变大、变结实

在怀孕期间，乳房由于受到激素的影响会逐渐增大，分娩后增大得更加明显，这对于泌乳很有帮助。

尽早让宝宝吸吮乳头

有研究发现，新生儿出生后的第1个小时为敏感期，吸吮反射最强，所以产后要尽早帮助宝宝吸吮乳头。这不仅可以增加泌乳量，还能促进子宫收缩，加速恶露排出，促进生殖器官的恢复。

体重的减少

分娩后，由于胎儿、胎盘、羊水等被排出了体外，妈妈的体重会减少5千克左右。随着恶露的排出、出汗、排尿增多及母乳分泌等原因，妈妈的体重在产后4～6周还会有所下降。不过，实际上许多人分娩后一直体形偏胖。

体温的上升

分娩时体温会上升

分娩时，由于肌肉疲劳，有的产妇体温会很快上升到38℃左右。但是，这个热度在数小时后就会退下去，因此不必担心。

乳汁分泌旺盛引起的体温偏高

在分娩后三四天，乳腺肿胀、疼痛的同时，身体也会发热。这是由于乳汁分泌旺盛引

恶露排出进度表

恶露阶段	排出时间	颜色	特点
血性恶露	产后1～4天	呈红色或暗红色	含有较多的血液，大概与平时月经量一般多，或稍多于月经量，有时还带有血块及血腥味
浆液性恶露	产后5～10天	呈淡红色	含有少量血液、黏液和较多的阴道分泌物，这时由于细菌生长，异味会比较重
白色恶露	产后10天以后	呈白色或淡黄色	含有白细胞、蜕膜细胞、表皮细胞和细菌等成分，状如白带，但是较平时的白带多些

起的。但是，如果体温在38℃以上，且持续不退，就是病态，需要治疗。

变得爱出汗

爱出汗是正常现象

产后1～3天，新妈妈的出汗量都会比较大，往往刚睡醒或者稍微运动就会出汗，这是正常现象。

怀孕的时候，为了保障给宝宝的供应，产妇体内的血液容量会增大，产后多出的血容量就会有相当一部分通过汗液排出去。

出汗后的护理

产后要注意衣服、被子的厚度适中，出汗时要及时擦拭，以防受凉感冒，有条件者可用温水擦洗。新妈妈一定要注意及时散热，不要刻意地“捂”。

大小便的变化

排尿困难

分娩后尿量增加，但是新妈妈大多会有排尿困难的现象，这主要是膀胱在分娩时受到宝宝头部的压迫，常常会发生短暂的膀胱神经麻痹，一般会在24小时之内消失。

而且，分娩时因为胎儿通过而被撑开的阴道壁，会肿胀并出现细小的伤口，所以新妈妈在排尿时会有刺痛感，通常1周后即可恢复。

便秘

分娩后的几天内，新妈妈由于腹压下降、会阴切口的伤口疼痛、产后腹肌和盆骨底肌肉松弛等原因，肠蠕动会变得迟钝，不能充分用力，所以容易发生便秘。

脉搏和血压的变化

脉搏偏快

分娩后不久，因为身体消耗了大量体力，新妈妈的脉搏可能会偏快，等体力恢复后就会回到正常水平。

血压逐渐下降

分娩过程中，因为精神高度紧张等原因，新妈妈的血压会一度升高，但在分娩后会慢慢地下降，甚至有可能会略低于平时的水平。

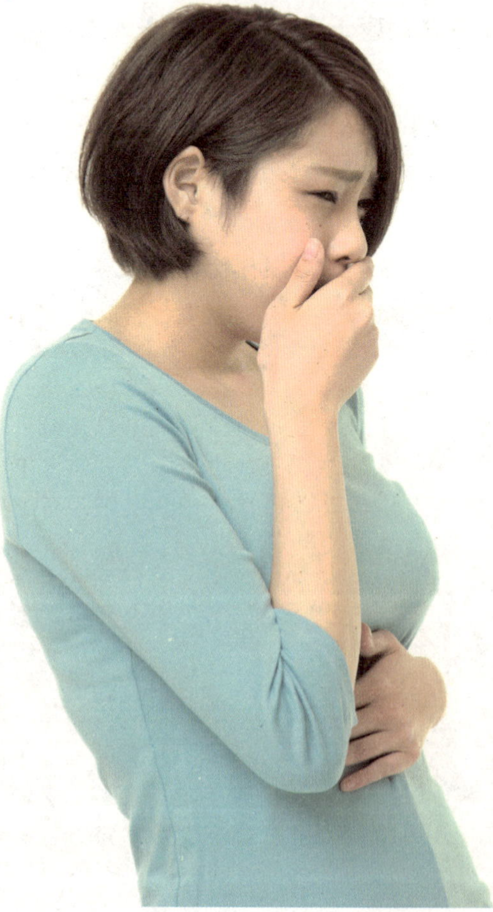

产后第一天

02

诞下宝宝的第一天，你的体力在分娩时被极度消耗，因此你在此时最需要的就是休息，但别忘了产后半小时要开奶和及时排尿。

新妈妈的基础护理

产后应休息，但别熟睡

经历难熬的分娩过程后，妈妈的体力几乎消耗殆尽，最需要的就是休息，以确保体力的恢复。但妈妈在产后不宜立即熟睡，而应当取半坐卧位闭目养神，这样能很好地消除疲劳、安定神志、缓解紧张情绪等，而且半坐卧还能使气血下行，有利于恶露的排出。

产后半小时开奶

都说“初乳贵如油”，新妈妈分娩后几天分泌的乳汁，颜色淡黄，黏稠，量少，因为含有的脂肪与碳水化合物较低，特别适合新生宝宝食用。因此，宝宝出生半小时到2小时之间，就要与妈妈接触，试着吸吮乳头，即开奶。

要及时排尿

产后排尿是新妈妈最不容忽视的问题。如果你是自然分娩，产后4小时即可排尿。少数新妈妈因为膀胱长期受压及会阴部疼痛反射，会出现排尿困难，发生尿潴留，这时爸爸和家属应鼓励新妈妈尽早起床排尿。如果新妈妈还是排不出尿，可以把水龙头打开，诱导尿感；或者新妈妈用手轻按小腹下方，或使用温水袋敷小腹，一般就会有尿意。

产后24小时定时量体温

在分娩后24小时内，新妈妈由于过度疲劳，可能会发热到38℃，但之后体温会恢复正常。为了预防产褥热，新妈妈一定要定时量体温，如有发热，必须查清原因，适当处理。有些新妈妈会因为乳胀引起发热，但随着乳汁的排出，体温会下降，但如果乳汁排出后仍不退热，就可能是产褥感染或其他原因引起的，须及时治疗。

注意刺激肠蠕动

自然分娩过程中，新妈妈由于盆底肌肉极度扩张并充血红肿，腹部肌肉极度疲劳松软，再加上分娩时过度地屏气呼吸、呼喊、体内水和电解质紊乱，都容易导致肠蠕动减慢，影响产后排便功能。

为了促进肠蠕动，尽早恢复腹部肌肉的紧张度，顺产的新妈妈应尽早下床活动，也可以在床上轻轻打圈按摩下腹部，一般都能在产后24小时左右恢复排便功能。

剖宫产妈妈的特别护理

去枕平卧

新妈妈在剖宫产术后，需要去枕平卧6小时，因为大多数剖宫产都选用硬脊膜外腔麻醉方式，术后去枕平卧可以预防头痛；同时，去枕平卧使新妈妈的头偏向一侧，可以预防呕吐物的误吸。

定时按摩子宫

剖宫产的新妈妈去枕平

卧后，护士会将尿管引流袋及输液管固定在合适的位置，在新妈妈的臀下垫好隔离垫和卫生巾，并定时为新妈妈按摩子宫，帮助子宫收缩，促使恶露排出。

定时查血压、体温等

护士们会按规定每隔一段时间为新妈妈测量血压，查看面色，测量脉搏和体温，观察小便的颜色、量的多少，尿管是不是通畅，并一一做记录。

多做翻身运动

由于剖宫产手术对肠道的刺激，以及受麻醉药的影响，新妈妈在产后都会有不同程度的肠胀气，会感到腹胀。因此，新妈妈在剖宫产术后要多做翻身运动，以使麻痹的肠肌尽快恢复蠕动功能，从而使肠道内的气体尽早排出，以解除腹胀，还可避免肠粘连。

借助外力止痛

剖宫产手术时使用的麻药失效后，大多数新妈妈会感觉腹部伤口疼痛，这时可让医生开些处方药，或者可以使用镇痛泵缓解疼痛。

饮食建议：清淡营养的流食

吃清淡温热的流食

在分娩后的第一天，新妈妈由于身体虚弱、伤口疼痛，肠胃功能也正在调整，因此产后的第一餐最好吃一些清淡温热的流食，但要营养丰富，如粥、蔬菜汤、豆腐汤等，能有效帮助恢复体力。

剖宫产术后当天需禁食

剖宫产手术当日须禁食，术后6小时后可喝少量水或萝卜汤等促排气的汤，排气后可进流食。

在剖宫产手术中，妈妈的肠管受到激惹，肠蠕动减弱，通常需要经过24～48小时后，肠道功能才会逐渐恢复，肛门排气（放屁）就是肠蠕动（肠道功能基本恢复）的标志，这时才可以进食半流食，逐渐转换为正常食物。

如果新妈妈在产后48小时还未排气，必须找医生检查处理。

顺产妈妈的推荐食谱

早餐	午餐	日加餐	晚餐	晚加餐
• 牛奶 • 鸡蛋 • 花生红枣小米粥	• 玉米面发糕 • 西红柿菠菜面	• 黑芝麻粥 • 胡萝卜小米粥	• 西红柿炒鸡蛋 • 蔬菜面片汤 • 桂圆大米粥	• 香蕉 • 藕粉

剖宫产妈妈的推荐食谱

早餐	午餐	日加餐	晚餐	晚加餐
• 红糖桂圆小米粥	• 素炒青菜 • 山药鲫鱼汤	• 萝卜清汤	• 红豆薏米粥 • 西红柿瘦肉汤	• 山楂粥

产后第二天

03

产后第二天，无论你是自然分娩还是剖宫产，都要尽量下床活动活动，并适当补充一点营养。

新妈妈的基础护理

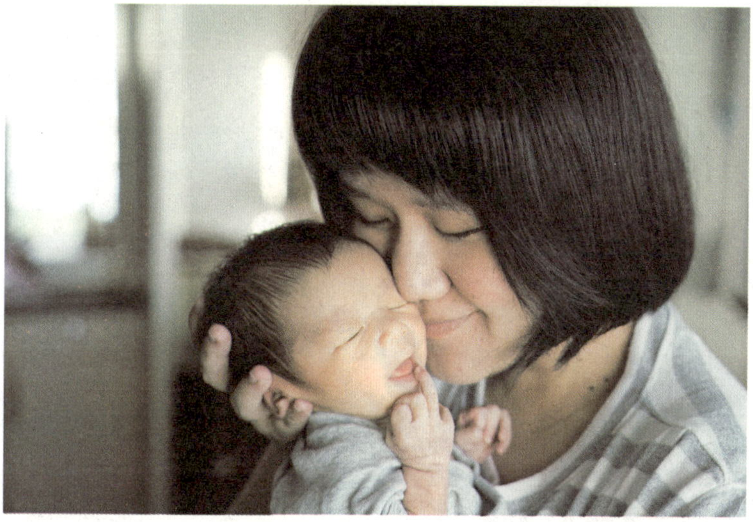

下床活动活动

自然分娩后第二天，新妈妈就可以下床活动，随着身体的逐渐恢复，要逐渐增加下床的次数、活动范围、时间。如果卧床过久，会导致倦怠乏力，不利于淤血的排出。如果淤血长期停滞在子宫内，就会出现恶露不下、恶露过多、或产后腹痛，甚至还可能引起腹中包块。

经常按摩乳房

产后24～48小时，新妈妈会出现胀奶，为了缓解乳房膨胀疼痛，新妈妈可用热毛巾敷在乳房上，以促进血液循环。

通过按摩乳房，能够疏通乳管。方法是：先将拇指同其他四指分开放在乳房根部，然后从乳房根部向乳头处轻轻推压，依次从各个方向推压，最后挤压乳头挤出初乳，并清理干净。

注意侧切伤口的护理

如果新妈妈在分娩时有会阴侧切，产后就要注意避免用力，特别是如厕时不要用力，也不要提重物，以免缝补的伤口再裂开。每次大小便后，要用温水冲洗会阴，注意要由前向后冲洗，以避免细菌感染。冲洗完后，可以用消毒过的卫生纸轻拍会阴部，保持伤口的干燥与清洁。

睡觉时，新妈妈应尽量保持健侧卧位（伤口对侧卧位），并注意伤口的消毒，预防感染。

用小头、软毛的牙刷刷牙

从产后第二天，新妈妈就要开始刷牙，每天临睡前和早上各刷1次，用餐后也要及时漱口。牙刷应选用小头、软毛的保健牙刷，刷牙时用力要轻，并且要用竖刷法。

剖宫产妈妈的特别护理

尝试靠坐起来

在剖宫产术后第二天，新妈妈应在爸爸或家人的帮助下靠坐起来：爸爸或家人坐床头，与新妈妈背靠背，并承受着她的重量；新妈妈也可以先把身体侧过来，由爸爸或家人扶持坐起来；或者把床头摇起来，使新妈妈呈半坐卧位。

尽早下床活动

拔除尿管后，新妈妈要尽快活动，可以先坐起，然后在床边活动，最后下地活动。千万不要一动不动地卧床，这样会影响下肢血液循环，发生下肢深部静脉炎。尿管拔除后2～4小时应自解小便。

使用医用束腹带

在翻身或下床活动时，因为腹部的伤口还未完全愈合，难免会有些疼痛，容易使新妈妈不敢活动，这时可在医护人员的帮助下使用医用束腹带固定伤口，避免新妈妈在活动时腹直肌一直往外扩，造成伤口疼痛或牵扯，对伤口愈合较为有利。

注意恶露情况

新妈妈要注意保持外阴清洁，定期更换卫生巾。这一天的恶露应当是红色的，有时会伴有小血块或黏膜状的东西。

减轻伤口疼痛

在翻身或咳嗽时，新妈妈要用双手紧按伤口，以通过减少震动而减轻疼痛；新妈妈侧卧时，可以在腰部放一个枕头或在腹部放一块毛毯支撑，以减轻疼痛。

注意及时排便

进入产后第二天，剖宫产的新妈妈大多会恢复排便功能，最晚在产后第三天会排出第一次大便。为了预防便秘，新妈妈应注意多喝水，饮食应以稀烂的面条、粥汤为宜，多吃富含膳食纤维的水果和蔬菜，并尽早下床走动，以刺激肠蠕动。

饮食建议：以清淡营养为主

饮食宜清淡营养

进入产后第二天，尽管新妈妈伤口的疼痛有所减轻，但还是会影响到食欲，再加上肠胃功能还未完全恢复，因此这时的饮食还是以清淡营养为主，适宜吃一些稀、软、烂的半流质食物，如肉末、肝泥、鱼肉、粥等，每天吃4～5次。

排气前别吃产气的食物

在未排气之前，剖宫产的新妈妈要禁食牛奶、碳水化合物类食物，因为这些食物易在还未恢复肠蠕动的新妈妈体内产生较多的气体，腹部的膨胀会影响伤口愈合，也会影响肠功能的恢复。

顺产妈妈的推荐食谱

早餐	午餐	日加餐	晚餐	晚加餐
• 红糖小米粥 • 牛奶红枣粥 • 煮鸡蛋	• 什菌一品煲 • 阿胶桃仁红枣羹 • 米饭	• 薏米红枣百合汤 • 苹果 • 紫菜汤	• 什锦面 • 西红柿花菜 • 红枣莲子糯米粥	• 红枣粥 • 葡萄干 • 香油猪肝汤

剖宫产妈妈的推荐食谱

早餐	午餐	日加餐	晚餐	晚加餐
• 小米粥 • 山药粥	• 鲫鱼汤 • 蔬菜面片汤	• 紫菜汤 • 酸奶	• 酒酿冲鸡蛋 • 西红柿蔬菜汤	• 牛奶 • 红枣

产后第三天

04

到了产后第三天，顺产的新妈妈大多能顺利出院；而剖宫产的新妈妈则要检查腹部伤口并换药，可以喝一些清淡营养的汤类来补充体力。

新妈妈的基础护理

坚持一天哺乳8次以上

进入产后第三天，新妈妈的乳房开始充血发胀，分泌大量乳汁。如果乳汁分泌过多，又未能及时排出，就容易导致乳房胀痛，久而久之就容易引发乳腺炎。而缓解乳房胀痛最好的办法，就是让宝宝多吮吸，每天喂8次以上，一侧吃完后吃另一侧，下次从未吃完的这侧乳房开始喂。

如果宝宝吃不完乳汁，就要用吸奶器吸出，或是手动挤出乳汁。

勤用热水擦拭身体

产后新妈妈容易出汗，为了保持身体的清洁，应勤用毛巾浸透热水，擦拭身体；同时要勤换卫生巾，坚持每天坐浴，保持阴部的清洁。

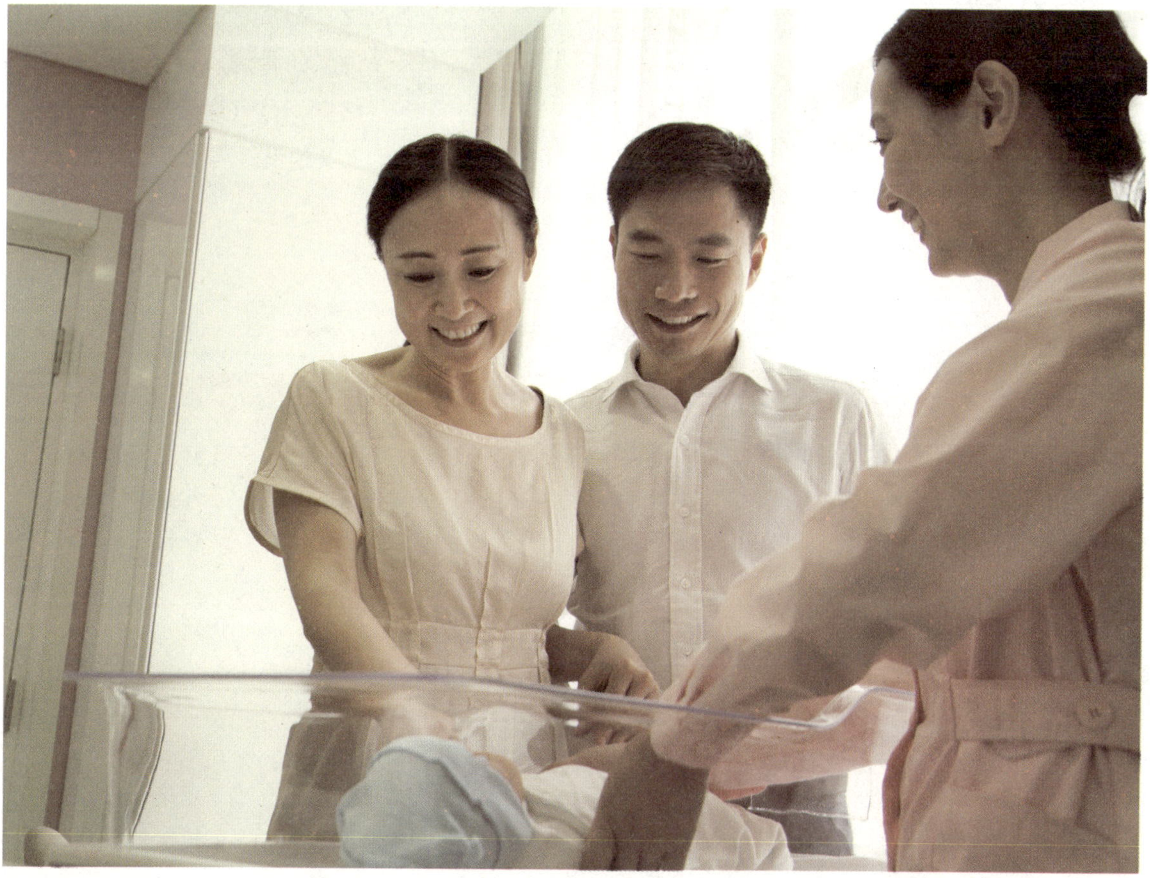

出院时要注意保暖

产后第三天，顺产的新妈妈大多可以出院了，这时就要特别注意保暖，穿上暖和的长袖衣服，避免手腕、脚踝以及其他关节部位外露。

剖宫产妈妈的特别护理

检查切口愈合情况并换药

医生会检查剖宫产新妈妈的切口愈合情况，查看切口有无渗血、红肿、炎症等情况，然后给切口换药。

在温暖的环境里可洗头

剖宫产的新妈妈可以在温暖的屋子里洗洗头，擦擦身子，但一定要及时将头发用吹风机吹干。

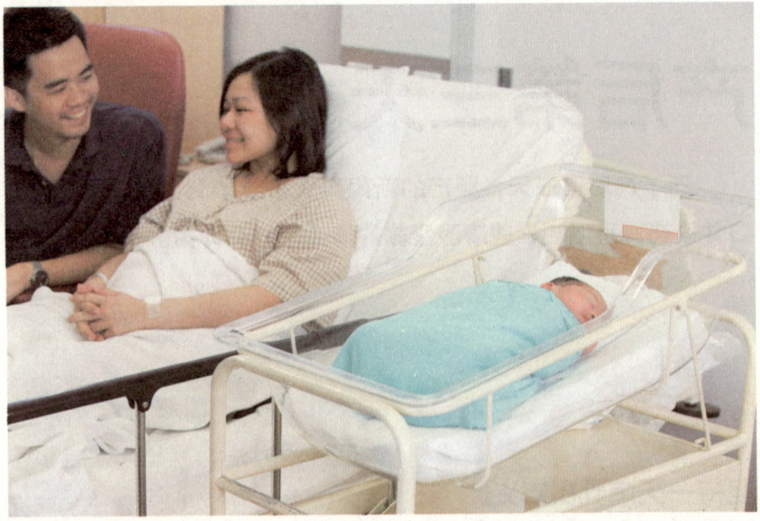

饮食建议：多吃营养丰富的食物

多吃营养丰富的食物

产后第三天，大多数新妈妈的乳房开始分泌乳汁，决定母乳喂养的新妈妈要多吃营养丰富的食物，注意补充蛋白质、糖、脂肪和水分，以及丰富的矿物质和维生素，以提高乳汁的质量。

剖宫产妈妈宜多吃清淡营养的汤类

因为剖宫产的妈妈乳汁分泌的时间大多会比顺产的妈妈晚10小时，因此进入产后第3天时，剖宫产的妈妈不要着急吃油腻的骨汤，以免造成乳腺管堵塞，最好进食一些鱼类、蔬菜类的汤。

顺产妈妈的推荐食谱

早餐	午餐	日加餐	晚餐	晚加餐
• 胡萝卜小米粥 • 煮鸡蛋 • 豆浆莴笋汤	• 归芪鸡汤 • 珍珠三鲜汤 • 米饭	• 紫菜鸡蛋汤 • 香蕉 • 面包	• 清炒鸡毛菜 • 清蒸鲈鱼 • 馒头	• 红豆西米露 • 什锦面 • 核桃

剖宫产妈妈的推荐食谱

早餐	午餐	日加餐	晚餐	晚加餐
• 煮鸡蛋 • 面包 • 牛奶	• 西红柿炒鸡蛋 • 鲢鱼丝瓜汤 • 米饭	• 苹果 • 海米冬瓜汤 • 面包	• 香菇鸡汤面 • 炒青菜 • 红薯粥	• 红枣 • 腰果 • 红豆西米露

产后第四天

05

到了产后第四天，顺产的新妈妈要注意恶露和排便情况，如果你是剖宫产，要注意保护伤口，尽量减轻伤口疼痛。

新妈妈的基础护理

注意清理恶露

进入产后第四天，新妈妈的恶露颜色大多慢慢变淡为褐色，量也在减少，并且开始出现酸味。这时要注意及时清理恶露，保持会阴部的干净，这有利于减少细菌感染，预防产后并发症。

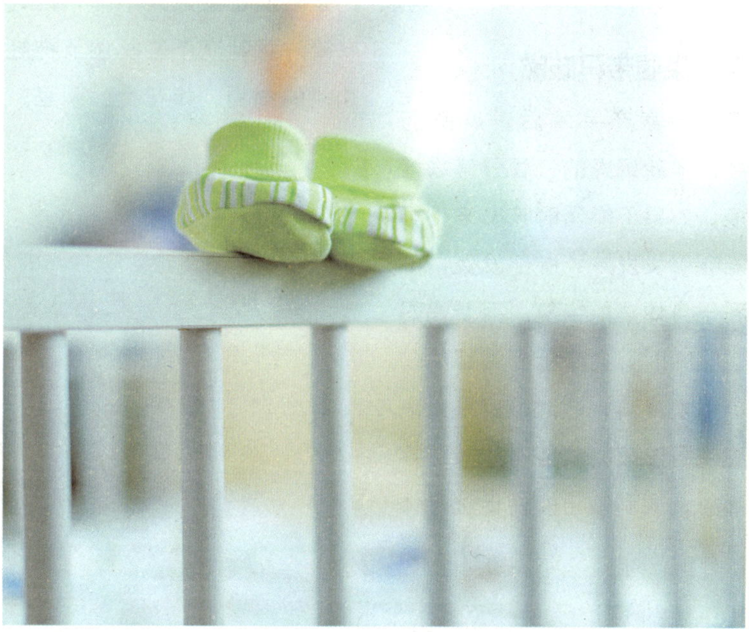

家中温度、湿度应适宜

新妈妈居住的房间最好放置一个温湿度计，保证温度、湿度适宜。冬天的室温宜保持在18～25℃，湿度保持在30%～80%；夏天的室温宜保持在23～28℃，湿度保持在30%～60%。

坐月子的房间要干净、舒适

坐月子房间的选择应该以向阳、通风好、干燥、安静为标准。在分娩前就应将房间打扫干净，保证卫生，消灭掉蟑螂、蚂蚁等害虫，以免传播疾病。产妇的床应放在避风处，婴儿床放置在大床旁边。

注意排便情况

为了预防产后便秘，新妈妈要注意补充水分，多吃新鲜蔬菜和水果。如果到了产后第四天，新妈妈还没有排便，就要及时咨询医生。如果会阴有侧切，新妈妈在排便时不要太用力，以免伤口裂开。

剖宫产妈妈的特别护理

采用半卧位或侧卧

为了缓解子宫收缩的疼痛，加快恶露的排出，避免恶露在子宫腔内淤积，引起感染而影响子宫复位，剖宫产的新妈妈最好半卧位或侧卧，并多翻身。翻身也有一定的技巧，可一手扶住伤口，一手抓住床边的扶栏，利用手部的力量而不是腹部的力量来翻身。

大量饮水

在剖宫产后的第四天，新妈妈的身体还是很虚弱，伤口仍然疼痛。因为麻醉药的后遗症，新妈妈还会有便秘和肿胀的感觉，这时就需要大量饮水来促进肠胃的蠕动，水温应不低于室内温度。

系上束腹带再咳嗽

剖宫产手术后，麻醉药会使得新妈妈的气管分泌物增多，如果不能及时咳出来，可能会引发发热、肺部发炎，不利于身体功能恢复。而新妈妈在咳嗽时，会牵扯到腹部的伤口引发疼痛，这时最好系上束腹带再咳痰，就能有效减缓疼痛感，顺利咳出痰，促进身体恢复。

饮食建议：注意调节神经功能

补充调节神经功能的食物

经过前面3天的休养，顺产新妈妈的身体有所恢复，开始有精力照顾宝宝。不过，因为宝宝这时需要吃夜奶，新妈妈的睡眠质量会大大下降，这时就要注意补充一些能调节神经功能的食物，如花生、豌豆、牛奶、苹果、猪肝、鱼、蛤蜊、虾等。

睡前喝热牛奶或小米粥

剖宫产手术后，新妈妈因为失血过多，往往会血虚肝郁，睡眠也很容易出现问题，还容易出虚汗，因此要注意多吃有养血、助眠作用的食物，可在每晚睡前半小时喝1杯热牛奶或小米粥。

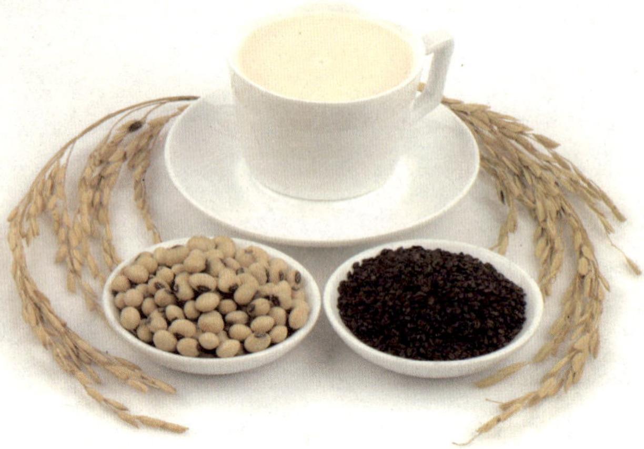

顺产妈妈的推荐食谱

早餐	午餐	日加餐	晚餐	晚加餐
• 紫米粥 • 煮鸡蛋 • 香蕉	• 冬笋雪菜黄鱼汤 • 生菜明虾 • 米饭	• 香蕉 • 银鱼苋菜汤	• 桂圆芡实粥 • 菜心炒猪肝	• 木瓜牛奶露

剖宫产妈妈的推荐食谱

早餐	午餐	日加餐	晚餐	晚加餐
• 金枪鱼三明治 • 木瓜牛奶露	• 鸡茸玉米羹 • 炒芥菜 • 米饭	• 胡萝卜小米粥 • 苹果	• 银鱼苋菜面	• 醪糟鸡蛋 • 黑芝麻糊

产后第五天

06

到了产后第五天，你要保证每天睡足8～9小时，积极预防产后抑郁症，多吃鱼类，并适当进行腹部的功能训练。

新妈妈的基础护理

每天睡足8～9个小时

因为要照顾宝宝，这时的新妈妈很难睡个好觉。有数据显示，40%以上的新妈妈在这个阶段会出现睡眠问题。为了保证身体健康，有足够的经历照顾宝宝，新妈妈每天要保证睡足8～9个小时。

不要睡过软的床

为了保护腰椎，避免出现腰痛的情况，新妈妈尤其是剖宫产的新妈妈最好不要睡太软的床，而且铺垫的被褥也不要太厚，盖的被子应轻薄一些，床上用品要选用棉质或麻质等轻柔透气的产品，且每隔1～2周就要换洗并暴晒。

预防产后抑郁症

分娩后，受身体疼痛、哺乳困难、宝宝哭闹等问题困扰，一些新妈妈容易产生失落、空虚、焦虑、激动等情绪上的变化，进而导致身体上的变化，如食欲减少、头痛、睡眠质量差等，这多是产后抑郁症的表现。新妈妈在这时要注意自我调节，多和家人交流，

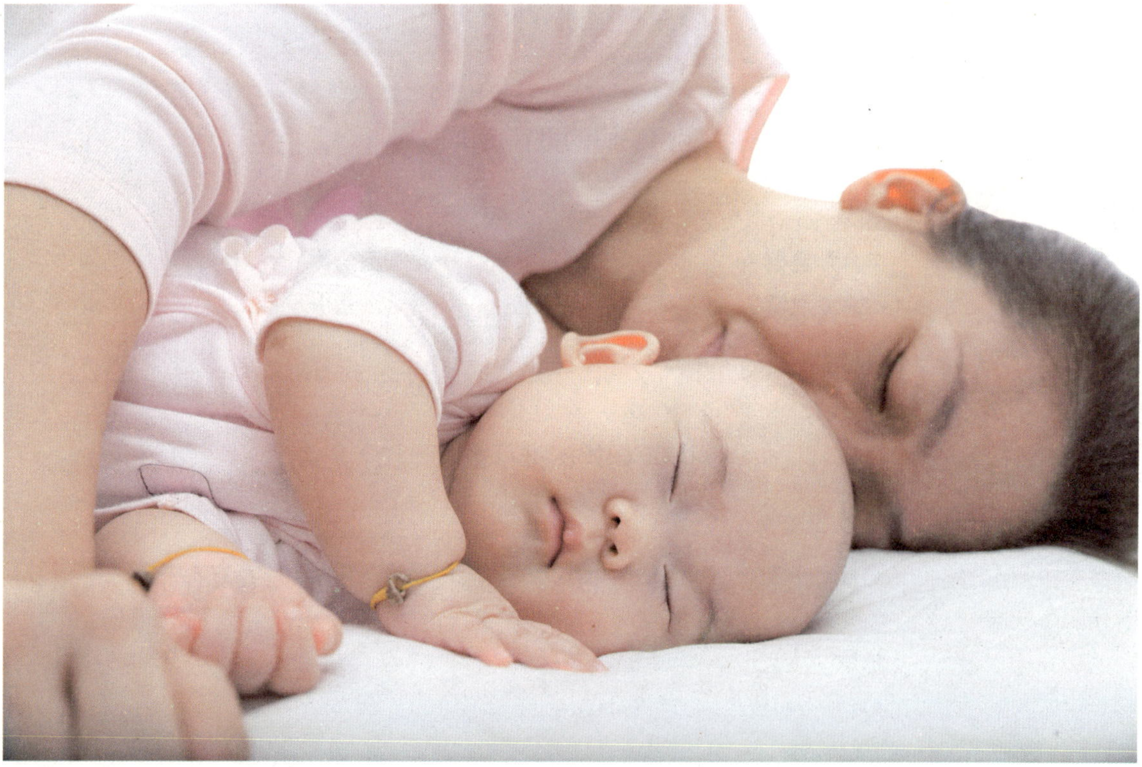

适当听听音乐，保持积极乐观的心态。

剖宫产妈妈的特别护理

下床活动要防止眩晕

为了预防眩晕，新妈妈起床的动作应缓慢，且下床前先在床头坐5分钟，确定自己没有不舒服再起身，如果起身后感到头晕，应立即坐下来，低下头，休息一会儿，喝点热水，直到情况好转，再重新躺回床上。

饮食建议：注意抗抑郁

多吃鱼类和海产品

分娩后，新妈妈体内的雌激素有所降低，可能导致新妈妈出现抑郁性的心理异常情况，如情绪起伏大、不安、低落等，这不仅不利于新妈妈身体的恢复，还会影响正常哺乳，因此这时新妈妈要多吃一些鱼类和海产品，因为这类食物含有一种特殊的脂肪酸，具有抗抑郁的作用。

多吃富含维生素的食物

受伤口疼痛的影响，剖宫产的新妈妈较顺产的新妈妈更容易产生抑郁，而且也更严重，因此为了加快伤口的愈合，新妈妈这时要多吃富含维生素C和维生素E的食物。

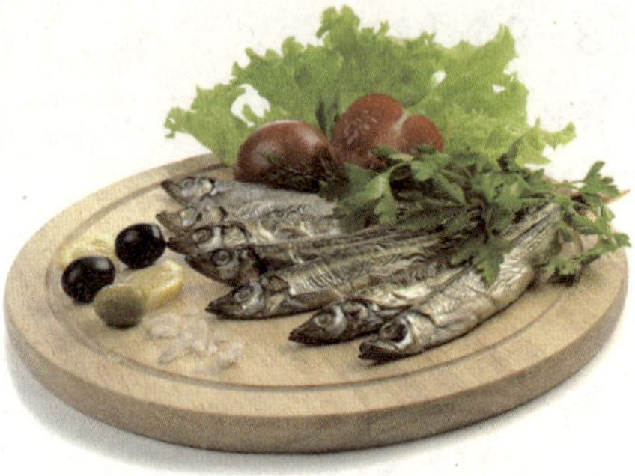

顺产妈妈的推荐食谱

早餐	午餐	日加餐	晚餐	晚加餐
• 胡萝卜小米粥 • 鸡蛋 • 苹果	• 肉片炒蘑菇 • 蛤蜊豆腐汤 • 米饭	• 香蕉 • 银鱼苋菜汤	• 桂圆芡实粥 • 菜心炒猪肝	• 木瓜牛奶露

剖宫产妈妈的推荐食谱

早餐	午餐	日加餐	晚餐	晚加餐
• 金枪鱼三明治 • 木瓜牛奶露	• 鸡茸玉米羹 • 炒芥菜 • 米饭	• 胡萝卜小米粥 • 苹果	• 银鱼苋菜面	• 醪糟鸡蛋 • 黑芝麻糊

产后第六天

07

到了产后第六天，你要懂得跟随宝宝的作息规律来休息，剖宫产的你则要再次为伤口换药或拆线，补充高蛋白的食物，并适当进行腰臀部的功能训练。

新妈妈的基础护理

跟随宝宝的作息规律来休息

这个阶段的宝宝每隔两三个小时就要吃奶一次，换一次尿布，再加上宝宝还可能哭闹一阵，因此新妈妈很难有充足的时间来休息。

为了避免睡眠不足影响身体健康，妈妈应跟随宝宝的作息规律来休息，在宝宝睡觉时，新妈妈也要抓紧时间休息，保证每天睡足8～9小时，才能有充足的精力照顾宝宝。

合理安排亲友的来访

经过前面几天的休养，新妈妈的身体有所恢复，但身体还是很虚弱，再加上新出生的宝宝抵抗力较弱，因此这时最好不要安排亲友前来探访。

如果无法避免，则要把探访的时间控制在半小时以内，且最好拒绝患慢性病或感冒的亲友前来探访，以免导致交叉感染。

剖宫产妈妈的特别护理

伤口换药或拆线

到了产后第六天，剖宫产的新妈妈将再次接受医生对伤口的检查，给伤口消毒，更换伤口贴布，伤口有缝线的新妈妈则要进行拆线、消毒、换贴布。

服用补铁剂

由于剖宫产手术时出血较多，新妈妈在产后容易出现贫血的症状，要到产后5周左右才有所缓解，因此需要持续服用补铁剂。当新妈妈出现头晕等贫血症状时，应慢慢躺下，适度低头休息休息。

饮食建议：补充高蛋白

注意补充高蛋白食物

受失眠、贫血、食欲不佳等的影响，新妈妈的精力严重不足，这时就要注意增加食物

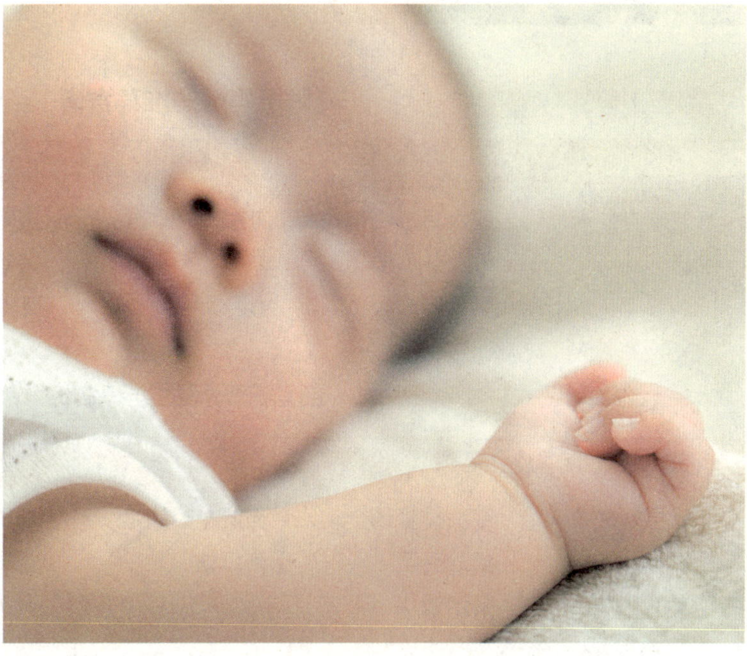

品种，变化食物的烹饪方法，多摄入一些高蛋白、高热量但低脂肪、易吸收的食物，帮助身体恢复精神活力。

适当增加肉类

进入产后第六天，剖宫产的新妈妈伤口已经初步愈合，受伤口疼痛的困扰大大减轻，也开始有胃口进食，这时就要适当增加肉类、甜品，但要做到少食多餐、粗细搭配、品种多样，食材应选择应季食物。

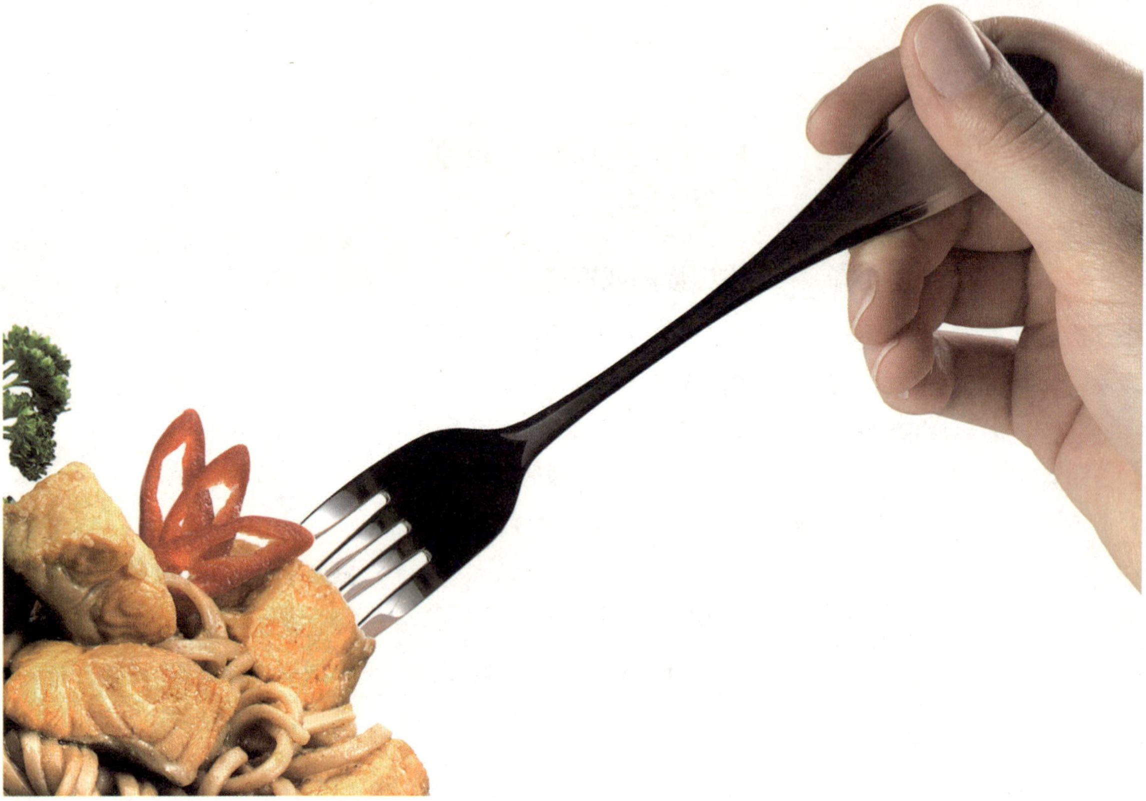

顺产妈妈的推荐食谱

早餐	午餐	日加餐	晚餐	晚加餐
• 黑芝麻杏仁粥 • 牛奶	• 黑木耳炒鸡蛋 • 干贝冬瓜汤 • 黑芝麻米饭	• 荔枝粥 • 草莓	• 嫩炒牛肉片 • 清炒鸡毛菜 • 芝麻烧饼	• 玉米胡萝卜粥 • 蛋挞

剖宫产妈妈的推荐食谱

早餐	午餐	日加餐	晚餐	晚加餐
• 红豆早餐饼 • 豆浆 • 苹果	• 芋头排骨汤 • 清炒芥蓝 • 糙米饭	• 西蓝花鹌鹑蛋汤 • 南瓜饼	• 培根圆白菜 • 益母草木耳汤 • 馒头	• 牛奶燕麦粥 • 香蕉

产后第七天

08

到了产后第七天，新妈妈仍然不要急着喝人参汤这样的大补汤，只要在饮食上做到营养合理搭配即可；剖宫产的新妈妈则要准备出院事宜了。

新妈妈的基础护理

注意保护眼睛

因为分娩时大量失血，新妈妈全身的器官和血液循环都受到一定的影响，尤其是眼睛很容易疲劳。

如果新妈妈在坐月子期间用眼不当，比如长时间看手机、电视或书，或是哭泣流泪，特别容易损害眼睛，使眼睛干涩、肿胀或疼痛，严重时还可能导致视力下降、迎风流泪、过早就变成老花眼等问题。

所以，为了保护眼睛，新妈妈一定要多吃富含维生素A的食物，每看15分钟书或手机、电视就休息10分钟，并常做眼保健操。

别急着喝人参汤

人参是大补元气的药材，但产后的新妈妈不宜过早服用，即在产后前7天不要服用人参，因为新妈妈在分娩时内外生殖器官的血管多有损伤，而人参具有促进血液循环的作用，过早服用容易影响受损血管的愈合，引发恶露量增多的问题，最好等伤口全部愈合再服用。

定时开窗通风

因为害怕在坐月子时受风，落下病根，许多新妈妈整天紧闭门窗，但长时间不开门

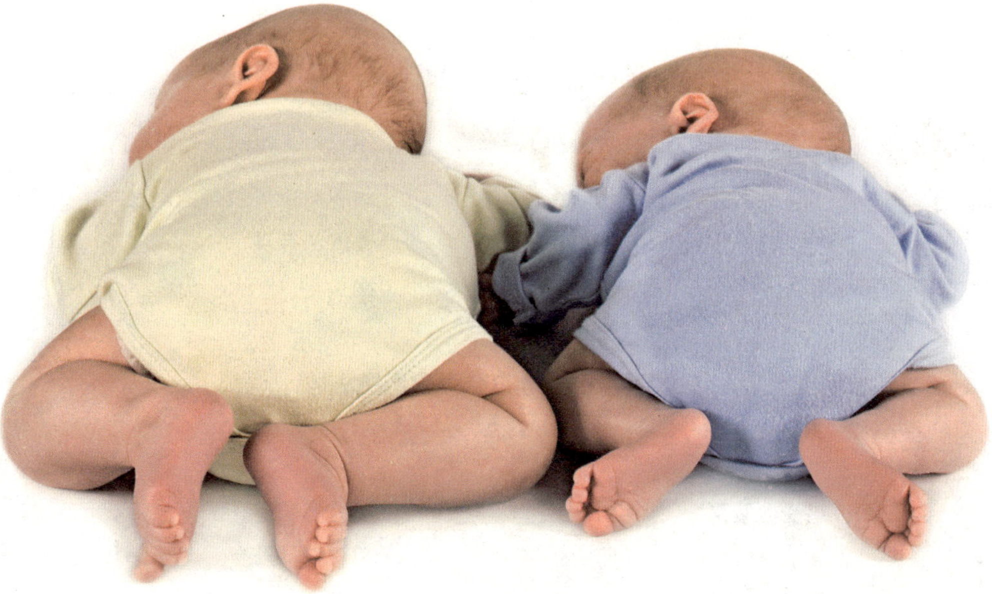

窗容易形成封闭的小环境，加速二氧化碳、一氧化碳等有害气体的堆积，反而对新妈妈和宝宝不利。因此，房间应坚持每天开窗通风2～3次，每次20～30分钟，通风时期，新妈妈和宝宝应先移到其他房间。

剖宫产妈妈的特别护理

做好出院准备

到了产后第七天，剖宫产的新妈妈腹部的伤口表面大多基本愈合，就可出院回家了，出院时要注意保暖，穿长袖、长裤，戴上帽子，穿上带后跟的月子鞋，避免受凉。

饮食建议：注意干稀搭配

做到干稀搭配

新妈妈的肠胃功能基本已恢复，饮食上除了要注意选择天然无污染的新鲜食材，还要注意干稀搭配，让干的食物保证营养的充分供给，让稀的食物能够提供足够的水分，同时有效预防便秘。

营养要丰富

剖宫产的新妈妈终于能出院回家了，腹部伤口的疼痛也大大减轻，这一切都让新妈妈的心情变得格外舒畅，对营养的需求也格外旺盛。

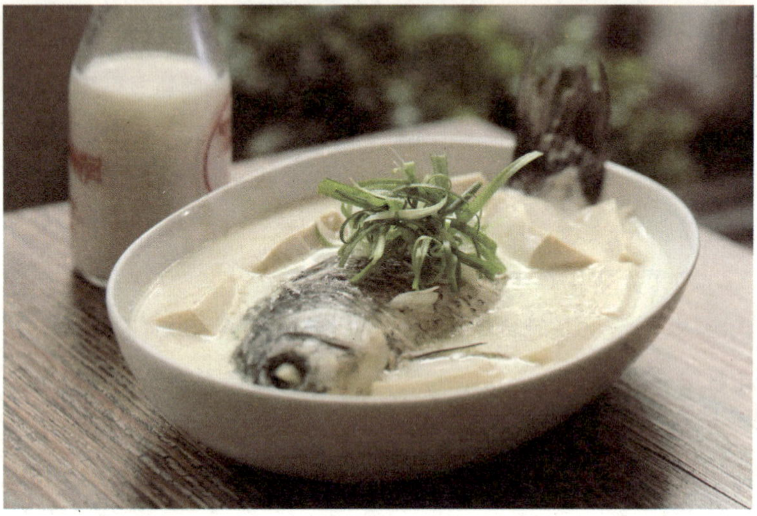

顺产妈妈的推荐食谱

早餐	午餐	日加餐	晚餐	晚加餐
• 什锦海鲜面 • 牛奶	• 山药羊肉羹 • 西红柿鸡蛋 • 米饭	• 鸡蛋红枣羹 • 香蕉	• 空心草排骨汤 • 清炒黄豆芽 • 馒头	• 莲子玉米面发糕 • 三丁豆腐羹

剖宫产妈妈的推荐食谱

早餐	午餐	日加餐	晚餐	晚加餐
• 龙须面 • 苹果	• 鸡蛋炒菠菜 • 莲子猪肚汤 • 米饭	• 百合银耳莲子汤 • 香蕉	• 腐竹玉米猪肝粥 • 肉片炒莴笋	• 草莓西米露 • 饼干

产后第二周

09

从医院回到家中，少了护理人员的指导，新妈妈容易忙碌起来。这时候一定注意多休息，不要做过多的家务。

新妈妈的基础护理

注意多休息

回到家中后，新妈妈既要打扫卫生、做饭，又要照顾宝宝，很容易累到。而过度劳累，容易引起子宫大出血。因此，这时候丈夫应该尽量多分担些做饭、洗涮、打扫卫生等家务，不要让新妈妈过度劳累。新妈妈最好只限于做自己身边的事，照料一下婴儿。

保护好乳房

新妈妈的乳房变得十分充盈丰满，如果受到外力挤压，容易使乳房内部的软组织受到挫伤，或是引起增生。

因此，新妈妈在睡觉时一定要注意保持正确的睡姿，以仰卧为佳，最好不要俯卧，也不要长期向一个方向侧卧，而要左右侧卧轮流进行，以免挤压乳房，造成乳房损伤。

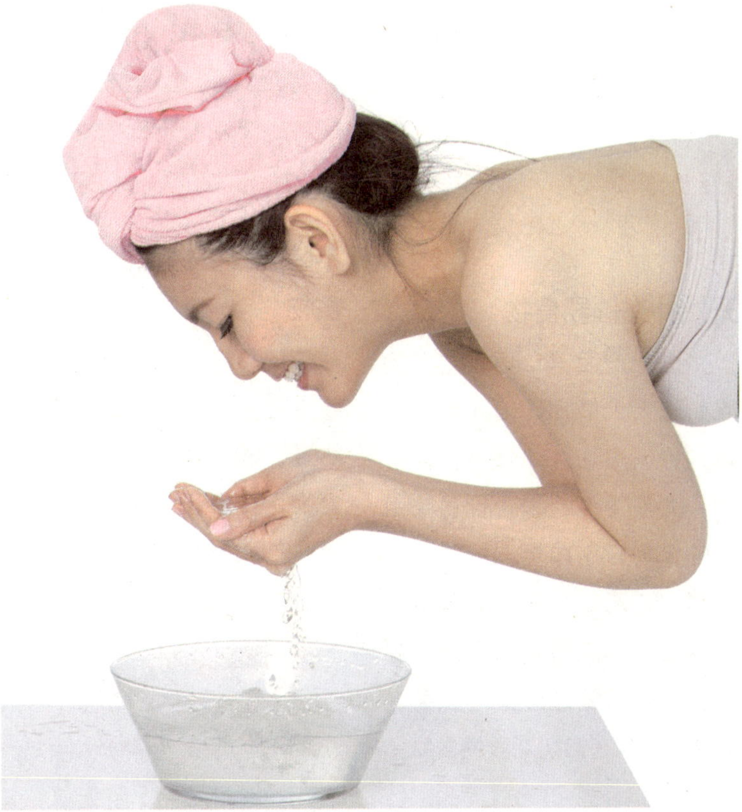

洗头后要及时吹干

新妈妈在产后会因为新陈代谢较快，使得汗液增多，头皮及头发很容易变脏，产生异味，因此要注意定期用37℃的温水洗头。宜选用温和的洗发水，洗完后要及时用毛巾擦干头发水分，并用电吹风吹干。头发未干前不能睡觉，以免引发感冒、头痛、脖子痛等问题。

洗澡时间宜控制在10分钟

进入产后第二周，新妈妈的伤口表面大多已经基本愈合，就可以淋浴洗澡。

产后洗澡讲究“冬防寒，夏防暑，春秋防风”，洗澡的水温宜在35～37℃。洗澡的时间也不宜过长，以10分钟左右为宜，洗完后要及时用毛巾擦干水分，穿好衣服再走出浴室，避免着凉。

定期打扫房间并消毒

为了给新妈妈和宝宝提供一个整洁、舒适、安静的居住环境，促进新妈妈身体的康复和宝宝的健康成长，爸爸和其他家人一定要定期打扫房间，最好对房间进行定期消毒，尤其是要注重卫生间的清洁卫生。

剖宫产妈妈的特别护理

注意伤口的护理

进入产后第二周，剖宫产妈妈的伤口表面大多已基本愈合，但伤口可能还存在疼痛感，并且会有些发痒。

这时要注意保持瘢痕处的清洁卫生，及时擦去汗液，伤口瘙痒时千万不要用手搔抓、用衣服摩擦或用水烫洗，否则容易加剧对伤口的局部刺激，促使结缔组织发生炎性反应，加剧瘙痒。

如果伤口实在瘙痒难耐，新妈妈可在医生的指导下使用氟轻松、地塞米松等药物止痒，不过哺乳的妈妈要慎用。新妈妈还要注意别过早揭掉伤口处的结痂，这样会把尚停留在修复阶段的表皮细胞带走，对伤口的愈合大大不利。

不要长期使用人工吸奶器

许多新妈妈因为伤口疼痛，或是哺乳不顺利，就不愿意抱着宝宝喂奶，而是选择用人工吸奶器将母乳吸到奶瓶中来喂养宝宝。殊不知，再好的吸奶器也不如宝宝直接的吮吸有利于乳腺的疏通，而且用吸奶器吸出乳汁用奶瓶喂养宝宝，也容易使宝宝产生乳头错觉。

开始进行健身锻炼

剖宫产的新妈妈在产后10天左右，如果身体恢复良好，可开始进行健身锻炼，但以床上运动为主，比如蹬腿、缩肛、展臂等运动，以促进产后康复。如果体力允许，最好每天早晚各做1次，每次运动的时间可从2～3分钟逐渐延长到10分钟。

饮食建议：开始补充催乳食物

开始补充催乳食物

进入产后第二周，宝宝的吃奶量大大增加，因此新妈妈要开始循序渐进地补充催乳食物，尤其要多吃富含优质蛋白质的食物，比如鱼、虾、蛋、豆制品，既能补充热量促进子宫的恢复，又能增加乳汁分泌量。新妈妈要注意少吃韭菜、麦芽糖等具有回奶功效的食物。

注意补钙

怀孕分娩使新妈妈在产后体内钙含量大大下降，哺乳也会让新妈妈流失更多的钙。有数据显示，新妈妈每分泌1000～1500毫升的乳汁，体内就要耗费500毫克的钙，且乳汁分泌量越大，钙流失得越多。因此，新妈妈在产后一定要注意补钙，多吃牛奶、鸡蛋等富含钙质的食物，也可以在医生的指导下服用钙剂补充。

剖宫产妈妈要多吃补血食物

进入产后第二周，剖宫产妈妈的伤口表面已经基本愈合，胃口开始明显好转，这时应多吃一些补血食物来调理气血，增强体质，比如红枣、红衣花生、枸杞、猪蹄、猪心等，但要注意不能吃油炸、辛辣、燥热的食物。

不哺乳就要选择低热量滋补食物

如果新妈妈不打算母乳喂养宝宝，在饮食上就要选择低热量、低脂肪但滋补功效强的食物，在保证营养均衡的同时促进产后身材的恢复。

产后第三周

10

进入产后第三周，你不仅要坚持适当运动，勤绑束腹带，在饮食上更要均衡摄取各类营养成分，增强体质。

新妈妈的基础护理

循序渐进地做些家务

现在已经是产后的第三周了，新妈妈可以从身边的事情做起，比如做饭等轻松的家务，使身体慢慢习惯，但是要避免长时间站立的工作。等在身体已经习惯做一些家务后，新妈妈就可以出门到附近买些东西了。

及时补觉

由于夜里要给宝宝喂奶、换尿布等，新妈妈常会感觉睡眠不足，白天总是感觉没有精神。妈妈精神不安是母婴生活的大敌，所以新妈妈应珍惜时间好好休养。你可以趁着白天宝宝睡着的时候补补觉，与婴儿同步，以免过度疲劳。每天要保证睡足8小时。

经常梳头防止脱发

分娩后，新妈妈由于受到体内激素调整、睡眠不足、产后抑郁等因素影响，常常容易出现脱发的现象。这时可坚持每天多用梳子梳头，牛角梳质感温润，手感较好，梳头不起静电，常梳头能刺激到头发毛囊，起到减少脱发、激发毛发再生的效果。

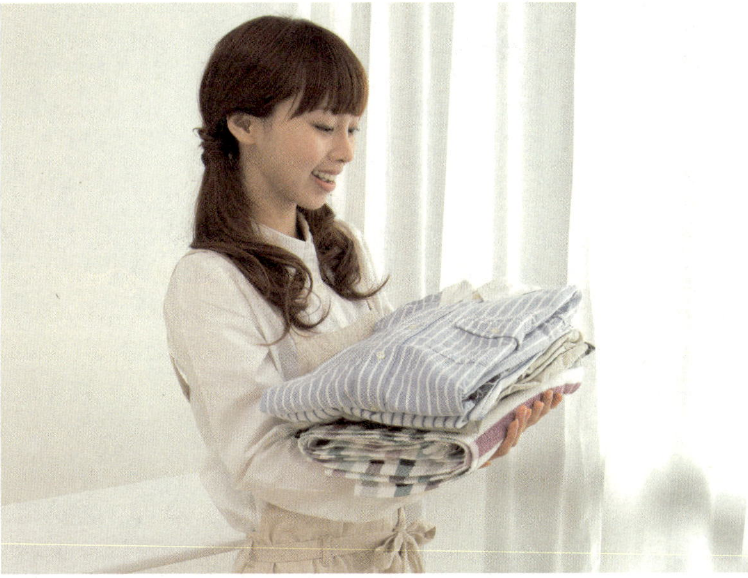

选用温和的护肤品

即便新妈妈不哺乳，也应少用或不用化妆品，但可选用一些温和、无刺激的植物性护肤品，因为孕期受激素的影响，皮肤变得脆弱敏感，防御能力降低，月子期间正是皮肤修复的时间，如果这时使用刺激性化妆品，容易使皮肤变得粗糙、暗淡。

此外，新妈妈因为常常和宝宝亲密接触，而新生儿的皮肤还很娇嫩，很容易因为妈妈的亲吻、抚摸，接触到化妆品中的有害物质，影响健康。

剖宫产妈妈的特别护理

伤口发痒时的处理

手术刀口愈合后2～3周，瘢痕开始增生。这时候局部皮

问 坐月子的时候我能看电视吗？听说这时候不能看电视、玩电脑。

答 其实，新妈妈在月子里除了照顾宝宝，也应该有适当的精神调剂，解除带孩子的劳累。轻松愉快地观看电视，也是休息放松的方式，不过看电视的时间不能太长，否则眼睛会感到疲劳。

肤会出现发红、发紫、变硬，并突出皮肤表面。3～6个月后，纤维组织增生看似停止，瘢痕也逐渐变平变软，颜色也变成暗褐色，瘢痕处也会出现瘙痒，尤其是出汗后或天气变化时。

瘙痒时，新妈妈不可用手抓挠，以免加剧局部刺激，使结缔组织炎性反应，引起进一步刺痒。

饮食建议：均衡摄取各类营养成分

均衡摄取各类营养成分

进入产后第三周，新妈妈身体的疼痛大大减轻或消失，恶露也大大减少，乳汁分泌增加。

为了进一步促进新妈妈身体的恢复和宝宝的正常发育，这时的饮食还是要以补血益气、通乳的食物为主，但要注意均衡摄取各类营养成分，尤其是注意多补充核桃、芝麻等有利于宝宝大脑发育的食物，以及富含维生素E的新鲜水果和蔬菜。

以增强体质为主

如果新妈妈不哺乳，在饮食上就要以增强体质为主，重在补气补血，多摄取一些富含碳水化合物、维生素和矿物质的食物，并多喝一些营养粥汤，以促进血液循环，加强细胞新陈代谢，增强免疫力。同时，非哺乳的新妈妈还应适当喝一些回乳的粥汤，比如麦芽粥、麦芽鸡汤等，多吃一些利水消肿的食物，比如红豆、薏米等，有利于产后瘦身。

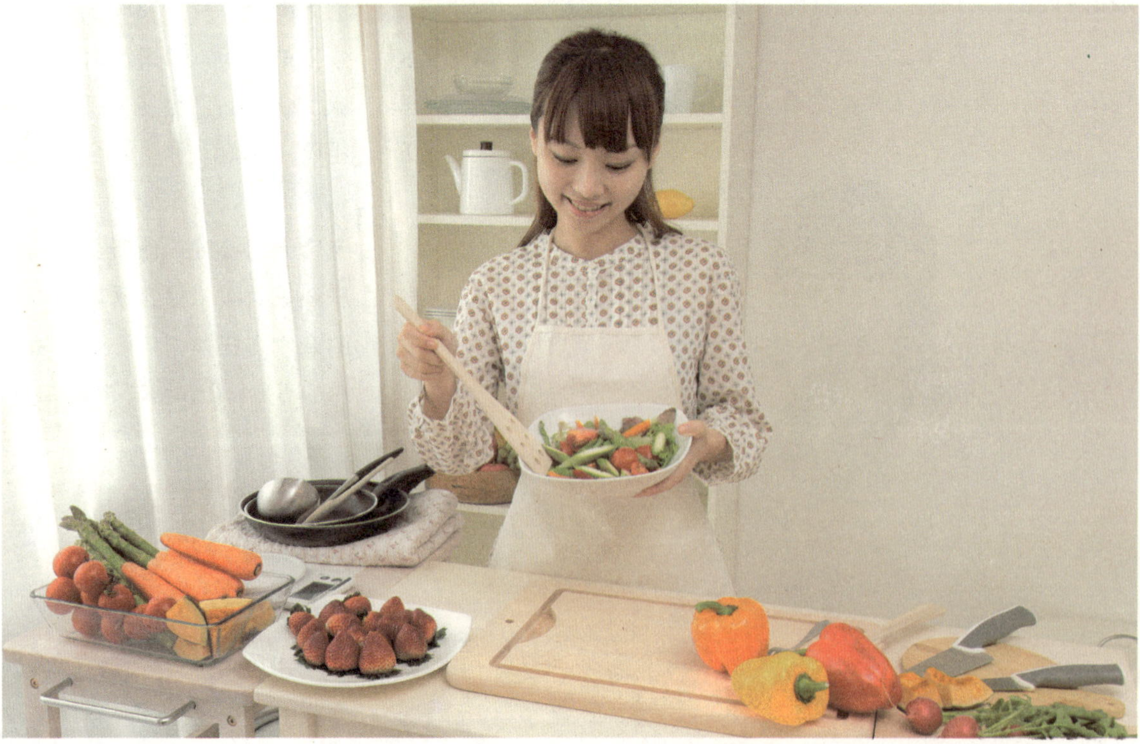

产后第四周

11

进入产后第四周，你的身体功能有所恢复，如果不给孩子喂母乳，可能会在这周恢复月经。

新妈妈的基础护理

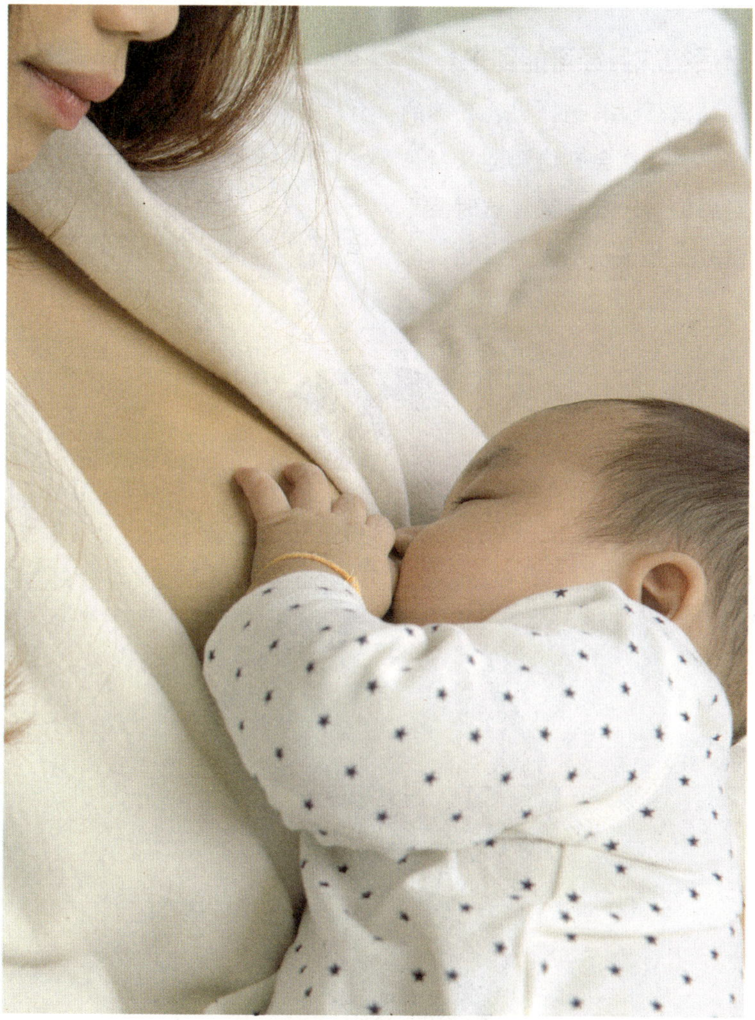

坚持母乳喂养

母乳喂养一段时间后，一些新妈妈会发现自己的乳汁变得清淡，担心不能给宝宝提供足够的营养，于是就改为配方奶喂养。其实，乳汁清淡并不代表乳汁营养不丰富，只是前乳中富含的脂肪较少而蛋白质较多，才看起来不够浓稠。因为乳汁中含有丰富的免疫物质，能帮助宝宝有效抵抗疾病，因此即便乳汁清淡，妈妈也应坚持母乳喂养，而且每次要喂够时间。

做好体重管理

为了避免产后肥胖，哺乳的妈妈要注意控制体重，在饮食上选择营养丰富但脂肪含量低的食物，同时保证营养的均衡摄取，并适当运动，不仅能促进血液循环，加速恶露排除，也有利于产后瘦身。

预防手腕疼痛

由于长时间抱着宝宝或抱宝宝的姿势不当，新妈妈的手腕部长时间被宝宝头部压迫，血液循环不畅，就容易导致手腕疼痛。

为了预防手腕疼痛，新妈妈在给宝宝喂奶时，不要用手腕托着宝宝的头颈部，最好找个枕头垫上，还要注意经常变换着左右手交替抱宝宝。

当手腕疼痛时，新妈妈

可以轻轻按按揉揉手腕处，以促进手腕血液循环，缓解疼痛的症状。如果是因为手腕着凉所致的疼痛，可以用热毛巾热敷手腕处，坚持敷三五天往往就能见效。如果调整了一段时间，手腕疼痛的症状仍未缓解，就应咨询医生。

产后初次月经可能到来

对于没有进行母乳喂养的妈妈，可能会在这周迎来自己产后的第一次月经。这时要尽量减少抱孩子的频率，让自己多休息，在家里也要多添加一件衣服保暖，不要接触凉水，更不能吃凉的食物。

剖宫产妈妈的特别护理

注意预防肩背疼痛

剖宫产后，为了保护腹部的伤口，新妈妈常常会下意识地耸肩、驼背，久而久之，很容易使肩背痛出现不适合疼痛。为了避免发生这种情况，剖宫产的新妈妈一定要注意端正自己的坐姿，加强胸部和后背部肌肉的锻炼。

具体做法是：挺直腰背，抬头挺胸，将双臂侧举起，肘部弯曲成直角。经常锻炼能有效预防肩背疼痛。

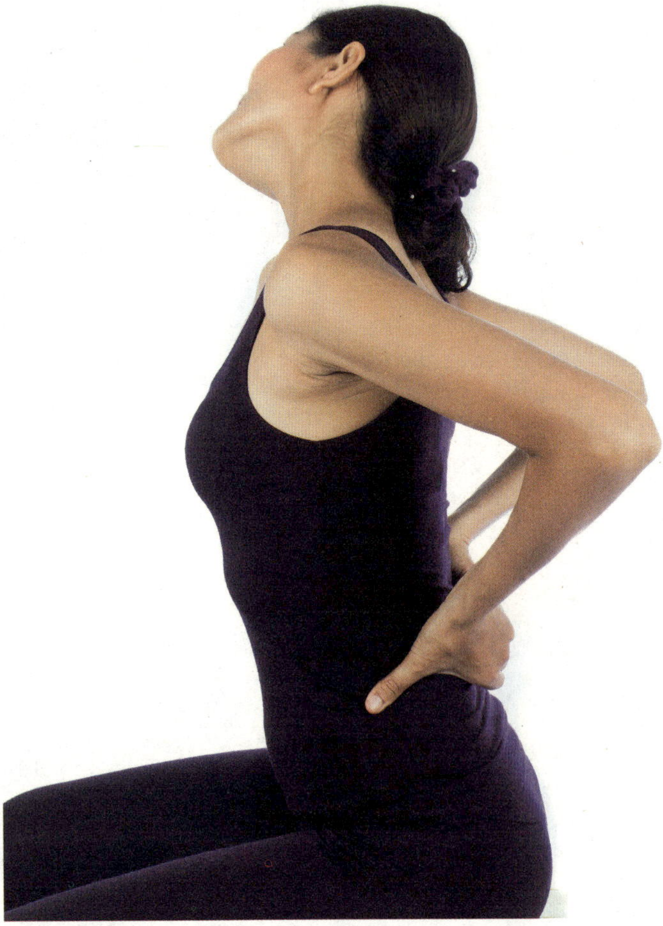

饮食建议：平衡膳食，保养肌肤

哺乳妈妈要平衡膳食，保养肌肤

进入产后第四周，新妈妈体虚的症状有了明显改善，但因为宝宝食量的增加，妈妈在饮食上需要进补排骨、牛肉等高热量的食物，同时多吃鱼虾等高蛋白食物来促进乳汁分泌。

此外，新妈妈还要多吃一些富含维生素C和维生素E的食物，以减少黑色素生成，保养肌肤。

非哺乳妈妈要增强体力，不偏食

不哺乳的妈妈在饮食上还是要以增强体力为主，多吃鸡蛋、牛肉、鸡肉、海参等具有增强体质、抗疲劳功效的食物，同时要注意做到荤素搭配，适当补充维生素和矿物质，避免因为偏食而引起某些营养素缺乏，从而导致体质下降。

产后第五周

进入产后第五周，你的恶露应该基本干净，白带也开始正常，你可以外出散步、用餐，在饮食上要开始平衡好营养与消耗，多吃有利于瘦身的食物。

新妈妈的基础护理

外地分娩的产妇可以回家了

如果是异地分娩的新妈妈，在这周就可以回老家了。不过，带着刚出生不久的婴儿长途旅行是吃不消的，路途较远的可改在6周后回家，路途上也要注意休息，不能太疲劳。

注意恶露是否排净

进入产后第五周，大多数新妈妈的恶露都基本没有了，白带也开始正常分泌。如果这时新妈妈的恶露仍未干净，就要考虑是否是子宫复原不全，使得子宫迟迟不入盆腔而导致的恶露不净。

天气晴朗时可外出散步

新妈妈的体力有了明显的好转，长时间禁锢在室内也让新妈妈心情有些烦躁，因此遇到天气晴朗的日子，在身体允许的情况下，新妈妈可适当外出散散步，呼吸一下新鲜空气，晒晒太阳补补钙，心情也会变得轻松愉快起来，更有利于产后身体的恢复。

尽量少在外面用餐

如果新妈妈的身体恢复情况良好，也可以外出就餐，但还是尽量少在外面用餐，因为大部分餐厅食物都具有多盐、多油、多味精的特点。不符合新妈妈产后进补的要求。如果一定要在外面用餐，可在餐前喝一点清淡的汤粥，用餐时少吃红色肉类，并尽量将用餐时间控制在1小时以内。

不要染发、烫发

生产后，许多新妈妈会经历一个长达3～6个月的生育性脱发期，在此期间最好不要染发、烫发，因为产后的头发比较脆弱，而染发水中含有一些化学药水，会影响头发对营养的吸收，导致发质变差。而且，烫发时拉扯头发的力度较大，很容易扯下头发，加重脱发症状。

饮食建议：平衡好营养与消耗

平衡好营养与消耗

进入产后第五周，新妈妈在饮食上要以清淡、易消化、低脂肪的食物为主，使营养与消耗实现平衡，为产后瘦身做好准备。

适当吃点利于瘦身的食物

如果新妈妈选择不哺乳，在饮食保证营养均衡的基础上，继续补充铁、钙和矿物质，并选择少油、少脂肪、少糖的饮食，减少肉类的摄入，同时可以适当吃一些有利于减肥瘦身的食物，比如豌豆、蘑菇、粗粮等，才能使自己又健康又苗条。

13

产后第六周

进入产后第六周，你的子宫基本已经恢复到了孕前的状态，可以根据身体恢复情况整理房间、大扫除等。

新妈妈的基础护理

警惕子宫复旧不全

如果新妈妈这时存在血性恶露淋漓不尽甚至大量出血、下腹坠胀、腰痛、白带增多、子宫稍大或有轻度压痛，多是产后子宫复旧不全，要及时治疗。

预防产后足跟痛

如果新妈妈在产后发现足跟一侧或两侧疼痛，导致行走不便，但并没有红肿症状，多是产后足跟痛，主要是由于足跟受凉、产后体重骤增导致足跟压力大引起的。因此，为了预防产后足跟痛，新妈妈要注意保护脚部不受凉，平时即使在家也要穿上棉袜，并穿上带后跟的软底鞋，或是鞋跟在1～2厘米的坡跟鞋，鞋底最好是软而有弹性的牛筋底。

可以有些轻微的体育活动

产后42天健康检查后，如果无异常，新妈妈可进行一些简单的体育活动，也可以外出购物。

外出时不要走太远

虽然产后一个月后，新妈妈就可以外出，但要注意别去太远的地方，可以从在附近买东西开始，逐渐走远。产后6周后，可以骑自行车或者开车，也可带着小宝贝一起散步。

产后至少6周才能有性生活

顺产且无会阴撕裂的新妈妈至少应等到产后42天（6周）检查后，确认子宫恢复到孕前状态，再恢复性生活。

产后的身体恢复

怀孕和分娩对妈妈全身的各个器官和生殖系统都造成了不小的影响，而这些影响在产后需要一个逐渐恢复的过程。

1.最先恢复的是外阴，一般10天左右即可恢复。

2.子宫的恢复需要6周左右的时间。

3.胎盘附着处的子宫内膜因为创伤面积大而深，大多需6～8周才能完全修复。

4.一般剖宫产的新妈妈最好在产后3个月以后恢复性生活。

5.顺产中有会阴缝合的新妈妈，最好在产后70天左右（伤口愈合、瘢痕形成）恢复性生活。

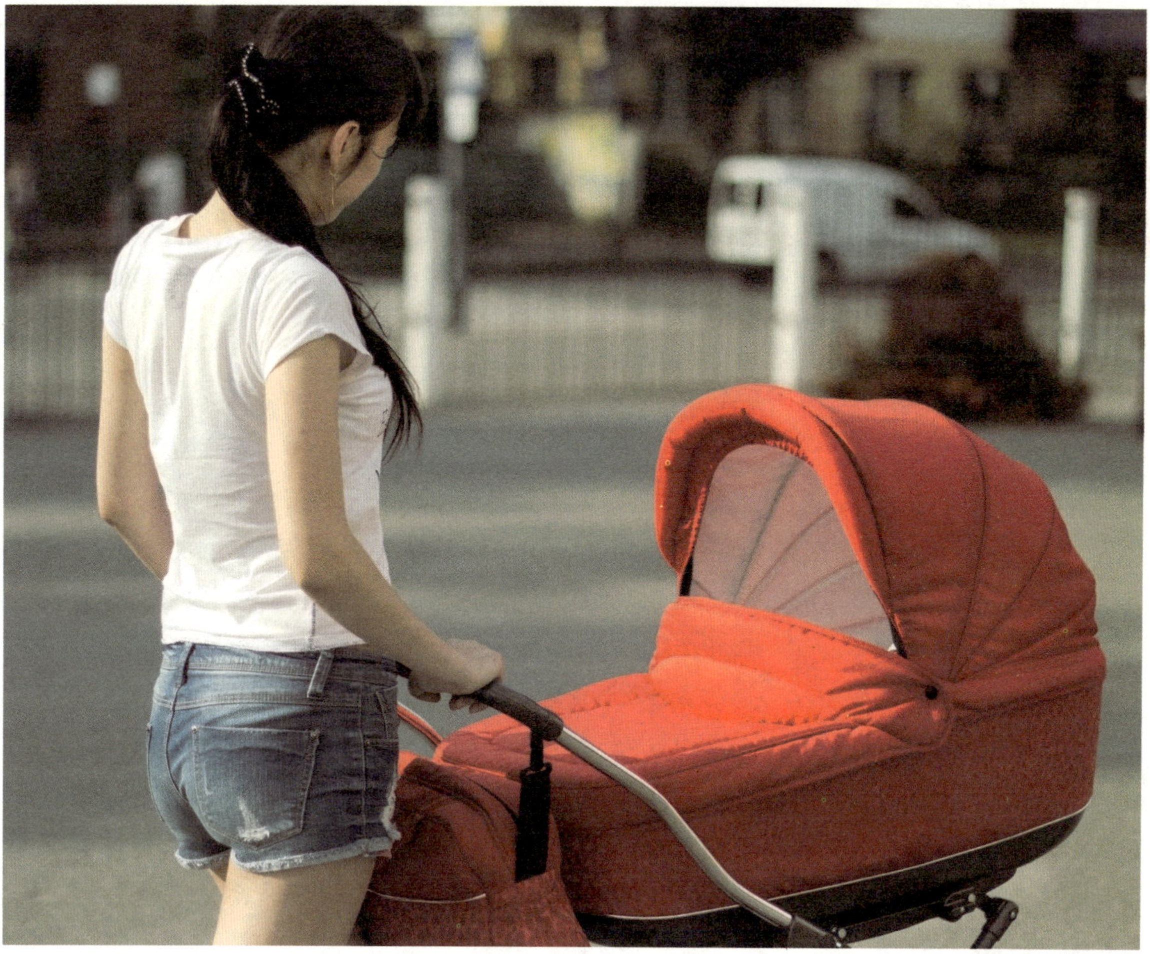

饮食建议：营养、瘦身两不误

增加乳汁营养，注意瘦身

进入产后第六周，新妈妈在饮食上要注意增加乳汁中的营养，多吃一些富含维生素、DHA、亚油酸的食物，以促进宝宝大脑和身体的发育，还要多吃含铁和钙的食物，以补养气血和强健骨骼。

同时，新妈妈还应少吃高脂肪、高蛋白的食物，多吃豆腐、冬瓜等低脂肪、利水的食物，以便控制体重，促进产后瘦身。

饮食清淡，注重粗细搭配

选择不哺乳的妈妈在饮食上要注意营养的均衡，尤其是要注意粗细、荤素、干稀、主副食的搭配。

早餐以软烂、温暖为原则，午餐以营养丰富为原则，晚餐则以清淡不油腻为原则。在饭前要喝一些低热量但富含维生素和膳食纤维的汤类，多吃一些有利尿、消肿、排毒功效的食物，比如冬瓜、豆腐、西红柿等，以促进产后瘦身。

14 产后42天检查

新妈妈在生完宝宝出院时，医生通常都会告知在产后42～56天，要去指定的医疗保健单位进行一次全面的母婴健康检查。

产后为什么还要做检查

产后6～8周是新妈妈全身器官由孕期逐步恢复到孕前状态的重要时期。经过了产褥期的休息和调养，许多新妈妈觉得自己的身体感觉良好，然而身体各器官究竟恢复得怎么样，还需要做一次认真的产后检查。产后检查能帮助新妈妈评估自己身体状况，并及时发现疾病，获得及时治疗。

新妈妈要做的检查

新妈妈要做的一般检查

如果是自然生产，医生会了解宫颈的情况，看是否还有恶露。如果做了侧切，还要看会阴伤口的情况，同时按压宫底，了解子宫恢复的情况。

如果是剖宫产，医生还要检查腹部伤口的愈合情况。

有妊娠并发症的新妈妈

如果在怀孕期间有妊娠合并症者，还应进行其他一些必要检查。比如，血压高的妈妈一定要复诊，检查血压情况，调整药物用量；糖尿病的妈妈，还需要检查血糖水平；贫血和产后大出血者，需要检查血色素。还有些妈妈分娩时有胎盘和胎膜残留，可能需要在某一个时间里复查超声。

宝宝要做的检查

新妈妈在做产后42天检查时，也要带上宝宝去儿科接受产后 42天检查，检查项目一般包括：

基本了解：询问宝宝平时的状态、哭声、吃奶的情况，大小便，有无患病和就医，疫苗接种等情况。

体格测量：称体重，测量身长和头围，根据家长的描述来评估宝宝产后的体格生长状况，判断是否存在营养问题、喂养问题或隐匿的疾病。

体格检查：皮肤、四肢活动、心肺听诊、腹部触诊、生殖器的检查，并根据对家长的提问进行有针对性的检查，排查严重的脏器疾病。如果宝宝出生后的第一次听力筛查没有通过，就需要复查。

喂养指导：询问宝宝的喂养情况，针对家长在喂养时发现的问题进行解答；同时询问宝宝的大小便情况，以帮助判断对宝宝的喂养是否耐受，奶量是否足够。

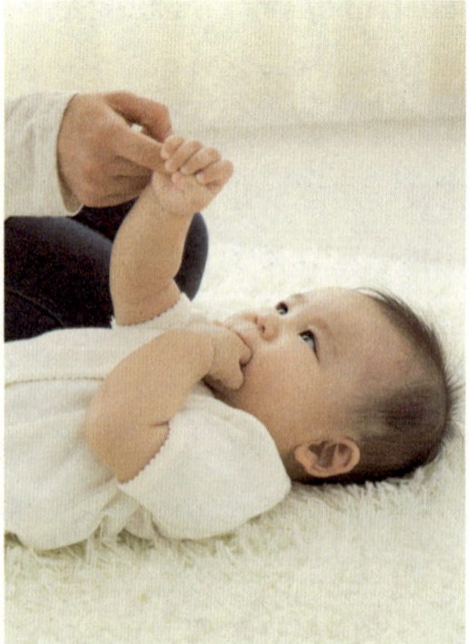

练习产褥操，恢复身体功能

15

新妈妈适当练习产褥操，可以帮助加强腹壁肌肉和盆底支持组织的力量，有利于产后恢复和保持健美的体形。

为什么要做产褥操

帮助身体早日复原

分娩使腹部肌肉被拉到极限，骨盆底的肌肉也被拉开。如果不及时调理，不仅身体曲线会变得难看，还可能引发腿部疼痛、痛经、尿失禁等产后问题。产褥操就是为了复原身体到原来状态而编排的，这些动作活动量少，不会给身体造成负担。

恢复身材曲线

分娩后如果一直不运动，放任孕期增长的体重而不管，那么增加的肉会很快成为赘肉，身材也会走样。但如果能从产后坚持不懈地运动，就可以减轻体重，让肌肤恢复弹力，身材曲线也能逐渐恢复如初。

产褥操的注意事项

产褥操开始的时间

正常的自然生产的产妇，可在分娩后的第二天开始下床活动，同时也可以做些轻微的产褥操。因为休息了一天，产妇的体力和精神已经基本恢复，及时做些轻微运动，也能促进血液循环及各脏器生理功能的恢复。

剖宫产的产妇或是产程长、体力衰弱的产妇，可根据自己的体质和恢复情况，适当延缓产褥操的开始时间。

从轻运动开始

运动再怎么好，也不能勉强，应在充分休息再开始。产妇在练习产褥操时，可先从轻运动开始，然后再一点点增加运动的强度和时间。产后3个月之前关节韧带仍然较为松弛，所以要避免突然的大量运动。

哺乳后30分钟再做运动

有人说，不能在喂母乳前运动。有研究显示，运动后会产生乳酸，而乳酸会改变母乳的味道，宝宝有可能会不喜欢吃。不过，在运动后1小时左右，母乳会重新恢复原来的味道。

由于这个原因，妈妈最好在哺乳后30分钟再运动。一方面，宝宝吃完母乳肚子饱了，可以在妈妈运动的时间内自己玩；另一方面，妈妈胸部的重量也变轻了，可以更加舒适地运动。

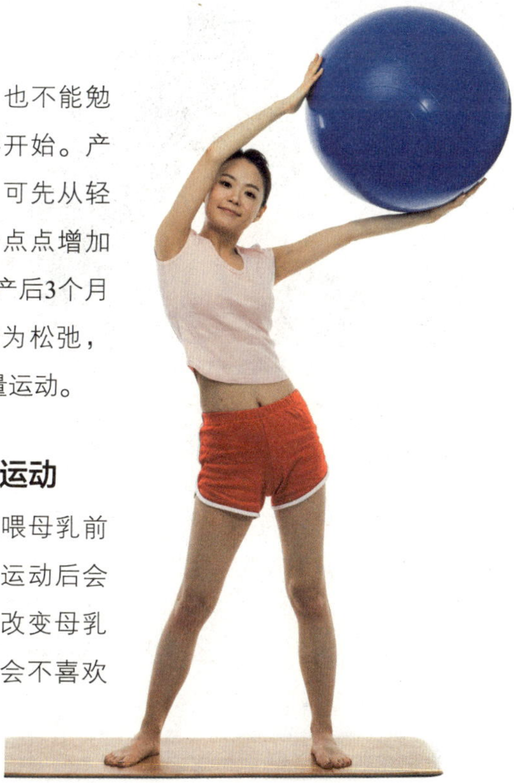

产褥操

腹式呼吸运动

腹式呼吸是产褥操中重要的呼吸法，经常练习能够安定身心，清醒头脑。

1.挺直腰部坐在地上，鼻尖和肚脐在一条直线上。

2.慢慢地做深呼吸，吸气时肚子鼓起来，稍微憋会儿气，然后再慢慢地呼出，使肚子瘪下去。

3.每隔2～3小时做5～6次即可。

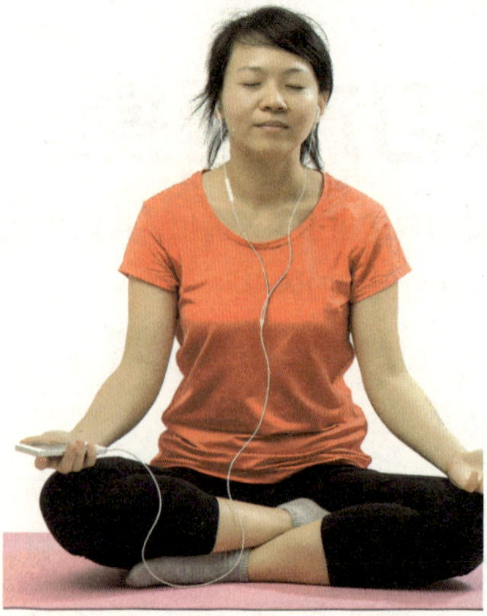

凯格尔运动（又称骨盆底肌肉练习）

凯格尔运动是最适合在产后做的运动，它可以促进会阴肿胀处的血液循环，帮助快速消肿，还可以预防尿失禁。每天分为几次反复进行，不要一次完成。

1.平躺，弯曲膝盖，双脚平放于床上。

2.收缩阴道肌肉，感觉就像小便时要中断尿流。

3.保持收缩的状态数到5，之后放松，如此重复10次为1组练习。

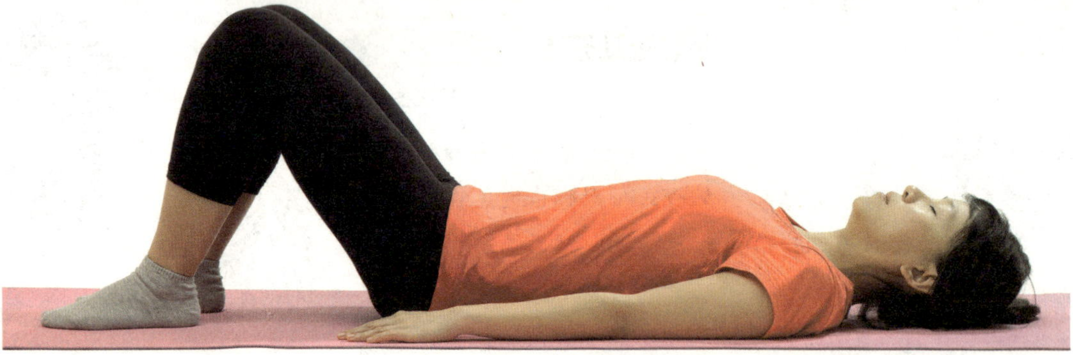

半仰卧起坐

帮助锻炼腹部肌肉，如果刚开始锻炼时感觉不到腹肌的收紧，也不用灰心丧气。恢复腹肌的力量可能需要好几周的时间，同时，这也取决于你怀孕前的身材状况。

1.仰卧，双膝弯曲，双手抱在头后。

2.深吸一口气，然后呼气的同时收缩腹肌，抬起头部和双肩，后背下部仍然平放地上。慢慢将头肩放下，恢复平躺姿势。

3.重复8～10次。

腿部运动

可促进子宫及腹部肌肉收缩，并使腿部恢复较好的曲线。

1.仰卧，双手放平。

2.将右腿尽量抬高至垂直角度，脚尖伸直，膝部不可弯曲，然后慢慢放下，换左腿。

3.最后双腿并拢一起抬高，再慢慢放下。

4.重复5～10次。

俯卧撑运动

坚持做俯卧撑，可加强上肢力量，有助于照顾孩子，还可使胸板挺直，端正体型。

1.双手手掌平行向前，两腿向后方伸展，依靠双手和脚尖保持平衡。

2.保持背部挺直，收腹，慢慢弯曲肘部，然后再撑直双臂。在这个过程中，保持正常呼吸，撑直双臂时，不要过分挺直肘部。

3.重复10～12次，可以做3组。

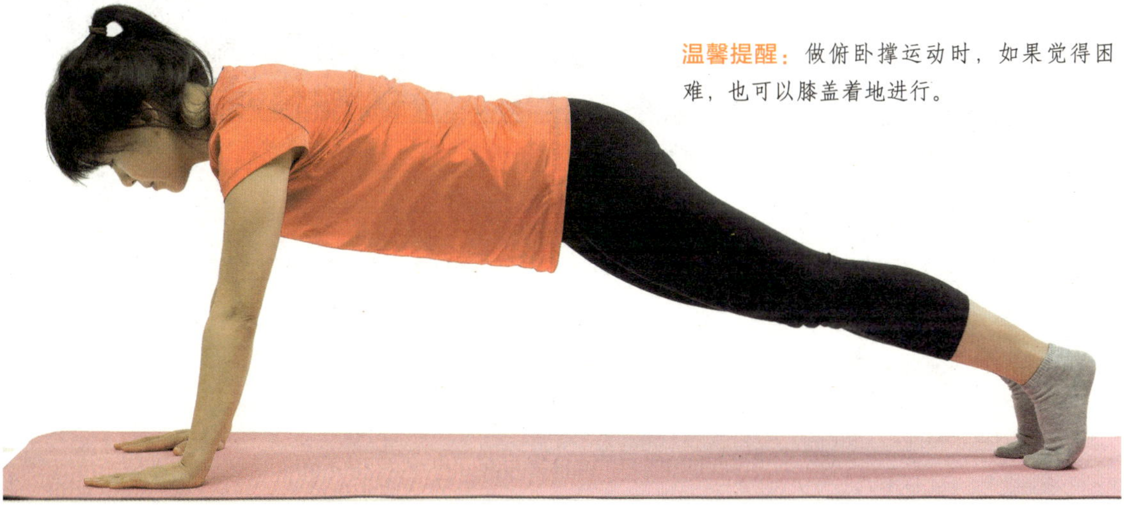

温馨提醒：做俯卧撑运动时，如果觉得困难，也可以膝盖着地进行。

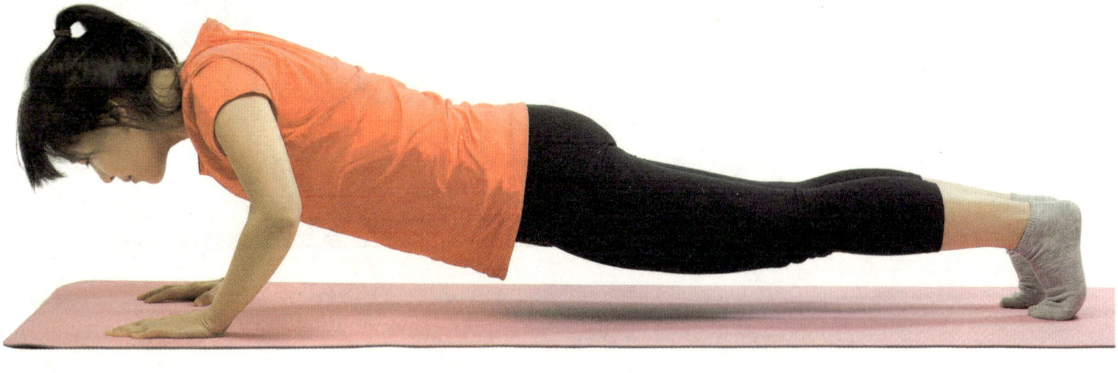

恶露增加要立即停止

在做产褥操时，千万不要运动过量，而要循序渐进。刚开始时，可每周做2～3次，每次5分钟，之后再逐渐增加时间至每次20分钟，甚至更长。如果运动过程中，已经停止的恶露突然又出现，或恶露流量增加、颜色变鲜红，请马上停止运动休息。

腹肌运动

顾名思义，这也是一项有效锻炼腹肌的运动。

1.平躺，双膝弯曲，双脚平放床上。

2.一边吸气，一边向上抬腰，用双手肘和双脚支撑住身体。

3.之后，一边呼气，一边放下腰部，令身体恢复平直。

4.重复8～10次。

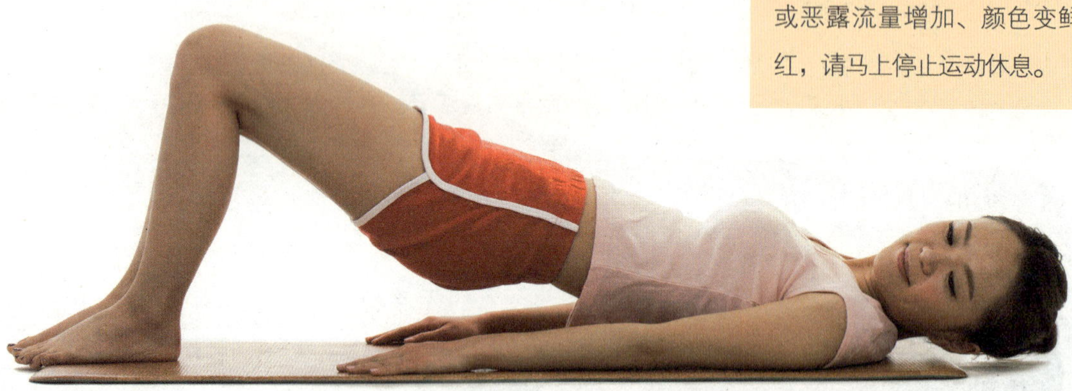

“超人式”运动

为了支撑孕期变大的肚子，腰部承受了很大的压力，在分娩后很容易累到。因此要经常做可以加强腰部肌肉的超人姿势。

1.俯卧，胸腹着地，手臂和腿脚自然伸直。

2.双脚平放，两手臂带着上身抬起至极限位置，保持5秒后复位。重复10次。

3.上半身不动，双腿带动下半身抬起，同样保持5秒后复位。重复10次。

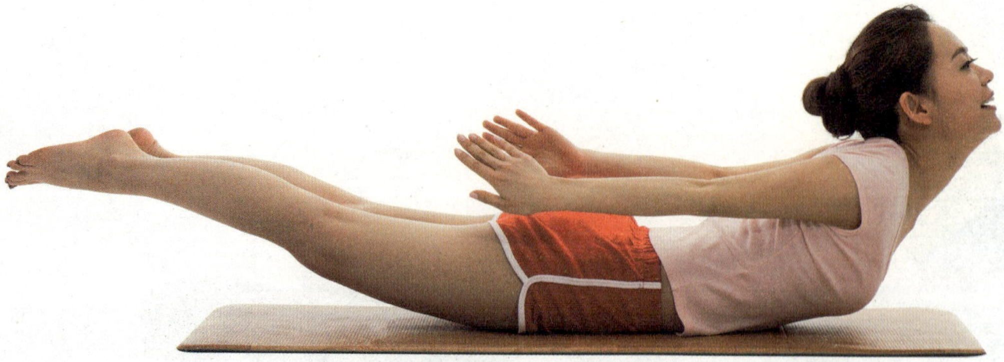

第四篇

育婴

照顾好宝宝

宝宝一天天长大了，变得越发惹人怜爱。

妈妈们希望宝宝能吃好、喝好、玩好，还能不生病，身体健康。

尽管之前已经听了很多人的过来经验，但是在育儿过程中遇到各种问题时，妈妈们还是会感到手足无措。

在这一部分内容里，我们将会告诉你如何照护新生儿，帮助你解答母乳喂养和人工喂养中的诸多疑问，更有宝宝常见病的处理方法。

希望妈妈们学习了这些知识后，能更好地陪伴宝宝的成长。

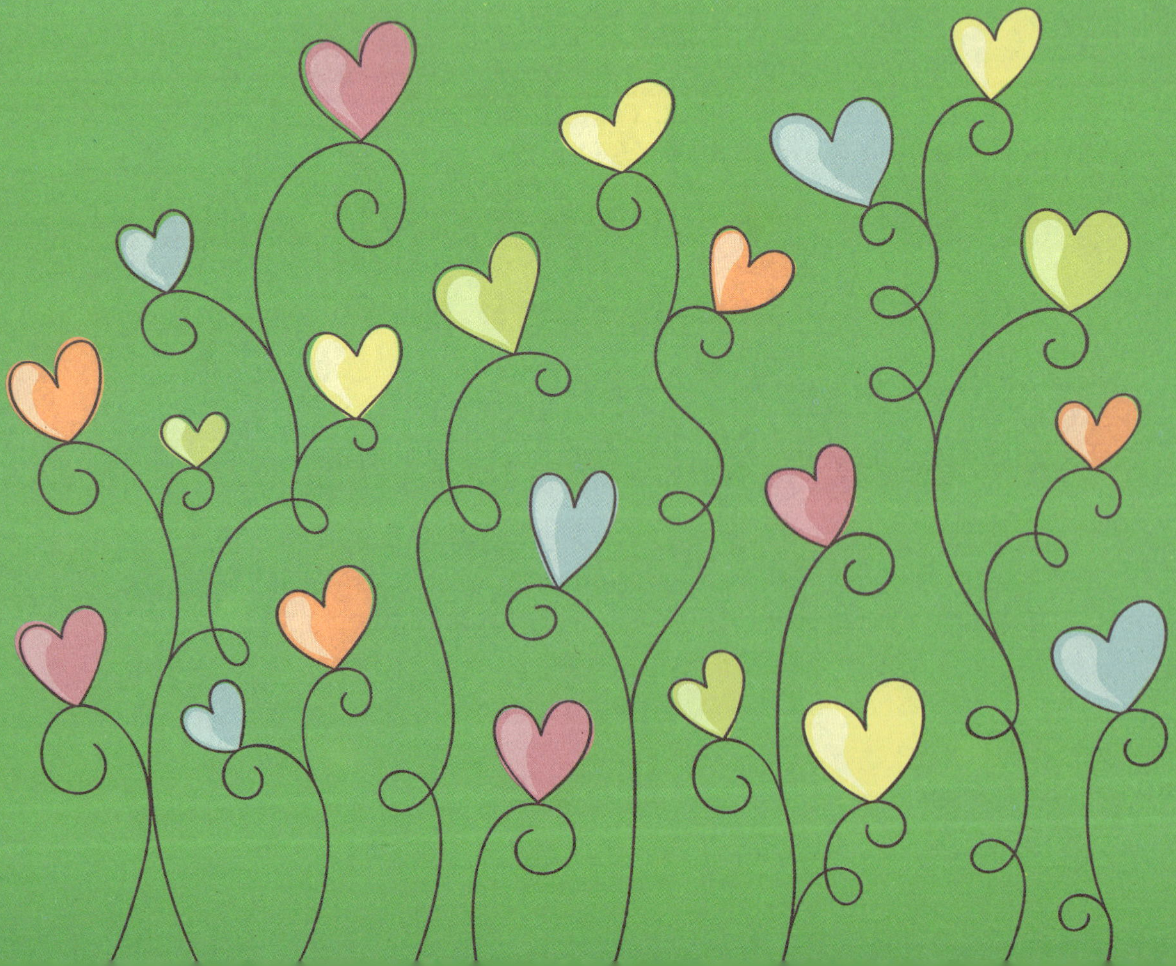

第十三章

母乳喂养

妈妈乳房里的乳汁，是上天赐给新生儿最好的食物，因为乳汁中含有新生儿从出生到6个月所需的所有营养，并且是一种非常容易消化的动态食物，乳汁里的各种营养成分还会随着宝宝的成长需求而变动。有研究表明，吃母乳的新生儿，成年以后患心血管疾病、糖尿病的概率要比非母乳喂养者小得多。因此，为了宝宝的健康，请选择母乳喂养！

01 母乳是宝宝最完美的食物

母乳是宝宝的最佳食物，也是妈妈的产后恢复剂。每个妈妈都应该尽自己最大的努力，让宝宝吃上母乳。把“母乳喂养”当成一件必须要做的事，也许会帮助你增强母乳喂养成功的信念。

宝宝为什么要喝母乳

初乳是宝宝最珍贵的营养来源

宝宝一出生，妈妈的初乳就已形成。初乳虽然量少、色黄，但弥足珍贵，因为它里面含有能满足新生儿出生头几天所需的蛋白质、矿物质、维生素、乳糖及脂肪，是宝宝最为宝贵的营养来源，既符合新生儿的消化能力，同时还能有效增强他的抵抗力。因此，新妈妈在分娩后30分钟内就要开始给宝宝喂奶，早吸吮有利于母乳及时排出，刺激乳汁分泌。

泌乳阶段	初乳	过渡乳	成熟乳
时间	分娩后5天内	分娩5～10天	分娩10天后

帮助宝宝健康成长

妈妈的乳汁是宝宝必需的理想食品，其所含有的各种营养物质最适合婴儿的消化吸收。而且，随着宝宝的成长，母乳的分泌量和营养成分也会随之呈现相应的变化，从而更有利于宝宝的健康发育。纯母乳喂养最好能坚持到宝宝出生后6个月，此后可在喂奶的同时逐步添加辅食。

提高宝宝免疫力

母乳中还含有丰富的抗感染物质，能够提供给宝宝出生后的首次被动免疫，保护宝宝减少感染，少生病。母乳喂养的宝宝更少患上腹泻、呼吸道及皮肤的感染，而且给宝宝喂母乳还可对腹泻起到辅助治疗作用。

保护牙齿健康

宝宝在吸吮时，可帮助面部的正常发育。而且，相比喝奶粉的宝宝，母乳喂养的宝宝牙齿会更好。因为奶粉中除了乳糖还可能含有蔗糖，会伤害宝宝的牙齿，而母乳中虽然也含有乳糖，但同时也含低聚糖，低聚糖可以预防龋齿。

防止肥胖

进行母乳喂养的宝宝，在出生后的半年内，体重通常会比出生时增长一倍。但是如果让婴儿喝配方奶，短期内就可以使婴儿的体格变得更大，这会增加肥胖儿的发生率。

增进母子间的感情

母乳喂养不但给宝宝提供了足够的营养，而且还增强了母婴间的感情。喂母乳时，宝宝和妈妈的皮肤亲密接触，这会帮助宝宝减轻从子宫到世界的压力，情感上更有安全感，有利于成年后建立良好的人际关系。

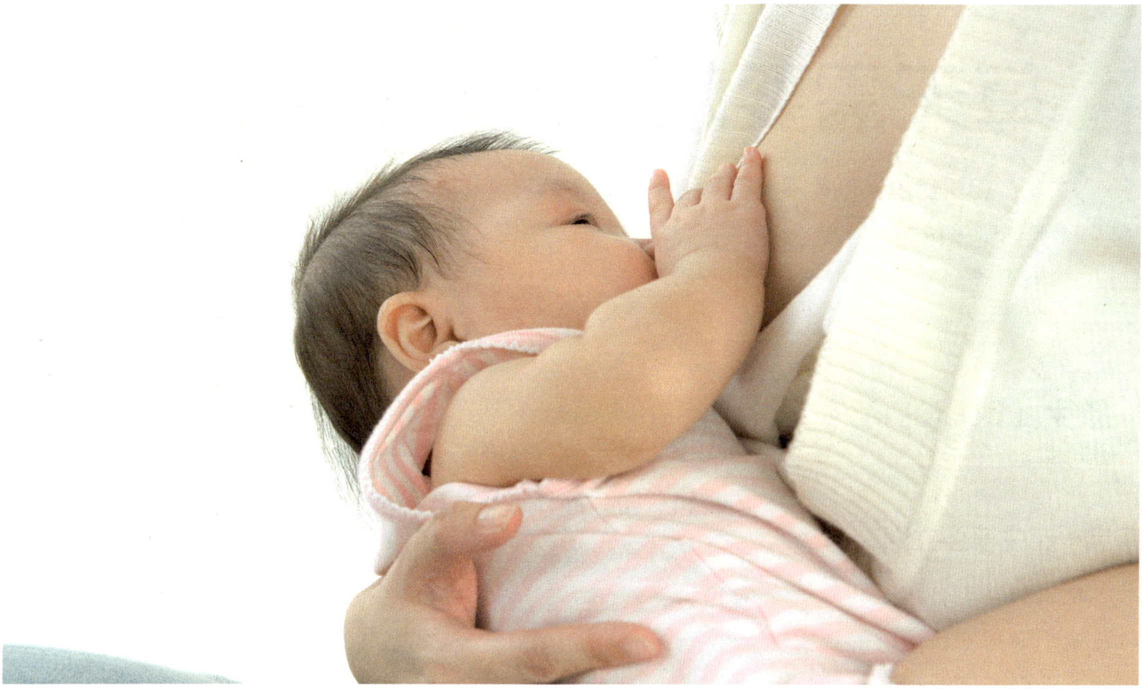

妈妈喂母乳有什么好处

促进子宫复旧

对于妈妈而言，产后哺乳尤其是早期哺乳，可刺激体内立即产生缩宫素，促进子宫收缩，使母体的流血量降至最少。产后反复喂奶可帮助子宫快速复旧。

防止抑郁，加速产后的身体恢复

在母乳喂养时，妈妈的体内还会分泌另外一种激素——泌乳素，这种激素可以调节妈妈在分娩过程中所感受的压力，帮助放松心情。另外，妈妈体内的铁、蛋白质及其他的营养物质会通过产后闭经而得以贮存，这有利于产后康复。

更快瘦身，预防产后肥胖症

因为每喂乳1毫升就会消耗妈妈0.6～0.7kcal（0.14～0.19千焦）的热量，所以，母乳喂养也有利于妈妈减去在妊娠期获得的体重，帮助产后瘦身，预防产后肥胖症。

有一定的避孕作用

有报道称，大约只有19%的哺乳妈妈在首次月经复潮前有正常的排卵周期。所以，母乳喂养有一定的避孕作用，它能抑制排卵，产生哺乳期闭经，延长生育间隔。当然，如果暂时没有想要二胎的需求，夫妻在进行性生活时还是要做好避孕措施。

喂养更简单、方便

如果是奶粉喂养，每次需要做很多附加工作，比如烧开水、消毒奶瓶、调兑奶粉、确认温度，宝宝喝完奶后还要清洗奶瓶。而母乳喂养则简单多了，而且还可以节省很多人力和财力。

纯母乳喂养的宝宝一般不需要额外补水

在母乳量充足的情况下，纯母乳喂养的宝宝都是不必加任何食物的，包括水在内。因为母乳中的主要成分就是水，所占比例达到87.5%，这些水分足以满足宝宝新陈代谢的需要，所以不必额外给6个月以内的纯母乳喂养的宝宝再喂水。

02 每天需要喂几次，喂多久

相比奶粉，母乳不太容易把握用量。每天喂几次，每次喂多久，对于这些问题，新手妈妈常常感到有些糊涂。

新生儿时期的特殊喂养

宝宝一出生就要立即喂奶

新生儿出生后20～50分钟时正处于兴奋期，这时的吸吮反射最强烈，因此最好在宝宝出生后的30分钟内，让宝宝吸吮妈妈的乳头。不要错过这一时机，否则会给以后的哺乳带来问题。

隔2小时就要喂一次

新生儿期，只要宝宝需要，每隔2小时就应喂奶一次，每天喂奶次数在8～15次，每侧喂奶10分钟左右，总的喂奶时间在20～40分钟。当然，具体的喂奶时间，还要视婴儿的情况而定，有的宝宝不停吞咽，所以可在短时间吃饱，而另一些婴儿一边吃一边玩，所以吃得时间就会长一些。由于母乳比较容易消化，妈妈们常常觉得自己在不停地哺乳。

有需要的时候就要立即喂奶

当宝宝肚子饿了时，没有必要非得等到下次喂奶时间再喂，最好在啼哭前就开始喂奶。母乳比奶粉更容易消化，因此也有妈妈每隔1小时或1.5小时就喂宝宝母乳。每次宝宝想要吃奶时，最好让宝宝吃饱。吃奶的时间和次数应按照宝宝的需求而来，每个宝宝需求的情况都不太一样，随着慢慢喂养，妈妈自然会掌握一套自己宝宝的喂食规律。

宝宝饿了的表现

对新手妈妈而言，判断宝宝是否饿了是个很重要的问题。可以参考下面的几点表现。

- 躺着时，头总是向左或向右转，同时小嘴张开，像在寻找什么。
- 会吸吮到嘴边的所有东子，比如衣服上的袖口、被子的一角，吃得津津有味。
- 用手指触碰宝宝嘴角时，会快速转向手指，还可能会吸吮到手指。
- 被抱在怀里时，总会把头转向乳房的位置并张开小嘴。

宝宝喂奶的时间和用量

纯母乳喂养到宝宝6个月

妈妈最好坚持纯母乳喂养宝宝6个月，因为在宝宝6个月内，母乳一般足以满足宝宝的生长发育需要。6个月至2岁或更长时间内，在对宝宝继续母乳喂养的同时，应适当添加一些辅食。如果在宝宝满5个月后，你发现宝宝吃完母乳后还是饿得哭，或者宝宝体重增长得不好，就可以给宝宝少量添加一些辅食。需要注意的是，在宝宝未满4个月前，绝对不可以给宝宝添加辅食。

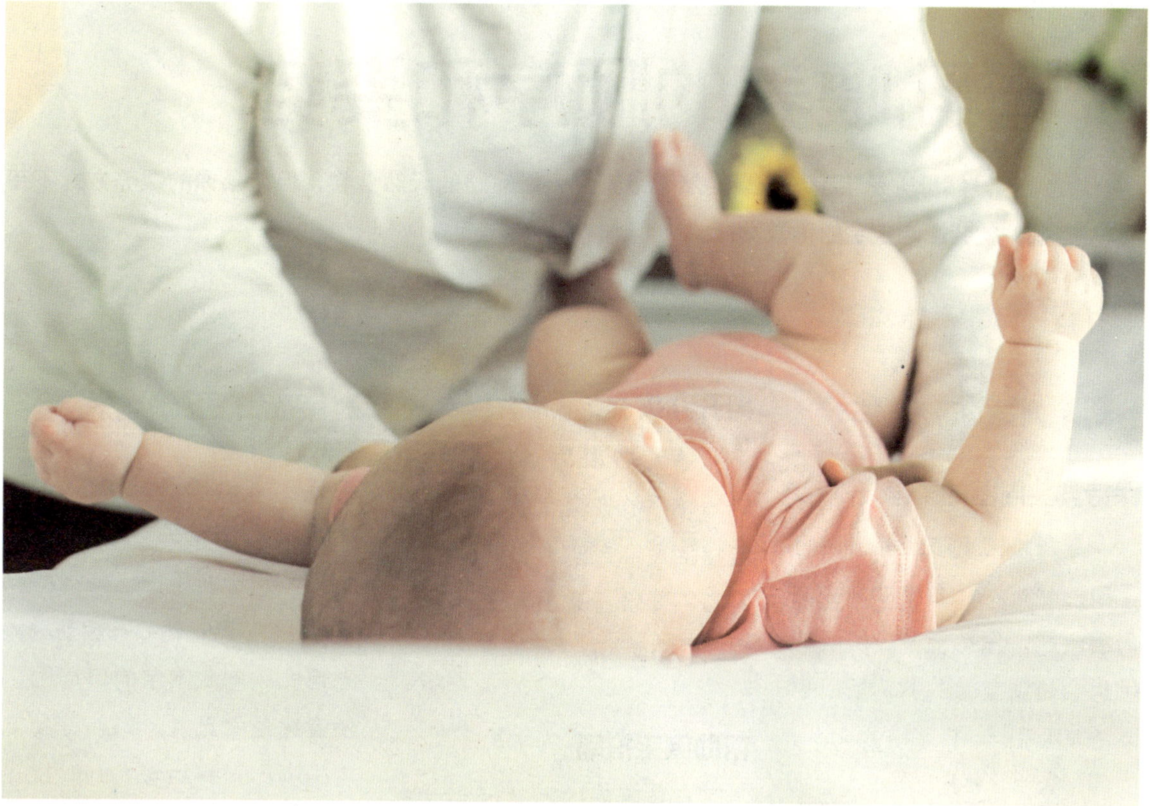

晚上不必叫醒宝宝喂奶

到了晚上，只要宝宝进入熟睡状态，就没必要唤醒宝宝起来吃奶，因为婴儿时期的宝宝要是饿了，一般都会自己醒来。而且，睡眠期间，人体的代谢变慢，不会出现低血糖等代谢异常现象。但是，如果宝宝白天一直睡觉的话，可以轻轻抚摸宝宝身体叫醒他。如果宝宝仍然不醒的话，可以直接把乳头放到宝宝的嘴边，挤出乳汁喂给宝宝，此时宝宝就会张开小嘴吮吸乳头。

温馨提醒：不要让宝宝叼着乳头睡觉，不小心就会导致窒息，发生意外。

如何判断宝宝吃饱了

妈妈可以通过观察来判断宝宝是否已经吃饱。

1.吞咽的时间变长。平时宝宝一般吮吸2～3口就会吞咽一次，如果时间变得很长则一般表示吃饱了。

2.神情愉悦。如果宝宝吃饱了，会表现出一种满足愉悦感，还会不自觉地微笑。

3.每天排便2～4次。如果宝宝吃饱了，排便次数会在2～4次，颜色呈金黄色。有的宝宝排便次数少，但只要颜色正常就行。没吃饱时，大便会呈绿色，而且小便量和次数也会减少。

不用担心自己奶水不足

有的时候，妈妈觉得自己的乳房因为乳汁的充盈像要爆炸一样，可有时候又担心自己的奶水不足，尤其是当宝宝总是吃奶而乳房似乎是空的时候尤为明显。当宝宝的食欲猛增，喂奶次数增多的时候，乳汁的分泌其实也在增多，因为乳汁的分泌与宝宝的吸吮时间成正比，会根据宝宝的需要来调节。妈妈不要因为奶水变少了的错觉而贸然给宝宝添加配方奶，只要多刺激乳房就能产出更多的奶水。

03 母乳喂养的顺序和姿势

虽然母乳是宝宝成长最自然、最安全、最完整的天然食物，但如果你的喂养方式不正确，就会影响宝宝的正常发育。

母乳喂养的步骤

保持乳头周围的干净

准备给宝宝喂奶前，先将干净的纱布浸湿后擦拭乳头及周围皮肤，保持干净。妈妈的手也会碰到宝宝的嘴，所以也要洗净双手。

按摩胸部

在哺乳前按摩胸部，可以促进乳房的血液循环，帮助乳腺扩张，有利于乳汁的流出，这样宝宝在吮吸时会变得更容易。

采取正确的哺乳姿势

哺乳时，妈妈采取正确的姿势，不但可以让宝宝吃得轻松，也能让妈妈免受头颈和腰背等处的疼痛。

宝宝正确含接乳头

当宝宝正确含接到乳头时，可以见到宝宝的脸颊是鼓起呈圆形地在慢而深地吸吮，而妈妈也可以明显感觉到下奶的感觉。

离开乳头

哺乳结束后，妈妈可轻轻地将手放在宝宝的嘴边，宝宝扭头后会自然地松开乳头，千万不要强行拿出乳头，以免导致乳头受伤。

帮助宝宝拍嗝

宝宝喝奶的同时也会吞进一部分空气，哺乳后拍打宝宝背部，帮助宝宝打嗝，排出吞进的空气。

挤掉剩余的乳汁

哺乳结束后，要挤掉剩余的乳汁。这样做会刺激乳汁分泌，还可以防止妈妈因奶水残留而出现乳腺炎等疾病。

宝宝的正确含接与吸吮

正确的含接姿势

妈妈弯曲手指，使拇指和食指呈C字形，然后托起乳房，先用乳头刺激宝宝的口周围，使宝宝建立觅食反射，等到宝宝的嘴巴张到足够大的时候，就将乳头和大部分的乳晕放入宝宝的口中。宝宝的下巴贴在乳房处，鼻子则刚好触碰到乳房并不被乳房压住。

托着乳房的手直到宝宝正确含接后才能松手，若一次没成功，也可多次尝试。乳房比较大的妈妈，在喂养过程中可能要一直托住乳房。

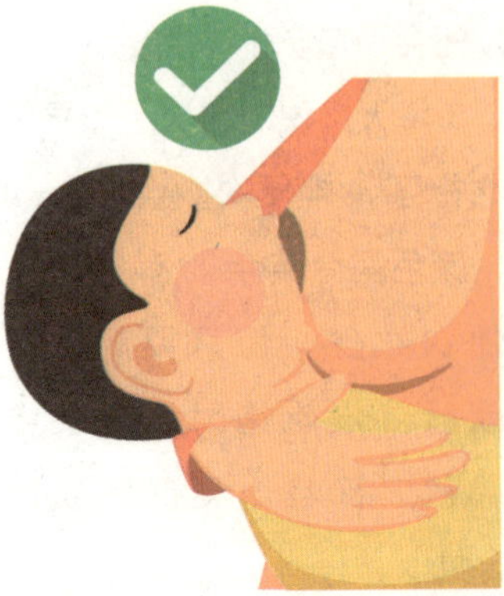

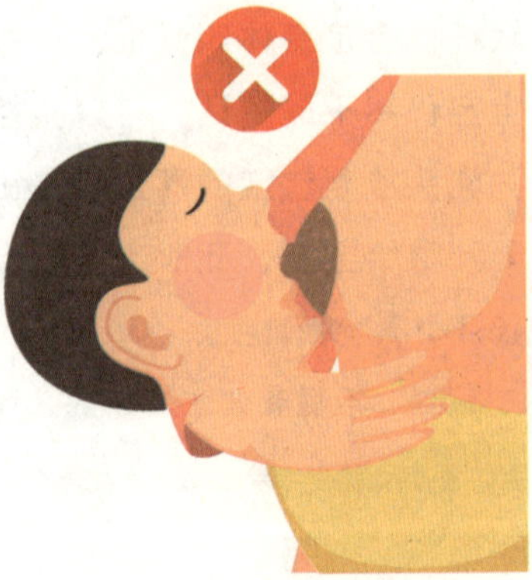

一定要含接到乳晕

想要预防乳头痛，关键就在于教会婴儿正确的含接方法，一定要含接大部分的乳晕。乳汁是贮存在乳晕下的组织中的，宝宝只有含住乳晕才能有效地排空这些奶。如果只是吸住乳头，那几乎吸不出来奶，而且妈妈会感到疼痛。如果宝宝的含接、吸吮不正确，妈妈就要重复上面的动作，直到宝宝能够有节律地吮吸为止。

感到疼痛、不适时怎么办

如果在喂奶过程中觉得疼痛，应立即停止喂奶。妈妈可将自己手指从宝宝口角处插入上下齿龈之间，然后退出乳头，再重新将乳头、乳晕送入宝宝口中。在最初哺乳的1～2周，妈妈的不适感是正常的，因为这时的宝宝还在学习正确的姿势和吸吮方式。过了这段时间，这些不适感就会消失。

母乳喂养的姿势

摇篮式

无论妈妈是坐在床上还是椅子上，都可以让宝宝的头枕在手肘部位，用手前臂支撑宝宝的身体，让宝宝的肚子紧贴着你的胸腹，使宝宝的身体与你的乳房平行，然后将乳头放进宝宝的嘴里。为了减轻抱宝宝时对背部产生过大的压力，妈妈坐在椅子上时，可在双脚下放一张小凳子踏着。

橄榄球式

妈妈可以用一只手托住宝宝的头部，紧贴着胸部，同时用另一手的手臂夹住宝宝的身体，使宝宝呈现头在妈妈胸前而脚在妈妈背后的姿势。为了使宝宝的头部能持续接近乳房，同时减轻妈妈托着宝宝头部的那只手的压力，缓解肩膀酸痛的情况，可以在宝宝身体下方垫上枕头或是较厚的棉被，来协助支撑宝宝的身体。

侧卧式

如果妈妈感到疲惫，不愿意坐着喂奶，也可以侧躺在床上，将枕头垫在背部与头部，侧卧处的那只手放在头下，用另一只手抱着宝宝头部及背部，使宝宝贴近乳房。如果要换喂另一侧的乳房，妈妈应先调整身体姿势，使另一侧乳房靠近宝宝，或与宝宝一同翻身后再喂。新妈妈坐月子期间，或是半夜里宝宝肚子饿时，最适合采用这个喂奶的姿势。

温馨提示：剖宫产的妈妈采取侧卧式的姿势哺乳，能避免碰到伤口。

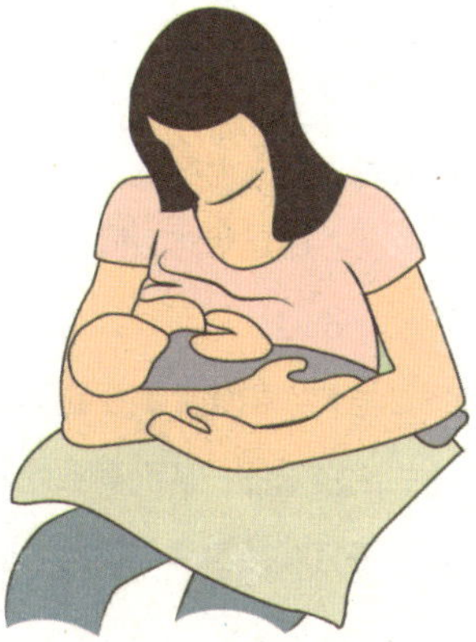

摇篮式哺乳姿势

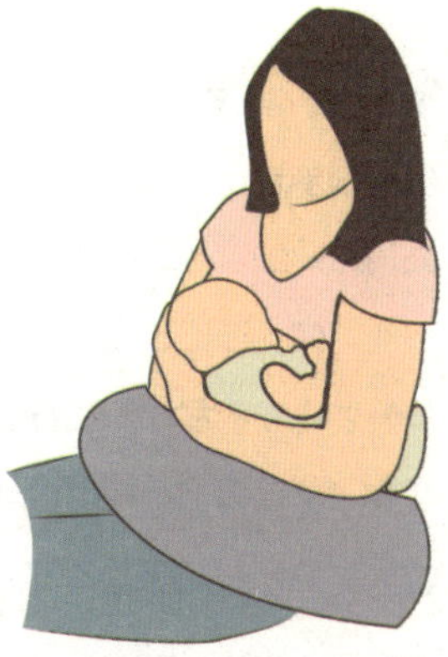

橄榄球式哺乳姿势

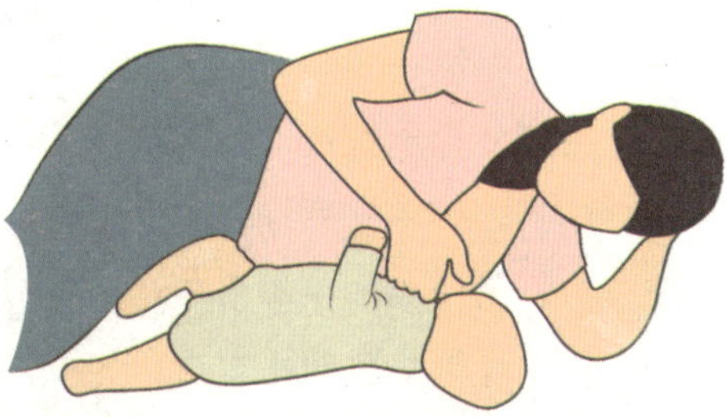

侧卧式哺乳

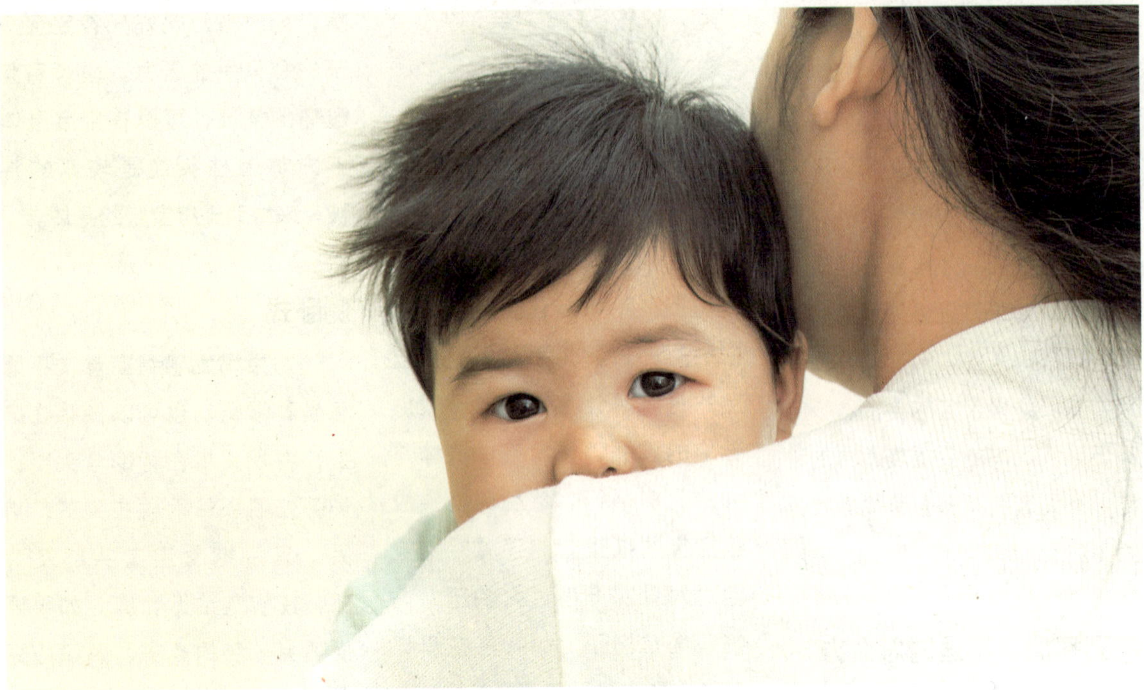

给宝宝拍奶嗝

喂奶后轻拍宝宝打嗝

为了预防宝宝吐奶，在宝宝吃完一边的奶后，妈妈要轻轻拍打宝宝的背部，直到宝宝连打几个嗝，排出胃部的空气，之后再吸另外一侧的奶。拍嗝后，可把宝宝放在床上，向右侧卧，头部稍垫高一点儿。

给宝宝拍隔的3种方式

• **俯肩拍嗝法：**先把棉布手巾或纯棉毛巾铺在妈妈的一侧肩上，然后将宝宝抱直，下巴靠在肩膀上，妈妈一手抱住宝宝的臀部，另一手的手掌弓成杯状，由下往上轻轻叩击宝宝的背部，或将手掌摊平轻轻抚摸宝宝的背部，直到宝宝打出嗝为止。

• **坐腿拍嗝法：**先给宝宝戴上围嘴，然后让宝宝坐在妈妈的大腿上，用手掌根部支撑宝宝的体重，另一只手轻柔地拍打或揉压宝宝的背部。

• **侧趴拍嗝法：**妈妈坐在椅子上，双腿合拢，将宝宝横向侧趴在自己腿上，使宝宝的头部略朝下，然后用一只手扶住宝宝下半身，另一只手轻拍宝宝上背部，直到宝宝打嗝为止。这个姿势比较适合较小的宝宝。

温馨提示：妈妈要注意不要让自己的身体捂住宝宝的口鼻，以免妨碍宝宝的呼吸。如果宝宝在拍打几次之后都没打嗝，可以考虑先抚摸再拍打，也可以换另外的肩膀再拍打。

问 为什么新生儿容易吐奶?

答 新生儿在吃完奶后，常常会出现吐奶的情况，这大多是正常的。因为新生儿的胃部，从正面看是横躺着的，呈不稳定状态，同时贲门部位（胃部入口）还比较松，不能很好地进行收缩，从而导致进入胃部的乳汁等能比较容易地流回食管。另外，与大人相比，新生儿的喉头位置要高一些，再加上他们含乳头的方式比较笨拙，从而导致吃奶时空气容易与奶汁一起吸入胃部，所以当孩子打嗝或身体晃动时，吃进去的奶也就比较容易被吐出来了。

成功喂养母乳的关键

04

母乳喂养失败的最常见原因还是认识不足。而乳房疼痛和错误的母乳喂养方法也是一个很大的问题点。所以，要想成功喂养母乳，应该了解一下基本原则和关键。

选择母婴同室的医院

什么是母婴同室

有的医院在产妇分娩后，不让其亲自照顾新生儿，而是母子分室，需要喂奶的时候再抱过来。而母婴同室是指新生儿出生后在婴儿室观察2小时，等儿科医生检查一切正常后即可与产妇在一间屋里。

母婴同室可提高母乳喂养的成功率

如果妈妈和宝宝在同一间屋里，在亲自护理宝宝时会产生一种说不出的喜悦，更能增进母爱。妈妈能够24小时和婴儿在一起，可以自然地观察到宝宝饥饿时的状态，及时给宝宝喂母乳。而且，母婴同室的妈妈可以在医院中随时得到哺乳指导，学会正确的哺乳方法和照料、护理婴儿的能力。据有关资料的报道，母婴同室的母乳喂养率明显高于非母婴同室者。

所以如果想成功进行母乳喂养，就一定要确认自己生产的医院里是否设有母婴同室的房间。

及早喂奶，不要使用奶嘴或奶瓶

尽早给宝宝喂奶

吸吮反射是人的本能，而这种反射在胎内32～36周时成熟，出生10～30分钟最强，30分钟后减弱，直到第二天才会恢复。

宝宝出生后就与妈妈进行亲密接触，让宝宝在妈妈的怀抱里，熟悉妈妈的心跳、体温及气味，而且一定要及时把乳房给宝宝吸吮，即使妈妈这时还没有奶水或只是稀清的初乳，宝宝也会拼命地吮吸，然后对这种感觉形成一定的心理依赖。剖宫产的妈妈也要在新生儿出生1小时内尽早喂奶。

如果第一次喂奶不成功，可以稍微休息下再试。

避免给初生婴儿使用奶嘴

如果因为医学上的原因，暂时不能给宝宝喂奶，那也要避免使用奶嘴。因为在乳头和奶嘴中，宝宝会优先选择奶嘴，毕竟奶嘴相比乳头更容易吸吮，如果过早给宝宝用奶嘴，那他就不爱吸吮妈妈的乳头了，产生乳头错觉。

因此，出生后1个月内不要用奶瓶喂奶，可以使用汤匙、杯子、注射器等代替奶瓶。

坚持让宝宝吮吸

坚信自己能够成功喂养母乳

母乳喂养的成功在很大程度上依赖于妈妈对母乳喂养的信心和周边人的鼓励。妈妈一定要相信自己的奶水足够宝宝吃，并且有强烈的哺喂母乳的意愿。信任自己既然能生下宝宝，就能够哺育他，相信自己做母亲的直觉，亲自哺喂宝宝。

产后第一个月，妈妈的喂养可能会辛苦些，但等过了这段时间，妈妈的身体在一定程度上恢复了，而且也掌握了哺乳的要领，到时候就会感到母

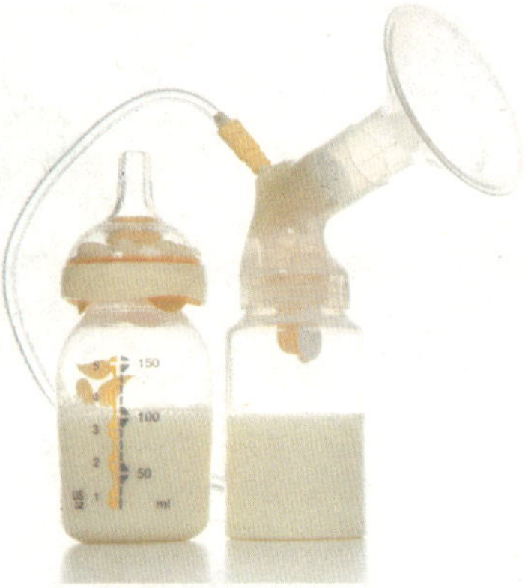

乳喂养的优点了。

另外，家人的支持也很重要，可以在妈妈想要放弃时提供力量源泉。

喂奶的时间要足够

母乳喂养不成功的另一原因是母乳不足，这多是喂奶时间不够造成的。妈妈要坚持住，让宝宝一直吮吸乳头，这样才会流出宝宝需要的充足母乳。若喂养时间过短，则有可能使母乳量无法增长。对于一吃母乳就立即睡觉的宝宝，妈妈可以抚摸宝宝的耳垂，边哄宝宝睡觉边喂宝宝。

让宝宝吸吮而不是滥用吸奶器

有的妈妈发现自己奶水很少，为了方便喂乳就用吸奶器吸出乳汁后再喂给宝宝吃。其实这样做会令母乳的分泌越来越少，妈妈要注意观察奶水少的原因，是喂养姿势不对，没有含接乳晕，还是营养不够？坚持让宝宝吸吮才能刺激乳汁分泌，否则最后可能会造成乳汁不再分泌的后果。

两侧乳房交替着喂奶

乳汁有前奶、后奶之分，每次喂哺开始流出的奶称为前奶，喂哺将近结束时的奶称为后奶。前奶含有丰富的蛋白质、维生素、乳糖、矿物质和水，后奶则含有较多的脂肪。所以，每次哺乳时都应让宝宝吃到前奶和后奶，这就要求宝宝吸空一侧乳房后再换另一侧。下次哺乳时，先让宝宝吮吸上次后吸的一侧乳房。哺乳时将两侧乳汁排空，还有利于乳汁的分泌。

精心护理乳房

始终保持乳房的清洁

为了保证乳房的卫生，哺乳妈妈应尽量保持乳房的清洁。每次喂奶后，要用温水冲洗乳头。清洗后，可在乳头处涂抹几滴乳汁，因为乳汁含有丰富的蛋白质，可对乳头起到保护作用。

保持乳房干爽

哺乳妈妈还要注意保持乳房的干爽，因为如果乳房长期处于潮湿的环境中，容易诱发湿疹等皮肤疾病。因此，每次哺乳后，虽然可以用剩余乳汁涂抹乳头，以预防乳头皲裂，一定要等乳头彻底干燥后再穿上内衣。

当妈妈在未哺乳的情况下发生溢乳时，最好及时将溢出的乳汁擦去。如果是妈妈正在上班或者在户外，最好在内衣的罩杯中放入防溢乳垫，一旦潮湿也要勤换，保持干爽。

喂奶过程中千万不能睡着

有时候，妈妈在喂奶时可能会因为过于疲惫或放松，而在不知不觉间变得昏昏欲睡，但你千万不要在喂奶过程中睡着，特别是在采取卧位喂奶时。因为宝宝在吸吮乳房的时候，很可能会不小心被乳房堵塞住鼻子或嘴，从而造成窒息，而由于新生的宝宝体力不足，在遭遇这种堵住窒息的情况时很难做出抵抗动作，因此容易出现危险。所以，无论你有多么疲惫，在整个喂奶的过程中也一定要保持清醒，并多注意观察宝宝的表情。

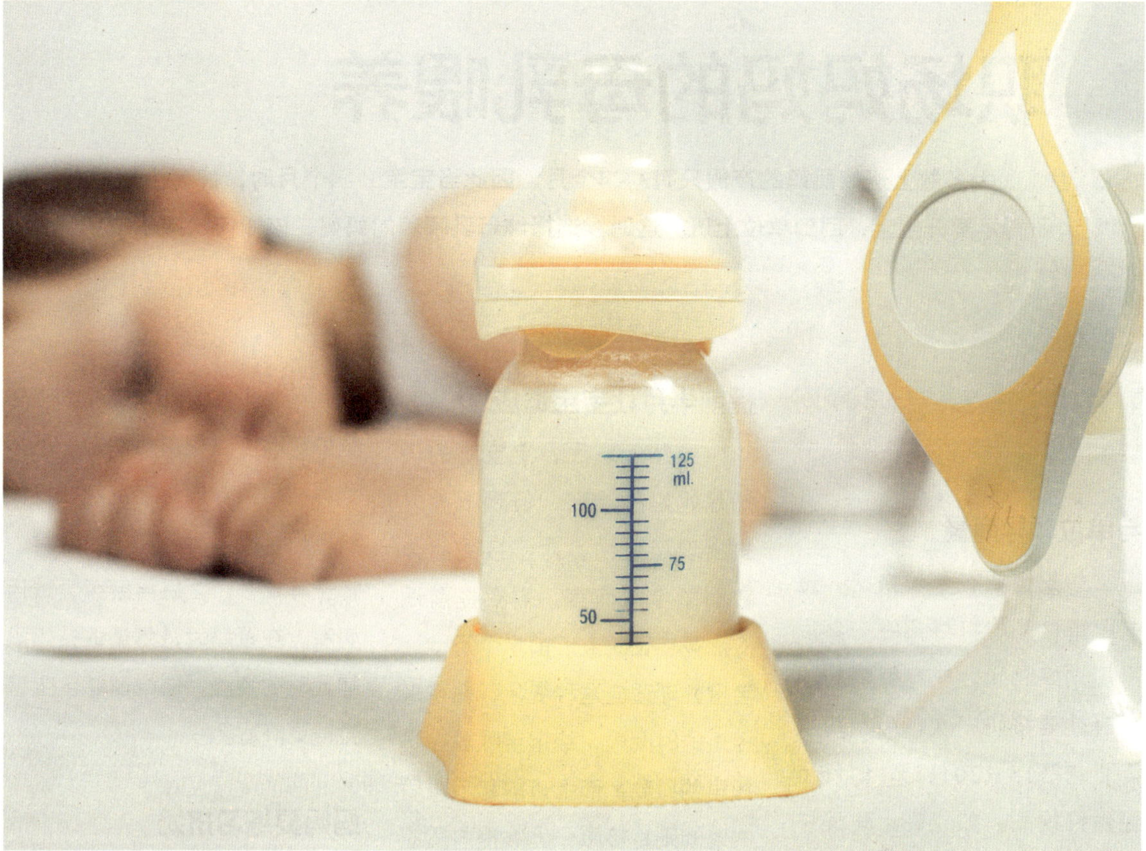

挑选合适的哺乳文胸

妈妈在分娩后，最好尽早穿上哺乳内衣，既方便哺乳，也能托住胸部防止下垂。挑选哺乳胸罩时，一定要挑选柔软的纯棉针织面料，以免对乳头产生不良刺激；选择能把整个乳房都托住的全罩杯，可以给乳房有力的支撑，避免哺乳后的乳房下垂；选择前面开扣的胸罩，或是罩杯可以打开的胸罩，可以更方便地给宝宝哺乳；选用上下垂直的宽肩带，这样即使是比较丰满的乳房也不会让妈妈感到肩部痛了。

注意，在穿内衣时，要将乳房从旁边往里拨，确保罩杯能包住乳房，这样才能真正防止乳房外扩和下垂。

睡觉前按摩乳房

每天睡觉前，妈妈可以躺在床上，将右手的食指、中指、无名指三指并拢，放在左胸，以乳头为中心点，按顺时针方向由乳房外缘向内侧按摩，每次10～15分钟。然后再用左手照同样的方法按摩右胸。乳房按摩可以促进妈妈雌激素的分泌，有利于胸部血液循环，还可防止乳房松弛下垂。

多做扩胸运动

在哺乳期，妈妈可以多做一些扩胸运动，促进乳腺拉伸，有益哺乳。

将双臂弯曲抬起，手、肘与肩同高，两肘向后伸展，可以横向拉伸乳腺；若将双臂伸直向上，则可纵向拉伸乳腺。

05 职场妈妈的母乳喂养

大多数上班族妈妈的产假只有3～4个月，因此当宝宝3～4个月时，许多上班族妈妈就不得不离开宝宝，回到单位上班。这时候选择纯母乳喂养的妈妈，该如何给孩子喂奶呢？

提前制订母乳喂养计划

与单位领导商量

如果需要在单位挤奶，提前跟单位领导打好招呼，然后再规划好时间。毕竟每隔3～4小时就要挤奶一次，而且每次需要花费15～20分钟，时间上要做好规划。如果在上班途中很难抽出时间，那么可以利用午餐和休息时间进行。

提前选好照护宝宝的人员

当妈妈上班之后，就需要有一个人能代替妈妈的角色来照顾宝宝、给宝宝喂奶。如果想交给保姆做，那么在上班前1周就要和保姆试着一起照顾宝宝，这样可以提前观察下保姆给孩子喂母乳、换尿布的水平。如果是让家中长辈带孩子，也可以提前让长辈与宝宝有一个了解、适应的过程，不至于出现妈妈一上班宝宝就吃不好的情况。

提前半月让宝宝适应

虽然上班后，宝宝吃的仍然是妈妈的母乳，但是喂养方式出现了变化，对于接受能力较弱的宝宝而言，需要提前适应。可在正式上班前半个月就让宝宝逐渐适应这种变化，在将来上班的时间内，给宝宝喂放在奶瓶里的母乳，而上班前和下班后的时间则直接喂母乳。提前适应对妈妈也有好处。

让宝宝多尝试几个奶嘴

刚开始让宝宝用奶瓶喝奶，宝宝可能不喜欢，不要勉强，可以多尝试几个奶嘴。硬一些的奶嘴可以先用热水泡一下，稍凉后再用。如果宝宝实在不喜欢，也可以暂时用勺子、滴管、杯子等代替，之后再继续尝试用奶嘴。在喂奶时，尽量保持妈妈哺乳时的姿势，这样能让宝宝感觉得更舒适。

妈妈要练习挤奶

上班后，每天至少要挤两次奶，所以在此之前妈妈也要准备好装备，学习挤奶的方法。

吸奶器主要有电动和手动两种。电动吸奶器可以同时吸

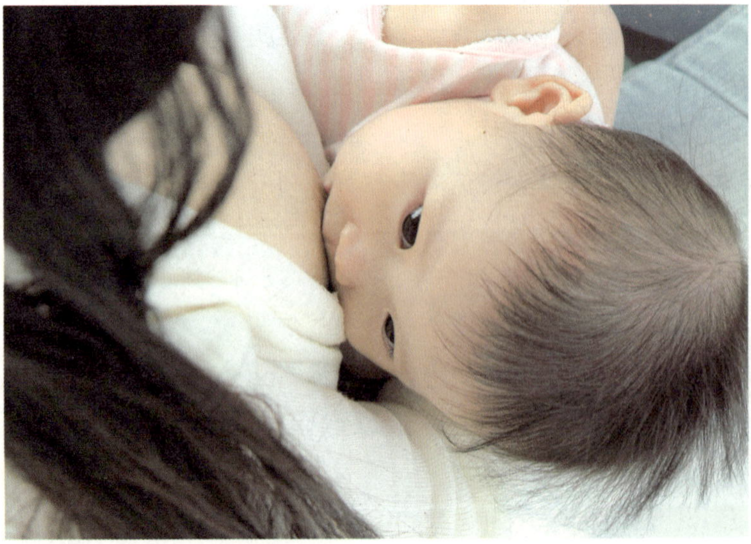

两只乳房，更省时、简单，不过因乳房受压较大，可能会不太舒服。手动吸奶器对乳房刺激温和，只是吸奶的用时比较长。职场妈妈可根据自己的时间安排来准备。

当然，如果你时间充裕，技术娴熟，也可只用双手就挤出乳汁，不必购买吸奶器。

母乳的保存和使用

提前储存母乳

“背奶”妈妈为了不放弃母乳喂养，需要在每天上班前就为宝宝留下足够的储存奶，这就意味着妈妈在白天上班时就要抽出时间来挤奶，并储存在奶瓶或母乳保存袋里。装有母乳的奶瓶上最好贴上日期和容量，之后放入冰箱保存，下班后再尽快带回家继续冷藏。为了有效防止奶胀和泌乳量的减少，即使再忙，妈妈也要保证每3小时吸一次奶。

母乳的保存时间

母乳的保存时间与保存的温度有关，一般温度越低，保存的时间越长。

如果是常温保存，初乳（产后6天之内挤出的母乳）可在27～32℃的温度下保存12小时，成熟母乳（产后6天以后挤出的母乳）可在15℃的温度下可保存24小时，在19～22℃的温度下保存10小时。

母乳的存储方式和时间

存储场所和温度	存储时间
初乳在27～32℃的室温下	12小时
成熟母乳在19～22℃的室温下	10小时
成熟母乳在15℃左右的室温下	24小时
成熟母乳在0～4℃的冰箱冷藏室	8天
成熟母乳在单门冰箱（非独立）的冷冻室	14天
成熟母乳在双门冰箱（独立）的冷冻室	3～4个月
成熟母乳在-20℃左右的低温冷冻室	6个月或以上

如果用冰箱的冷藏室保存，母乳在0～4℃的温度下可保存8天；如果用非独立的冰箱冷冻室保存，母乳可保存14天；如果用独立冰箱冷冻室保存，母乳能保存3～4个月；如果是用冰箱的-20℃左右的深度冷冻室保存，冰箱门也很少打开，母乳就可保存半年以上的时间。

如何加热冷藏的母乳

冷藏的母乳必须加热后才能喂给宝宝，但千万不要用炉火或者微波炉直接加热母乳，因为这样会因温度过高而损害乳汁里的营养。

正确的加热方式是：如果母乳只是被冷藏，没有结冰，就将储存奶的奶瓶或母乳保存袋放进温水里泡，并轻轻晃荡，以使乳汁均匀受热；如果母乳被冷冻结冰了，就要先用自来水淋冲奶瓶或保存袋，等乳汁解冻后，再将其放入温水里加热。

注意，母乳解冻后不能再二次冷冻，如果是在室温下可保存4小时，放在冰箱冷藏则可保存24小时。没有喝完的奶水请丢弃，不要留到下一餐。

06 你可能遇到的母乳喂养问题

在母乳喂养的过程中，你可能会遇到奶水不足、奶水过多、乳头皲裂、乳头内陷、产后积奶等喂养问题，只有找对方法，才能真正解决这些问题。

乳房胀痛

乳房肿胀的原因

分娩后2～3天，乳房通常会出现暂时性肿胀。这是由于乳房的血循环加速，乳汁分泌旺盛造成的。有的妈妈只是感到乳房稍微充盈，但是，另外一些妈妈可能会感到肿胀或有硬块，肿胀的部位有时会扩散到腋窝。

乳房的肿胀会令乳头变得扁平，婴儿吸吮会变得更困难，不过，这一问题通常会在24～48小时内得到缓解。当喂奶时间太短或者喂奶次数太少时，肿胀会变得更加严重。虽然有人建议肿胀时用热毛巾直接热敷，但是这会加剧乳房的肿胀。

如何缓解乳房胀痛

1.戴一个能够足够支撑乳房的胸罩，晚上也要带，但是要保证胸罩不能太紧。

2.频繁且及时喂奶，每次喂奶要喂双侧，每侧让婴儿吃奶10～20分钟。

3.如果乳晕部分非常坚硬，暂时不要给宝宝喂奶，为了避免对乳头的损伤，可以挤奶或者用吸奶器。在洗热水澡时，也可用手挤奶，热水能帮助奶水流出，以达到软化乳晕的目的。

4.喂奶时可轻柔地按摩乳房，能促使奶水流出，缓解乳房肿胀。

5.每次喂奶结束后，可冷敷乳房，减轻疼痛、肿胀。

6.必要时可在医生建议下服用镇痛药。

乳头疼痛

喂养不当造成的创伤性疼痛

在喂奶的过程中，如果乳头持续疼痛，那么哺乳将会变成一件非常艰难的事。如果乳头很痛，那要先看看是不是乳头受到了损伤，比如是否有水肿、裂开、结痂等情况。

如果宝宝含接不正确，比如不愿意张大嘴或者母亲奶胀厉害等原因，导致不能含接乳晕而只能含乳头而造成乳头与乳晕交接处的裂伤。如果乳头以向上的角度进入宝宝口腔，与口腔顶部摩擦后还会造成乳头顶端的损伤。

因宝宝有鹅口疮引起的疼痛

如果妈妈在一段很舒服地喂奶期后，突然发生了乳头痛，那很有可能是宝宝鹅口疮造成的。乳头处会因为感染而变得红肿，碰触时感到疼痛，乳头上还会出现白色凝乳状物。如果检查宝宝的口腔，会发现口腔黏膜处有白色斑块物。

当乳头出现红肿、触痛时，还有可能是过敏造成的，比如涂抹了维生素E的药膏，对羊毛衣服过敏等。

缓解乳头疼痛的建议

1.在喂奶前半小时服止痛药，冰敷也可缓解疼痛。

2.在宝宝含接前，如果乳房过度充盈，要先挤去一点奶，当乳晕变软后再让宝宝含接。

3.如果奶头顶端有损伤，可在哺乳时采用环抱式姿势，这样乳头向下，就不会以乳头向上角度进入宝宝口腔内。让宝宝的嘴离开乳头时一定要十分小心，等嘴张大后再托出乳头，不可强拽。

4.如果哺乳过程一直疼痛，可限制每侧喂奶时间为10分钟，但要增加喂奶次数。

5.及时更换防溢乳垫，保持喂奶间隙乳头的干燥，尽量让乳头与空气接触，穿全棉乳罩。

6.每次喂奶后可以挤少许奶水涂在乳头上，起到保护作用，然后让乳头风干至少15秒，不要立即就把衣服穿上，

7.不过多触碰乳头，也不过用肥皂清洗，只需每天洗澡时用清水洗净即可。

奶水不足

哺乳姿势要正确

错误的哺乳姿势是造成奶水不足的一个原因。这种情况下只要妈妈纠正哺乳姿势，让宝宝顺利吮吸到母乳，就能刺激乳房分泌更多乳汁。在母乳喂养的第一周，因为妈妈和宝宝都没有摸清喂养的规律，乳房受到的吸吮刺激可能不够，奶水也因此不足，宝宝可能因为吃不饱而哭闹。这时，只要妈妈坚持母乳喂养就可。

如果宝宝在充分吸吮母乳后仍没吃饱，可适当补充喂点配方奶粉。注意，母乳喂养时，妈妈一定要让宝宝含住整个乳晕，而不能只含到乳头。不然，宝宝会因吸不到奶而哭闹，影响妈妈喂养的心情，乳头也会出现发炎和乳头皲裂的问题，给喂奶造成困难。

记住要勤喂

如果是一开始奶水就比较少，妈妈就要让宝宝多吸吮乳头。因为宝宝吮吸的力量很大，可有效刺激乳汁分泌。每2～3小时就让宝宝吸吮乳头1次，但仍需配合宝宝的需求来喂。如果宝宝吃着吃着就睡着了，这时最好不要打扰他，等他醒了，再抱起他鼓励他吃奶。

只要宝宝饿了就立刻喂奶，喂得越多，奶水分泌得就越多。要想知道宝宝吃的奶是否足够，你可以检查孩子的尿片，如果宝宝一天使用6～7片尿片，则表示宝宝的喂奶量足够了。

两边乳房都要喂

喂奶不要只用一边的乳房，应该两边都喂，这样才能保证母乳能够充分、均衡地分泌，同时还能保证宝宝获取足够的母乳。每次喂奶时，要喂空一侧乳房后再换另一侧乳房，让宝宝吃到妈妈的全部乳汁。

坚定母乳喂养的信心

妈妈要克服自己因奶少而引起的焦虑、紧张等情绪，要坚定母乳喂养的信心，相信自己有能力哺喂自己的宝宝。同时，妈妈要注意放松身心，保证睡眠充足，并多听听舒缓的音乐，做做轻缓的运动，保持愉快的心情，以有效促进催乳素的分泌。妈妈还要与自己的宝宝多亲密接触，因为宝宝的皮肤、动作、表情和气味等都是刺激泌素分泌的促进剂。

少让宝宝吸奶嘴

如果奶量不足必须混合喂养时，要先喂母乳，不足部分再补充配方奶。尽量不使用普通的奶瓶、奶嘴，以免宝宝产生乳头错觉。如果等宝宝稍大一些需要补充辅食时，也最好用小汤匙喂食，而不要用奶瓶，更不要让宝宝总是吮吸安慰奶嘴。

多喝汤水

妈妈每天摄入的水量与乳汁的分泌有直接的关系，所以，为保证乳汁充足，妈妈每天要多喝点汤水。鱼汤、鸡汤、肉汤不仅味道鲜美、营养丰富，还能改善食欲，刺激消化液的分泌。如果经济条件有

限，也可用豆腐汤或骨头汤配上适量的豆腐、青菜或黄豆来代替。

奶水过多

可能是哺乳姿势不正确造成的

当新妈妈开始下奶的时候，乳房一般会分泌很多的乳汁，经过宝宝的吮吸后，乳房一般会根据宝宝每次的吮吸量来自行调节下奶量。如果母乳喂养一段时间后还存在乳汁过多的现象，那很有可能是宝宝含接乳头的姿势不正确，导致他未能一次吃够足量的奶，这样就会让宝宝养成少吃多餐的习惯。吃奶的次数过多，而且没有吃完，就很容易导致乳房聚集过多乳汁，而且频繁地吮吸也会刺激乳房一直下奶，这就造成了奶水过多的现象。

因此，新妈妈要注意让宝宝用正确的方式含住乳头，这样既可以改善宝宝吃不饱的问题，也解决了奶水过多的问题。

适当挤出一些奶水

如果妈妈的奶水过多，最好在每次喂养宝宝前，先挤出一些乳汁，避免乳汁流出过快，呛到宝宝。如果宝宝在吃奶时，妈妈感觉到乳房受到刺激后又分泌出很多乳汁时，最好轻轻移开宝宝，然后挤出一些奶后，再让宝宝继续吮吸。

需要注意的是，在调整母乳量的时候，妈妈不要把奶挤出过多，也不要在两次喂奶之间挤奶，否则反而会刺激乳房分泌更多的乳汁。

下奶困难

建立最好的下奶反射

母乳喂养的前几周，下奶反射正在建立中。有的妈妈担心自己不会有奶，其实只要能经常喂奶，极少出现不下奶的情况。为了建立最好的下奶反射，在哺乳的第1周，每隔2～3小时妈妈就要喂奶一次，要保证喂奶姿势正确，时间不要受限制。鼓励宝宝每侧吃奶10～20分钟，重要的是尽可能舒适。

如果妈妈在哺乳过程中感到疼痛，如乳头痛、分娩创伤痛等，那奶水就不会完全流出来。

温馨提示：有时妈妈认为的下奶困难，其实是宝宝吸吮困难造成的。

下奶困难时的建议

1.有规律地经常喂奶，宝宝想吃多久就吃多久。

2.喂奶前让自己变得更舒服一些，若有乳头疼痛可在医生建议下服用镇痛药物。

3.在喂奶前用毛巾热敷一下乳房，并轻轻按摩。

4.试着用手挤或在吸奶器的帮助下促使奶水外流。

5.注意哺乳姿势，环抱式更能有效喂奶。

6.确保宝宝含接、吸吮的姿势正确。

7.如果5分钟听不到婴儿吞咽的声音，就换一侧喂奶。

顺利下奶与下奶受阻的表现

顺利下奶的表现

1.喂奶时出现轻微的子宫收缩痛。

2.阴道分泌物增加。

3.漏、滴、喷奶。

4.偶尔感到乳房触痛。

5.喂奶后乳房变软。

6.婴儿出现有节奏的吞咽声音。

下奶受阻的表现

1.无子宫收缩痛。

2.无漏奶。

3.喂奶后乳房没有变软。

4.没有吞咽或只有最初的1～2分钟有吞咽。

喂奶时宝宝爱睡

新生儿爱睡是正常现象

大多数新生儿在分娩后的最初几天都处于睡眠状态，这时的宝宝可能刚喂奶几分钟就又睡觉了，或者拒绝吃奶。新生儿爱睡是正常现象，刚经历过的生产过程让他们需要通过睡眠恢复体力。而且，分娩过程中妈妈使用的药物或麻醉剂也会令新生儿容易睡眠，减少了吃奶的兴趣。另有些黄疸的新生儿也表现出了嗜睡的症状。

睡觉的宝宝如何喂养母乳

在新生儿睡觉的时候，有的妈妈不忍心把宝宝叫醒喂奶，要克服这种心理把宝宝叫醒。因为睡眠中的新生儿需要妈妈引导进行喂奶，而不是用按需喂奶计划。及时喂奶不仅仅是为了婴儿的营养需要，也是妈妈产奶的需要，而且经常喂奶还可以减轻黄疸。

- 先把乳头放在宝宝嘴里，宝宝会自然吮吸起来，这样慢慢再把宝宝叫醒比较好。
- 给宝宝换个尿布、触碰宝宝的四肢、轻揉其耳垂等方式，都可以将宝宝唤醒。
- 环抱式的姿势可以让宝宝处于清醒状态。

宝宝吐奶（溢奶）

吐奶是小宝宝常见的生理现象

宝宝一吐奶，很多妈妈就特别担心，很怕宝宝生病了，也担心宝宝因此而营养不良。其实，吐奶是小宝宝常见的生理现象，大部分在6月龄左右会逐渐好转，少数的宝宝可能会持续到学步期。

吐奶的表现

1.宝宝喝完奶后嘴角流出乳汁。

2.宝宝打嗝时喷出乳汁。

3.宝宝情绪高涨、动作幅度过大时，许多乳汁从口腔、鼻腔喷射而出。

为什么宝宝爱吐奶

宝宝的消化器官尚未完全发育成熟，胃的容量小且呈水平位，而且胃的出口幽门括约肌紧而入口松，这就导致进入食管或胃里的食物容易逆流到口腔外，尤其是如果宝宝吃得太快、太饱或吞咽了大量空气时，更容易出现吐奶。

虽然宝宝爱吐奶有生理方面的原因，但是也可能是一些疾病的伴随症状，比如肠梗阻、肠套叠、肺炎等。如果宝宝在吐奶的同时，精神萎靡，伴有腹胀、腹泻、哭闹等不舒服的表现时，家长应该及时带宝宝去医院检查。

吐奶时的处理办法

- **改变哺乳姿势。**喂奶时可采取半卧姿势或竖着抱起宝宝，这样宝宝的身体会有一定倾斜度，乳汁更容易通过胃的出口进入小肠。
- **调整喂奶时间。**喂奶的频率不要太频繁，宝宝吃完奶后，需要2～4小时来消化，如果上次的奶还没消化完就接着喂奶，容易让胃的容量扩张，加重吐奶的现象。另外，也不要在宝宝特别饥饿时才喂奶，这会让宝宝一次性地吃得过多，也容易引起吐奶。
- **适时给宝宝拍嗝。**在喂奶过程中或喂奶结束后，给宝宝拍嗝，也有利于缓解宝宝的吐奶现象。
- **睡着后要守在旁边。**新生儿吃完奶睡着了后，妈妈最好守在旁边，防止宝宝睡着后因为吐奶引起窒息。让睡着的宝宝单独在屋里时，侧睡比较安全。

乳头内陷

乳头内陷的轻重程度

乳头内陷，是指乳头没有突出在乳晕的平面，或是凹陷在乳晕平面以下呈火山口状，多是先天性乳房发育不良所致，它不仅影响乳房的外观和哺乳，还可能引起乳头感染等疾病。

多做乳头十字操

先将双手清洗干净，然后用温热毛巾敷乳头，等毛巾冷却后，将两只拇指平行放在乳头两侧，由乳头向两侧慢慢拉开，牵拉乳晕处的皮肤及皮下组织；之后将两只拇指平行放在乳头上下，慢慢纵向牵拉乳晕处的皮肤及皮下组织；再用拇指、食指和中指捏住乳头，轻轻向外牵拉。如此反复10分钟即可，可促使长乳头形成，便于婴儿的含接，进行充分有效的吸吮。

妈妈也可以借助乳头牵引器或乳头保护罩协助，使乳头通过宝宝的吸吮变长。

乳头内陷严重可用乳盾

如果妈妈的乳头内陷情况比较严重，也可以用一些辅助手段完成母乳喂养，比如乳盾，或使用负压吸奶器帮助拉出乳头。

产后积奶

警惕产后积奶

如果你的奶水比较多，一旦宝宝吮吸不完，就很容易让乳汁堆积在乳房中，导致积奶。产后积奶的最初症状是乳房肿胀、疼痛，乳房内能触及到一个硬块，乳房皮肤表面色泽正常或微红，还常常伴有发热症状。

如果这时新妈妈不能及时将乳汁排出，就有可能导致急性乳腺炎。而且，如不及时把乳房内的残奶挤净，以至于久积变馊，很容易产生葡萄球菌，哺乳后会感染宝宝肺部。产后积奶的主要原因是哺乳方法不当、奶水太多、睡眠姿势不对和错误使用吸奶器。

少用吸奶器，多让宝宝吸吮

许多新妈妈以为，乳房吸不出一滴乳汁才算吃空了，如果乳房还能挤出乳汁，但宝宝又吃饱了，为了预防乳腺炎，很多人会选择用吸奶器吸出奶汁。但是这种做法会加速乳汁的分泌，导致乳房越来越胀，甚至一碰就疼，这使得新妈妈只好继续频繁使用吸奶器帮助吸出乳汁。如此循环容易使排乳过度，令乳汁积聚在乳头下，形成硬结，造成积奶现象。

此外，如果使用吸奶器用力过大、过频，还会使吸奶器压住乳房部位的周围组织吸肿，导致乳头内陷，使宝宝根本含不住乳头，吸吮变得困难。因此，新妈妈需要明确认识到：只要乳房变软、不发胀，就是吸空了。妈妈的乳汁分泌都是按宝宝身体所需供应的，不会过多，因此最好不要频繁使用吸奶器，而要尽量让宝宝自己吸出乳汁。

热敷+按摩

如果妈妈的整个乳房硬得像石头，不能碰不能摸，喂完宝宝后会有所缓解，但分泌的乳汁很快又把乳房变得像石头

名称	程度	表现
I型乳头内陷	轻度的乳头内陷	乳头部分凹陷，乳头颈存在，能轻易地用手将内陷的乳头挤出来，挤出后的乳头大小与常人相似
Ⅱ型乳头内陷	中度的乳头内陷	乳头全部凹陷在乳晕之中，但可以用手挤出乳头，乳头较正常稍微小些，大多没有乳头颈部
Ⅲ型乳头内陷	重度的乳头内陷	乳头完全埋存乳晕的下方，无法使内陷的乳头拉出来

一样硬，这多是奶水太多导致的积奶，通常在24～48小时内进行有效护理可减轻症状。

护理的具体方法是：奶胀时，在哺乳前先热敷乳房3～5分钟，随后柔和地按摩，拍打和抖动乳房，起到疏通乳腺的作用；然后用手或吸奶器挤出乳汁，使乳晕变软，以便宝宝能顺利地含吮乳头和大部分乳晕。

注意，每次哺乳要将乳汁排空，使乳腺通畅，乳汁排空后，既可避免乳汁淤积，又可减轻乳房胀痛。

妈妈生病时的喂养

妈妈生病也别轻易放弃哺乳

如果妈妈只是患上一般的感染性疾病，比如感冒、腹泻等，母乳喂养其实并不会增加宝宝患病的机会，反而还能让宝宝从乳汁中获取抗体而形成一种保护作用。如果贸然中断给宝宝的母乳喂养，无论是在宝宝的营养方面，还是母婴心理健康方面，其影响都远远超过乳汁中可能存在极微量的药物所造成的影响。不过，妈妈在哺乳时应注意手和乳头的干净，并戴上口罩。

哺乳妈妈能吃感冒药吗

如果妈妈的感冒不严重，最好不要吃药，可选用多喝开水、盐水漱口、蒸汽熏鼻等方式来缓解感冒症状。需要用药治疗时，一定要遵医嘱，最好在哺乳后立即用药，并适当延长下次哺乳时间，在这段时间内大部分药物能在母体中被清除，乳汁中的药物浓度也相对较低，对宝宝的影响最小。如果妈妈在感冒时伴随着发热，最好在高热期间暂停喂奶1～2天，但一定要注意把乳汁吸出，预防由于停乳而造成的奶量减少。

哺乳期用药的建议

1.向专业的医生或药师做咨询，在其指导下服用，切勿自行购买服用，尤其不要听信偏方、秘方而滥用药物。

2.注意包装上的“准妈妈及哺乳期女性慎用、忌用、禁用”等字样。

3.注意药代动力学和药物代谢周期，注意停哺乳的时间。

4.能少用的药物绝不多用；可用可不用的药物，则不要用。

5.能单独用药就避免联合用药；能用结论比较肯定的药物就不用比较新的药。

6.当两种以上的药物有相同或相似的疗效时，就考虑选用对宝宝危害较小的药物。

7.养成记录用药（药名）、保管所服药物的包装盒和药物说明书的习惯，以便需要时能明确地提供所服的药物名称，以评估药物对胎儿及哺乳是否造成影响及影响程度。

8.如果哺乳妈妈因患甲状腺功能异常、癫痫、系统性红斑狼疮等特殊疾病而需要长期服药，应向医生咨询，切勿因为哺乳而自行停药，以免影响原有的疾病致病情恶化。

9.在用药期间应做好监测，密切关注宝宝可能出现的任何药物副作用，比如呼吸困难、皮疹等症状，一旦出现药物不良反应，应及时就诊。

问 经期时妈妈分泌的乳汁没营养吗?

答 目前没有任何证据表明，月经期间的母乳在质量上有什么变化。因此，月经期间的妈妈可以继续哺乳，但要注意采取非激素类避孕方式，因为含雌激素或黄体酮的激素类避孕方式，会改变母乳的成分，降低乳汁分泌。

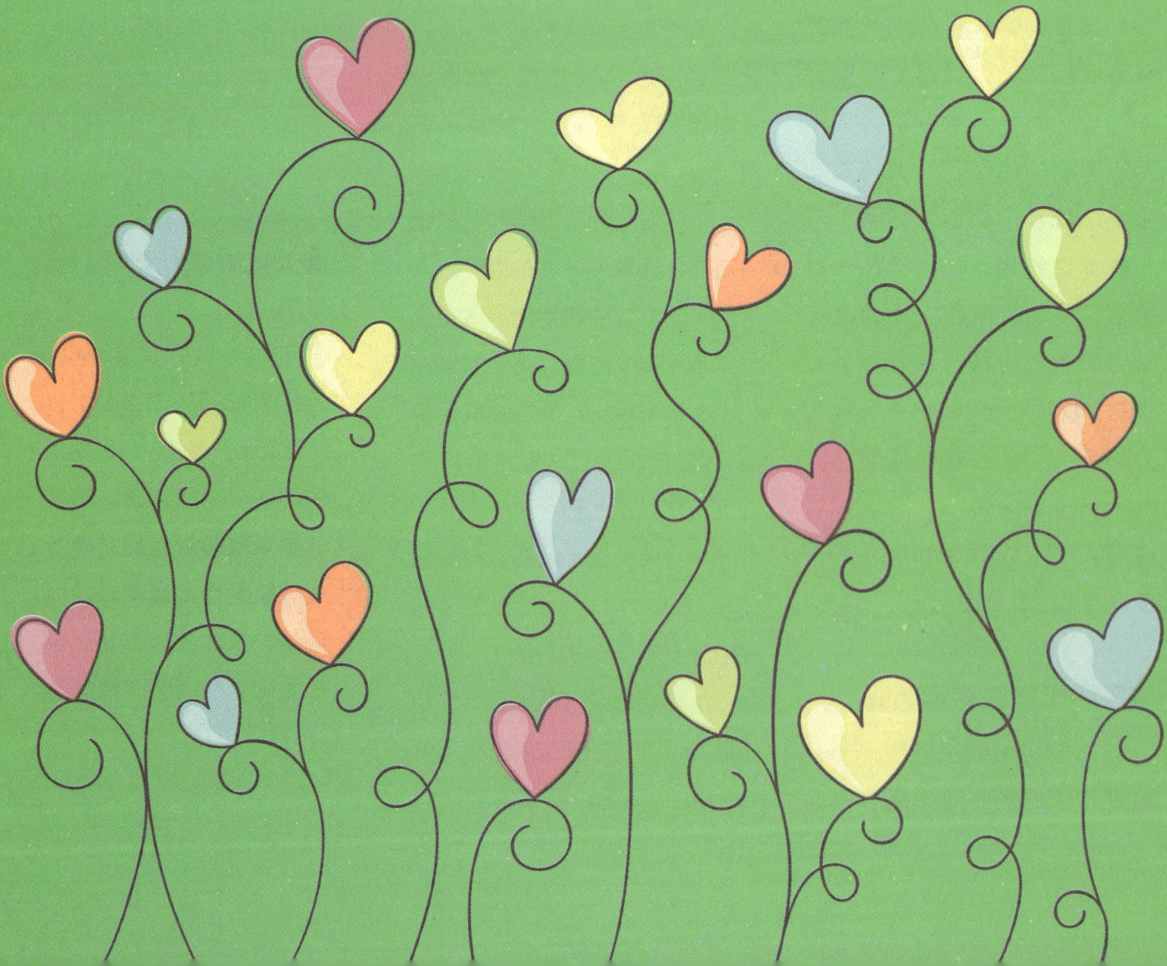

第十四章

人工喂养

尽管有越来越多的证据表明母乳喂养对宝宝的健康有益，医学专家也普遍建议妈妈们选择母乳喂养，但因受健康、工作等因素影响，选择人工喂养的妈妈也为数不少。要想让人工喂养的宝宝和母乳喂养的宝宝一样健康，妈妈在配方奶粉、奶瓶、奶嘴等的选择上必须慎之又慎，并关注喂养用品的清洁消毒，保证宝宝的喂养安全。

01 混合喂养

如果妈妈的奶水不足，或者因为白天要上班而无法哺乳，但又不愿意放弃母乳喂养，那么可以选择混合喂养的方式，但一定要确保喂养方法的正确性。

混合喂养的情况

什么是混合喂养

混合喂养，是指妈妈因为奶水不足或其他原因不能完全母乳喂养时，可以在母乳喂养的同时使用代乳品，如牛奶、奶粉等来喂养婴儿，最好在每次母乳喂养后通过代乳品来补充母乳的不足部分，以维持婴儿的正常生长发育。混合喂养虽不如母乳喂养效果好，但还是要比人工喂养更利于宝宝健康成长。

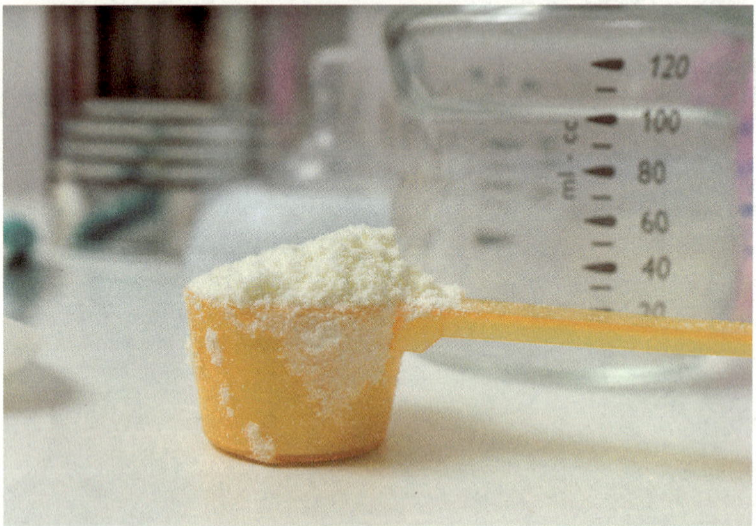

尽量避免混合喂养

1.混合喂养容易造成新生儿消化功能紊乱，如果一次喂奶中也采取混合喂养方式，更容易出现这种情况。

2.混合喂养不容易掌握乳量，妈妈需要考虑到给宝宝喝了母乳后还要食用多少其他的代乳品，如果喂养代乳品过少，宝宝会饿，如果喂养代乳品过多，则会让宝宝营养过剩。

3.混合喂养容易出现乳头错觉，有些混合喂养的宝宝会因为过早地添加配方奶，出现乳头错觉，并可能因此拒绝吃奶瓶或者拒绝吃母乳的情况。

需要混合喂养的情况

1.在充分吸吮乳汁的情况下，新生儿有营养摄入不足的表现：每天的尿量低于6次，尿色深，呈砖红色，出现脱水热，等等。

2.有低血糖高危因素的新生儿，足月小样儿（大于37周，体重小于2500克），糖尿病妈妈的新生儿等。

3.因为母婴分离，新妈妈不能母乳或不能完全母乳新生儿。

4.宝宝体重下降过多，超出出生体重的10%时。

混合喂养的方法

补授法

如果宝宝还没满6个月，妈妈应先对宝宝进行母乳喂养，然后再补喂宝宝一定数量的配方奶。每次哺乳时间不应超过10分钟，避免宝宝因吸奶时间过长而疲劳，然后喂其他乳品。这种方法的好处是让婴儿先吸吮母乳，从而使妈妈的乳房能够按时受到刺激，以保持乳汁的正常分泌。

代授法

如果宝宝在6个月以上，妈妈可以一次喂母乳，一次喂配方奶，轮换间隔喂食。这种喂法容易使母乳减少，而逐渐地用牛奶、代乳品、稀饭、烂面条代授，可培养宝宝的咀嚼习惯，为以后断奶做好准备。

混合喂养的次数

一般来说，对混合喂养的宝宝，在1～2个月时，每日喂哺7次，即上午5时、8时、11时各喂一次，下午2时、5时、8时、11时各喂一次，晚间休息6小时喂一次。

在2～3个月时，每日喂哺6次，即上午6时、9时半各喂一次，下午1时、4时半、8时、11时半各喂一次，晚间休息6小时喂一次。

从3个月起，每日喂哺5次，即上午6时、10时各喂一次，下午2时、6时、10时各喂一次，晚间休息8小时喂一次。当然，对宝宝的喂哺时间也不应把握太死板，还是要根据宝宝的具体情况而定，最好按需哺乳。

混合喂养添加奶粉的原则

混合喂养添加配方奶的原则：先从少量开始，如一次加30毫升，然后观察宝宝的反应，如果宝宝喝奶后不入睡或喝奶后不到1小时就醒，醒后张嘴找乳头甚至哭闹，说明宝宝还没吃饱，应适当再增加奶粉量，比如加到一次50～60毫升。以此类推，直到宝宝喝奶后能安静或持续睡眠1小时以上。由于每个宝宝的需要不尽相同，所以妈妈只能通过仔细观察和不断尝试，才能了解宝宝真正的需要量。

混合喂养的奶粉添加量

配方奶粉添加量需要根据宝宝白天哺喂后酣睡时间来断定，如果酣睡超时，婴儿奶粉就要减量或停止添喂。

一般来说，白天两次哺乳间隔时间是：分娩后第一周，不定时、不定量、按需哺乳；第二周，1小时以上；第三周，1.5小时以上；第四周，2.5小时以上；第五周，3小时，超过时间须及时催醒婴儿哺乳，晚上10时后可以超过3小时按需哺乳。

每天让宝宝定时吸吮母乳

不管妈妈采用的是哪种方法的混合喂养，都应坚持每天让宝宝定时吸吮母乳，保证让宝宝每天吸吮乳房8次以上，每次尽量吸空乳房。此外，妈妈要尽可能多地与宝宝在一起，经常搂抱宝宝。当母亲乳汁分泌增加时，要及时减少配方奶的喂养量和次数。上班的母亲可以采用“代授法”，但是在上班期间，最好坚持定时用吸奶器吸奶，做到每3小时吸一次。

母乳改喂配方奶粉要循序渐进

如果想要让母乳喂养的宝宝改喝配方奶粉，要有一个循序渐进的过程，因为配方奶粉的味道大多比母乳重些，所以宝宝很容易吃配方奶时出现拒奶现象。这时妈妈应一点点减少母乳，同时增加配方奶粉，或是将母乳和配方奶调在一起喂宝宝，便于宝宝逐渐习惯接受。如果宝宝还是拒绝喝配方奶粉，也可以尝试更换一种配方奶粉来喂。

最好使用小勺喂宝宝代乳食品

在喂宝宝代乳食品的时候，最好使用小勺、小杯或滴管喂而不要使用奶嘴，因为如果宝宝一旦习惯奶嘴的话，很可能会拒绝再吃母乳，给母乳喂养带来一定的困难。

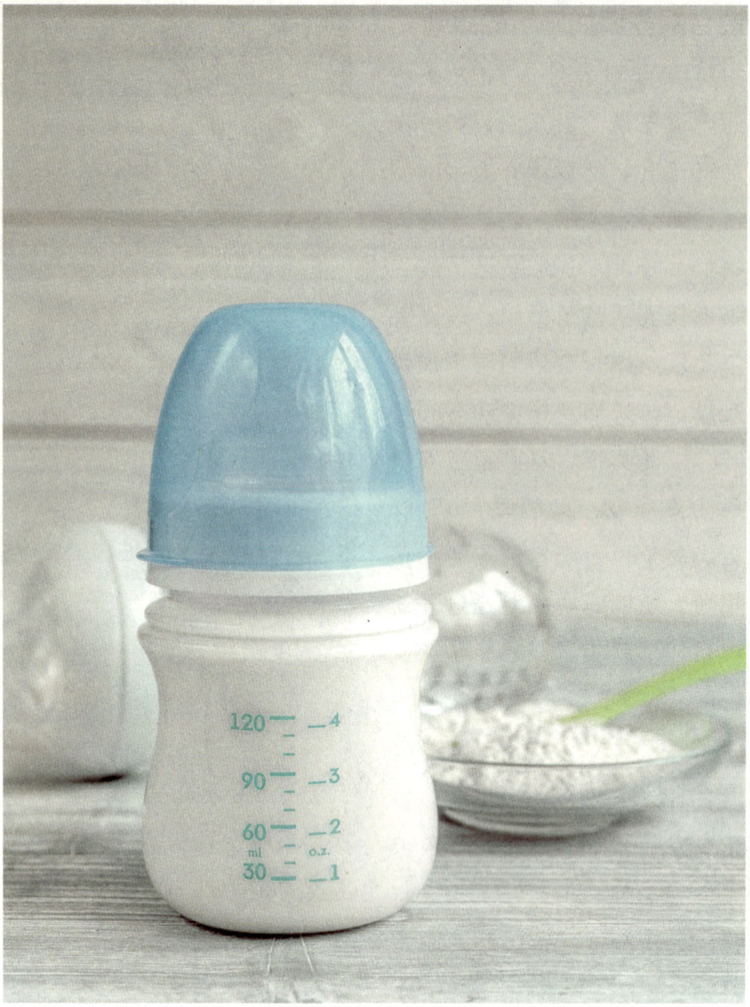

混合喂养的注意事项

新生儿一次只可喂一种奶

在对新生儿进行混合喂养时，一定要做到一次只喂一种奶。也就是说，如果给宝宝吃母乳那就只吃母乳，如果给宝宝吃代乳品就只吃代乳品，最好不要交叉着食用，否则会引起宝宝消化不良，也会导致宝宝对乳头发生错觉，引起拒吃乳头或是拒绝奶瓶。

尽量多喂母乳

尽管是混合喂养，妈妈也要充分利用有限的母乳，尽量多喂母乳。多让宝宝吸吮也可在一定程度上促进乳汁的分泌。另外，妈妈要注意把母乳喂养的次数均匀地分开，千万不要很长一段时间都不喂母乳，更不要因母乳不足而放弃母乳喂养，至少应坚持母乳喂养到宝宝6个月，再完全使用代乳品喂养宝宝。

夜晚最好母乳喂养

如果宝宝半夜醒来要吃奶，妈妈最好是母乳喂养，因为妈妈在有了充分休息的前提下往往乳汁会分泌得多一些，而宝宝在这时的需要量又相对较少，所以这时候母乳一般情况下是可以满足宝宝的需要的。但如果母乳量太少，宝宝一次吃不饱就会缩短吃奶的间隔，从而影响到妈妈夜晚的休息，这种情况下就要以代乳品为主了。

混合喂养的宝宝要喝水吗

一般来说，混合喂养的宝宝不需要额外补充水分，因为母乳中含有充足的水分，按说明书配置的配方奶粉中的水分也能满足宝宝的需要。但如果天气炎热或是所处环境温度太高，宝宝有口渴的表现，比如体温升高或皮肤出现汗疱，就要注意在两顿奶间给宝宝喂一些水，每天2～3 次即可。如果孩子拒绝喝水，也不要强迫。

如果为宝宝添加的不是配方奶粉，那就要在两顿奶间让宝宝适当喝水，因为即使是稀释后的动物奶中，蛋白质和矿物质含量仍高于母乳，适当补水可以帮助肾脏排出体内废物，保持身体水平衡。

如何给宝宝喂配方奶

02

想要做个专业级别的“喂奶工”，可不是那么简单的事儿。一套完整的配方奶喂养程序主要包括3步：冲泡奶粉、喂奶粉、清洗奶具。

冲泡奶粉

冲泡奶粉前要注意清洁卫生

在为宝宝冲配奶粉之前，妈妈一定注意清洁卫生。要将奶瓶、奶嘴和所用餐具进行消毒，而且尽量使用蒸锅和微波炉进行消毒，而不要用抹布擦洗。妈妈还要认真洗净双手并消毒。

准备温度适宜的清水

水温过高会使奶粉中的乳清蛋白产生凝块，某些对热不稳定的维生素和免疫活性物质也会遭到破坏，从而影响宝宝的营养摄取和消化吸收，所以冲泡的水必须调至适当的温度。40～60℃的水温较为合适，必须保证水是完全煮沸过的。如果没有温度正好的温水，可将1/3的凉开水和2/3的热水混合。

调配奶粉的比例

冲泡时，先在奶瓶中加入适量的温水，之后再加入奶粉，这样冲泡出的浓度相对准确。

有些配方奶粉中强化了钙、铁、维生素D，因此在调配配方奶粉时，一定要仔细阅读说明并严格按照说明书的方式配比，不能随意冲调。如果调配得过浓，就会增加宝宝消化的负担；如果调配得过稀，又难以满足宝宝的生长发育。奶粉正确的冲调比例，若是按重量比，应是1份奶粉配8份水；若按容积比，应是1份奶粉配4份水。另外，还可以根据奶瓶上的刻度来进行配比。

温馨提示：喂奶的间隔可根据宝宝的食欲来调节，但要考虑到奶粉要比母乳消化得慢些。

滚搓奶瓶，溶解奶粉

加好奶粉后，将干净卫生的奶嘴拧好，轻轻滚搓奶瓶，以使奶粉充分溶解。注意，一定不要上下震荡瓶身，以免奶瓶中产生大量气泡。冲好的奶一定要让宝宝趁热食用，一次喂不完的奶要扔掉，不可再次食用。如果能做到严格消毒，也可以一次调配宝宝一天的奶量，分装到多个奶瓶中，降温后放入冰箱保存。

喂奶粉

采用母乳喂养的姿势

对于宝宝而言，最幸福的事莫过于依偎在妈妈的怀里了。即使没有母乳喝，闻着妈妈身上的味道，也能感到十分安心。所以，即便是喂奶粉的妈妈，也要抱着宝宝喂奶。可以采取母乳喂养时的姿势，喂奶过程中，妈妈与宝宝面对

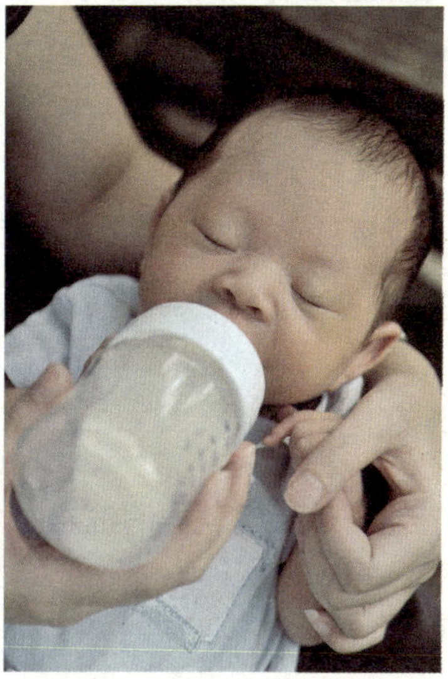

面，可一边说话逗着宝宝，一边给宝宝喂奶。这样的喂养，能让宝宝感到妈妈的爱意，得到情绪上的安宁。

让宝宝咬到奶瓶上的奶嘴

正式喂养前，可先在手背上滴几滴奶水，感觉不烫不凉较为合适。然后，将奶瓶倾斜45度倒置，把奶嘴放在宝宝嘴边。奶嘴的入口处应充满奶水，而且奶孔不能太小，否则宝宝吸奶会非常费劲，容易吸入空气。在喂奶的过程中，妈妈需要不断调整奶瓶的角度，确保奶嘴中一直有充足的奶水。

拿走奶瓶

宝宝吃饱后，妈妈要将奶瓶拿走，可先将自己的小指偷偷放在宝宝嘴边，等宝宝停止吮吸后，再抽走奶嘴。

给宝宝拍嗝

同母乳喂养一样，喝配方奶的宝宝也要在吃饱后拍嗝。有些宝宝尤其是小宝宝，中途需要暂停几次拍嗝，等将胃中的空气排出后，再接着喂奶。

清洗奶具

宝宝一喝完奶就要清洗奶瓶

奶瓶最好在宝宝刚喝完奶之后就立即清洗，因为这时候比较容易清洗干净，如果放得时间太长，奶瓶上残留的奶的油脂就会变得黏腻难清，瓶身上看起来也会雾雾的，比较难清洗。在清洗的时候，妈妈们要保证足够的耐心和细心。

清洗奶瓶的技巧

在宝宝喝完奶后，先倒掉残余的奶液，用清水冲洗奶瓶，然后倒入清洗液，用奶瓶刷把各个角落刷洗干净，尤其要注意刷洗奶瓶的瓶颈和螺旋处，最后用清水将奶瓶冲洗干净。

清洗奶嘴的技巧

先将奶嘴翻过来，用奶嘴刷仔细刷洗，然后用清水冲洗干净。注意，由于靠近奶嘴孔的地方比较薄，因此清洗的时候要格外小心，防止其裂开。清洗奶嘴时还要特别注意清洗奶嘴孔里的奶垢，以保证奶嘴上的出奶孔通畅。如果有奶渍凝结在奶嘴上，可先用热水浸泡奶嘴几分钟，等奶渍变软以后再用奶嘴刷刷掉。

煮沸式消毒法

奶具清洗干净后，还要煮沸消毒。首先准备一个专用的不锈钢煮锅，装满冷水，水的深度要能完全覆盖奶瓶；然后取下奶嘴和奶瓶盖，将奶瓶放入锅中煮沸。如果是塑料奶瓶，最好是放进煮沸的水里；如果是玻璃奶瓶的话，则要在水未煮沸之前放入，以免炸裂。当水烧开后5～10分钟，放进奶嘴和奶瓶盖等，然后盖上锅盖，再煮3～5分钟即可关火。

待水变凉后，用奶瓶夹取出奶瓶、奶嘴、瓶盖等，倒扣在干净的器皿上，盖上纱布或盖子，放置在通风、干净的地方晾干。需要注意的是，塑料奶瓶不宜烧太久，当水滚后立刻放进奶嘴等再煮3～5分钟即可。

蒸汽式消毒法

如果奶瓶不耐高温，那最好还是使用蒸汽锅来消毒，但在使用蒸汽锅消毒前，一定要先把奶瓶、奶嘴、奶瓶盖等物品彻底清洁。需要注意的是，在使用蒸汽锅消毒的时候一定要看奶瓶的耐温标示，在购买奶瓶的时候也应关注一下奶瓶的耐温标示。目前市场上的电动蒸汽锅种类很多，妈妈可以根据自己的需求来选择。

挑选合适的配方奶粉

03

不管是混合喂养还是人工喂养，都需要给宝宝准备好配方奶粉。目前市场上配方奶粉种类繁多，应选择质量有保证的配方奶粉。

适合婴儿的奶粉

婴儿奶粉

婴儿奶粉是以牛奶为主要原料，应用营养互补原理，从大豆中提取大豆蛋白和油脂制成的，可以用来弥补牛奶中酪蛋白含量高不易消化的缺点，同时还补充了滋养性单糖和维生素D以及一定量的铁剂，比较适合新生儿食用。

母乳化奶粉

母乳化奶粉也叫配方奶，是营养学家根据母乳的营养成分，重新调整搭配奶粉中酪蛋白与乳清蛋白、饱和脂肪酸与不饱和脂肪酸的比例制成的，当中除去了部分矿物盐的含量，加入了适量的营养素，包括各种必需的维生素、乳糖、精炼植物油等物质，和母乳的营养成分比较接近，比较适合喂养1岁以内的婴儿。

不适合婴儿的奶粉

速溶奶粉

速溶奶粉的溶解速度很快，易于冲配，但消化比较困难，且含糖量很高，颗粒粗易吸收水分，所以并不是很适合新生儿喂养。

甜奶粉

甜奶粉是将牛奶中的水分去掉，加糖制成的奶粉，每100克甜奶粉含糖50多克。甜奶粉保有了牛奶的原有成分，营养价值比较高，但营养价值没有母乳高。而且甜奶粉的含糖量较高不易消化，味道又比较甜，容易造成宝宝对甜食的依赖，给以后添加辅食造成一定的困难，所以也不宜食用。

淡奶粉

每100克淡奶粉中含糖量为

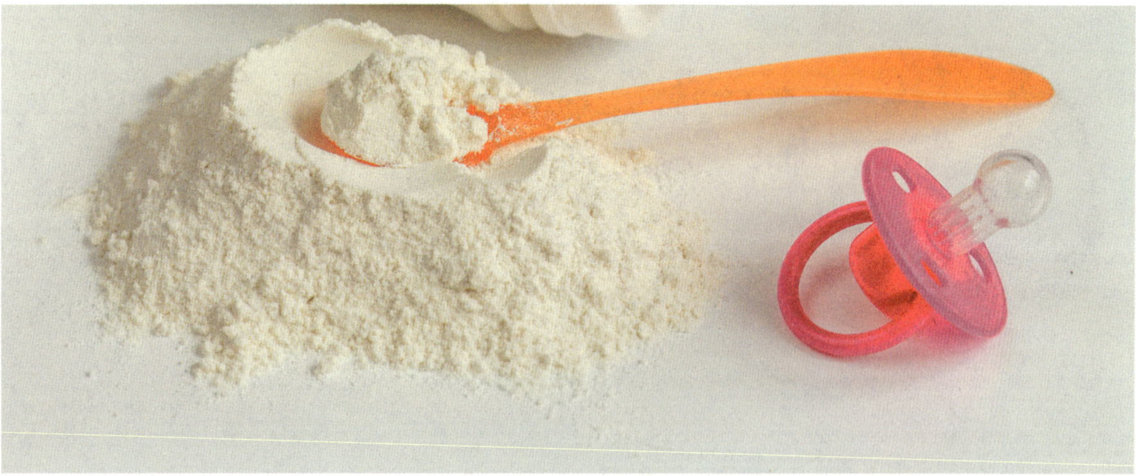

别让宝宝喝鲜牛奶

鲜牛奶中所含的钙和蛋白质都非常丰富，是母乳的3倍。从量上来看，鲜牛奶中的营养含量的确很高，但从质上来看，当中的成分比例与母乳有很大差别，比如蛋白质比例、矿物质含量、渗透压等。鲜牛奶不利于婴儿的健康。

配方奶是模仿母乳的成分来进行调配的，虽然无法做到和母乳完全一致，但比牛奶要更加接近母乳。所以在宝宝1周岁以前不要喝鲜牛奶，等过了1周岁，随着消化系统的发育完善，就可以直接喝牛奶了。

35克，其成分基本和甜奶粉一致，只是含糖量不同。此外，淡奶粉当中酪蛋白的含量较高，不易消化，因此也不太适合婴儿喂养。

这样给宝宝挑奶粉

1.通过安全的途径购买品牌的配方奶粉，但要注意防止冒牌产品。

2.奶粉的外包装要完好无损，不透气，并要注明生产日期、生产批号、保存期限，保存期限最好是用钢印打的，没有涂改嫌疑。

3.奶粉的外观应是微黄色粉末，颗粒均匀一致，没有结块，闻起来有清香味，用温开水冲调后，溶解完全，静止后没有沉淀物，奶粉和水无分离现象。如果出现相反情况，说明奶粉可能有质量问题。

4.亲自品尝一下奶粉，避免严重偏甜的奶粉，以免造成宝宝虚胖和过早蛀牙。

5.购买近期生产的奶粉，从生产到宝宝吃完，最好不要超过3个月。

6.如果宝宝能接受奶粉的口味，可继续让宝宝食用1～2周，并观察宝宝的食欲、大便、睡眠、体重增长等情况，如果有变差的倾向，可考虑是否是奶粉引起的，若是奶粉的原因则须更换奶粉。

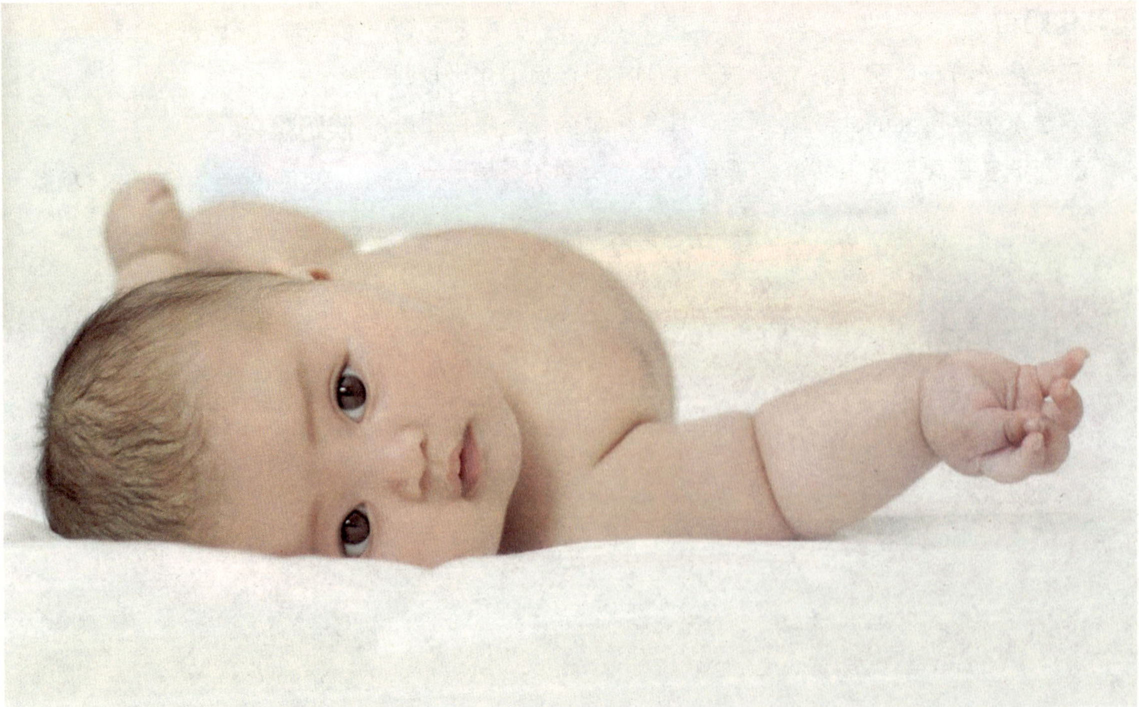

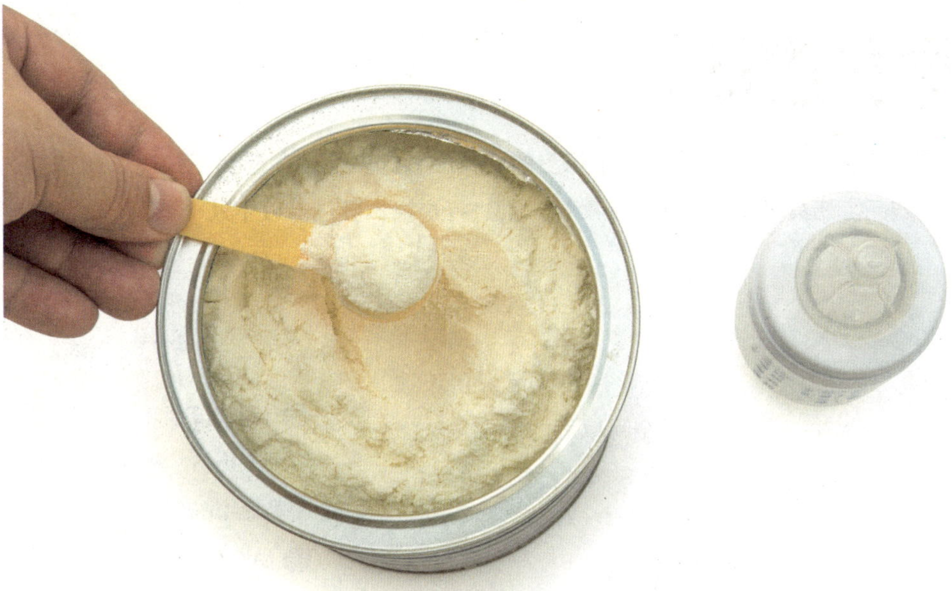

特殊奶粉的更换

更换配方奶粉的方法

由于更换配方奶粉可能会使宝宝产生不良反应，如腹泻和过敏，所以换奶也需要掌握一定的方法。更换配方奶粉的基本方法是：第一天，先减少1小勺原配方奶粉，改成1小勺新配方奶粉，如果宝宝没有不良反应，比如大便颜色发绿，质地变稀或出现便水分离现象，则第二天就可更换两小勺，第三天则更换3小勺，以此类推，直到全部完成更换。

早产儿奶粉的更换

早产儿奶粉适用于早产儿或低体重儿，当早产儿的体重发育至正常（大于2500克）之后，可更换成婴儿配方奶粉。更换的方法是：原奶粉每次减少一匙，改成添加婴儿配方奶粉一匙，如无特殊反应则继续更换，直至完全更换成功。

无乳糖配方奶粉的更换

无乳糖配方适合原发性乳糖不耐受和继发性乳糖不耐受的婴儿。这类婴儿因为乳糖酶缺乏或乳糖酶活性减低，所以在饮用含有乳糖的配方奶后会引起腹泻而且长期不愈。对于继发性乳糖不耐受的宝宝而言，要暂时用无乳糖配方奶替换原来的配方奶粉，待腹泻改善后还要继续使用2～3周，置换回一般配方奶粉时需要采用渐进式添加奶粉的方式进行。

水解蛋白配方奶粉的更换

水解蛋白配方奶粉又称为“低敏配方奶粉”，是指经过特有的水解技术，将牛奶中的蛋白质水解成分子较小的肽链，这样一来就可以大大降低牛奶的致敏性。而且，它的渗透压低，食入后不用经过宝宝的肠胃消化即可直接吸收，故此配方奶粉含渣量少或无渣，可减少宝宝的粪便量。

这种奶粉多适用于对牛奶蛋白过敏的孩子，价格偏贵，味道可能比不上普通婴幼儿奶粉。使用时，可直接停用原配方奶粉，更换成水解蛋白配方奶粉。当换回一般婴儿配方奶粉时，则须采用渐进式的换奶方式更换。

04 奶具的挑选

奶具是每个宝宝的必需品。现在市场上的奶具品种繁多，很多妈妈不知道该如何挑选适合宝宝的产品。奶具可以从奶瓶和奶嘴两方面进行选择，要注意以下几个方面。

奶瓶的选择

根据材质来选择

目前市场上的奶瓶材质主要是玻璃和塑料。玻璃奶瓶因为具有内壁光滑、容易洗净、开水消毒不易变形等特点，适合较年幼还不会拿奶瓶的宝宝使用；塑料奶瓶因为使用时间长久后易变黄而不透明，不容易看出奶瓶是否洗净，有的经开水消毒还会变形，但因为不宜摔坏，因此适合大一些能自己抱着奶瓶吃奶的宝宝使用。

一般新生婴儿最好用玻璃奶瓶，6个月以后的宝宝可选择PPSU（聚苯砜）材质的奶瓶。

奶瓶的容量

奶瓶的容量一般分为120毫升、160毫升、200毫升、240毫升4种。如果宝宝未满1个月，每次的哺乳量一般宜为100～120毫升；如果宝宝在1个月以上，每次的哺乳量一般宜为120～200毫升，一天宜控制在800～1000毫升。注意，奶瓶的瓶口宜大不宜小，以便装奶和清洗。

问 我因为母乳不足要给宝宝喂配方奶粉，需要准备多少个奶瓶合适呢?

答 妈妈至少要为宝宝准备两个以上的奶瓶，一个可以用来喂奶，一个用来喂水。因为对于宝宝而言，喂水的奶孔可以相对较小一些，而喂奶的奶嘴口相对大一些，这样更有利于吸吮。

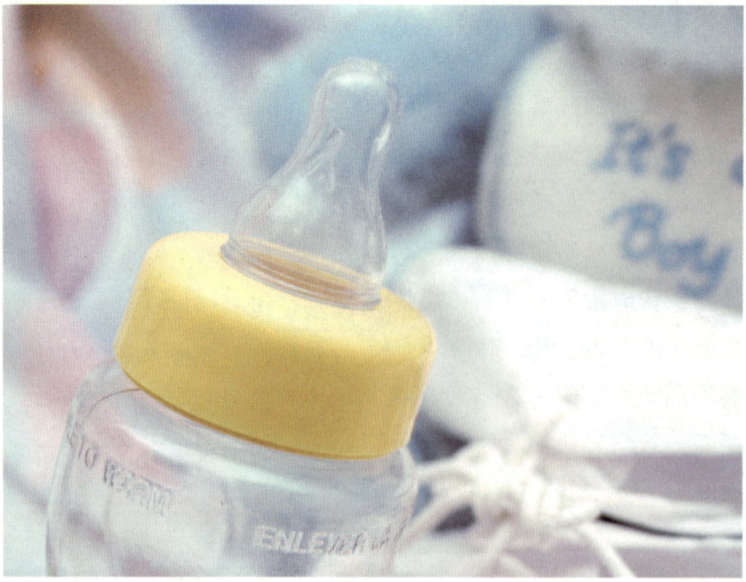

不同的喂养方式对奶瓶有不同的要求，大家可以根据自己的实际情况而购买。

1.如果是母乳喂养，可为宝宝各自购买1～2个250毫升和120毫升的奶瓶。

2.如果是混合喂养，可为宝宝购买4～6个250毫升的奶瓶，1～2个120毫升的奶瓶。

3.如果是人工喂养，可为宝宝购买4～6个240毫升，1～2个120毫升的奶瓶。

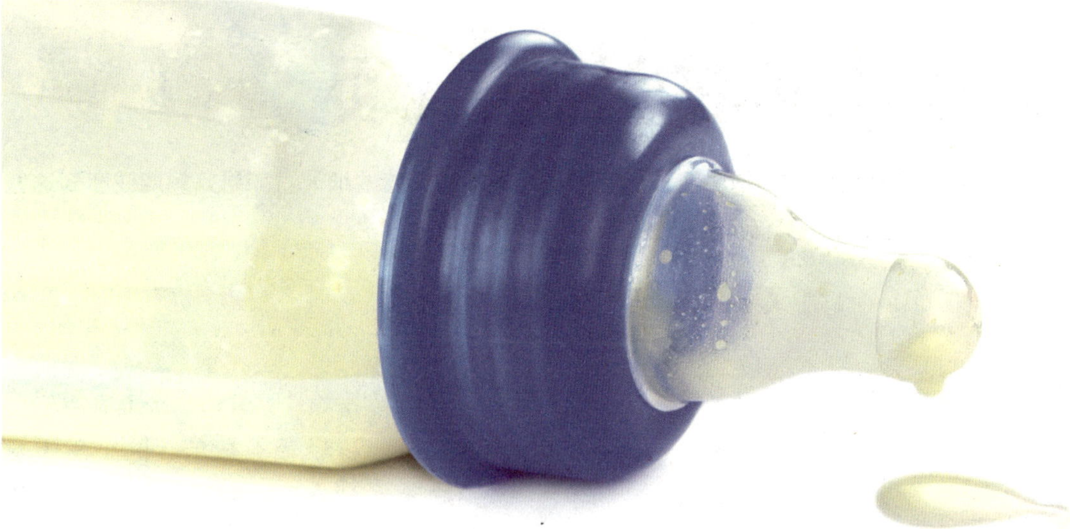

选择带帽奶瓶

为了避免消毒后的奶头和瓶口受到污染，选购奶瓶时最好选择带帽奶瓶。如果无法买到带帽的奶瓶，妈妈可以用布自制一个瓶帽，瓶帽的大小要超过奶瓶直径，以便罩住奶头和奶瓶上端。

奶嘴的选择

根据宝宝的需要选择奶嘴质地

目前市场上的奶嘴材质主要是硅胶和乳胶，还有一部分是橡胶。与乳胶奶嘴相比，硅胶奶嘴的质地较硬，也较接近妈妈的乳头；而乳胶的奶嘴质地较软，宝宝吸起来不费劲，但却容易老化。如果宝宝是人工喂养，最好选择与妈妈的乳头相似的硅胶奶嘴，如目前市场上出售的高仿真奶嘴，会更容易被宝宝接受。

根据宝宝的月龄选择奶嘴孔

选择奶嘴孔时，要根据宝宝的月龄和食量来酌情选择，因为如果奶嘴孔太大，宝宝吃奶的时候就容易呛着，而如果奶嘴孔太小，宝宝吃奶又太费力。

奶嘴孔的分类主要有小圆孔、中圆孔、大圆孔、十字孔、Y字孔，以及根据母乳流量而设计的一孔、两孔和三孔。一个合适的奶嘴孔的标准，能保证宝宝每次用奶瓶吃奶的时间在10～15分钟。

一般来说，小圆孔的奶嘴适合刚出生的宝宝，中圆孔的奶嘴适合用来喝水和牛奶，而大圆孔的奶嘴则用来喝果汁和米粉这些流质的食物，Y字形孔适合于可以自我控制吸奶量、边喝边玩的宝宝使用，而十字型孔则适合于吸饮果汁、米粉或其他粗颗粒饮品，也可以用来吃奶。

奶嘴要定期更换

不管宝宝使用的奶嘴有没有坏，妈妈都要尽量每隔 3 个月为宝宝更换一次。如果奶嘴使用不足 3 个月，但奶嘴出现变色或奶嘴上有裂痕，也应及时更换奶嘴。

如何判断奶嘴孔的大小

要想判断选择的奶嘴孔是否合适，其实方法很简单：将奶瓶装满水，然后把奶瓶倒过来，观察水从奶嘴孔中流出的情况，如果奶嘴孔大小适中，那么正常流下的速度是2秒钟一滴，如果滴不出来就说明奶嘴孔过小，而如果成水流状，则说明奶嘴孔过大。

05

人工喂养的注意事项

在喂养宝宝喝配方奶的时候，还有很多妈妈容易忽略的细节。如果妈妈能注意到这些细节，宝宝将会吃得更顺利、更健康。

让宝宝吃得更好的技巧

检查奶的流速

在给宝宝喂奶前，一定要提前检查好奶的流速：让奶瓶的瓶口朝下，如果奶水从奶嘴孔中呈连续的奶滴流出，就是合适的流速。如果奶水需要几秒钟的时间才能形成一滴，就说明奶嘴孔过小，会造成宝宝吮吸困难；如果奶水呈线状流出不止，说明奶嘴孔过大，容易呛着宝宝。

让奶瓶里进点空气

在给宝宝喂奶前，应当把奶瓶的盖子略微松开，让空气能够进入瓶内，以补充宝宝吸出奶后的空间，否则奶瓶内就会形成负压，容易使瓶子变成扁形，而且也会使得宝宝的吸吮变得非常费力，导致宝宝因为吸不出奶而发脾气或者干脆拒绝吃奶。出现这种情况时，可以轻轻地把奶嘴从宝宝的嘴里拉出让空气进入瓶内，然后继续喂奶。

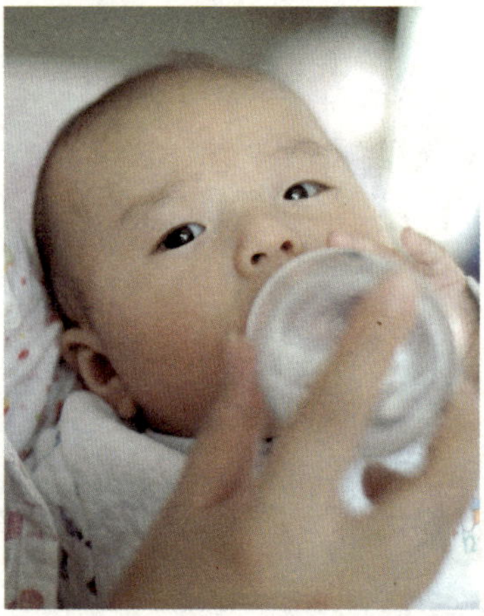

刺激宝宝吸吮奶嘴

在给宝宝喂奶前，妈妈可以轻轻地触碰宝宝近侧的脸蛋，诱发宝宝的吸吮反射。当宝宝把头转向妈妈的时候，就顺势把奶嘴送入宝宝的嘴里，但注意不要把奶嘴捅得过深，以免呛着宝宝。

吃奶后立即拿开奶瓶

当宝宝一喝完奶，妈妈就要轻轻而果断地移去奶瓶，以防宝宝吸入空气，导致打嗝的现象。一般来说，宝宝喝完奶后就会主动松开奶瓶，如果宝宝还紧咬着奶嘴不放，妈妈可以轻轻地把自己的小手指塞到宝宝的嘴角，诱使宝宝松开奶嘴。

喂奶时也要注重交流

给宝宝喂奶时，妈妈一定要注意与宝宝进行交流，你可以亲切地注视着宝宝的眼睛，观察宝宝的表情，也可以对着宝宝说话或轻声哼唱儿歌，或是发出一些能令宝宝感到舒服和高兴的声音，同时要保持亲切的微笑。

有时宝宝在吃奶的过程中会停下来，四处看看，玩一玩奶瓶等，这时你应该安静地等着宝宝再去吸食，或是趁机换一下手臂，这样会给宝宝一个新的视角，而且还能休息一下胳膊。另外在这个时候，你还可以顺便轻拍宝宝的背部，让宝宝打嗝。

喂奶时要保证宝宝呼吸通畅

如果宝宝出现鼻塞的症状，最好在每次喂奶前给宝宝

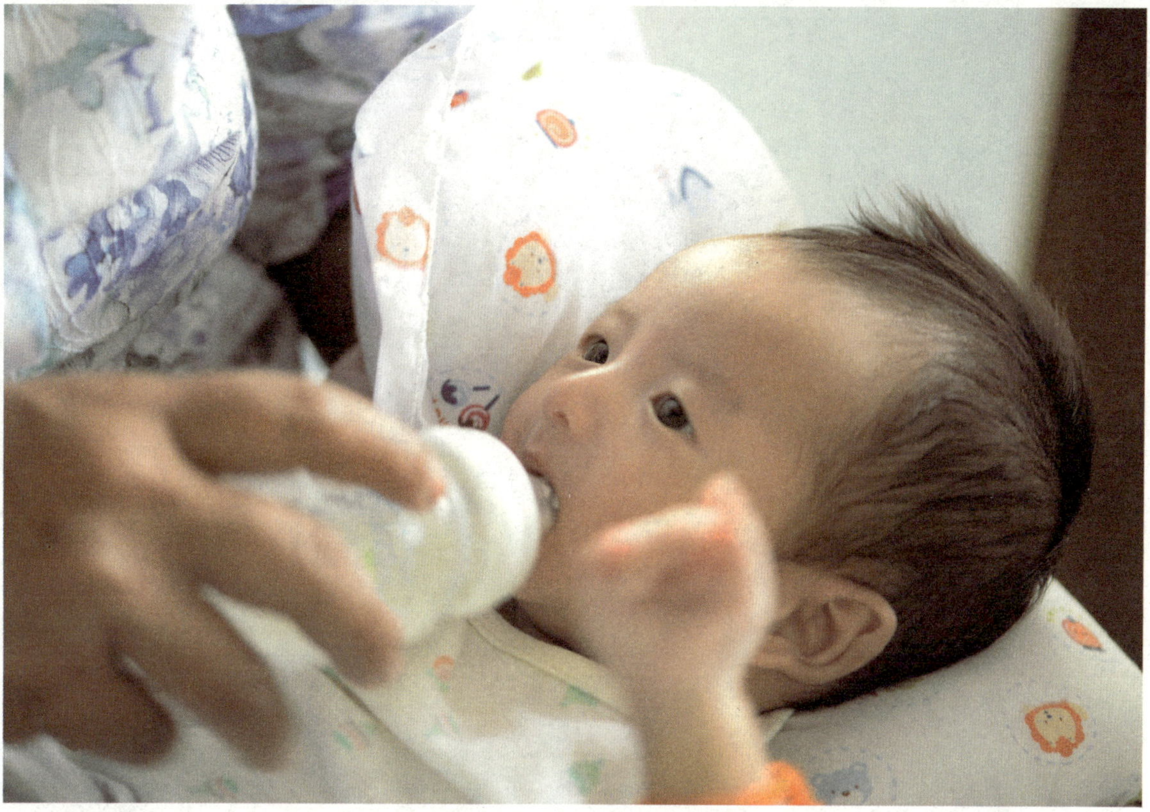

滴入一些经医生许可或医生所开的滴鼻药，让宝宝的鼻子恢复通畅再喂奶。因为宝宝不可能在吃奶的同时用嘴呼吸，如果鼻子不通的话，稍不留神就会呛着宝宝，引发呕吐、窒息等不良后果。

人工喂养时的4个不要

不要在宝宝平躺时喂奶

千万不要在宝宝平躺时喂宝宝喝奶，因为这样的姿势不但会让吃奶更费力，而且还可能会呛着宝宝，或引起宝宝溢奶。

不要把奶瓶靠在枕头或垫子上喂

这样很容易因为瓶子的角度不佳而呛着宝宝，并且也会致使宝宝吸入大量的空气。更重要的是，这种吃奶的姿势失去了妈妈的抚抱，不利于亲子关系的建立，也不利于宝宝的健康成长。

不要强迫宝宝把剩下的牛奶喝光

如果宝宝在吃奶时突然停了下来，并没有继续吃的欲望，你千万不要强迫宝宝把剩下的奶水喝光，也不要将剩下的奶水再次加热让宝宝食用。

不要擅自改变奶粉配方

即使认为给宝宝喂的配方奶粉不合适，也不要擅自改变配方奶粉，而要先向医生进行咨询，再决定改用何种配方奶粉。另外有些宝宝会对牛奶过敏（大约有2.5%的宝宝会出现牛奶过敏），应在医生的指导下改喂适度水解配方奶粉，以替代完整牛奶蛋白的普通婴儿配方奶粉，这样做还能有效降低宝宝在1周岁以内罹患过敏性湿疹的风险。

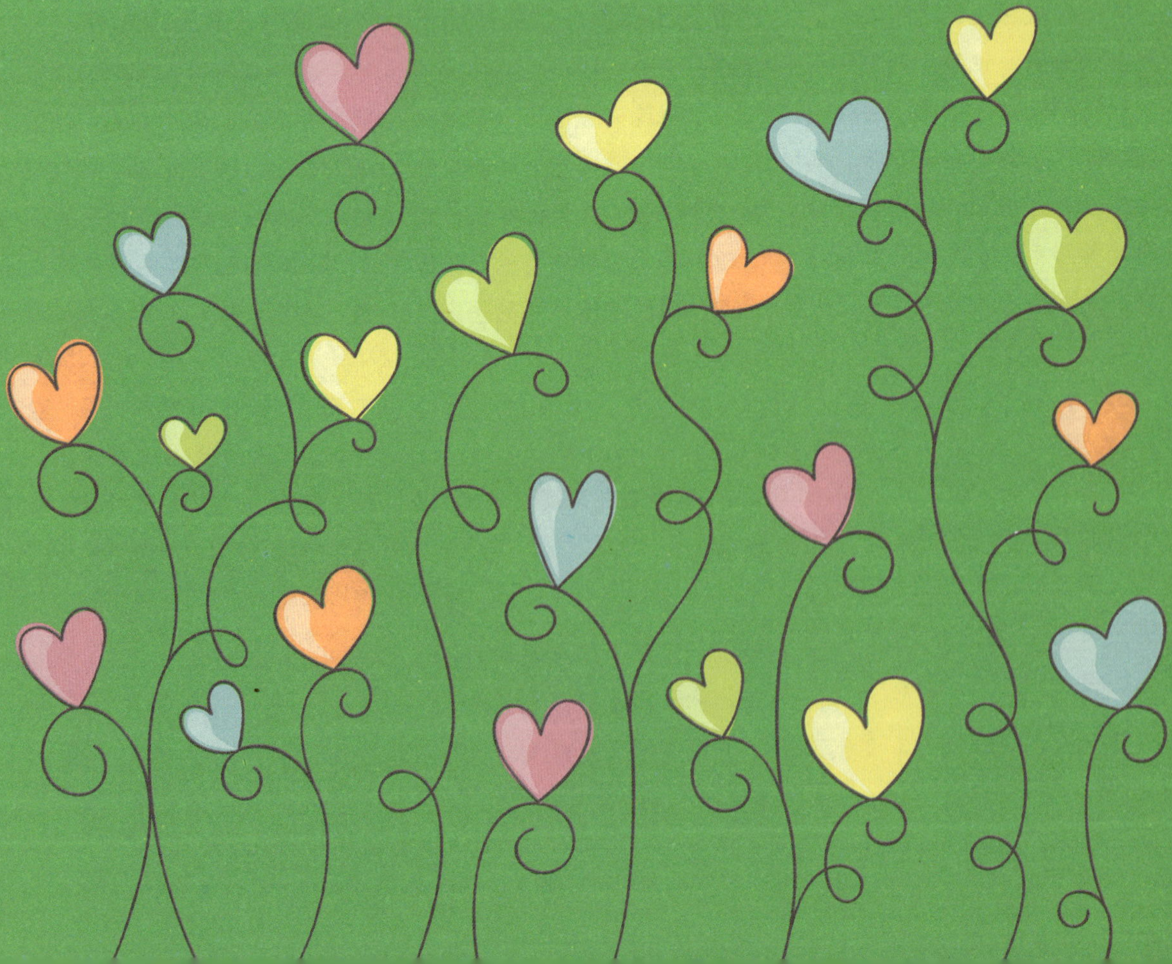

第十五章

宝宝的日常护理

期盼已久的宝宝终于呱呱坠地，你的内心必定洋溢着喜悦，但可能没过多久，这种喜悦就变成了手足无措、疲惫不堪。

如何给宝宝洗一个舒服澡？宝宝为什么总是哭起来没完？尿布该怎么换？宝宝生病了怎么办……作为新手妈妈，对于照顾宝宝你总是充满了很多的疑问。那么，现在就让我们来一起学习下如何给宝宝最好的护理。

01 新生儿出生后的常规护理

新生儿娩出后，助产人员会对新生儿进行一些基本处理。同时要对新生儿进行评分，以判断新生儿有无窒息及窒息的严重程度。

宝宝出生当天的基本处理

清除鼻子、口腔的羊水

新生儿一经娩出，护士会迅速擦拭新生儿面部并清理宝宝的呼吸道，及时吸除鼻子、嘴巴里的羊水等排泄物，保证呼吸道的通畅。

刺激新生儿啼哭

如果呼吸道清除干净仍无啼哭时，护士会轻拍新生儿足底刺激其啼哭，啼哭说明其小小的肺部已经开始工作了。

处理脐带

传统的方法是将脐带结扎后再剪断，脐带的残端用干法无菌处理。也可用血管钳夹紧脐带根部后再剪断。

阿氏评分

利用阿氏（Apgar）评分观察新生儿出生后1分钟及5分钟的反应。这是新生儿出生后接受的第一次检查，主要针对新生儿肤色（appearance）、心率（pulse）、对刺激的反应（grimace）、肌张力（activity）、呼吸（respiration）进

新生儿阿氏评分

体征＼得分	0分	1分	2分
肌张力	无力；不动	四肢略呈弯曲	四肢屈曲、动作活跃
每分钟心率	无心率	＜100次	＞100次
弹足底或插鼻管反应	无反应	有皱眉动作	哭、咳嗽或打喷嚏
皮肤颜色	呈青灰色，或者苍白色	颜色正常，但手足青紫	全身肤色正常
呼吸	无呼吸	哭声微弱；呼吸缓慢，而且不规则	哭声良好响亮；呼吸正常

评分结果

10分：新生儿的身体素质和神经系统发育基础正常，无须任何处理。

7～9分：属轻度窒息，需要进行一般性处理。

4～7分：属中度窒息，需要进行呼吸道清理、吸氧等治疗。

4分以下：属重度窒息，需要紧急抢救。

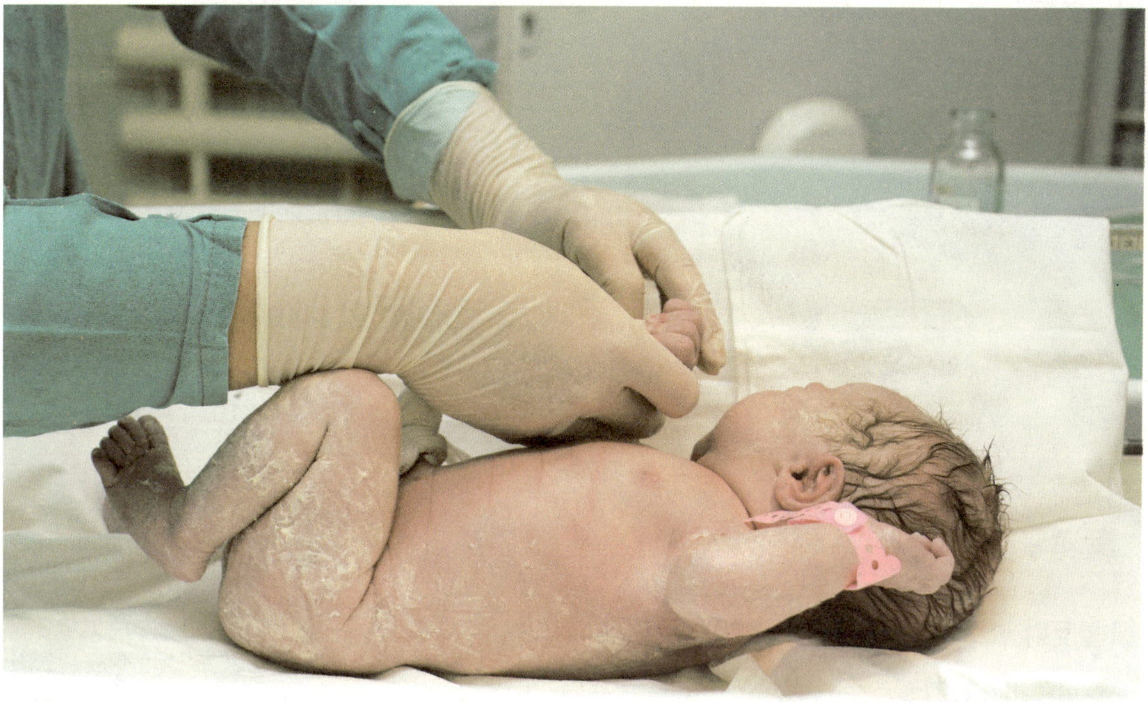

行检查。每项评分为0～2分，五项总分最高为10分。

给眼睛消毒

新生儿出生后点上抗生素眼药水，预防新生儿经阴道分娩时遭受的细菌感染。

注射维生素K_1

新生儿出后的前几天，如果维生素K_1供应不足容易导致出血，所以通常会在出生后肌内注射维生素K_1，预防新生儿的出血性疾病。

全身检查

检查新生儿身体各部的外观是否正常，尤其对于一些不十分明显的畸形，如手脚多指（趾）、尿道下裂、隐睾、无肛门等。

擦洗身体

基本处理完成后，给新生儿擦洗身体，将出生过程中粘到的血迹和胎脂擦洗干净。

盖脚印、戴手圈或脚环

将新生儿足印和母亲的食指印盖到新生儿记录单上，并将记有新生儿出生时间、性别、体重、母亲姓名的手圈或脚环戴上，以备日后识别。

与母亲皮肤接触与首次吮吸

新生儿在娩出的30分钟内，应该与母亲有皮肤接触，时间不少于30分钟。首次尝试母乳喂养，让刚离开母亲的新生儿得到心理安慰，并刺激乳汁分泌。

新生儿反射

反射是新生儿与生俱来的本领

通过新生儿的反射能确认新生儿神经和肌肉成熟程度。如果没有基本的反射反应在，则可能是身体和大脑异常引起的。

踏步反射

将新生儿直立抱起，让其双脚接触到平面时，会把腿抬高，做出走路般的踏步动作。出生后3～4个月，当其脚部已能支撑身体重量后，该反射消失。

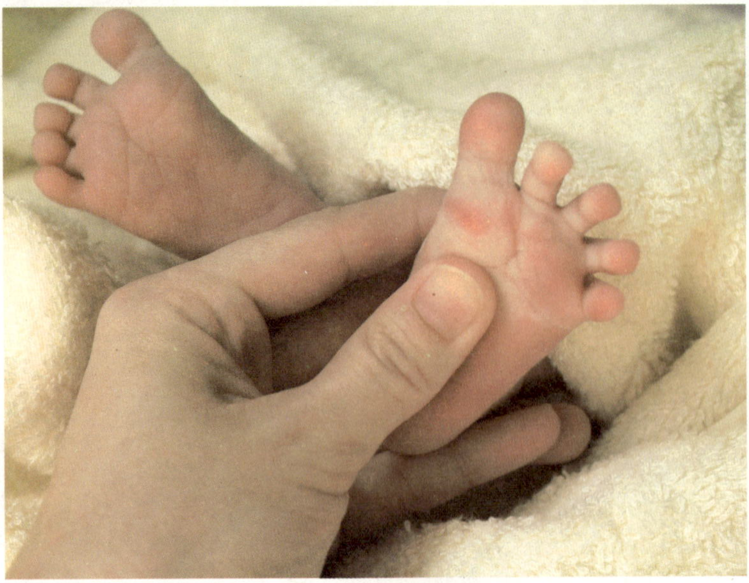

抓握反射

用手指轻轻刺激新生儿的手心时，会令新生儿紧紧抓住手指。同样的刺激下，脚趾和脚掌也会出现类似的反应。手掌的抓握约在3个月后消失，脚掌的抓握反射则约在出生后8个月消失。

巴宾斯基反射

轻轻挠新生儿的脚掌时，会出现脚拇趾向脚背方向弯曲的反应，与正常成人的反应相反，这叫巴宾斯基反射。父母不要为此不断挠宝宝的脚底，这种动作会让宝宝很不舒服。巴宾斯基反射在宝宝学会走路后会消失。

吸吮反射

用手指或妈妈的乳头轻轻刺激新生儿嘴唇附近，不需要经过教导，新生儿就会张开嘴做吃奶的动作。吸吮反射约在6个月后会消失。

新生儿的疾病筛查

为什么要进行新生儿的疾病筛查

很多患有先天性代谢缺陷性疾病的新生儿，刚出生时外观和普通的婴儿没什么区别，看上去很健康，因此不会引起家长的注意。但是这些隐藏的疾病会导致新生儿大脑智力障碍或体格发育迟缓等，短时间内就可能造成不可逆的损伤。如果能及时发现新生儿的这种异常，尽早采取措施，往往能收到满意的效果。

新生儿遗传代谢病筛查

遗传代谢疾病种类很多，目前能够干预治疗的其实并不多，新生儿筛查主要针对可以干预治疗的疾病，包括先天性甲状腺功能减低症(CH)、苯丙酮尿症(PKU)。

正常的新生儿一般在出生3天后在足跟采血筛查，如果有早产儿、低体重儿或正在治疗疾病的新生儿等未能及时采血，最迟采血时间不应超过出生后20天。筛查的结果会被存档，不会通知家长，但是若结果为阳性或可疑阳性，筛查中心才会通知家长，并提供进一步的检查，一旦确诊则要立即进行治疗和干预。

新生听力筛查

新生儿听力筛查是判断宝宝是否存在听力障碍的检查。正常新生儿在出生后48小时到出院前，用筛查型耳声发射仪进行初筛。如果筛查结果为“未通过”，并不一定代表宝宝有听力障碍，还要在宝宝出生42天内进行复查。复筛仍未通过者，则应在宝宝月龄内再次转至省级卫生行政部门指定的听力障碍诊治机构，再次进行检查。

认识刚出生的宝宝

02

宝宝出生后，你不仅要关注宝宝的身高、体重、五官等外观发育情况，还要懂得新生儿主要指标的测量方法，更要了解新生儿具备的种种本领，以此判断宝宝的发育是否正常。

新生儿的发育情况

新生儿的体格数据

正常足月的新生儿，一般身长在47～52厘米，平均为50厘米；一般体重在2500～4000克，平均体重为3000克；顶臀约33厘米，头围平均在33～35厘米，而胸围会比头围小1～2厘米，一般为31～33厘米；呼吸每分钟40～60次，心率每分钟约140次。

皮肤

刚出生的宝宝皮肤非常薄，呈粉红色，可能还有粘着尚未脱落完全的胎脂。有些新生儿皮肤轻度发黄，这是正常现象，医学上称之为“生理性黄疸”。大多数在出生后2～3天皮肤开始变黄，这是由于新生儿肝功能发育不成熟，没有足够的能力处理大量的胆红素造成的。

生理性黄疸正常情况下会随着时间的推移会逐渐消失。若10天后黄疸不退或逐渐加重，并伴有吃奶不佳、精神差等情况，则为病态。

头

新生宝宝的头在经过妈妈产道时遭受挤压而变形，所以出生时的头部又窄又长又瘪。在宝宝头顶上方还能看到随着脉搏跳动的前囟门。

头发

头发蓬松，头顶中央的部分很柔软。有的宝宝的头发可能很茂盛，也有的是发量则较稀少，发质也有不同。

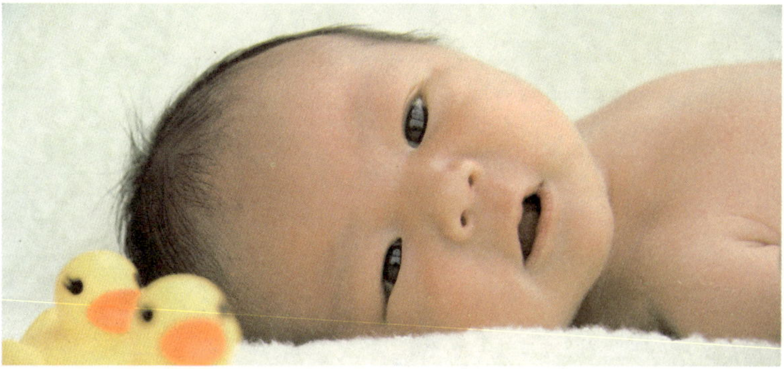

眼睛

自然分娩的宝宝由于出生时经产道的挤压，可能眼睛会有充血，或是水肿睁不开的现象。眼睛可以注视20～40厘米范围内的东西。

鼻子

鼻子扁平，在鼻尖及两个鼻翼上可以见到针尖大小、密密麻麻的黄白色小结节，略高于皮肤表面。

口腔

口腔上颚中线上和齿龈切缘会出现黄白色的小斑点，数周后自然消失。

耳朵

新生儿的耳朵可能是瘪的，还有可能两边不一致，几天后可慢慢舒展开来并渐渐一致。

脐带

腹部较软且膨隆。宝宝出生后，脐带被扎结、切断，留下呈蓝白色的残端。几小时后，残端就会变成棕白色。以后逐渐干枯，变细，并变为黑色。一般在出生后3～7天内脐残端脱落。脐带初掉时创面发红，稍湿润，几天后就能够完全愈合，并且随着身体内部脐血管的收缩，皮肤被牵扯、凹陷而成脐窝。

生殖器

因为宝宝在胎儿期受母体激素的影响，所以睾丸或外阴有点肿，呈现膨胀的状态，但1周后就会恢复正常。

胳膊

胳膊呈用力的状态，向上握着拳头，如果用手指触摸，会握得更紧，但在睡着时，拳头会放开。

腿

膝盖弯曲，有点像青蛙腿，把腿拉直后，马上又会恢复弯曲。

新生儿具备的本领

四肢弯曲

新生儿的体态还和在母体里时一样，手臂和腿弯向躯干一边，小手紧紧地攥成拳头，蜷缩着身体。当宝宝感觉到很大的声音或突然的动作时，会自动拱起背来，伸开手臂和腿，但这些运动多属无意识和不协调的。如果用力挠宝宝的脚心，拇趾会向后弯曲，其他几个脚趾则呈扇形张开。

吸吮

吸吮反射是宝宝的天生本能，可以帮助找到食物的来源。饿的时候，宝宝就会移动头部，一旦有物体接近嘴角，头部就会跟着转动。

视觉

新生儿一出生就具有视觉能力，但视焦距的调节能力较差，所以并不能看清周围的事物。健康的宝宝在睡醒时，一般都有注视和不同程度转动眼睛、头部追随移动物体的能力。当宝宝睁开眼时，家长可以试着让宝宝看自己的脸，或是在距离宝宝20厘米左右处放一红色圆形玩具，以引起宝宝的注意，然后移动玩具上、下、左、右摆动，宝宝就会慢慢移动头和眼睛追随玩具。

听觉

大部分的宝宝在出生24小时后对听觉刺激1～2次就能引起反应，对大人说话的声音也很敏感。家长可以在宝宝身旁轻声说说话，观察看宝宝是否会随声音变化有不同的反应。

发声

出生1周内宝宝处于最初的发声阶段，通常会发出两种声音，一种是哭声，一种是细语声，如“啊”之类的声音。

触觉

宝宝这时的触觉十分敏感，对身体接触、特别是对手心和脚心的接触尤其敏感。大人用手轻触宝宝的手心和脚心时，宝宝会有反应。

嗅觉、味觉

嗅觉和味觉也都已经有了相当的发展，宝宝在出生最初几天就存在味觉的性别差异。一般来说，女宝宝会比男宝宝更喜欢甜味，出生5～6天的宝宝已经能够区分妈妈和其他哺乳期妈妈的乳汁气味了。

音乐感

宝宝的音乐性这时尚处于朦胧阶段，但天生具有节奏的本能，极易被音乐所吸引。当宝宝啼哭时，如果在其耳边摇几下响铃，宝宝会立即止住哭声并睁开眼睛寻找声音来源。

新生儿的特殊护理

03

初为人母，除了给宝宝喂奶、换尿布外，妈妈还要给宝宝身体做护理，比如清理眼屎、清洁肚脐、剪指甲……这些小问题其实都很简单，快来学习一下吧！

脐带的护理

保持脐根部清洁

在宝宝出生后24小时，就应将包扎脐带的纱布打开不再包扎，以促进脐带残端干燥与脱落。处理脐带时，应先洗干净双手，然后以左手捏起脐带，轻轻提起，右手用消毒酒精棉围绕脐带的根部进行消毒，将分泌物及血迹全部擦掉，每天进行1～2次，以保持脐根部清洁。

脐带残端脱落后的特征

脐带残端一经脱落，肚脐就形成了。在脐带残端脱落的过程中，肚脐周围常常会出现轻微的发红，这是脐带残端脱落过程中的正常现象，不用担心。但是，如果肚脐和周围皮肤变得很红，而且用手摸起来感觉皮肤发热，那很可能是肚脐出现了感染，要及时带宝宝去看医生。

脐带护理不当易致败血症

在正常情况下，脐带在出生后3～7天脱落。但在脐带脱落前，脐部很容易成为细菌繁殖的温床。脐带结扎后留有脐血管断口，如果脐部感染，细菌及其毒素进入脐血管的断口处并进入血循环，就会引起菌血症。新生儿免疫功能低下，菌血症会很快发展为败血症甚至脓毒血症。

不要用紫药水擦洗

有的宝宝肚脐很长时间不脱落，或脱落后化脓，有些老人为了干燥脐带就要给宝宝用紫药水擦拭，这个方法以前的时候经常使用。但现在医学上不提倡这个方法，因为紫药水的干燥效果仅限于表面，而酒精的干燥效果是从里到外的干燥，所以尽量还是不要用紫药水擦洗。

护理脐带的具体方法

可用棉球或细纱布蘸75%的医用酒精，从内向外涂擦脐带根部和周围，每天涂擦2次，等脐带干爽后，用纱布盖好。

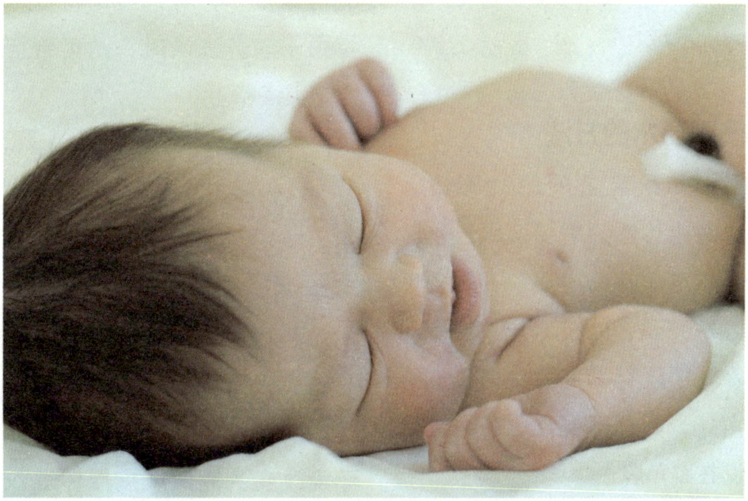

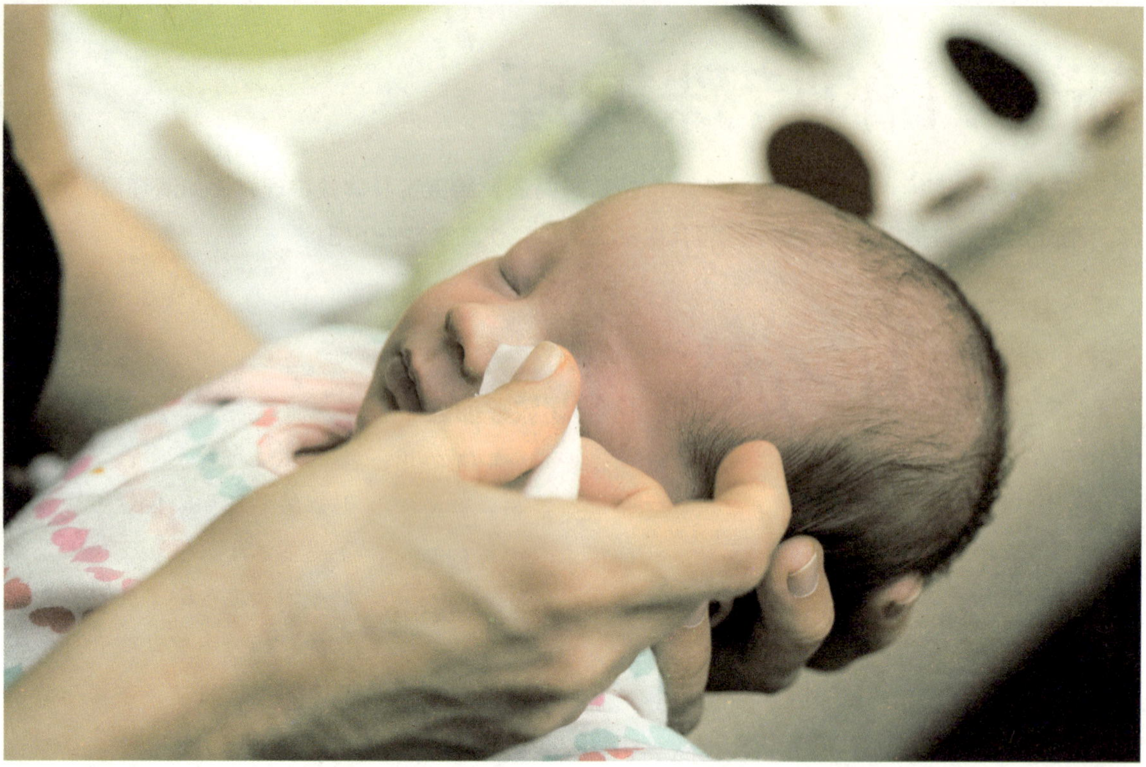

眼睛的护理

清理眼屎的办法

如果宝宝刚睡醒，眼睛里有眼屎，这时候可以用纱布或棉棒蘸上温水轻轻地擦拭。记住，千万不要直接用手指或指甲擦掉，以免戳到宝宝的眼睛，造成伤害。

滴眼药水的方法

如果宝宝的眼睛不适，经医生诊断后需要滴眼药水。妈妈可手持药水瓶，在眼角上方2～5厘米处挤入1～2滴眼药水，要记得滴在宝宝内侧的眼角处，尽量不要让眼药水直接滴在眼角膜上。

洗头、洗澡时的眼睛护理

小宝宝的眼睛很脆弱也很稚嫩，妈妈在给宝宝洗头、洗澡时，要注意防止洗发水或洗澡泡沫进入到宝宝的眼睛里。洗头时，妈妈要托着宝宝的后背从后面洗，如果宝宝头顶上的泡沫多了，可拿毛巾将泡沫擦去一些。洗澡时，则可给宝宝带上浴帽。

鼻腔的护理

宝宝很容易鼻腔不通气

新生儿的鼻腔发育还不成熟。因为鼻腔较窄小，鼻黏膜内的血管丰富，当遇到外界环境改变的刺激或病原体进入时，就容易发生炎症。这时候宝宝的鼻腔分泌物会明显增多，鼻腔黏膜充血肿胀，加上鼻腔本身就比较狭窄，所以容易出现鼻子不通气。

清理鼻屎的方法

当妈妈发现宝宝鼻子不通气时，首先应查看宝宝的鼻腔内是否有分泌物，有的话就需要进行清理。

- 用干净的棉棒蘸上少量的清水，轻轻插入鼻腔入口，使鼻腔内的分泌物软化、流出。
- 用蘸上温水的纱布轻轻擦拭流出的鼻屎。

棉棒最好不要深入鼻腔，以免刺激鼻黏膜，让新生儿打喷嚏。清理时动作要轻柔，不能用力过猛。

鼻腔充血肿胀时怎么办

有时候宝宝鼻腔内没有异物，可是鼻子仍然不通气。这可能是因为炎症引起的鼻黏膜充血肿胀造成的。遇到这种情况时，可先用温热毛巾局部湿敷，有助于鼻部的通气。

耳朵的护理

不要给宝宝掏耳垢

妈妈不要给宝宝掏耳垢，看似是在帮助宝宝清理耳朵，但是却可能伤到宝宝的耳膜。耳朵有自净功能，耳垢会自动掉出，不必特意去挖，而且耳垢还可以保护宝宝的耳道免受细菌的侵害。

如何清理耳朵

给宝宝洗脸或洗澡时，只需擦拭耳朵外面和耳后即可。

- 将纱布套在食指上，蘸上温水后，以画圈的方式轻轻擦拭耳郭。
- 喂奶时流下的奶水很容易弄脏耳郭，不要忘了擦拭耳朵的后面。
- 如果不小心让水流入宝宝耳朵，可用棉棒轻轻擦拭外耳道，不要深入耳内。

指甲的护理

要用婴儿专用指甲刀

给宝宝剪指甲上，最好不用成人常用的指甲刀，选择婴儿专用指甲刀较为合适。因为这种指甲刀上配有能将指甲放大3倍的放大镜，能方便妈妈观察。而且，指甲刀的前端刀刃圆，长度短，不容易伤到宝宝。

要在洗澡后修剪

洗澡后，指甲会变得软一些，这时候更好修剪。宝宝醒着时不太配合，可等宝宝睡着后，再剪指甲。手指甲每周剪1～2次，脚趾甲1个月剪1～2次即可。

剪指甲的具体方法

剪指甲时要注意不要剪得过深。

- 用拇指和食指拿住要剪的指甲末端，压一下指肚，以免剪到宝宝的指甲尖。
- 从边角开始剪起，一点一点地剪，等剪完后再修整下两端。

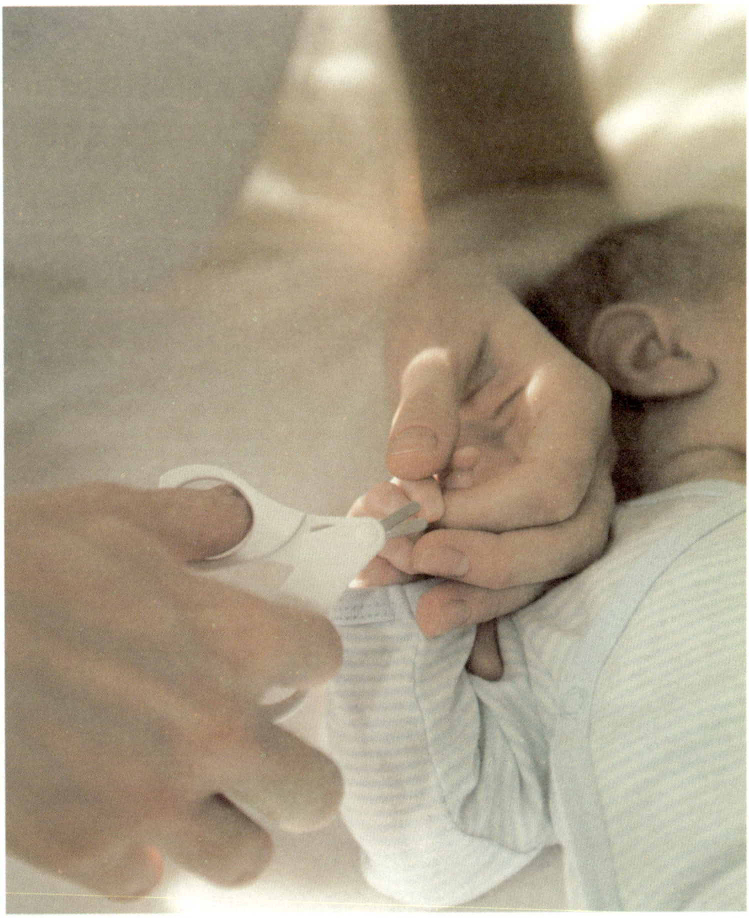

04 如何给宝宝洗澡

对于妈妈而言，给新生儿洗澡是个大问题，技术含量很高。在医院时就应该先跟着护士多学习一下，当然，你也可以跟着下面的步骤再温习一遍。

洗澡的注意事项

新生儿不主张立即全身洗澡

刚出生的宝宝一般不主张立即全身洗澡，只要用消毒纱布蘸温水，轻轻擦拭头皮、耳后、面部、颈部及其他皮肤皱褶的部位就可以。出生3～5天后，可以开始用温水洗澡，一个部位一个部位地清洗。

洗澡的最佳时间

应将洗澡时间安排在喂奶前1～2小时，以免引起吐奶。给宝宝洗澡最好选在每天上午9～10点，吃奶前1小时到1个半小时之间的觉醒状态下，洗澡的时间也不能过长。不要给刚吃完奶或睡眠中的宝宝洗澡。

洗澡的最佳温度

给宝宝洗澡时，浴室内的温宜保持在26～28℃，水温则在38～40℃为最佳，以防宝宝受冷着凉。如果宝宝是全裸洗澡，室温要达到24℃以上；如果是半裸洗的话，室温要在20℃以上。洗澡的时候要关上门窗，不能有对流风。要保证光线的充足，最好能在有太阳的地方洗澡。

用清水洗澡

给新生儿洗澡最好不用任何清洁用品，因为这时宝宝的皮肤还很幼嫩，对刺激非常敏感，清水就是最好的清洁用品。等宝宝长大一点后，可逐渐使用无刺激性的肥皂、浴液，但洗后应该用清水彻底冲洗干净，防止残留皂液刺激皮肤。

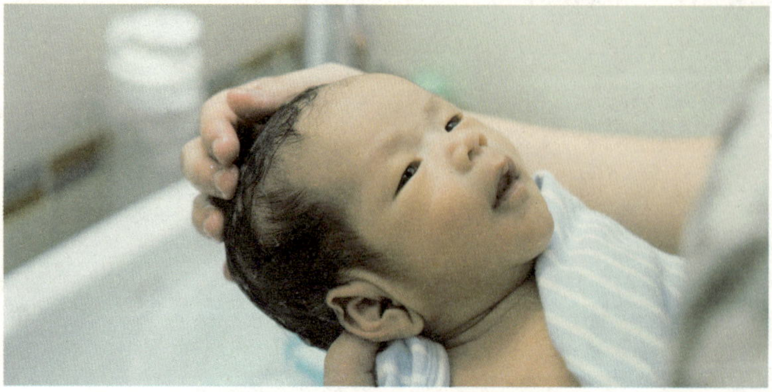

给宝宝洗澡的具体步骤

提前做好洗澡的准备工作

在给宝宝洗澡之前，要做一些必要的准备工作：先把需要换洗的衣服、尿布和洗澡时要用的浴巾、毛巾、婴儿浴皂等放在身边；选择一个大小适中的浴盆；把洗澡水的温度调好，然后用手背或肘部试一下水温，以不觉得烫为宜。

开始洗澡了

刚出生的宝宝很不喜欢自己的头发被弄湿，所以如果宝宝非常不喜欢洗头，最好也不要强制。刚开始可以用柔软的棉布擦拭宝宝的头发，大约2周后可试着用清水洗头，在宝宝头发开始生长前，最好不要使用洗发水，用清水即可。

1.先清洗脸部。刚出生的婴儿最好用脱脂棉蘸煮沸后晾凉的水，出生后4个月的婴儿可以直接用温水清洗。

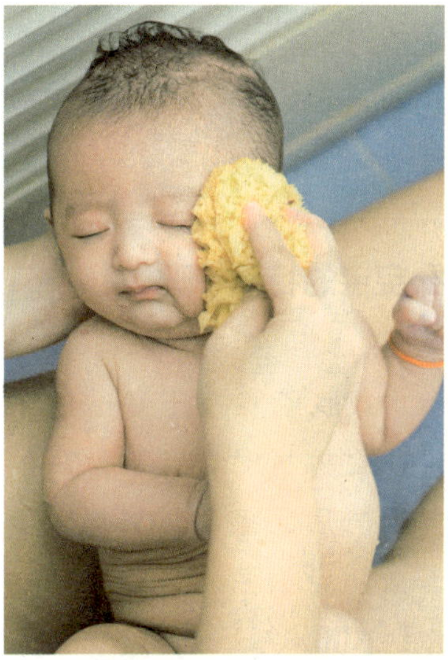

2.接下来用洗澡水打湿头发。用胳膊抱起宝宝，把宝宝固定好，然后用另一只手蘸水将宝宝的头发浸湿，必要时可使用婴儿洗发水，之后冲洗干净。

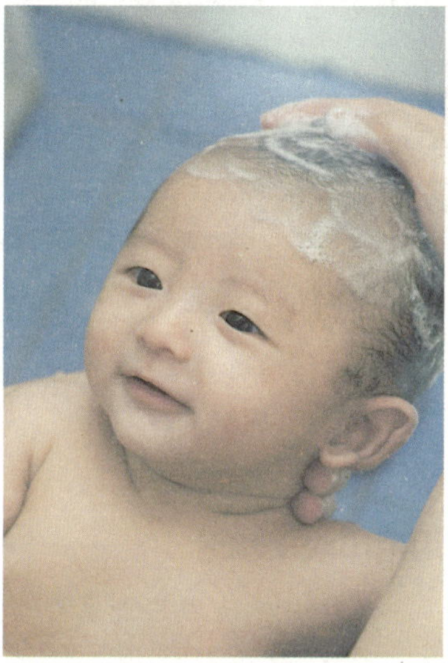

3.用毛巾轻拍宝宝的头发，吸干水分，记住不要使劲揉擦。

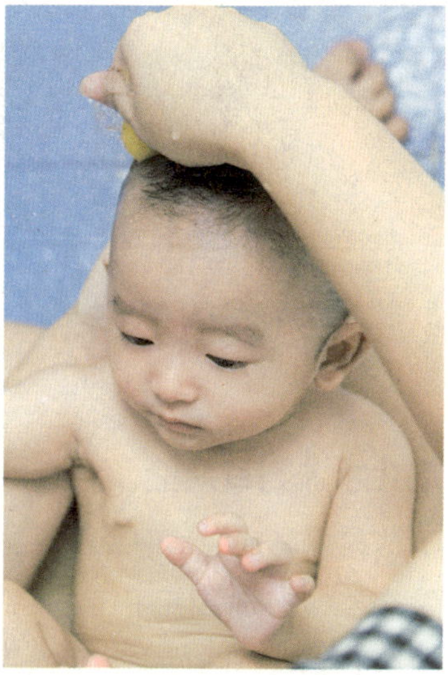

4.洗净头发后，就可以清洗宝宝的身体了。一只手支撑宝宝的臀部，另一只手支撑宝宝的肩部和臀部，把宝宝的臀部泡在水中。

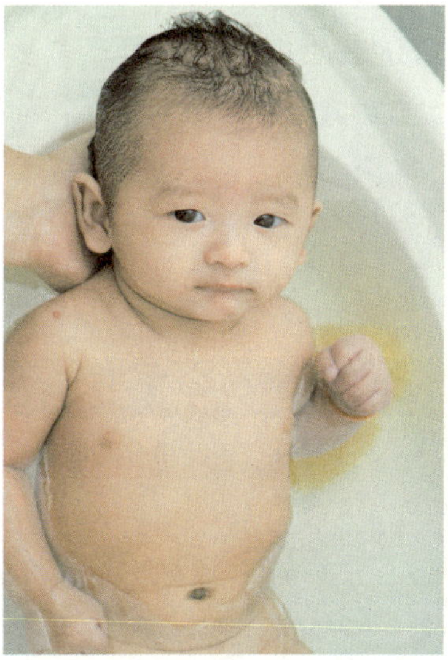

5.一只手一直支撑着宝宝的肩部和背部，慢慢地擦拭宝宝的颈下、前胸、腋下等处，清洗后背时可一手扶着宝宝的胸部和肋下，另一只手向后背泼水清洗。

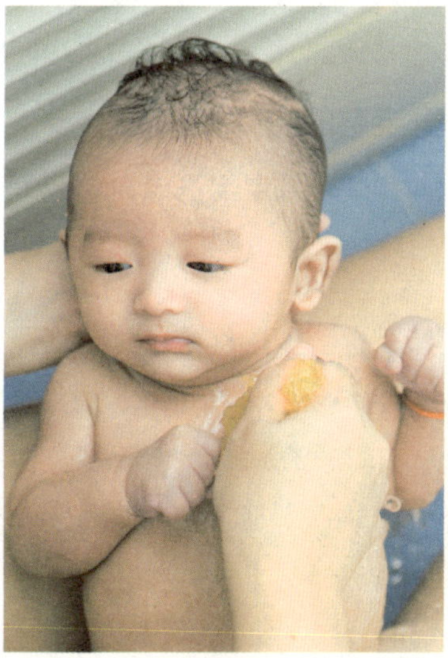

6.给宝宝洗完澡后立即用毛巾裹住宝宝擦去水分。不要揉搓毛巾，轻轻拍打即可。

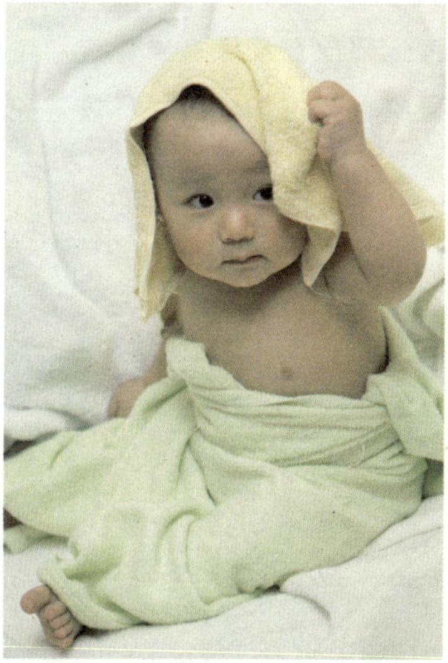

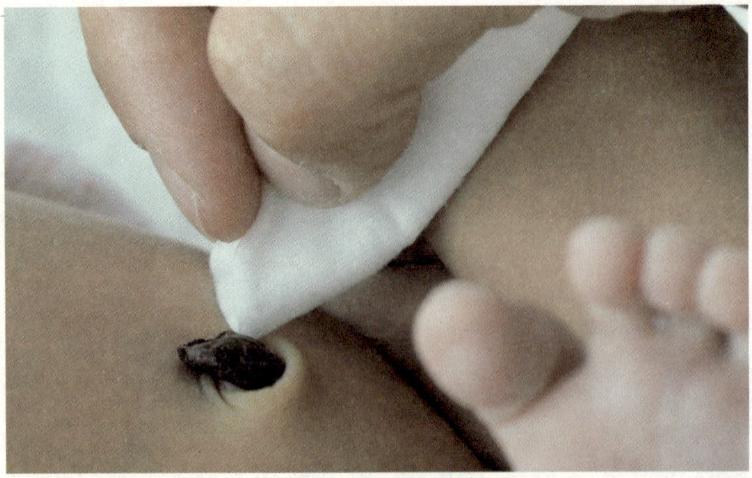

宝宝洗澡时的特殊护理

防止水流到耳朵里

最好将宝宝呈仰卧位放在澡盆里，洗澡时要用手托住头部并用手指将两耳护好，以免耳朵里进水，引起中耳炎。如果不小心进了水，可以用干棉签轻轻擦拭，但不要捅得太深。

脐带护理

如果宝宝此时脐带还未脱落，那么在洗澡时就不宜将宝宝全部放在洗澡盆里，洗澡过程中也要倍加小心，尽量避免浸湿脐部造成感染。

平时可用棉棒或纱布蘸上酒精，进行消毒。

用毛巾吸干水分

新生儿的皮肤表面留有少量的皮脂，可以起到滋润、保护皮肤的作用。所以每次洗澡后，只要用柔软的毛巾吸干宝宝皮肤上的水就可以，不要摩擦擦拭，避免将皮脂擦掉。给宝宝擦干全身后，要立即垫好尿布或穿戴好纸尿裤，穿上衣服，盖好小被子，防止着凉。

男宝宝的特殊护理

在为男宝宝洗澡时，妈妈要注意不用过早地清洗生殖器外侧。如果过早翻动柔嫩的包皮，反倒可能会伤害到宝宝的生殖器。而且，宝宝在6个月之前都不用刻意地清洗包皮，通常到了4岁左右包皮才与阴茎完全长到一起。所以，给男宝宝洗澡时只要把露在外面的部分洗干净即可。

女宝宝的特殊护理

给女宝宝洗完澡时，可用毛巾或脱脂棉擦干她的外阴部。在擦拭时，要从外阴的前面向后面擦洗，这样可以有效防止细菌从她的肛门扩散到尿道。

最好不用爽身粉

新生宝宝的代谢很快，出汗也多，而且多尿，当爽身粉遇到汗水或尿就会结成块状或颗粒状。当宝宝活动时，身体皱褶处的粉块或颗粒摩擦娇嫩的皮肤，容易引起皮肤红肿糜烂。

给宝宝洗脸时注意保护眼睛

给新生儿洗脸时，只要用毛巾或纱布蘸水清洗即可，千万要注意保护好宝宝的眼睛。有些宝宝出生后眼屎较多，妈妈以为宝宝是“火气大”造成的。其实这是宝宝通过妈妈的产道出生时，被产道里的细菌感染造成的。如果宝宝的眼屎比较多，妈妈应该带宝宝去找眼科医生看看。

如何给宝宝穿衣

05

给宝宝穿衣服，是妈妈每天都要做的事情，甚至有时候每天都可能做上两三次。宝宝的身体很软，这就需要妈妈在给宝宝穿衣服时掌握一定的技巧。下面就来一起学习下吧。

穿衣服前的准备工作

新衣服的标签一定要剪掉

虽然现在宝宝的很多衣服标签都在外面，但是也有少数标签贴在里面。为了不伤害宝宝娇嫩的肌肤，衣服的标签一定要剪掉。剪的时候要沿着针线边剪，如果有残留的部分，可用小镊子一点点将标签抽出来。

新衣服穿之前要清洗一遍

新买的衣服虽然看上去很干净，但不能买了就直接给宝宝穿上，尤其是贴身的衣服更是如此。因为新衣服从下料、裁剪、缝制到包装、运输，要经过许多的环节，很容易沾上灰尘或其他异物。所以，在给宝宝穿之前一定要先用清水洗一遍。

室温合适后再给宝宝穿衣

给宝宝穿衣服前，妈妈还要确认室内的温度。因为宝宝可能躺在被窝里，或者穿着其他衣物，在穿衣前需要脱掉其他衣服，可暂时用浴巾包裹住宝宝，然后以最快的速度穿上衣服。如果宝宝表现出惊恐的样子，妈妈还要用手温柔地安抚。

不同类型的衣服怎么穿

给宝宝穿和尚服

1.把衣服平铺在床上，展开，让宝宝躺在衣服上，脖子对准衣服领口。

2.把衣袖反过来，套在妈妈手上，然后抓住宝宝的手，一边翻衣袖，一边把衣袖套在宝宝的胳膊上。

3.抚平衣服，避免衣服挤压到宝宝的娇嫩的皮肉，同时留有可供一只手伸缩的空间，然后系上衣服前面的带子，打上便于解开的活结。

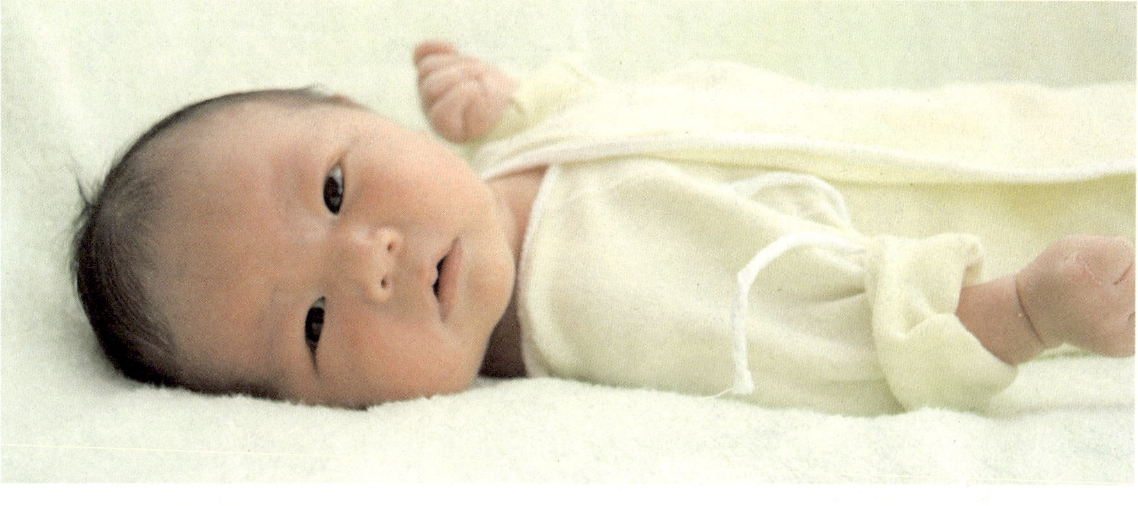

给宝宝穿套头衫

1.把套头衫沿着领口折叠成圆圈状，将两个手指从中间伸进去把上衣领口撑开，然后一只手托住宝宝的脖子和后脑勺，另一只手让衣服从宝宝的头部套过。为了避免套头时宝宝因被遮住视线而恐惧，妈妈要一边跟他说话一边进行，以分散他的注意力。

2.先把一只袖子沿袖口折叠成圆圈形，妈妈用手从袖圈中穿过去抓住宝宝的手腕，从袖圈中轻轻拉过，顺势把衣袖套在宝宝的手臂上，然后以同样的方式穿另一条衣袖。

3.一只手轻轻地把宝宝抬起，另一只手把上衣拉下去，直至衣服平整。

给宝宝穿裤子

1.先把一只裤腿沿着裤脚口折叠成圆圈形，妈妈的手指从中穿过去后抓住宝宝的足腕，将脚轻轻地拉过去，然后按同样方法穿另一只裤腿。

2.一只手轻轻抬起宝宝的屁股，另一只手把裤腰往上提到宝宝的腰部，然后整理裤裆的位置，以免裤裆过紧挤伤宝宝的肉，然后把裤腿拉直。

给宝宝穿连体衣

1.解开连体衣的扣子，平铺在床上，展开，把宝宝放在衣服上，脖子对准衣领的位置。

2.把一只裤腿沿着裤脚口折叠成圆圈形，妈妈的手指从中穿过去后抓住宝宝的脚腕，将脚轻轻地拉过去，然后按同样方法穿另一只裤腿。

3.把胳膊伸进去的时候，妈妈先把袖子挽起来，用一只手将袖子撑开后，把宝宝的手拉进袖子，然后再以同样的方法穿另外一只袖子。

4.抚平衣服，避免衣服挤伤宝宝的皮肉，然后把所有的扣子扣好。

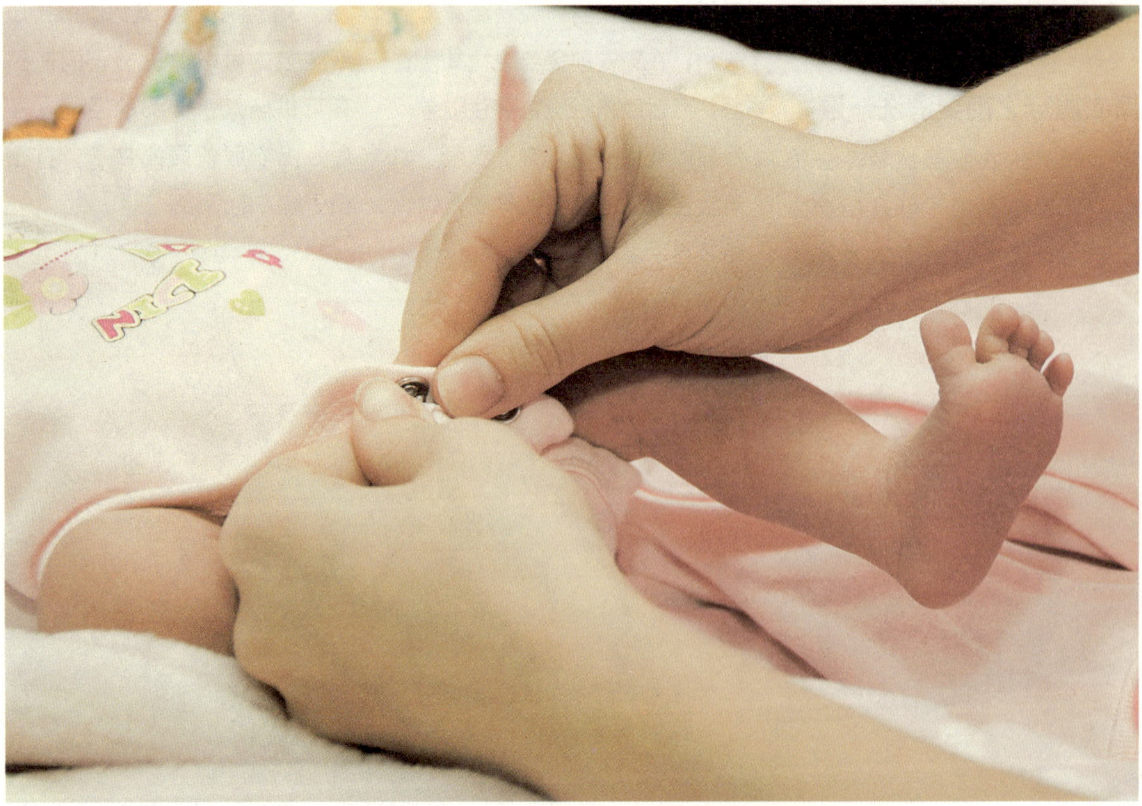

理解宝宝的睡眠

06

宝宝睡得香，照顾宝宝的父母才会睡得好。不过，在很多父母眼中，让宝宝一夜安睡简直是太难了，其实当你真正了解了宝宝的睡眠并掌握了让宝宝安睡的技巧后，宝宝和你或许就可以拥有香甜的睡眠了。

宝宝睡眠的真相

新生儿几乎是在睡眠中长大的

睡觉是刚出生的宝宝最主要的任务，因为新生儿在睡眠时会分泌大量的成长激素，因此可以说“新生儿是在睡眠中长大的”。新生儿每天要睡16～20个小时，约占一天的70%，一般在吃饱奶水后会很快进入睡眠状态，睡醒后接着吸吮乳汁，然后再睡。深睡时，新生儿很少活动，面部平静、眼球不转动、呼吸规则；而浅睡时有吸吮动作，面部有很多表情，有时微笑，有时撅嘴，眼睛虽然闭合，但眼球在眼睑下转动，四肢有时还会有舞蹈样动作。这个时候爸爸妈妈不可以去打扰宝宝，应让他在光线、温度和湿度都适宜的房间内舒舒服服地睡觉。

宝宝越小睡得越多

月龄越小的宝宝睡眠时间越长，随着宝宝的慢慢成长，睡眠时间会变得越来越少。

一般来讲，新生儿每天的睡眠时间约为20小时，2个月的婴儿每天约18小时，4个月时每天约睡16小时，9个月时约15小时，1周岁左右有13～14小时就可以了。

由于每个宝宝睡眠时间的个体差异很大，有的宝宝睡的时间长，有的虽然睡得短但很精神，爸爸妈妈也不必太严格地规定宝宝的睡眠时间，只用作一般参考就可以了。

> **问** 我家的宝宝为什么睡觉时总是会出汗？
>
> **答** 妈妈首先要看环境是否比较热或比较干燥，排除这个原因后，再看看宝宝是否是一入睡就容易出汗。如果是入睡后的前半夜出汗较多，多是生理性的原因，因为宝宝自主神经功能兴奋性比较高，所以入睡后爱在前半夜出汗，不过到了后半夜出汗就少了或根本不出汗。这类的情况不用特别担心。
>
> 如果宝宝营养不平衡，缺钙了，也会容易出汗，这类情况带宝宝做个体格检查就能查出。
>
> 有的宝宝整夜出汗都比较多，睡眠中的宝宝呼吸时出现很费力的状态，这种一定要尽快就医，看是否有扁桃体发炎、营养失衡等问题。

如何让宝宝安稳地熟睡

卧室内有适度光线

虽然新生儿喜欢睡在比较暗的环境中，但最好要让宝宝有昼夜节律，白天睡觉不用关窗帘，晚上睡觉关灯。

离宝宝的小床近一些

妈妈在抱着新生宝宝哄睡时，要离宝宝睡觉的小床尽量近一些。因为距离小床越远，宝宝在梦中醒来的机会就越大，所以，要尽可能在靠近小床的地方喂奶或哄宝宝入睡，最好是把宝宝的小床放在妈妈

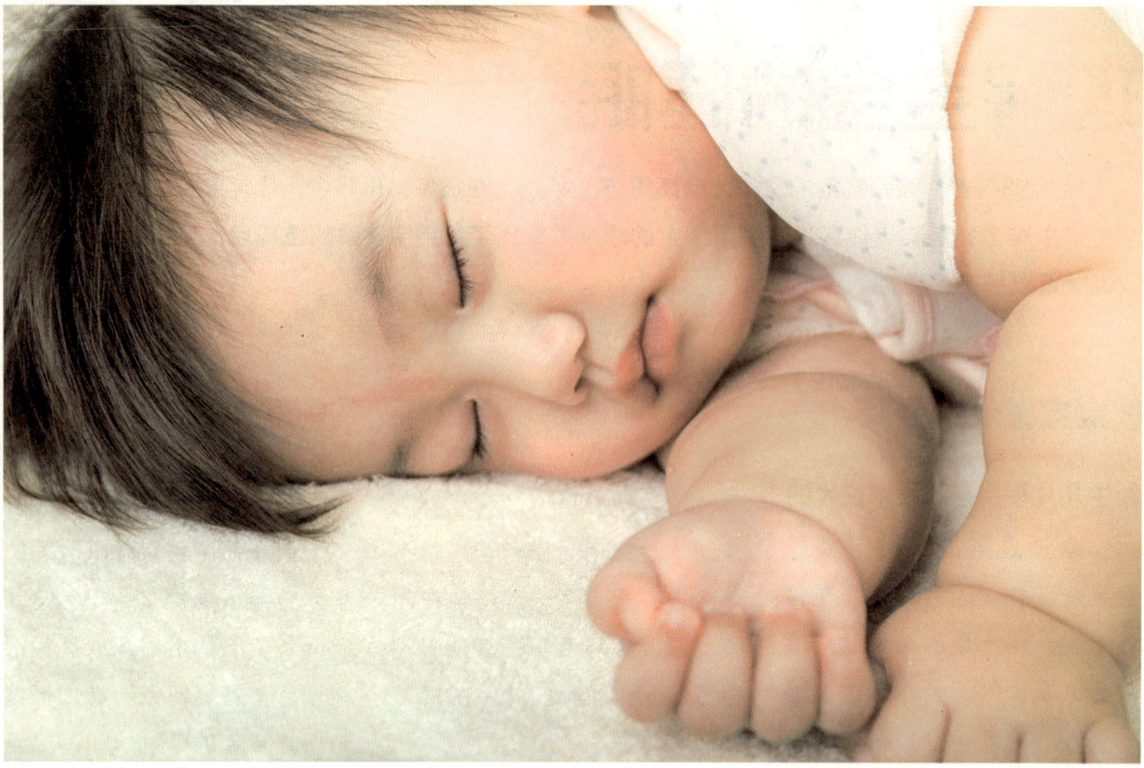

的床边。

提前铺好床

在哄宝宝睡觉之前，就要先把床铺好。如果没有提前准备好，当宝宝睡着后再临时用单手去清除床上的物品或铺床，这些成人看起来微乎其微的动静也可能会让宝宝随时醒来。

婴儿床不要靠墙

婴儿床最好不要靠墙，这样从两边都可以放宝宝躺进去。如果想要从左边把宝宝放到床上的话，就要把他放在左手臂上喂奶或是哄睡；反之则应放在右手臂上，总之在宝宝睡熟之后，要尽量避免大的移动动作。另外在给宝宝从怀里移到小床的过程中，也尽量顺势而行，不要过多的搬动。

固定睡眠仪式

给宝宝洗澡后轻轻地放在他自己的小床上，调暗灯光，给宝宝做做抚触，或者讲讲故事，也可以哼唱一些催眠曲或是说一些有节奏的话语将宝宝哄睡。

别让宝宝含着乳头或奶嘴入睡

有的宝宝在睡觉时非得含着妈妈的乳头或奶嘴才能入睡，这样一来，每次醒来后便会下意识地吮吸乳头或奶嘴吃奶。这种过分频繁的进食习惯，容易使宝宝的胃肠功能紊乱，并且也容易呼吸不畅，导致睡眠质量下降，甚至可能引发窒息。此外，这种不良习惯还可能影响孩子牙床的正常发育以及口腔的清洁卫生。再有，宝宝长时间含着妈妈的乳头，也会导致妈妈的乳头发生皴裂，或是引起其他炎症。因此，如果宝宝有这种不好的习惯，就应帮助纠正过来。

如何安抚哭闹的宝宝

07

面对宝宝的哭闹，妈妈常常表现得惊慌失措。其实，对于尚且不会说话的宝宝而言，哭闹是宝宝表达需求的方式。妈妈只有听得懂宝宝哭闹所传递的信息，才能安抚宝宝。

听懂宝宝的哭闹声

饥饿的时候

在很多时候，越是新生儿，越无法忍受饥饿。宝宝在饥饿的时候，哭声不急不缓，会在大口呼吸后稍稍停止，保持一定的节律。如果妈妈在这时立即给宝宝喂母乳或冲泡奶粉，宝宝就会停止哭闹。如果宝宝吮吸3～5分钟后又开始哭泣，就要考虑是不是奶水太冲，呛奶了；或是宝宝因为奶孔太小，吃起来费劲。

想睡觉时候

当宝宝因为犯困却不能睡觉时，就会哭闹，这时候的哭声中透露出不耐烦，表现出生气的样子。有时候一边哭，一边打哈欠。此时最好亲抚宝宝，或者给宝宝唱催眠曲、听安静的音乐，安抚宝宝尽快入睡。

生病的时候

如果宝宝生病了或是受到了惊吓，这时的哭闹大多持续而剧烈，哭声大且尖锐，像呼吸停止了一般刺耳。此时，妈妈最好温柔地抱起宝宝，让宝宝恢复平静。如果宝宝啼哭30分钟以上，则是生病的表现，最好及时去医院，路上时要把宝宝哭闹的时间、强度等线索想清楚。

尿湿了或拉臭臭的时候

尿布脏了、湿了，宝宝感到不舒适时也会啼哭。这时的哭声可能较轻，而且没有眼泪，不过宝宝身体扭动、双腿蹬被，眉毛也紧锁。此时，妈妈就要检查下宝宝的尿布，如果尿布脏了，要马上给宝宝换新的尿布。如果此时已到了喂母乳时间，也要换好尿布后再喂。

生气的时候

当宝宝的正当需求被妈妈不小心忽略了，宝宝就会变得很难过，哭声中透着委屈，小腿乱蹬，如果妈妈仍旧没有理睬，宝宝的哭声就会变得很大，就像在耍脾气一样。因生气而哭闹的宝宝哄起来很累，只有被长时间抱着或自己情绪稳定后，才能停止哭闹。

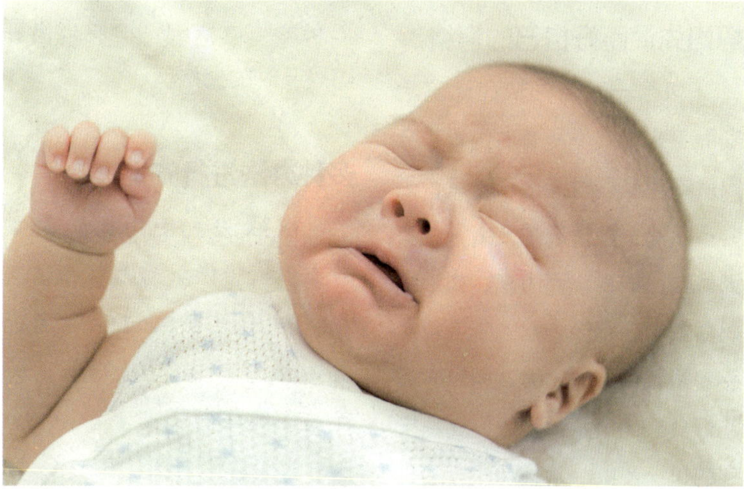

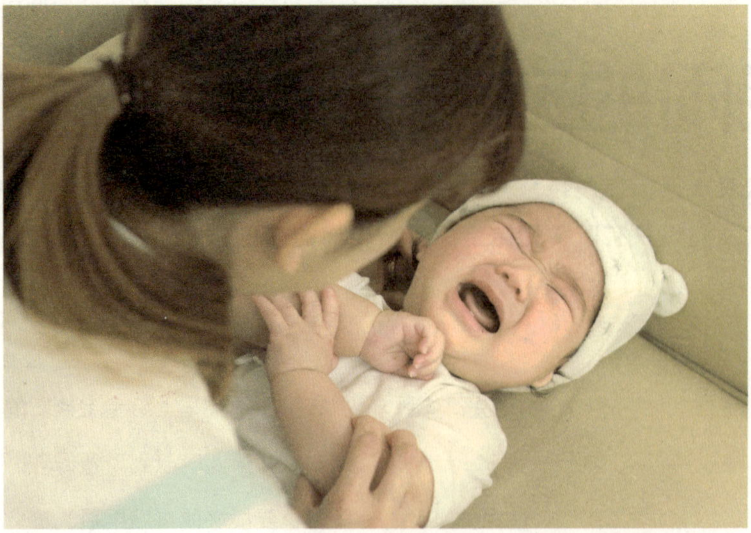

需要抱抱的时候

当宝宝在没有生病、肚子不饿、尿布也刚刚换过的情况下，也会哭闹，哭声很平缓，边哭边左顾右盼，如果看到了妈妈，哭声会变小，哼哼着望着妈妈，此时是在向妈妈表达自己“想要抱抱”的需求。此时只要妈妈温柔地抱起宝宝、哄逗宝宝，宝宝就会立刻停止哭闹。

快速回应宝宝的哭闹

在宝宝哭闹时，妈妈应该在最短的时间内回应宝宝，比如给宝宝喂奶、给宝宝换尿布、抱抱宝宝等。如果妈妈能够快速回应，就可以减少宝宝的啼哭。尤其是在新生儿期，得到妈妈更多关爱的宝宝，有利于增强今后与人的沟通能力。有些人认为，不要宝宝一哭就抱，否则会惯坏他的。其实这是很没有科学依据的，宝宝的哭闹很大一部分原因是缺乏安全感造成的，所以更需要妈妈及时的拥抱。

安抚哭闹的宝宝

妈妈先调整好自己的情绪

如果一时无法快速让宝宝安静下来，几乎所有的妈妈都会因此而沮丧，时间再长一点，则会产生怨恨、愤怒的情绪，或者因为自己的愤怒而内疚。如果妈妈很紧张，那怀抱里的宝宝也会感到紧张，无法平静，所以先调整好自己的情绪，是妈妈安抚宝宝的第一步。

多种办法进行安抚

襁褓法：使用柔软的披巾或小毯子做成襁褓包裹住宝宝，对于正在哭泣的宝宝而言，襁褓就像妈妈的子宫一样，令他获得了安全感。注意襁褓的松紧要适度。

模拟子宫内的声音环境：对着宝宝发出嘘声、吹口哨，或者把收音机调到没有信号的频道、打开吸尘器的低音档，为宝宝营造出子宫内的声音。这种相似的声音可以安抚宝宝的情绪。

安抚奶嘴：吸吮是宝宝的本能，当宝宝在哭闹时如果嘴里吮吸着某种东西，会恢复平静。不过，橡胶奶嘴并不能代替妈妈的关心，所以最好只在宝宝感受到压力以及睡觉前使用。

给宝宝做按摩：许多宝宝都喜欢和妈妈之间有皮肤的接触，可轻抚宝宝的头部或者轻拍宝宝的背部。平时也可以给宝宝做按摩，这样做可以让宝宝睡得更安稳，也能舒缓妈妈的心情。

给宝宝拍嗝：宝宝哭泣时会吸入大量的空气，身体也会因为胀气而不舒服。这时妈妈可以竖抱宝宝，给宝宝拍嗝，把哭泣时吸入的空气通过打嗝排出来。

带宝宝“兜风”：宝宝在妈妈子宫内时，已经习惯随着妈妈的行动而运动。通过模拟运动，也可以安抚宝宝。比如，把宝宝放在摇椅上，开车带宝宝兜兜风，不过摇晃的程度一定不要太大。

给宝宝做抚触

08

通过给宝宝抚触按摩，可以让宝宝感受到妈妈的关爱，建立和谐亲密的亲子关系，同时还能借助抚摸中对皮肤的刺激来促进宝宝的脑细胞和神经系统发育，另外，也可以刺激婴儿的淋巴系统，增强抵抗力。

给宝宝做抚触的要求

做抚触的最佳时间

给宝宝做抚触按摩，一定要选在宝宝心情愉快的时候，一般应安排在早上、午睡后或沐浴之后，让宝宝充分休息后再进行抚触按摩。不宜在宝宝太饱或太饿的时候进行，如果是在喂奶以后进行的话，也最好选在喂奶半个小时以上。在按摩过程中，妈妈应重视与宝宝的交流，要直视宝宝的眼睛并保持微笑，也可以在进行过程中跟宝宝“咿咿呀呀”地说说话。

抚触的力度要循序渐进

刚开始给宝宝做抚触按摩的时候，所有动作都要轻柔，然后再逐渐增加压力，让宝宝慢慢适应。由于宝宝此时的注意力还不能长时间集中，因此不要强迫宝宝保持固定姿势，每个抚摸动作也不能重复太多，一般4～6次即可，整个按摩过程最好保持在10～15分钟，但最好先从5分钟开始，然后延长到10～15分钟。

在整个按摩的过程中要注意观察宝宝的反应，如果宝宝表示抗拒或出现任何不适表现时，就要立即停止按摩。按摩结束后要立即给宝宝穿上干净的衣服，以免着凉。

给宝宝抚触的禁忌

如果宝宝的脐痂还未脱落长好，那么就不要进行腹部按摩，要等脐痂脱落后再按摩。在抚触中，可以打乱抚触操的顺序进行，也可以节选其中的几节对宝宝进行抚触按摩，并在整个按摩的过程中时刻关注宝宝的情绪变化。如果宝宝出现不适表现或是情绪反应激烈，就要立即停止抚触按摩。

基础抚触训练

面部抚触

1.用双手拇指从宝宝的额部中央向两侧推，两手从前额发髻抚向脑后，两中指分别停在耳后，像洗头时涂抹洗发水的动作。

2.双手拇指从宝宝的下巴中央向脸颊两侧往上，轻轻推压至耳垂处，让上下唇形成微笑状。

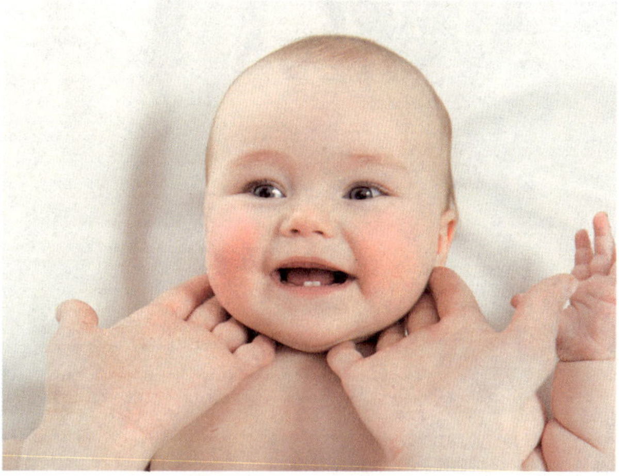

胸部抚触

1.将双手放在宝宝的两侧肋缘，先是右手向上滑向宝宝右肩，再复原。

2.之后，换左手上滑到宝宝左肩，再复原。重复3~4次即可。

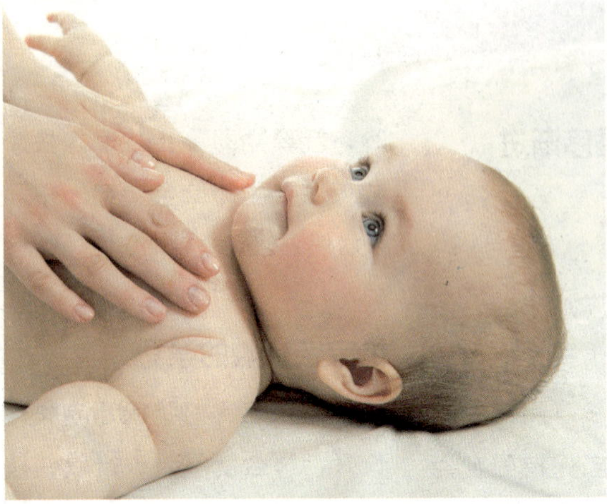

手臂抚触

1.轻轻把宝宝两臂左右分开，掌心向上。

2.轻轻挤捏宝宝的手臂，从上臂到手腕，反复3~4次。

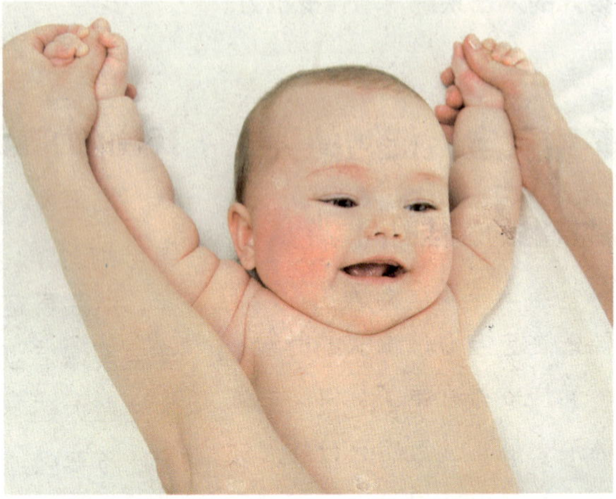

腹部抚触

将双手手掌平放在宝宝腹部，呈顺时针方向画圆抚摩宝宝的腹部。注意动作要特别轻柔，不能离肚脐太近。

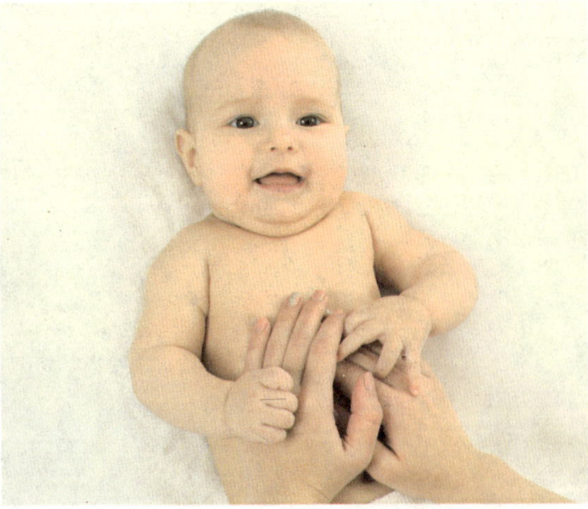

手部抚触

1.用手指画小圈按摩宝宝的手腕，再用拇指抚摸宝宝的手掌，使宝宝的小手张开。

2.妈妈用一只手托住宝宝的手，另一只手的拇指和食指轻轻地依次揉捏、转动、拉伸宝宝的手指。

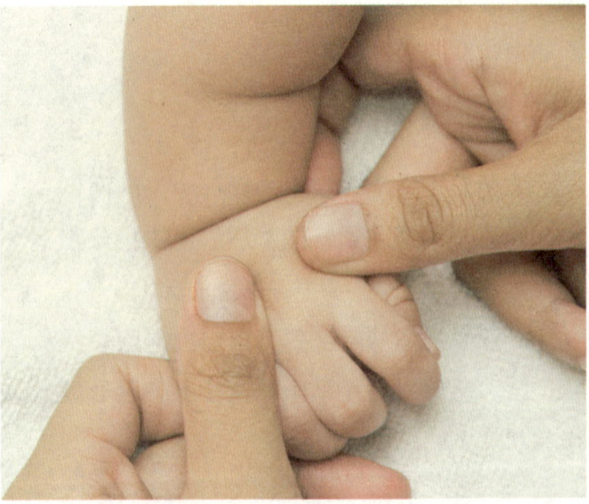

腿部抚触

1.一只手用拇指、食指和中指，从宝宝的膝盖处开始直到尾椎骨下端，轻轻揉捏宝宝大腿的肌肉。

2.一只手握住宝宝的脚后跟，另一只手的拇指朝外握住宝宝的小腿，沿膝盖向下捏揉、按压到脚。

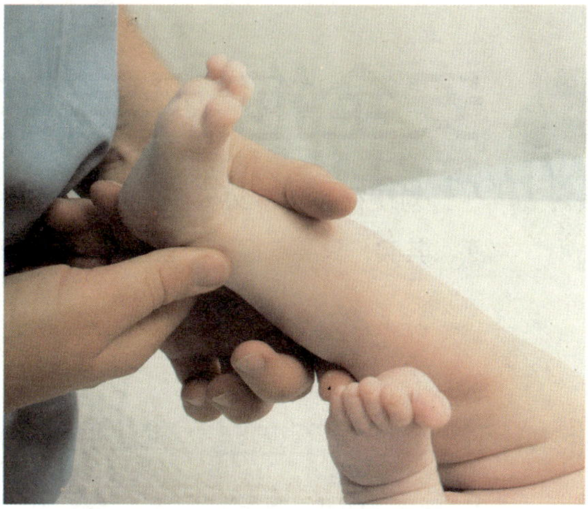

脚部抚触

用一只手托住宝宝的脚后跟，另一只手的拇指握住脚心，其他四肢握住脚背，轻轻捏揉、拉扯宝宝的脚趾，然后从脚尖轻轻捏揉、按压至脚后跟，反复3～4次。

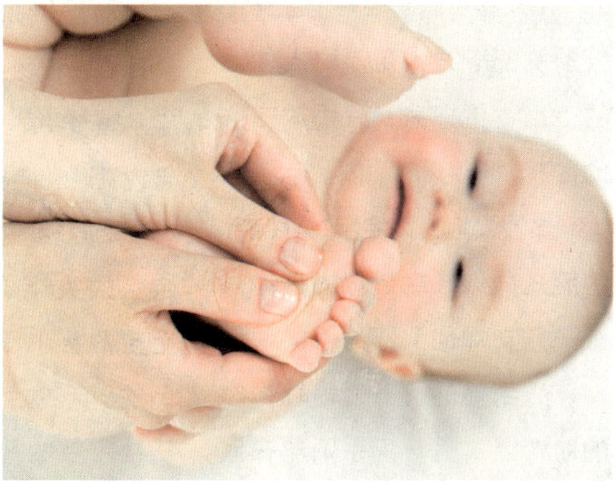

背部按摩

1.将双手拇指平放在宝宝脊椎两侧，其他手指并在一起扶住宝宝身体，然后用拇指指腹分别由脊椎中央向两侧轻轻推压，从肩部依次推压至尾椎，再回到肩部，反复3～4次。

2.双手五指并拢，手掌朝下横放在宝宝背部，手背稍微拱起，力度均匀地交替从宝宝脖颈抚摸至臀部，反复3～4次。

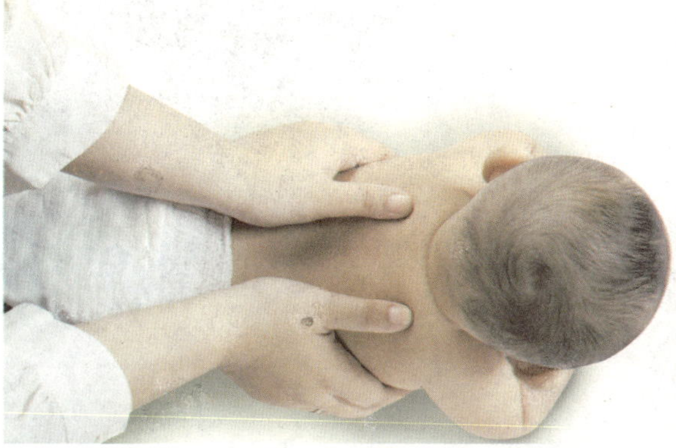

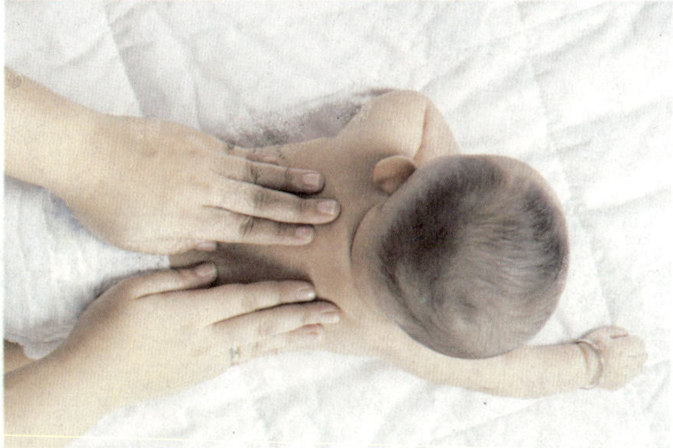

09 安全抱宝宝的技巧

对于很多新手父母而言，就连“如何抱宝宝”这么简单的事情可能都会感到无从下手。其实，只要掌握了一些基本要领，你就可以安全地抱着宝宝。

如何抱起和放下宝宝

抱起俯卧的宝宝

1.先将一只手轻轻地放在宝宝的胸部下方，用前臂支住他的下巴，再把另一只手放在他的臀下。

2.慢慢地抬高宝宝、让宝宝的脸转向你，靠近你的身体；那一只支撑他头部的手向前滑动，直到他的头舒适地躺在你的肘弯上；另一只手则放在他的臀下和腿部。

抱起平躺中的宝宝

1. 一只手轻轻地放在宝宝的颈部，另一只手则放在宝宝的臀部和背下部，用双手支撑宝宝的体重，慢慢抬起。如果此时宝宝从睡梦中醒来，可以低声和宝宝说话，让宝宝感到安心。

2.轻轻地抱起宝宝，要注意宝宝的头部要稍高于身体，将宝宝的头小心地转向妈妈的一侧的肘弯或肩膀，另一只手则扶住宝宝的头部，使宝宝的头部紧贴着妈妈的臂肘内侧。

注意保护宝宝的头颈部

8周前的宝宝，因为不能控制头部和肌肉，所以当妈妈在移动宝宝时，一定要扶住宝宝的身体，保护好头颈部，以免宝宝后仰或四肢向后垂。

放下宝宝的方法

1.一只手托住宝宝的头颈部，另一只手则放在臀部，身体前倾，慢慢地将宝宝放在床铺上。

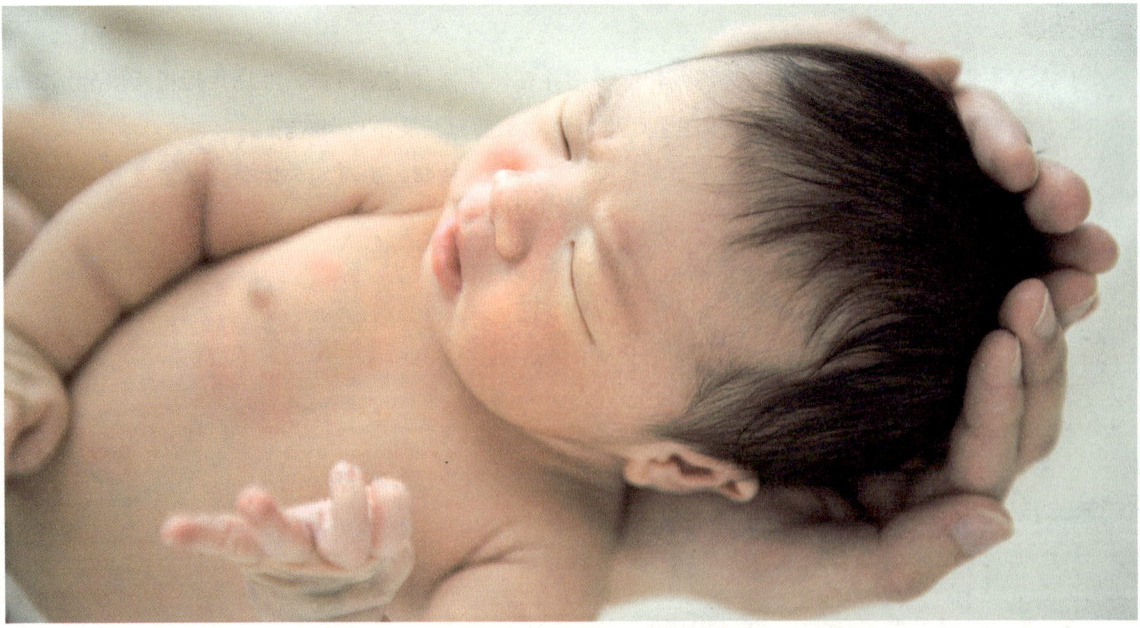

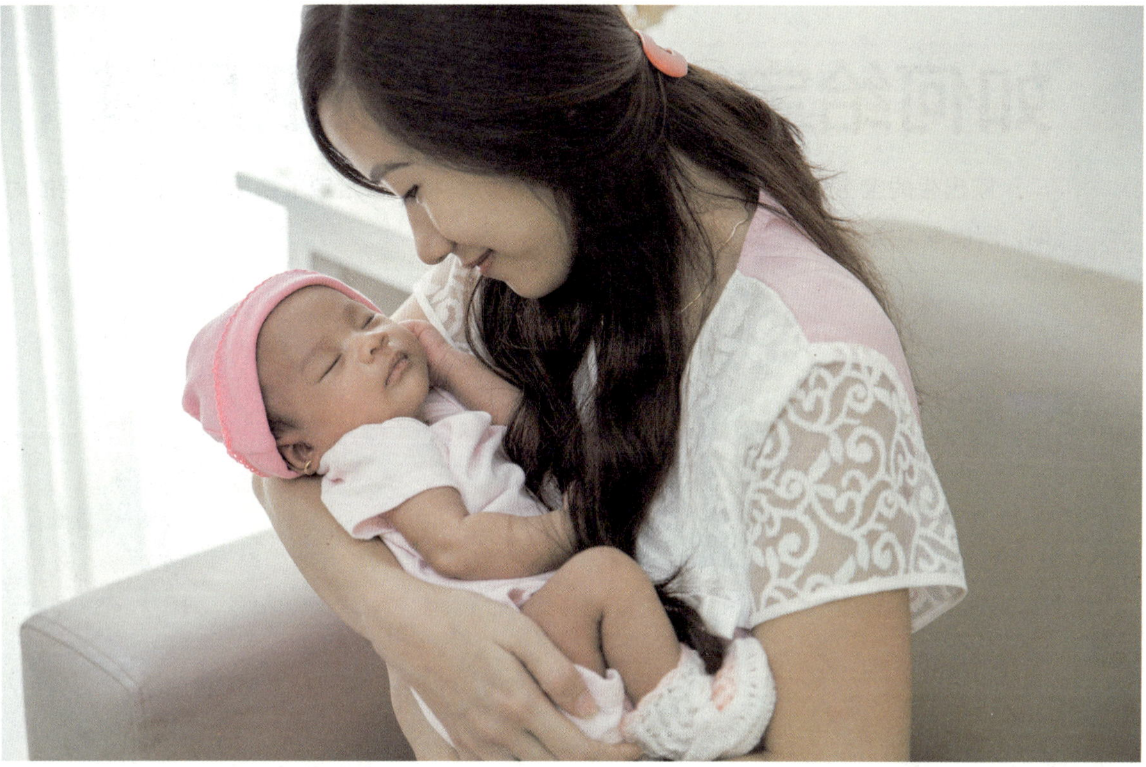

2.抽出扶着宝宝臀部的手，稍稍抬高宝宝头部，以便另一只手能轻松抽回，之后再慢慢将宝宝头部放在床上。

3.放下宝宝后，整理下宝宝的衣服，以免硌到宝宝的后背。

抱宝宝的基本姿势

标准式

妈妈先用眼神或说话声音逗引宝宝，以引起宝宝的注意，然后用左手托起宝宝的头颈部，右手托起宝宝的腰部和臀部的后方，抱稳后慢慢地直起身体，将宝宝轻轻托起至胸前，横抱在怀中，用左前臂支撑着宝宝的身体，让宝宝的头轻轻地靠在左侧的臂弯里，右臂则可以环绕在宝宝的体侧，右手帮助支撑宝宝的背部和头部。

母子依偎式

妈妈先用左手托住宝宝的头，让他靠在妈妈的肩头；右手将宝宝环抱在怀中，左前臂支撑宝宝的腰背部，右手托住宝宝的臀部。在这种方法下，如果再将宝宝托得高一些，让宝宝的头靠在妈妈的肩上，右手轻拍宝宝的后背，就轻松地变成了哺乳后的拍嗝式。用这种方式抱起宝宝，宝宝不但能嗅到妈妈身上的乳香，还能听到妈妈熟悉规律的心跳声，从而使他更有安全感。

母子交流式

让宝宝的头靠在妈妈右侧臂弯里，妈妈的右前臂环绕至宝宝的腰腹部，支撑着宝宝的头颈和背部；让宝宝的大腿靠在妈妈的左前臂上，左手托住宝宝的臀部，并向上协助支撑宝宝的腰部。用这种方式抱宝宝可以让妈妈和宝宝面对面，这是最利于亲子间交流与对话的方式。此外，还可以轻轻地将宝宝放在身前荡一下，可以让宝宝更开心、更放松。

10 如何给宝宝换尿布和纸尿裤

刚出生的宝宝每天小便次数在20次以上，妈妈将会在给宝宝换尿布上花费大量的时间，所以学习换尿布和纸尿裤的方法也很重要。

更换纸尿裤的方法

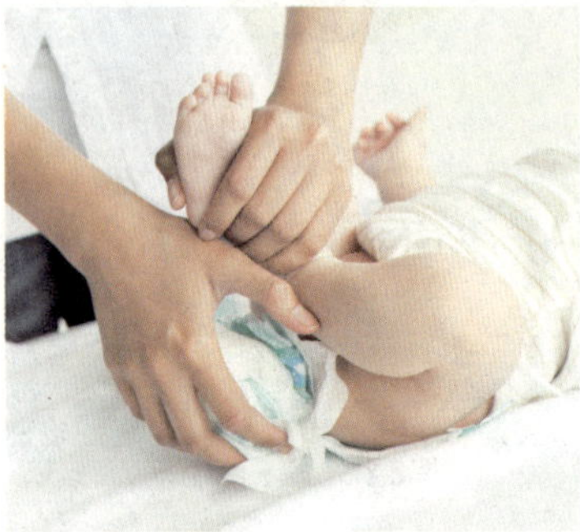

1. 将宝宝放在隔尿垫上，撕掉脏纸尿裤的胶贴，从上至下拿掉纸尿裤，可用纸尿裤的前端清理宝宝身体上的异物。女宝宝要从前往后擦。

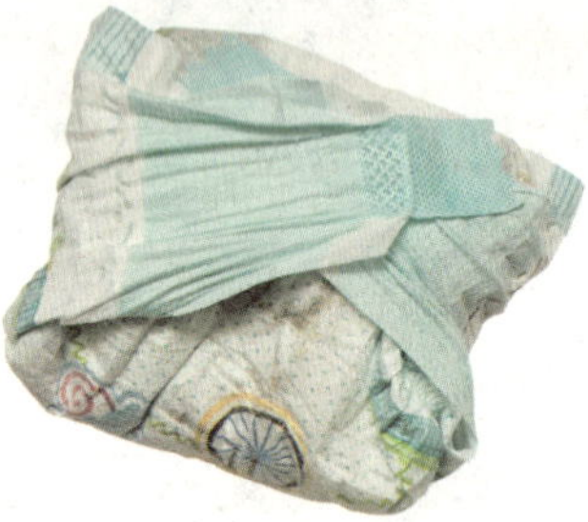

2.取走脏纸尿裤时，可从底部卷向腰部，垫在宝宝屁股下方后，即可拿湿纸巾或软毛巾清理宝宝的身体。脏纸尿裤取出后，贴好腰贴，扔进垃圾桶。

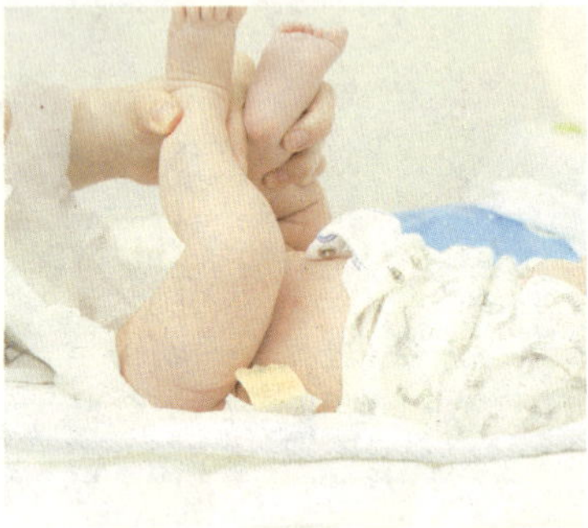

3.将新的纸尿裤打开，抬起宝宝的屁股，将纸尿裤铺在宝宝屁股下方，注意纸尿裤的顶端应该放在宝宝腰部的位置。

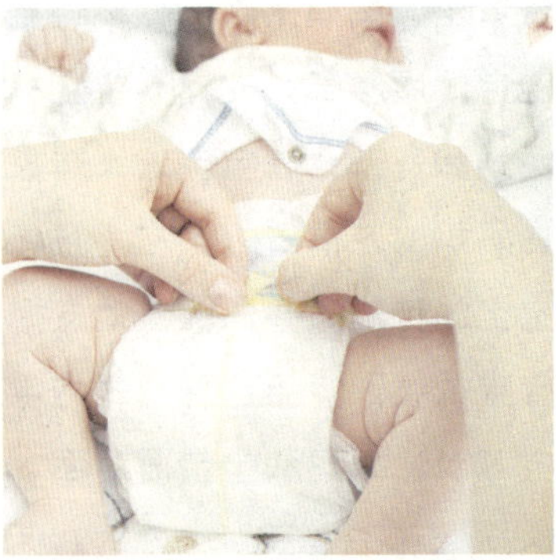

4.轻轻向上拉起纸尿裤，注意纸尿裤的高度不要高过肚脐，然后贴上腰贴，左右需要对称。腰部松紧以能插进妈妈的一根手指为宜。

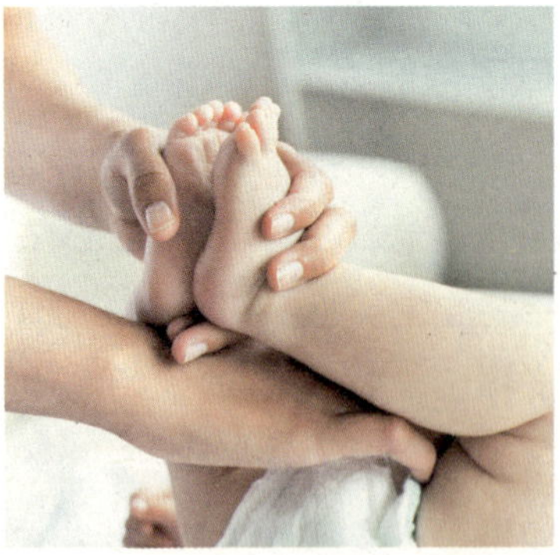

5.最后检查宝宝大腿内侧的纸尿裤有没有褶皱堆积，或者纸尿裤的护翼是否平展，可顺着大腿根部捋一圈。

更换棉尿布

棉尿布的优点

与纸尿裤相比，棉尿布对宝宝皮肤的刺激性小，空气循环性好，而且还很环保，能够预防宝宝出现尿布疹。所以，现在有很多妈妈给宝宝使用棉尿布。由于棉尿布一般为纯棉材质，并不防水，所以需要配套使用尿布兜。

不管是网店还是实体的婴儿用品店，妈妈们都可以很方便地购买各种各样的棉尿布，可以根据宝宝不同的发育状态来选购。

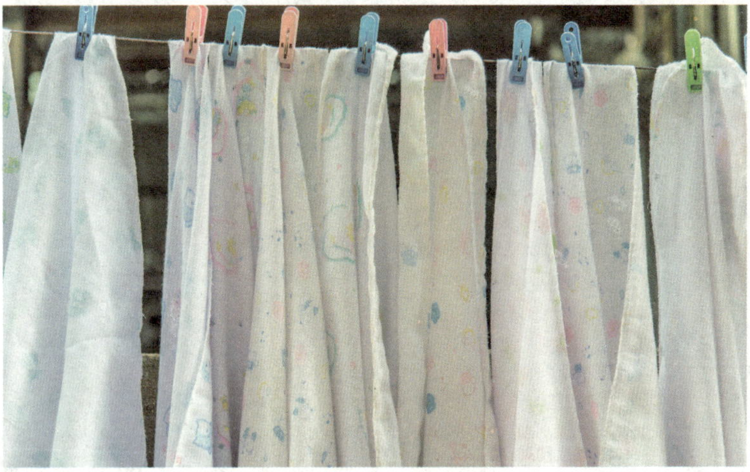

棉尿布的使用方法

1.先将尿布叠好，放在尿布兜上。

2.将尿布放在宝宝的屁股下方，可握住宝宝的脚踝轻轻上提。

3.盖好尿布的正面后，依次扣好侧面。

4.检查尿布，确认宝宝是否舒适。

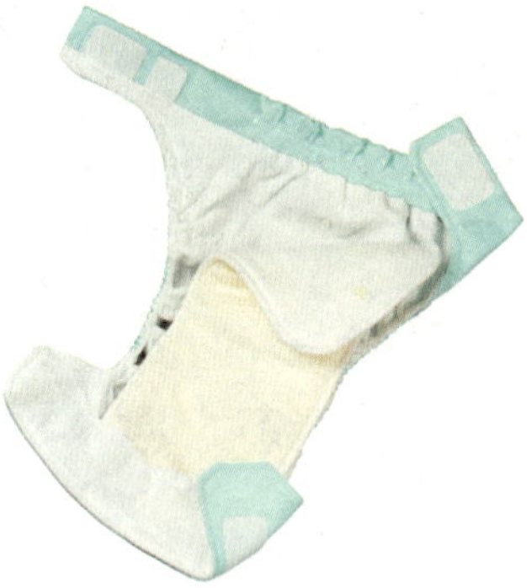

如何清洗尿布

尿布要勤洗勤换

为了避免尿布疹，宝宝的尿布要勤换勤洗。清洗的时候，不要使用洗衣粉、药皂或强碱性的肥皂，以免刺激宝宝娇嫩的肌肤。

有大便的尿布怎么洗

沾有宝宝大便的尿布要先将排泄物尽量全部抖落到便池中，然后用水刷洗干净，再用中性肥皂或尿布专用洗涤剂搓洗，当经过该步骤处理后的尿布积累到一定量以后，可一起放入60℃以上的热水中烫洗，并在锅中煮10分钟消毒。最后，放在阳光充足的地方晾晒。

有小便的尿布怎么洗

如果尿布上只是有小便，只用清水洗2～3遍即可，之后用开水烫洗、晒干即可。清洗干净后的尿布要妥善保管，避免污染，以备随时使用。

警惕尿布裹法不当带来的危害

大多数婴儿的髋关节脱臼是出生后3个月内发生的，而且多是因为尿布的裹法不当造成的。宝宝在准妈妈肚子里时双腿呈“O”形，所以出生后会呈两腿外展、双膝屈曲的自然姿势。

处于这种体位时，宝宝的股骨头正好能容纳在关节臼内，随着宝宝慢慢长大，日常的活动会促使关节发育成熟，保证不会在将来站立行走时发生脱位。有些父母在给宝宝换尿布时，习惯将他的双腿拉直，在裹尿布时又裹得过紧，从而使宝宝的大腿骨肌肉长期处于紧张状态，容易导致股骨头错位，这不利于臼窝的发育，也容易引起髋关节脱臼。因此，妈妈在给宝宝裹尿布时，应特别注意让宝宝的两腿保持这种自然的状态，使髋关节及膝关节能自由活动，避免外部施加的外力影响宝宝关节的自然发育。

第十六章

宝宝常见疾病及应对

宝宝的脸色为什么这么黄？宝宝肚脐怎么鼓起来了？宝宝为什么吐奶了？宝宝发热了怎么办才好？宝宝拉不出臭臭怎么办？宝宝为什么晚上总是哭闹？宝宝的脸上怎么有了一大片红红的小颗粒？……在养育宝宝的过程中，你随时都可能面临这些问题，你需要做的，不仅是要为宝宝提供一个足够健康的生活环境，更要认真了解宝宝常见症状及疾病的应对方法！

01

新生儿常见疾病

宝宝出生后，常常会出现黄疸、红屁股、脐部出血、脐疝、溢乳、鼻塞、腹胀、腹泻等种种症状及疾病，只要你能正确应对，就能及时消除这些健康隐患。

新生儿黄疸

什么是新生儿黄疸

新生儿黄疸，是指宝宝在出生28天内的黄疸，是一种由于胆红素代谢异常引起血中胆红素水平升高，而出现于皮肤、黏膜及巩膜黄疸为特征的病症。

黄疸有生理性、病理性之分

生理性黄疸，是指在宝宝出生后2～3天出现、4～6天达到高峰、7～10天消退的黄疸；早产儿持续时间较长，无临床症状，少数患儿会出现食欲不振。

病理性黄疸，是指宝宝在出生后24小时内就出现的黄疸，而且2～3周仍不消退，甚至继续加深加重，或消退后重复出现，或出生后一周至数周内才开始出现黄疸，主要有溶血性黄疸、感染性黄疸、阻塞性黄疸以及母乳性黄疸。

新生儿黄疸的光照疗法

治疗新生儿黄疸，一般采用光照疗法，即将裸体的新生儿放在光疗箱中，用黑布遮盖住宝宝的双眼及睾丸，用单光或双光持续照射24～48小时，当胆红素下降到119微摩尔每升以下，就可停止治疗。除用光照治疗之外，医生还可以根据需要使用其他方法。

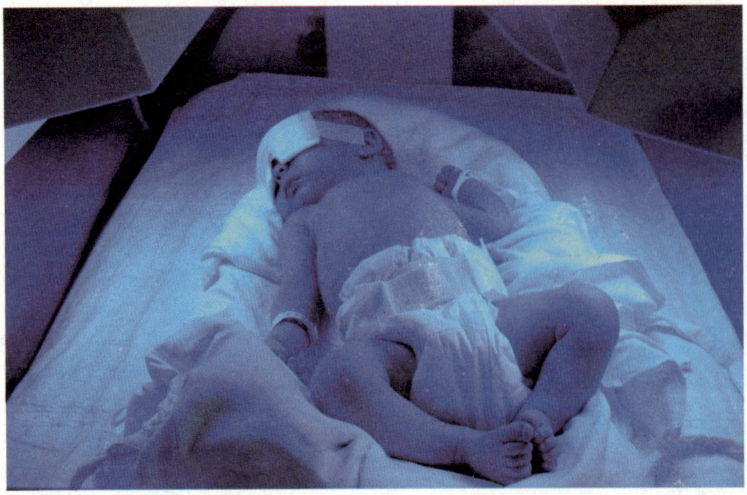

密切观察新生儿黄疸情况

宝宝出生后，妈妈要密切观察其巩膜黄疸情况，一旦发现病理性黄疸，就要尽早治疗。妈妈还要注意观察患儿的全身症候，比如观察患儿是否有无精神萎靡、嗜睡、吮乳困难、警惕不安、两目斜视、四肢强直或抽搐等症状，以便对重症患儿及早发现及早治疗时。

新生儿“红屁股”

什么是新生儿“红屁股”

新生儿的皮肤非常娇嫩，有的宝宝小屁股上可能会出现一些红色的小丘疹，变成了“红屁股”。“红屁股”也叫“臀红”，是新生儿常见的一种问题，一般表现为臀部出现红色的斑疹，严重时还会出现皮肤糜烂破溃，脱皮流水。

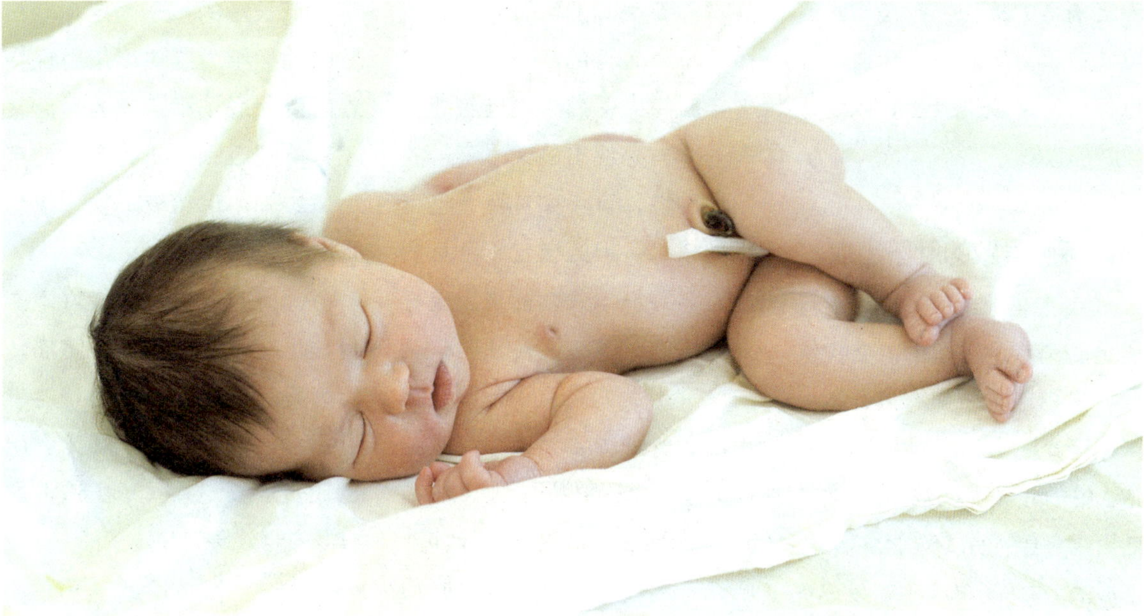

新生儿“红屁股”的原因

导致新生儿“红屁股”的原因，主要是宝宝大小便后没能及时更换尿布、尿布没洗干净、对纸尿裤过敏或长期使用塑料布致使尿液不能蒸发等原因造成的。宝宝的臀部如果长时间处于湿热状态，加上尿中尿素氮被大便中的细菌分解而产生的氨，对皮肤造成了刺激，所以才容易出现“红屁股”。

预防新生儿“红屁股”

● **保持臀部的干燥。**如果发现宝宝尿湿了，要及时更换尿布。尿布要用细软、吸水性强的旧棉布或棉织品，外面不能包裹塑料布。如果要防止尿布浸湿被褥，可以在尿布下面垫个小棉垫或小布垫。如果是炎热的夏天，可以将臀部完全裸露，使宝宝的臀部经常保持干燥状态。

● **注意尿布的卫生。**要注意尿布的清洁卫生。换下来的尿布一定要清洗干净。如尿布上有污物时，要用碱性小的肥皂或洗衣粉清洗，最后用清水多洗几遍，要将碱性痕迹完全去掉，否则会刺激臀部皮肤。清洗后的尿布要用开水烫过、拧干后放到阳光下晒干。

● **大便后清洁臀部。**在宝宝每次大便后，都要用清水洗净臀部，保持臀部的清洁。

新生儿脐部出血

脐带脱落≠肚脐长好

新生儿脐带脱落并不意味着肚脐已经长好，事实上从脐带脱落到完全长好还需要一段时间，时间的长短因人而异，时间较长的可能需要1个多月。当新生儿的脐带结扎、切断、脱落以后，就会造成脐残端血管闭塞。但这时脐带内的血管仅为功能上的关闭，其实仍然还存在一个潜在的通道。一旦宝宝的腹压升高，就会有出血的可能。如果宝宝在这时用力咳嗽、哭闹的话，升高的腹内压会使本来闭塞的脐残端血管稍微张开，继而出现少许咖啡色或鲜红色的血迹。

新生儿脐部出血该怎么处理

新生儿脐部出血大多数是正常的，妈妈可先用75％的酒精轻轻地擦去脐部的血迹，然后再用消毒纱布包扎好，一般几天后就能痊愈，不必使用止血药。处理时要注意不能使用未经消毒的棉球、布条和水来擦洗或填塞肚脐眼来止血，注意保持脐部清洁卫生，以免造成脐部感染。

脐肉芽肿导致的肚脐出血

宝宝的肚脐出血，还可能是脐肉芽肿引起的。脐肉芽肿，是指宝宝脐部有樱红色似米粒至黄豆大小的肿物，其中有浓血性的分泌物，这是由于脐带断面未愈合的伤口受异物的刺激形成的息肉样小肉芽肿。发现脐肉芽肿后应尽快去医院用10％的硝酸盐腐蚀或用消毒剪剪除过多的肉芽组织，同时还必须注意脐部的清洁卫生。大部分患儿经处理后会很快痊愈。

脐茸护理不当导致肚脐出血

如果新生儿的脐带脱落后，脐带总是不干燥，呈粉红色，像葡萄串一样，表面总是出现渗出液，这就是脐茸。脐茸的分泌物较多，如果在护理时不注意碰触的话，就会出现少量的血性分泌物。因此，对于新生儿的脐茸应去医院请医生处理，最好不要自己在家处理。

新生儿脐疝

新生儿脐疝的特征

爸爸妈妈在护理新生儿脐部时，需要特别注意防止脐疝这种新生儿的常见病。脐疝多见于未足月的早产儿，是指宝宝脐带脱落后，在肚脐处会有一个向外突出的大小不一的圆形肿块，可小如黄豆，也可大如核桃，但当宝宝平卧且安静时，肿块消失，而当宝宝直立、哭闹、咳嗽、排便时，肿块又突出。如果用手指压迫突出部，肿块很容易回缩到腹腔内，有时还可以听到“咕噜噜”的声音；如果把手指伸入脐孔，可以很清楚地摸到脐疝的边缘。

新生儿脐疝的原因

之所以引发新生儿脐疝，是因为宝宝脐带脱后，脐孔两边的腹直肌尚未合拢，一旦腹腔内压力增高，腹膜便向外突出，就造成了疝。脐疝的内容物是肠管的一部分，疝环口会随着宝宝年龄的增长逐渐缩小，一般在2岁以内便能自然闭合。因此，只要宝宝没有腹痛、呕吐或局部感染的话，一般不用特殊处理。

如何加快脐疝愈合

如果宝宝的脐疝较大，为了加快其愈合，可以取一条4～5厘米宽的松紧带，在带子的中心部位用布缝上半只乒乓球，球的凸面对准脐孔，使肠子不再突出。松紧带的两头用可调节长短的扣子固定，而松紧带的捆绑力度应以压力保持在既能让肠子不再突出，而又不影响呼吸和吃奶为度。使用后每2～3小时检查一次，以防止皮肤擦伤。

需要注意的是，最好不要用钱币压迫或绷带扎紧脐疝，因为婴儿的腹部呈圆形，绷带过紧会造成局部皮肤坏死，所以还是应该用乒乓球压迫，这样既安全效果又好。

新生儿发热

新生儿发热的原因

引起新生儿发热的原因有很多，外在环境因素如天热时衣服穿太多、水喝太少、房间空气不流通等；内在身体原因如感冒、支气管炎、喉咙发炎等或其他因素，如免疫注射（麻疹、霍乱、白喉、百日咳、破伤风疫苗接种等）后的自然反应。

不要强迫宝宝进食

宝宝在发热的同时多伴有呕吐、食欲不振等症状，所以当宝宝发热时，不要强迫宝宝进食，否则会吐出来，加重消化道症状。

最好使用物理降温

新生宝宝如果发热度数不

高的话，最好使用物理降温，尽量不要给宝宝吃药。可以用温水多给宝宝擦擦身子，特别是腋下、脖子和腹股沟的位置，还可以用稍凉的毛巾给宝宝擦擦额头和脸部，同时为了加强机体的抵抗力，还要保证足够的营养的摄入。如果宝宝持续高热不退，就应该先到医院请医生诊断，然后根据医生指导服用相关的消炎药和退热药。

如何给发热的宝宝喂奶

发热且伴有呕吐症状的宝宝会导致体内缺水，所以要保证母乳的喂量，可以在两次喂奶之间喂一次水；吃配方奶的宝宝则要减少每次喂奶的量，增加喂奶次数，奶嘴孔不要太大，让宝宝慢慢喝。

新生儿鼻塞

新生儿鼻塞的原因

由于新生宝宝的鼻腔还没有发育成熟，鼻腔比较短小，而鼻黏膜内的血管又很丰富，因此当鼻腔接触到忽冷忽热的空气或是遭到病原体侵犯后，就容易使鼻黏膜充血肿胀、鼻腔内分泌物明显增加，从而引起鼻塞。

感冒引起的鼻塞

如果宝宝的鼻涕很多、颜色澄清，或干结后的鼻屎堵住鼻孔，只能不停地用嘴呼吸，宝宝可能是患上伤风感冒了。如果宝宝是由于感冒等情况导致的鼻黏膜水肿引起的鼻塞，可以用湿毛巾热敷宝宝的鼻根部，这样能有效缓解鼻塞；如果发现宝宝有鼻涕，可以用柔软的毛巾或纱布沾湿捻成布捻后，轻轻放入宝宝的鼻道，反方向慢慢边转动边向外抽出，把鼻涕带出鼻道。

鼻腔分泌物引起的鼻塞

如果是由于鼻腔分泌物造成的阻塞，可以用小棉棒将分泌物轻轻地卷拨出来。如果分泌物比较干燥的话，要先涂些软膏或眼药膏，等其变得松软、不再粘固在黏膜上时，再用棉棒将其拨出；或是用棉花毛刺激鼻黏膜，让宝宝打喷嚏，这样宝宝鼻腔里的分泌物就会自动排出了。注意动作要轻，不要损伤宝宝的鼻黏膜，以免引起鼻出血。

及时带宝宝就医

如果鼻塞严重影响到宝宝的呼吸，甚至导致宝宝面部发生青紫，但使用上述几种方法又不见效，就应立即带宝宝就医。在就医过程中，妈妈要注意通过经口呼吸来解除宝宝的缺氧症状。

温馨提示：如果宝宝流出的鼻涕有臭味、带血丝，且鼻子肿胀，可能是鼻子内有异物，最好带宝宝就诊。

新生儿腹胀

新生儿腹胀的特征

新生儿腹胀分生理性腹胀和病理性腹胀。

新生儿的生理性腹胀，是指正常的新生儿（尤其是早产儿）在喂奶后，腹部会出现轻度或较明显的隆起，有时还会溢乳，但宝宝的精神状态良

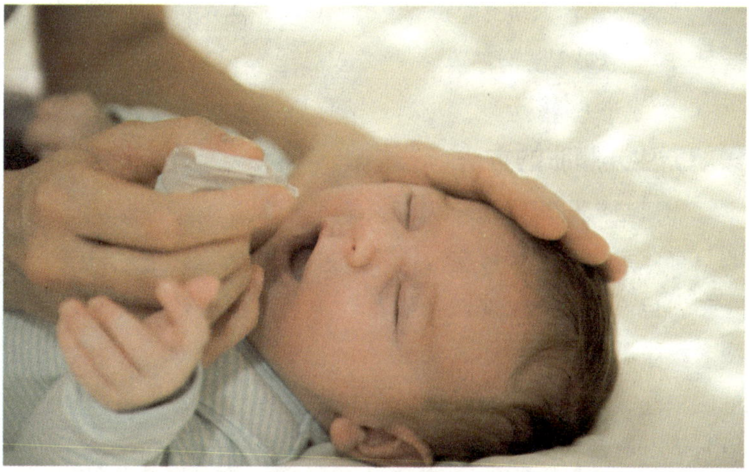

好，安静不哭闹，且腹部柔软，摸不到肿块，排便也正常，生长发育也良好。

新生儿病理性腹胀，是指宝宝在出现腹胀时，腹壁较硬、发亮、发红，偶有小血管显露、可摸到肿块，还伴有频繁呕吐、不吃奶、黄疸、白色大便、血便、柏油样大便、发热等症状，同时宝宝的精神状态很差。出现这种情况时，妈妈就应立即带宝宝就诊。

新生儿腹胀的原因

引发新生儿腹胀的原因，主要是由于新生儿腹肌发育及神经控制能力尚未成熟，且腹部缺乏弹性组织，容易使空气存留肠内，进而导致腹胀乃至腹痛的症状。新生儿腹胀多从出生后2周左右开始，到3个月左右消失，并且常会在同一时间发生疼痛，最常在下午至晚上10点之间的这段时间发作。如果新生儿由于腹部疼痛和长时间哭闹导致吞入更多空气的话，会令症状变得更为严重。

缓解新生儿腹胀的方法

如果宝宝出现腹胀症状，妈妈可以用小暖水袋给宝宝捂一下，但要把握好温度，不要烫着宝宝；也可以给宝宝按摩肚脐周围，从肚脐开始，按顺时针方向螺旋向外按摩，以促进肠胃蠕动，帮助消化；或是抱起来宝宝轻轻拍拍背部，还可以用少量的薄荷油轻轻擦拭宝宝的腹部，帮助排气。

预防新生儿腹胀的方法

要预防新生儿腹胀，母乳喂养的妈妈要尽量少吃红薯等产气较多的食物，另外注意采取正确的哺乳方式，不要给宝宝吮空乳头，每次哺乳后，抱起婴儿，轻轻拍打其背部；及时安抚宝宝焦躁的情绪，尽可能地避免宝宝在吃奶中或吃奶后哭闹，从而防止空气进入宝宝的胃部，造成胀气。此外，还要注意宝宝所处室内的温度，避免寒冷的刺激。如果宝宝出现消化不良的症状，应及时予以纠正。

新生儿腹泻

新生儿腹泻多是正常的生理性腹泻

宝宝的生理性腹泻，多发生在6月龄以内，尤其是新生儿的发病比较多。

这种生理性腹泻，是一种典型的非感染性腹泻。当新生儿出生后并开始吃奶后，消化系统一时未能适应营养丰富的母乳，所以在一段时间内大便次数会增加。大便溏稀、发绿，中间混有白色疙瘩的现象，并且有时会像打碎的鸡蛋一样不成形状，每天可达6～7次，但宝宝精神状态较好，吃奶量正常，腹部不胀，不发热，不呕吐，大便中没有过多的水分和水便分离，体重增长速度也正常。

这种生理性的腹泻不用过于担心，更不必为改变大便性状而停喂母乳改喂配方奶，等宝宝开始合理添加辅食后，这种腹泻也就自然痊愈了。

母乳不足可致腹泻

如果宝宝的大便溏稀、发绿，且吃奶间隔时间缩短，好像总是吃不饱，多表示妈妈的母乳不足了。当出现这种情况后，妈妈先不要急着添加奶粉或辅食，而要先监测几天宝宝的体重变化。如果宝宝的每日体重增加少于20克或一周体重增加少于100克，就要给宝宝添加奶粉或辅食了，同时观察宝宝的吃奶间隔时间是否延长了，并继续监测体重。如果添加奶粉或辅食后宝宝一周内体重增加超过了100克，就证明是母乳不足导致的宝宝腹泻。

乳腺炎可致腹泻

虽然母乳是宝宝最安全、最富营养的食品，但如果妈妈不注意乳房清洁或患有乳腺炎，就可能让宝宝吸入带细菌的乳汁，导致宝宝患上感染性腹泻。

新生儿便秘

新生儿便秘的原因

乳量不足：如果宝宝吃奶量少，或呕吐较多，大便残渣太少就可能会引起暂时性的无大便。

消化道功能不健全：刚出生的宝宝消化道肌层发育尚不完全，这也是引起便秘的原因，并且在便秘的同时还可能伴随吐奶的现象。

人工喂养和混合喂养：牛奶经消化所含的皂钙较多，会引起宝宝的便秘；宝宝不适应配方奶的营养结构，也容易引起大便干结，从而便秘。

外科性疾病：某些外科疾病，如肠管闭锁、肠狭窄、肠旋转不良、先天性巨结肠、先天性无肛、骶尾部脊柱裂、脊膜膨出、肿瘤压迫马尾神经等，都会造成宝宝呕吐、腹胀和便秘，一旦发生应尽快治疗。

缓解新生儿便秘的方法

新生儿出现了便秘的症状，首先要排除是否由疾病引起的，如果确定是疾病的原因则要尽快就医。如果是母乳喂养引起的，可以适当地给宝宝轻轻按摩下肛门口，这会引起宝宝的生理反射，促进排便；妈妈还可以手掌向下，平放在宝宝脐部，按顺时针方向轻轻推揉，这不仅可以加快宝宝肠管蠕动进而促进排便，并且有助于消化。

几天不大便，不一定是便秘

新生儿几天不大便，不一定是便秘，因为新生儿的解便机制还没有发育成熟，所以无法定时解便，常常要积累较多的大便，让直肠壁的神经感受到膨胀压力，才会引发反射性的解出。特别是母乳喂养的宝宝，由于母奶吸收较完全，大便量较少，有些宝宝更是会好几天才解一次便，不一定随吃随解。所以，新生儿几天不大便，不一定是便秘。只要宝宝的大便性状正常，家长就不用太过担心。

新生儿夜啼

新生儿夜啼的原因

有些新生儿白天时熟睡不醒，到了晚上却精力十足，甚至哭闹不停。为什么宝宝会在夜晚不停地啼哭呢？

因为胎儿在母体内时是不分昼夜的，等出生后不能适应外界的环境，分不清昼夜，也尚未形成睡眠规律。另外，环境的温度与湿度不合适，也会令新生儿因为不舒服而哭闹。有的新生儿到了半夜就要吃母乳，否则就哭闹不止。还有一些疾病，如尿布疹、佝偻病等，也可以引起新生儿的夜晚啼哭。

帮宝宝找回睡眠规律

要想使新生儿的“夜啼”

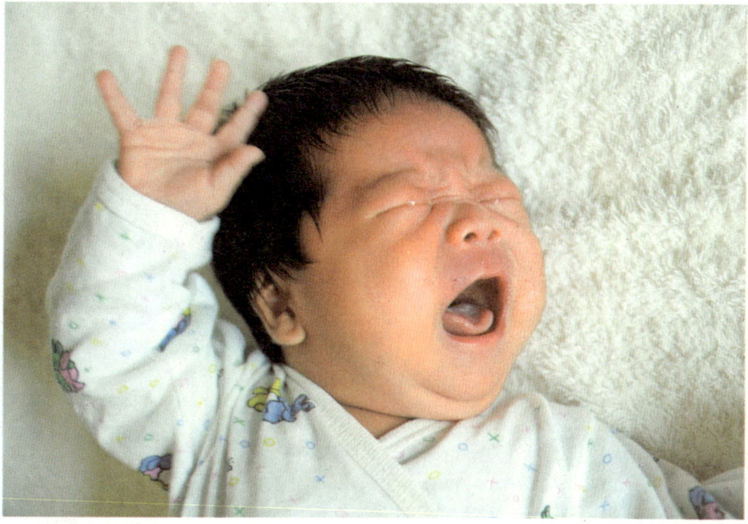

现象消失，首先要判断是什么原因引起的。如果是因为日夜颠倒引起的，家长就要设法减少新生儿白天的睡眠次数。比如，白天少喂一点奶，这样睡觉后容易醒；利用声音、光线等刺激、吸引宝宝，延长宝宝的清醒时间，少睡一会儿。白天睡得少了，夜晚自然也就能熟睡了。

通过夜啼发现疾病的信号

有些夜啼是单纯的生物钟颠倒引起的，有些夜啼则是某些疾病的信号。当宝宝在某天突然发生夜啼时，家长就可以检查看看宝宝有没有其他异常的症状。如果宝宝不发热，就可知道不是中耳炎、淋巴结炎之类的炎症；如果宝宝是连续不断地哭，就可以排除肠套叠，因为患肠套叠的宝宝虽然哭得也很厉害，但哭法与夜啼不一样，每隔5分钟左右哭一阵，而且一吃奶就吐。

耐心地安抚夜啼的宝宝

用爱抚来缓解宝宝的焦虑和孤独感，是应对夜啼唯一有效的办法，这就需要爸爸妈妈有充分的耐心和良好的情绪。

有些夜啼的宝宝比较好哄，妈妈只要把他抱起来轻轻地摇晃两下，或是轻轻地拍拍、抚摸几下背部，他就可以沉沉地睡去。难哄的宝宝可能怎么抱着哄都不管用，这时不妨把他放到婴儿车里走上几圈，他可能很快就能停止哭闹了。

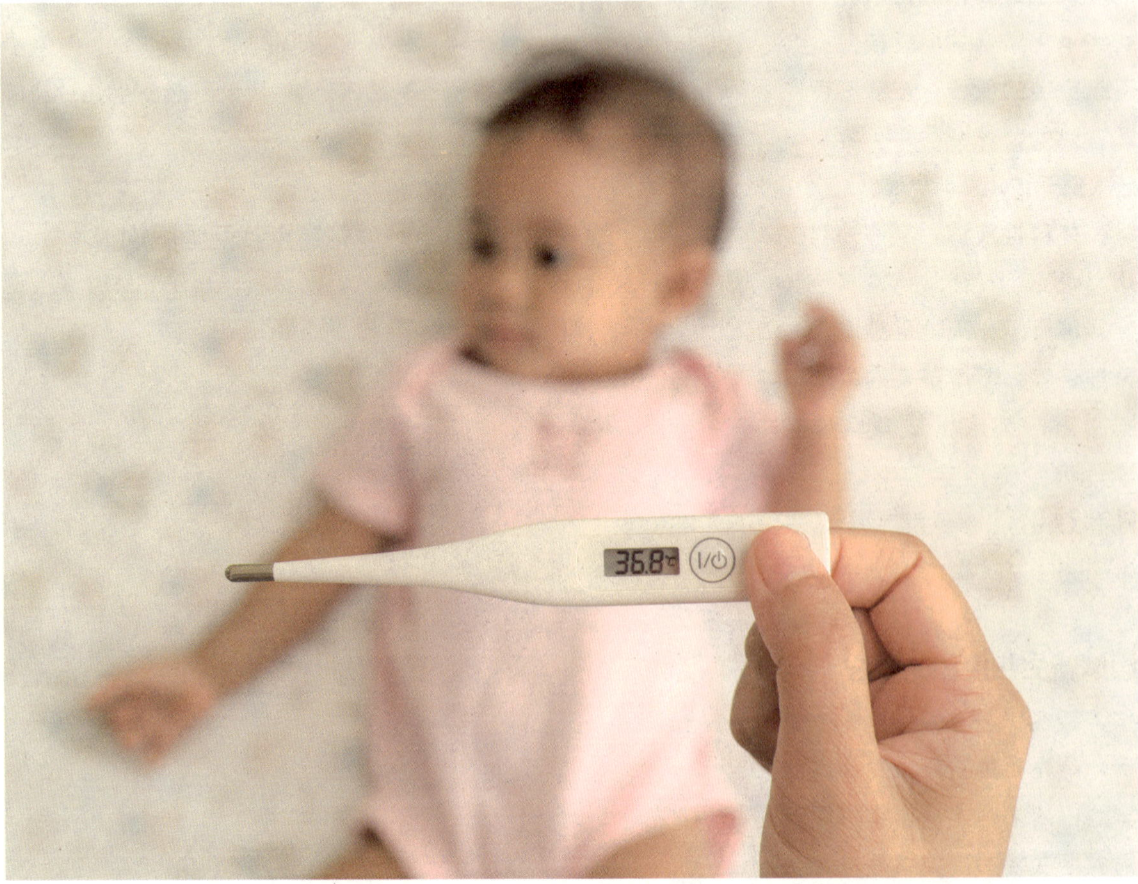

婴幼儿常见疾病

02

宝宝在成长发育的过程中，常常会遇到奶痂、发热、感冒、百日咳、腹泻、便秘、湿疹、幼儿急疹、肠套叠等各种问题。如果妈妈能及时发现问题，正确应对，就能在一定程度上帮助宝宝摆脱不适。

奶痂

奶痂大多会自愈

宝宝刚出生时，头部的皮肤表面有一层由皮肤和上皮细胞分泌物所形成的黄白色的油脂，如果不注意宝宝的头部清洁，灰尘落到宝宝的头部，就会和分泌物聚集在一起，形成奶痂。奶痂多出现在宝宝的前囟门周围，一般不疼不痒，摸上去有些油腻，颜色发黄，对宝宝的健康没有明显的影响。而且，奶痂是一种暂时性的现象，大部分都能痊愈。

清理奶痂的方法

虽然奶痂能自然痊愈，但是过厚的奶痂可能会使宝宝因为头部发痒而烦躁，进而影响了消化、吸收和睡眠，还会耽误宝宝的疫苗接种，所以，妈妈最好还是注意清理宝宝的奶痂。清理奶痂最简单方便的方法就是用植物油清洗，具体的方法是：先将橄榄油、香油、花生油等植物油加热，然后放凉，再将冷却的植物油涂抹在宝宝头部的奶痂表面，1～2小时后，乳痂变得松软，就用温水轻轻洗净头部的油污。清洗的次数依乳痂的轻重来定，一般清洗3～5天，奶痂即可消失。清洗时，要注意将室温保持在24～26℃，在清洗后还要注意用干毛巾将宝宝头部擦干，防止宝宝受凉。

倒睫

什么是倒睫

当宝宝长到4个月左右时，有的妈妈会发现，宝宝在睡醒觉起床后，眼角会出现眼屎或者眼睛里泪汪汪的，仔细观察还能发现宝宝的下眼睑的睫毛倒向眼内，触到了眼球，这种现象就是倒睫。

倒睫的原因

造成宝宝倒睫的原因，主要是由于宝宝的脸蛋较胖、脂肪丰满，使下眼睑倒向眼睛的内侧，进而对角膜产生刺激。一般到了宝宝5个月后，随着宝宝的面部肌肉的日益紧致，倒睫大多可以自然痊愈。

如果宝宝患上结膜炎，哭闹或用手揉眼睛时，引起眼睑痉挛，也会形成倒睫。

如何处理倒睫

宝宝有了倒睫后，家长不要随便用镊子拔掉睫毛。因为这样做不仅会破坏毛囊，而且睫毛拔掉后还会再长，正确的方法是将眼膏涂在睫毛上，以避免睫毛增长擦伤眼睛。

轻度的下睑内翻会随着年龄的逐渐增长、面部的发育逐渐自愈。

发热

为什么宝宝更容易发热

很多人以为宝宝容易发热是因为抵抗力弱，实际上更准确的说法应该是，宝宝容易感染病毒。人体一旦受到病毒感染，身体就会自动产生抗体与白细胞，升高体温调定点，以

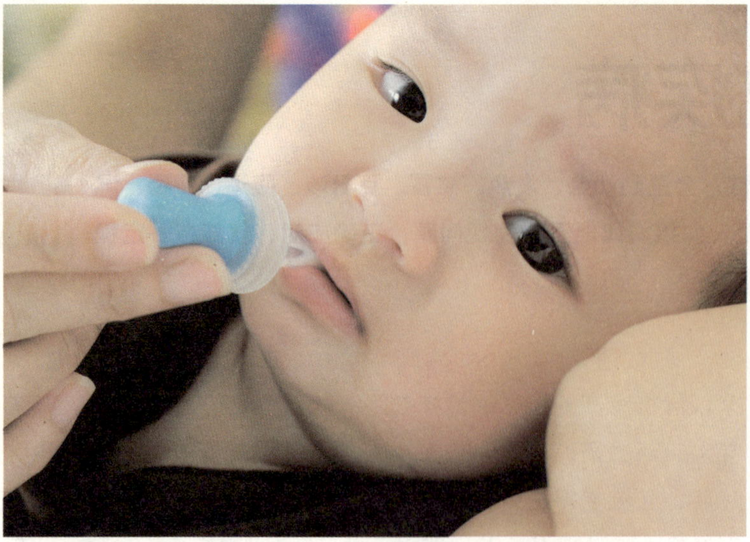

此抵抗细菌病毒，所以会出现体温升高的现象。成人之所以不容易发热，原因就在于，许多病毒在小时候都感染过了，当碰到同样的病毒侵袭时，成人较不敏感，但宝宝多为第一次碰到病毒感染，所以更容易因受到感染而发热。

手心热捂前囟门

宝宝的前囟门在1岁半之前还未完全闭合，如果1岁半以内的宝宝发热了，妈妈可以在宝宝睡着以后，用手心捂在其前囟门处直到宝宝微微出汗，这时宝宝的鼻子就会变得畅通一些，呼吸也变得均匀，温度也下降了，然后可以把宝宝叫醒，多喂一些温开水。

物理降温的方法

当宝宝的体温在38.5℃以下时，适宜采用物理降温的方式帮助宝宝退热。

物理降温的方法主要有酒精擦浴、冰枕或冰敷额头以及温水擦浴等，但最好的办法是温水擦浴。酒精擦浴是以前的妈妈们最常用的退热方法，但酒精对宝宝的刺激很大，会造成宝宝皮肤快速舒张及收缩，还可能会引起酒精中毒。用冰枕或冰敷额头虽然能有效退热，但不适用于6个月以内的宝宝，因为这会导致宝宝的温度下降太快难以适应。而且，局部的冰敷只能起到局部的降温作用，无法使全身都降温。

不要盲目给宝宝吃退热药

退热药虽然能较快改善宝宝的病症，但同时也会带来一些副作用。一般情况下，如果宝宝的发热体温不高于38.5℃，就尽量不要服退热药；如果宝宝曾出现过高热惊厥，最好也是体温到了38℃以上再吃退热药。另外退热药不能混着吃，否则可能使药效重叠，导致热退得太猛太急，体温速降至36℃以下，这必然又会产生新的问题。因此，药物退热治疗应该只用于高热的宝宝，并且服用的方法和剂量一定要按医生的要求去做。

感冒

感冒的特征

如果家里有人感冒了，一两天后宝宝也出现了感冒症状：鼻子不通气、流清鼻涕、打喷嚏，体温在37.5~37.6℃，没有高热，大多是被感冒病毒传染了。感冒的宝宝可能会因为咳嗽、鼻子不通气等问题使进食变得困难，进而影响到食欲，有些还会出现轻度腹泻的症状。

宝宝感冒的护理

让宝宝远离感冒人群，多给宝宝喝温开水，注意调节室内的温度和湿度，注意保暖，暂停户外活动，控制洗澡时间和频率。

如果宝宝因为鼻塞而导致吃奶困难、食欲不振，可以适当减少宝宝的吃奶量，多喂宝宝一些果汁以补充维生素C。

如果宝宝的喉咙里总是呼

噜呼噜响，是积痰的征兆，要多给宝宝喝温开水稀释痰液，或是利用吸痰器辅助吸痰。

如果宝宝的感冒较为严重，可在医生的指导下喂一些婴儿感冒药。

4岁以下的宝宝别吃复方感冒药

复方感冒药都不推荐给4岁以下的儿童使用，更有人建议把不推荐使用的年龄扩大到6岁。现在，美国的药店所出售的儿童复方感冒药都会在说明书上注明限制使用的年龄段。

需要特别注意的是，含同类有效成分的药品不能重复服用，例如复方感冒药里常含有用来缓解流鼻涕症状的抗过敏成分，一些感冒药里用的是氯苯那敏（俗称“扑尔敏”），另一些药里用的却是苯海拉明，二者看上去是不同的药物成分，但却属于同一类别，所以不能同时服用。

咳嗽

爱积痰的宝宝易咳嗽

如果宝宝平时就爱积痰，就容易在气温下降的时候，胸口发出“呼噜呼噜”的痰鸣声，而且还常常在早上刚起床或是临睡前咳嗽一阵，夜里咳嗽时还会伴有呕吐症状。这种咳嗽其实不是病，是宝宝自身的体质问题，只有依靠加强日常锻炼、改善体质、增强机体免疫力来缓解。

宝宝感冒易导致咳嗽

如果宝宝没有积痰毛病，却开始咳嗽，大多是感冒引起的，有时感冒已经好了，但还要持续咳嗽1～2周。如果宝宝只有咳嗽的症状，且精神状态和食欲都很好，那一般没什么问题。只要多给宝宝喝水，补充富含维生素C的水果和适量的蔬菜，咳嗽就会渐渐自行好转。如果宝宝在咳嗽时，能听见气管“呼噜呼噜”的声音，或是感觉宝宝好像总是喘不上气，就有可能是合并了婴儿气管炎或婴儿肺炎，最好尽快到医院就诊。

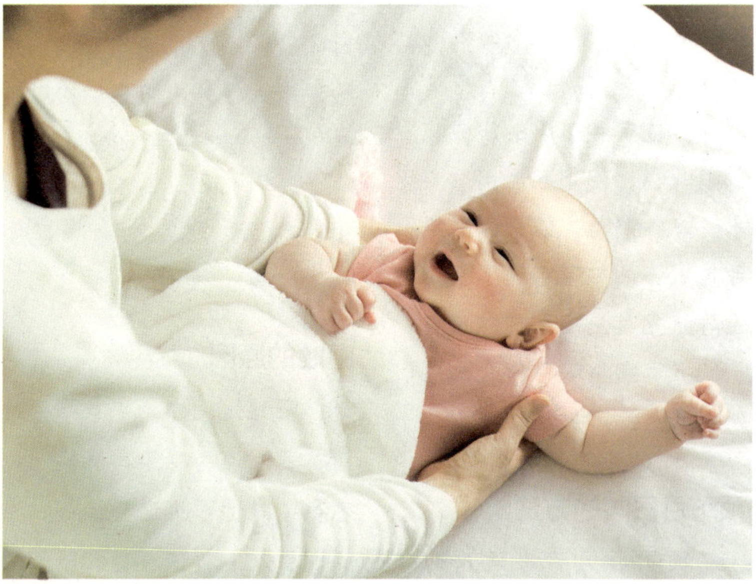

缓解宝宝咳嗽的方法

- **多喝温热的饮料。**如温开水、温牛奶、米汤等，以稀释宝宝的黏痰，缓解呼吸道黏膜的紧张状态，促进痰液咳出。也可以给宝宝喝刺激性较小的苹果汁和梨汁等鲜果汁，不宜喝橙汁、西柚汁等偏寒的柑橘类果汁。
- **调节室内温湿度。**如果宝宝咳嗽不止，首先要将室内环境调整在温度20℃左右，湿度在60%～65%，然后抱着宝宝在充满蒸汽的浴室里坐5分钟，让宝宝多吸入一些潮湿的水蒸气，这有助于帮助宝宝清除肺部的黏液，平息咳嗽。
- **晚餐清淡。**如果宝宝总在夜里咳嗽，晚餐要吃些清淡的食物，不要吃太多，饭后也不要立即让宝宝睡觉。
- **抬高头部睡觉。**睡觉的时

候，要将宝宝的头部抬高，还要经常调换睡的位置，最好是左右侧轮换着睡，有利于呼吸道分泌物的排出。

持续性的咳嗽多是体质原因

到了秋冬季节，许多在平时不怎么咳嗽的宝宝，常常在夜里睡觉或早上起床后出现连续咳嗽的现象，在夜里咳嗽严重时，甚至还会吐奶，但是白天却十分正常，精神十足，并且食量也没有减退的迹象。如果宝宝以前一直爱积痰咳嗽，妈妈就不会太担心，但如果宝宝是突然出现这种连续的现象，多半是体质原因。

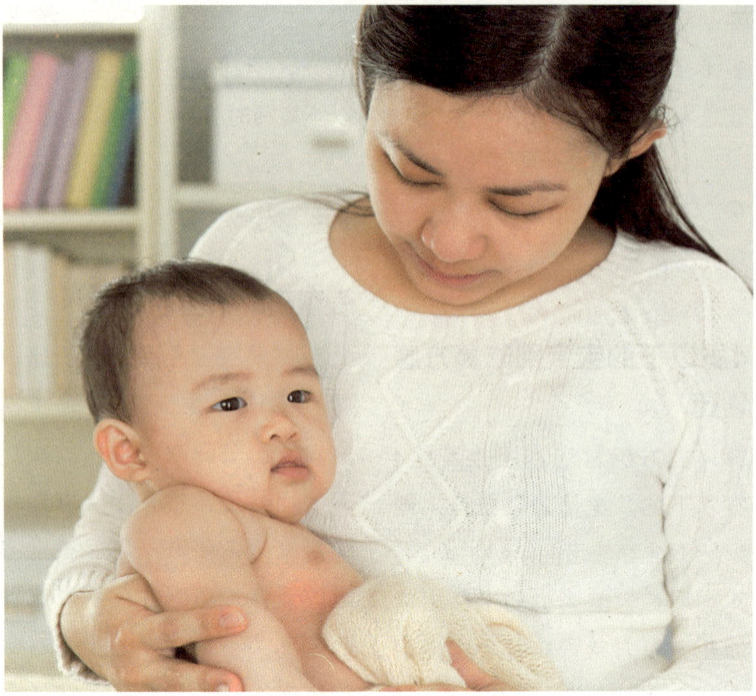

百日咳

百日咳的特征

这种病是由百日咳杆菌感染引起的，是一种急性呼吸道传染病，主要经由飞沫传播，起病1～3周内传染性最强，以冬春季节的发病率最高。3个月以下的宝宝患了百日咳后没有典型痉挛性咳嗽，往往在咳了2～3声后出现憋气、呼吸停止、头面部及全身皮肤因缺氧而发红、发绀，甚至窒息、惊厥等。

做好日常的护理和观察

如果宝宝患了百日咳，妈妈要注意做好日常的观察和护理：每天仔细观察宝宝的变化，如有发现宝宝阵咳后脸色发青，就说明宝宝已经缺氧了，要立即入院抢救治疗；不要随便给宝宝服用止咳药，因为不祛痰而强行止咳对于宝宝来说十分危险；保持室内环境的通风、清净，不要有任何烟尘的刺激以及其他不必要的刺激；放一个容器在宝宝身边，以便接住宝宝咳出的痰或咳后的呕吐物，使用容器用后要用水洗净并消毒，以确保感染不致扩散；如果宝宝在喂奶时发生阵咳尤其是痉挛性的咳嗽，一定要等宝宝咳嗽停止后再喂奶，以免宝宝呛奶甚至窒息。

预防百日咳的方法

预防百日咳最有效的办法，是按时注射百白破三联疫苗。一般宝宝在满3个月时就要注射第一针百白破疫苗，连续接种三针，每针间隔时间最短不得少于28天。而在宝宝未满3个月以前，主要是通过日常护理来预防百日咳，如保持室内的空气流通和清洁卫生，在百日咳流行期间减少与人群的接触，家人在外出归来后接触宝宝前先要洗净双手，等等。

呕吐

呕吐的原因

呕吐是指由于喂食不当、胃食道反流、感染胃肠病菌、感冒或其他呼吸道感染等各种原因引起的食道、胃和肠管的逆蠕动，同时伴有腹肌和膈肌的强烈痉挛收缩，迫使食管和胃肠管内容物从口中涌出的一种症状。由于宝宝脾胃不足，脏腑薄弱，一旦遇上伤食、代谢紊乱、外感风寒、消化道畸形、中枢神经感染、脑损伤等情况，就可能导致脾胃功能失调，进而引发呕吐。

4种常见的呕吐

1.一般的呕吐在吐前常有恶心，然后吐出一口或连吐几口，多见于胃肠管感染、过于饱食和再发性呕吐。

2.急性胃或肠炎引起的呕吐，多伴有腹泻和腹痛。

3.平时积痰多，胸中呼噜呼噜发响的宝宝，在晚饭后刚要睡下时，也可能由于发作一阵咳嗽并呕吐起来。

4.吃了某些药物后，胃肠管不适也可能引起呕吐。这些呕吐的问题都不大，只要纠正原发问题，呕吐就不会再发生。

如何缓解宝宝的呕吐

对于呕吐的宝宝，要注意饮食上的调理，给以清淡、少油、少渣、稀软、易消化食物，如米汤、稀粥等，并注意少量多餐，补充些淡盐水。呕吐时要让宝宝取侧卧位，或者头低下，以防止呕吐物吸入气管。

如何应对胃食道管反流引起的呕吐

如果宝宝的呕吐是经常性发作，首先就考虑是否是器质性病变和消化道炎症，如果确定宝宝并没有器质性病变和消化道炎症，那么大多数就是胃食管反流引起的呕吐。要缓解由于胃食管反流引起的呕吐，妈妈应让宝宝头呈侧俯卧位，每次20分钟，每天2～4次，能有效降低反流频率，减少呕吐次数，防止呕吐物误吸，避免吸入性肺炎及窒息。但要注意的是，宝宝俯卧期间一定有人陪伴，随时观察宝宝的呼吸，预防窒息。

喷射状呕吐要立即就医

如果宝宝突然出现喷射状呕吐，大量胃内容物突然经口腔或鼻腔喷出，则多是幽门梗阻、胃扭转及颅内压增高引发的呕吐，也有可能是脑部撞伤、摔伤或外伤引起的，必须马上就医。

腹泻

宝宝吃太多可引起腹泻

随着添加辅食种类的渐渐增多，宝宝的胃肠功能也得到了有效的锻炼，这时候的腹泻很多是超量喂食引起的。

如果宝宝的腹泻物粗糙，呈绿水样或糊样，量多，泡沫多，有酸臭味，有时可以看到粪便中有小白块和食物残渣，而且每天排便次数多达10次以上，那应该是碳水化合物过量引起的。

如果宝宝的排泄物呈灰白色稀便或糊状，量较多，外观似奶油，内含较多奶块或脂肪滴，臭味较重，每天排便3～5次或更多，那就是脂肪过剩。

宝宝吃太少也可导致腹泻

有的宝宝也会因为吃得太少而引起腹泻，因为宝宝吃得数量少，营养摄入自然就少，进而也会引起胃肠消化功能的紊乱。由于吃得少引起腹泻的宝宝，大都伴有类似感冒的症状，但不发热，食欲也好，也挺精神，只是体重增加缓慢或是不增加。妈妈只要给宝宝适当添加辅食的量，等到宝宝的体重开始增加的时候，就说明营养已经恢复，腹泻不久也会停止。

夏天腹泻可能是痢疾

如果是夏天宝宝出现腹泻、精神不好、食欲不振、并且发热到37℃以上的话，可以怀疑是由细菌引起的痢疾，应尽快去看医生。如果家里有其他人也患有痢疾的话，就更要抓紧时间治疗，以防传染性菌痢。

秋冬季腹泻可能是轮状病毒腹泻

秋冬季节宝宝出现腹泻，要警惕轮状病毒腹泻。婴儿感染轮状病毒后一般出现以急性胃肠炎为主的临床症状，即水样腹泻，伴有发热、呕吐和腹痛，腹泻物多为白色米汤样或黄绿色蛋花样稀水便，有恶臭，严重者可因脱水及肺炎、中毒性心肌炎等并发症导致死亡。

当宝宝患病后，需要及时调节饮食，多喝盐糖水补充丢失的电解质和水分。症状较轻的话不必禁食，只需减少哺乳次数，缩短哺乳时间；而患病较重的话则要禁食6～24小时，进食必须由少到多，由稀到稠，避免油腻食物。

宝宝腹泻后及时补充补液盐

用口服的方式来补充身体所丢失的水分，首先推荐口服补液盐。目前，国内市场上适合成人和儿童共同服用的口服补液盐主要有口服补液盐Ⅱ和口服补液盐Ⅲ。其中，口服补液盐Ⅲ可以按照说明书所标示的方法，即每包加入250毫升的水冲调后直接服用。而口服补液盐Ⅱ的渗透压偏高，给儿童服用时，需要按说明书的1.5倍水量稀释。

在给孩子喂食口服补液盐时，要采取少量多次的方法，最好每隔2～3分钟喂1次，每次10～20毫升。这样每小时可以给孩子补充150～300毫升的液体，大概3～4小时就可以纠正脱水的现象了。

便秘

添加润肠的辅食

母乳喂养的宝宝一般很少发生便秘，如果发生便秘，可给宝宝喂一些有润肠作用的辅食，比如番茄汁、橘子汁、煮山楂或红枣水，还可以加些菜泥或煮熟的水果泥。如果是母乳不足引起的便秘，可让宝宝增食1～2次加8%糖的牛奶，但不要给宝宝服用蜂蜜水。

多给宝宝喝白开水

如果宝宝是经常性便秘，可以在每天早晨宝宝睡醒后，给宝宝喝一杯白开水，以增加肠蠕动，或是在医生的指导下给宝宝适当服用一些含有正常菌群的药物，以改善便秘。

训练定时排便

要预防宝宝便秘，从宝宝3～4个月起，妈妈就要注意训练宝宝定时排便。由于进食后肠蠕动加快，常会出现便意，因此妈妈最好选择在宝宝进食后训练宝宝排便，只要建立起大便的条件反射，就能起到事半功倍的效果。如果宝宝胆子比较小，最好让宝宝在家里排便，并不要轻易改变排便环境。

积极进行户外运动

为了预防便秘，妈妈要注意让宝宝积极进行户外运动，如跑、爬、跳、骑小车、踢球等，可以有效增强腹肌的力量，促进肠管蠕动。

严重时可使用开塞露

许多父母对于开塞露并不陌生，每当宝宝出现严重便秘时，医生都会建议患儿使用开塞露。开塞露分为两种制剂，一种是甘油制剂，另一种是甘露醇、硫酸镁制剂，尽管两种制剂成分不同，但原理基本一样，都是利用甘油和山梨醇的高浓度和高渗性的作用，让更多的水分渗入肠腔，从而软化大便，刺激肠壁黏膜，反射性地刺激肠蠕动，引起排便反应，再加上具有润滑作用，使大便容易排出体外。

开塞露使用起来也很简单，把装有药物的导管轻轻塞进孩子的肛门约2厘米，将药液注射进孩子的肛门就行，很快大便在就会排出来。

需要注意的是，开塞露只能在急性便秘时应急或偶尔便秘时用用，如果长期使用，即使加大剂量也会变得没效果的，还会加重便秘。

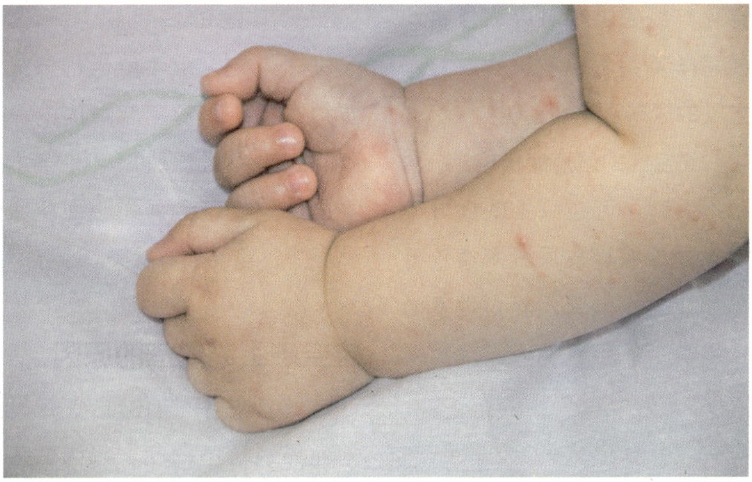

湿疹

1~3个月龄的宝宝更容易患病

湿疹也叫“胎毒”“奶癣”，是婴儿时期常见的一种皮肤病，属于一种变态反应性疾病，说简单点就是一种过敏性疾病，这种病的患者主要是1~3个月龄的婴儿。

长湿疹是宝宝出生后对外界环境的一个自然免疫适应过程，婴幼儿本身的皮肤角质层只有成人的1/3厚，非常薄，而且毛细血管网又非常丰富，内皮细胞含水量及氯化物比较多，对各种刺激因素比较敏感，所以婴幼儿新接触一个环境或食物时都可能出现湿疹。

认识湿疹的3种类型

脂溢型湿疹：主要见于3个月以内的小婴儿，临床症状主要表现为前额、颊部、眉间皮肤潮红，覆有黄色油腻的痂，头顶是厚厚的黄浆液性痂，严重时还会出现颏下、后颈、腋及腹股沟擦烂、潮红及渗出等症状。一般在患儿6个月添加辅食后可自愈。

渗出型湿疹：主要见于3~6个月肥胖的婴儿，临床症状主要表现为两颊可见对称性米粒大小红色丘疹，伴有小水疱及红斑连成片状，严重时会出现破溃、渗出、结痂，瘙痒感特别严重，所以婴儿会抓挠患处，抓得患处出血或形成鲜红色湿烂面。这种湿疹如果治疗不及时，可拓展到全身，还可能继发皮肤感染。

干燥型湿疹：主要见于6个月~1岁的婴儿，临床症状主要表现为面部、四肢、躯干外侧出现斑片状的密集小丘疹，丘疹表面有硬性糠皮样脱屑及鳞屑结痂，但没有液体渗出。这种湿疹大多是因为父母给宝宝洗澡洗得太勤了，因为婴儿皮脂腺发育还不完善，皮肤比成年人细腻5倍，清洗过多会将皮脂洗掉，而且频繁使用消毒洁肤产品也容易引发皮肤过敏，同时还会杀死正常菌群，导致皮肤表面的天然屏障受损。

父母对湿疹宝宝的细心护理

1.对于母乳喂养的宝宝，如果宝宝出现了湿疹，妈妈一定要注意观察宝宝是不是对牛奶、鸡蛋、鱼、虾等食物过敏，如果是，妈妈一定要忌吃这类容易引起过敏的食物，还要忌吃辛辣食物，避免饮酒。

2.如果宝宝是因为对牛奶过敏而引起的湿疹，妈妈就要在牛奶里少放些糖，把奶多煮一会儿，使蛋白质变性，再给宝宝饮用，最好是用豆浆等食物代替牛奶。

3.避免让宝宝的皮肤尤其是湿疹患处，接触到刺激性的物质，也不要在患处涂擦油脂丰富的护肤品，更要禁止用肥皂和过烫的水清洗患处。

4.宝宝的房间要注意通风，保持房间的凉爽，因为过高的室温会加重湿疹的瘙痒感。

5.给宝宝穿松软、宽大的棉织品或细软布料的内衣，避免穿化纤织物，而且内、外衣均要忌羊毛织物以及绒线衣衫，宝宝的尿布要勤换勤洗。

6.宝宝的湿疹症状较轻、面积不大时，可在医生的指导下对患处涂擦糖皮质激素类软膏（如皮炎平软膏、复方地塞米松霜等），但注意不要涂擦得太厚。

鹅口疮

识别鹅口疮

鹅口疮又名雪口病、白念菌病，是一种由白色念珠球菌引起的常见的婴幼儿口腔疾病，多发生于口腔不清洁、营养不良的婴幼儿，主要表现为口腔黏膜出现白色斑点，以颊部黏膜多见，齿龈、舌面、上腭亦可出现，严重时可蔓延到悬雍垂、扁桃体等部位，且口腔黏膜较干，多有流涎。

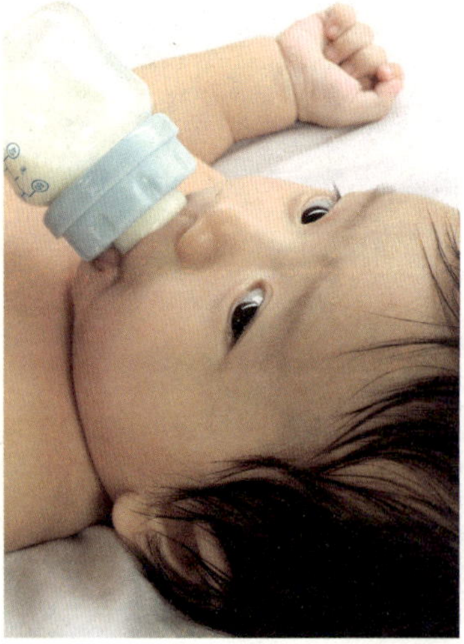

鹅口疮的白色斑块周围无炎症反应，但不能用棉棒或湿纱布强行揩擦宝宝口内的白膜，因为擦去斑膜后可见下方不出血的红色创面斑膜面积大小不等，容易加重感染。

宝宝患上鹅口疮的原因

鹅口疮多是由于喂养时的乳具消毒不彻底，妈妈乳头不干净或是喂奶者的手指污染所致，也可能是在出生时的产道感染引起的。有的宝宝因为腹泻或使用广谱抗生素、肾上腺皮质激素，造成体内菌群失调，念珠菌乘虚而入并大量繁殖，也会引起鹅口疮。

鹅口疮的防治方法

下面这些方法能防止鹅口疮的继续发展或复发。

1.为了预防鹅口疮，妈妈在哺乳前后一定要洗净双手并清洁乳头。

2.乳头要保持干爽，喂奶后等晾干了再用衣服盖住乳头。

3.宝宝的奶瓶、奶嘴、碗勺等用具也要做好清洁卫生，使用后煮沸消毒。

4.平时要注意宝宝的口腔卫生。

5.妈妈若是患有阴道真菌病，要及时治疗。

口角糜烂

什么是口角糜烂

口角糜烂也称口角炎、“烂嘴角”，是指宝宝的口角周围出现潮红、起疱，呈乳白色糜烂，裂口或结痂，并伴有烧灼和痛感，张口易导致出血，严重时甚至会影响吃饭说话的一种病症，多发于冬春季节。

口角糜烂的原因

- **天气干燥。**在干燥的冬春季节，因为人体的皮脂腺分泌减少，使得宝宝的口唇及周围的皮肤容易干裂，就容易导致细菌和病毒的侵入，引发细菌性口腔炎或疱疹性口腔炎。
- **喂养不当。**如果宝宝的饮食中缺乏维生素B_2、维生素C和锌，口角就会出现糜烂、破裂，常伴发唇炎和舌炎，嘴唇比正常红，易裂开而出血，舌面光滑而有裂纹。如果宝宝在缺乏维生素B_2的同时受到了真菌感染，那么就容易患上传染性口角炎。如果宝宝胃肠消化吸收功能不良而摄入的绿叶蔬菜不足，则更加容易引发口角炎。
- **行为习惯不良。**如果宝宝养成了舔嘴唇、吮手指等恶习，也容易引发口角炎。

治疗口角糜烂的方法

对患口角糜烂的宝宝，可

让宝宝口服或注射维生素B_2，在患处局部也可以涂抹一些紫药水，或是用消毒的淡盐水棉球轻轻擦净口角，待干燥后把维生素B_2粉末粘敷在病变区域，每天早、中、晚临睡前各涂一次。如果宝宝得了口角疱疹的话，可以在医生指导下吃一点抗病毒的药。

预防口角糜烂的方法

1.平时应注意让宝宝补充维生素B_2，可以让宝宝多吃些绿色蔬菜、动物内脏、蛋奶类、豆类、新鲜水果等富含维生素B_2的食物，做好饮食的营养搭配。

2.注意保持宝宝面部的清洁和温暖，吃过饭后要擦干净脸部和嘴部，特别是嘴角位置。

3.改掉宝宝舔嘴唇、吮吸手指等不良的行为习惯。

幼儿急疹

幼儿急疹很常见

幼儿急疹在婴幼儿时期一种常见的出疹性传染病，该病的潜伏期一般为7～17天，发病最初多是持续发热3天，这段时期的患儿气色不佳，没有精神，全身发热，体温在38℃到39℃，有些患儿还会带有轻微的咳嗽、流清涕等症状，这些症状和感冒、扁桃体炎的症状很相似，因此常常被误认为感冒、扁桃体炎。到了第四天，患儿大多会退热，然后开始出疹，这时才能最终确诊为幼儿急疹。

“热退疹出”是典型特点

幼儿急疹有一个典型特点，那就是“热退疹出”。不过，临床上没有绝对，每个宝宝都是不同的个体，即使是感染了相同的病毒，也不一定会呈现出完全一样的病程。大部分宝宝的幼儿急疹有“热退疹出”的特点，但也有些宝宝可能仍旧在低热时，就会伴随出疹。

区分幼儿急疹和麻疹

幼儿急疹和麻疹在外观上有点类似，而且都属于病毒疹。具体的鉴别还是需要医生结合孩子的症状、病史等来判断。

从发热和出疹的时间节点来看，幼儿急疹是热退疹出，而麻疹则是在发热3天后即可出疹，热越高，疹越多；从患儿的状态来看，患有幼儿急疹的宝宝除了样子不太好看之外，吃喝拉撒都比较正常，但患有麻疹的宝宝则因为高热不退而精神萎靡；从出疹的速度来看，幼儿急疹的出疹速度很快，而麻疹则需要3天左右才能出齐全身。

幼儿急疹多能自愈

因为幼儿急疹是自限性疾病（不用治疗即可痊愈）的一种，因此无特效药物，只需要对症加强护理就可。一般来说，对幼儿急疹的正确护理应包括以下几点：

1.让宝宝多卧床休息，保持静，注意空气流通，但不要让宝宝见风。

2.多喝水，可给宝宝喝点

幼儿急疹和麻疹的区别

名称	出疹部位	出疹时间	出疹速度	幼儿精神状态	退疹速度
幼儿急疹	面部、前胸后背	热退疹出，一般在发热3～5天后	速度快，同时出齐	不受影响，精神不错	2～3天退疹，不留痕迹
麻疹	全身	发热3天后，伴随着高热而出疹	3天出齐全身	精神萎靡	3天退疹，退疹后会有痕迹

果汁，适当补充维生素C和维生素B。

3.给宝宝吃易消化食物，最好吃流质或半流质饮食。

4.不要给宝宝盖太多太厚的被子，这样不利于散热。

5.及时擦去宝宝身上的汗渍，保持宝宝皮肤的清洁卫生，这样既能防止宝宝着凉，又能防止出疹的宝宝感染。

6.当宝宝体温没超过38.5℃时，应采取物理降温，用温湿毛巾擦拭孩子全身，尤其是腋窝和手脚心，宝宝体温超过38.5℃时，除了要物理降温，还应给宝宝贴退热贴、喂食退热药，防止高热惊厥。

肠套叠

较胖的男宝宝易发肠套叠

肠套叠是婴幼儿常见的一种急腹症，是指一段肠管套入其相连的肠管腔内，最常见的是回肠（小肠的末端部分）套进了与它相连的结肠（大肠的前端）内，多发于4个月以后的婴儿，周岁以后发病率就会大大减少，且多发于较胖的男宝宝。

肠套叠的四大信号

腹痛：表现为无任何诱因而突然发生剧烈的有规律的阵发性腹痛，由于患儿无法表述出疼痛，所以多表现阵发性的哭闹不安、屈腿、面色苍白，其中哭闹具有间歇性，常常是哭3～4分钟就停止，隔4～5分钟后又再次哭闹，并且在哭闹时表现痛苦，腿部弯曲，反复多次之后可见精神萎靡、疲乏不堪、面色苍白。

呕吐：起病不久即出现反射性呕吐，这是由于肠系膜被牵拉所致，呕吐物为奶块或食物，以后即有胆汁甚至可为粪便样物，是肠梗阻严重的表现。

血便：多于病后6～12小时出现，常表现为暗红色果酱样便和黏液的混合物，有时可排出深红色血水，一般无臭味。

腹部肿块：在疾病初期，腹痛暂停、腹肌放松时，在患儿的右上腹部可摸到一长筒形如腊肠或香蕉状中等硬度、略带弹性、表面光滑、稍可活动并有压痛的肿块，这是诊断小儿肠套叠最有价值的体征。

家长应该怎么做

在将患有肠套叠的宝宝送往医院的过程中，家长还要注意以下几点。

1.立即让宝宝禁食禁水，减轻胃肠内的压力。

2.别给宝宝服用止痛药，以免掩盖症状，影响医生的判断。

3.送医途中，密切关注宝宝的病情变化，如大便次数、呕吐物等。

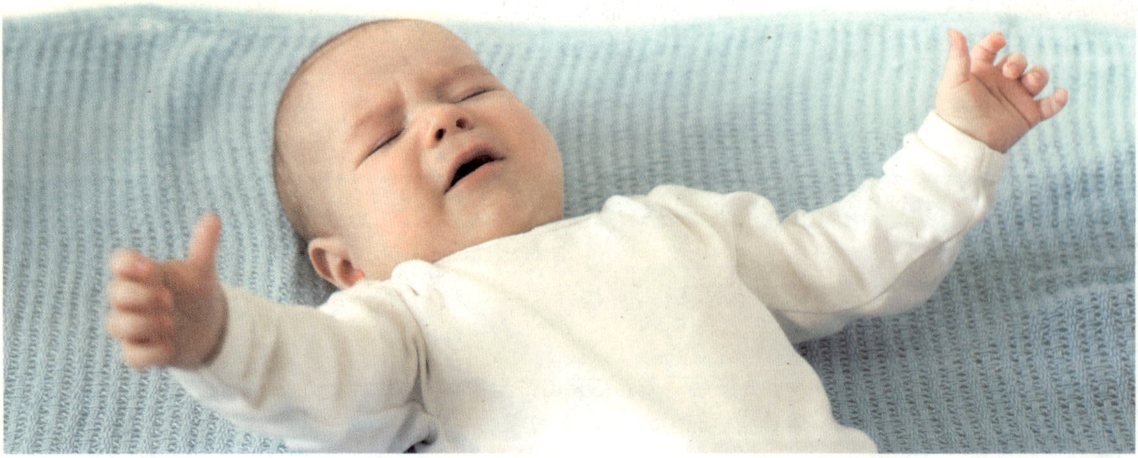

疫苗接种

03

接种疫苗能够为宝宝的身体建立起“保护伞”，因此你一定要严格按照婴幼儿疫苗接种日程表，为宝宝及时接种相应的疫苗。

出生后24小时内的常规2针

卡介苗

卡介苗是预防结核病的接种疫苗。新生儿出生24小时内接种1剂卡介苗，如果因为早产、低体重或者疾病等原因未能在24小时接种的，应在体重增加达标后或疾病康复后及时接种。

3月龄以下的宝宝可直接接种；3月龄～3岁的宝宝则应做结核菌素试验，若为阴性者可补种；4岁以上的宝宝不予补种。

大约会有90%的宝宝在接种后，皮肤局部会发生溃疡，妈妈只要保证宝宝局部皮肤的干燥即可，不要自行排脓或揭痂，若溃疡直径大于10毫米或者超过12周不愈，则要及时就医。

乙肝疫苗

接种乙肝疫苗可以有效预防乙肝，新生儿在出生后24小时接种第一剂乙肝疫苗，满月后接种第二剂，6个月后接种第三剂，共3针。

如果新生儿有发热、中重度急性疾病、存在窒息缺氧等严重并发症时，可暂时不接种乙肝疫苗，但是要注射乙肝免疫球蛋白，等新生儿情况好转后再及时接种乙肝疫苗。

乙肝疫苗被称为最安全的疫苗，一般接种后很少有不良反应，局部反应以一过性疼痛多见，偶尔会出现红肿硬结等，全身反应以低热为主，极少的情况下会出现过敏现象。

疫苗接种的注意事项

1.乙肝第1剂和卡介苗在出生后直接接种，低体重儿童需体重大于1.25千克后才能接种。

2.口服糖丸前半小时不宜喂奶，以防宝宝吐奶时将疫苗一同吐出。服完后半小时内不宜热饮。

3.百白破疫苗有无细胞和全细胞之分，全细胞是免费的，但接种后副反应可能较大，接种了全细胞疫苗后可改接种自费的无细胞疫苗，但接种了无细胞疫苗后就不能反过来接种全细胞疫苗。

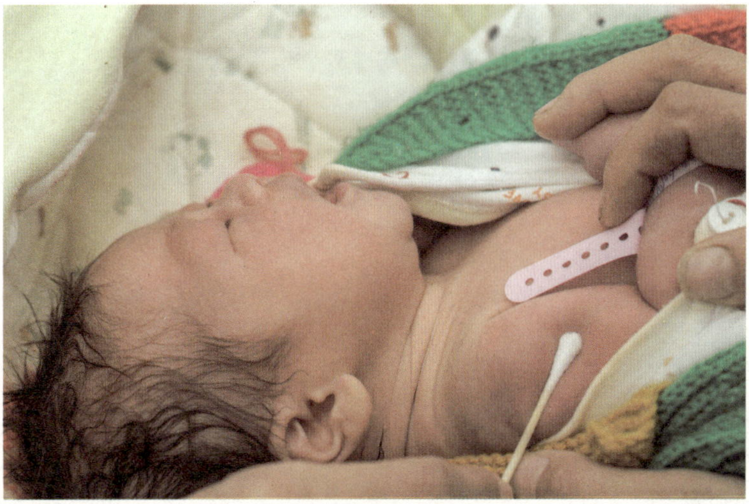

国家免疫规划疫苗儿童免疫程序表（2016年版）

疫苗种类		接种年（月）龄														
名称	缩写	出生时	1月	2月	3月	4月	5月	6月	8月	9月	18月	2岁	3岁	4岁	5岁	6岁
乙肝疫苗	HepB	1	2					3								
卡介苗	BCG	1														
脊灰减毒活疫苗	OPV				1	2								3		
百白破联合疫苗	DTaP				1	2	3				4					
白破联合疫苗	DT															1
麻风联合疫苗	MR								1							
麻腮风联合疫苗	MMR										1					
乙脑减毒活疫苗	JE-L								1			2				
或乙脑灭活疫苗	JE-I								1、2			3				
																4
A群脑膜炎球菌多糖疫苗	MPSV-A							1		2						
A群C群膜炎球菌多糖疫苗	MPSV-AC												1			2
甲肝减毒活疫苗	HepA-L										1					
或甲肝灭活疫苗	HepA-I										1	2				

4.麻疹疫苗第二剂可以用麻腮风疫苗代替，但鸡蛋过敏者不宜接种。

5.流脑疫苗免费的是接种A群疫苗，可用A+C代替，但需要自费。

6.乙脑疫苗有减毒和灭活之分。灭活疫苗初种8月龄第一针，隔一周接种第二针；减毒只需8月龄接种1针，具体要看地段医院的情况。

7.所有的疫苗接种后都可能会有发热现象，要特别留意宝宝的体温变化。

需要推迟疫苗接种的情况

疫苗接种可推迟，不能提前

每种疫苗都有比较严格的接种时间，这个时间是根据宝宝什么时候受某种疾病感染的威胁比较大，以及宝宝从妈妈那里得到的相应疾病抗体水平的减低及消失等情况来决定的。如果你的宝宝不能按时接种疫苗，最好推迟接种，不能提前，因为提前接种容易因浓度太高而产生不良影响。

需推迟疫苗接种的宝宝

1.早产儿（尤其是孕周小于30周的早产儿），出生体重小于1500克的新生儿，出生时常合并比较严重疾病的新生儿疾病（中重度窒息、严重感染、急性溶血、黄疸等）。

2.感冒初期，发热，腹泻，空腹饥饿，呕吐等。

3.中重度急性疾病初期，如肺炎、毛细支气管炎、轮状病毒肠炎、手足口病等。

4.近期接触过急性传染病患者，如麻疹、手足口病、流行性腮腺炎、水痘等，需暂时观察，到过了相应疾病的潜伏期，再予接种。

5.哮喘急性发作，湿疹爆发或要注射的局部有严重湿疹。

6.免疫抑制剂治疗中，如肾病综合征大剂量激素或者其他免疫抑制剂治疗时，肾病综合征未缓解时。

7.近期使用过血液制品，因为血制品尤其丙种球蛋白会干扰体内主动免疫的建立，抑制特异性抗体的产生，影响免疫效果。如果宝宝近期使用过大剂量免疫球蛋白，需推迟3～6个月再接种。

8.不明原因哭闹、拒乳、精神欠佳，正在寻找病因时不宜接种疫苗。

疫苗接种的一般反应

注射局部疼痛、红肿、硬结

一般宝宝在做预防接种后24小时左右，会出现注射局部疼痛、红肿、硬结的现象，这大多是正常的，不需特殊处理。如果红肿明显，可用清洁毛巾热敷，每日数次，每次10～15分钟。但注意，卡介苗的局部反应不能热敷，但可用新鲜的土豆片贴敷。如果硬结比较大、红肿比较严重、持续数周数月不退、甚至发生脓肿，就要带宝宝就诊。

发热

许多宝宝在接种疫苗后，会出现发热现象，但通常体温不超过38℃，这时不用给宝宝吃退热药，只要注意多给宝宝喝水，对宝宝进行物理降温即可。如果宝宝体温超过38℃，就要带宝宝就诊，以排除其他疾病。

类似传染病症状

有的宝宝接种某种疫苗后，会出现类似传染病的症状，如皮疹、腹泻等。比如，有些宝宝在口服轮状病毒疫苗后，会出现类似秋季腹泻的症状；有些宝宝在接种水痘疫苗后，会出类似水痘样的皮疹。如果症状比较轻，就无须特殊处理；如果症状严重，就要立即带宝宝就诊。

04 宝宝的安全用药

宝宝生病了，有的妈妈是只要宝宝生病就送往医院，有的则会先在家里用药观察，如果确实严重了才会送去医院。如果能掌握安全正确的给宝宝用药的方法，就能在最快时间里减轻宝宝的症状。

为宝宝准备1个小药箱

药箱里该放什么药

如果为宝宝准备1个小药箱，可以配备下列药物和医疗器械，以便关键时刻利用。

内服药：包括发热退热药，如含有对乙酰氨基酚、布洛芬的药物；感冒类药物，注意不要选择复方感冒药；缓解便秘的药物，如开塞露等；缓解腹泻的药物，比如补液盐等。

外用药：包括碘附消毒棉球、无菌创可贴等，可帮助处理擦伤、摔伤后的伤口。

医疗器械：包括体温计、纱布、脱脂棉、绷带、镊子等。

药品的摆放清晰明了

药品及医疗用品要分类摆放好，做到容易识别、一目了然。每种药物应该连带着说明书一起放在原包装中。可以在药箱中列一个单子，标明所有的药品名称及有效期，每当添加或替换新的药品时也要更改单子的说明书。

放在安全可靠的地方

小药箱应该尽可能地放在高处，要让大一点的孩子也不能拿到，避免宝宝找到后误服。如果药箱是带锁的，最好能上锁，自己将钥匙保管好。另外，药箱应放在凉爽、阴暗的地方，避免太阳直射。

宝宝用药时的注意事项

大人的药不要给宝宝用

有的妈妈认为儿童用药与成人用药的区别只是剂量大小不同而已，只要适当的减量，成人药是可以给孩子吃的。这种想法是大错特错的。

小儿的生理特点与成人有很大的不同，很多成人用药即使在减小剂量的情况下也不适合小儿服用。如胃动力药多潘立酮（吗叮啉），可以对1岁以下儿童的中枢系统产生副作用；驱肠虫药阿苯达唑和甲苯达唑，服用后大部分成分要从肝、肾代谢，2岁以下的婴幼儿如果服用会造成肝、肾损伤。

不要直接用蜂蜜水喂药

药物偏苦，有些妈妈会用蜂蜜来做诱饵，在药物中加入蜂蜜后让宝宝服下，这样的做法并不值得提倡。因为没有经过高温冲泡的蜂蜜里可能含有肉毒杆菌等细菌，对孩子造成伤害，所以如果要给药物里添加“佐料”，最好换成白糖。但是，在这种情况下，宝宝在吃完药物后最好用凉白开漱口，不然很容易形成龋齿。

不要给宝宝过长时间喂药

宝宝感冒了，有些妈妈认为是小事，就自己找药给宝宝吃，一连吃了几天后，病情还是没有好转。这种情况下，吃某些药物两三天还不见好转的，就不应该再吃了，必须尽快带宝宝去看医生，宝宝的病症可能并不是表面看起来那么简单。

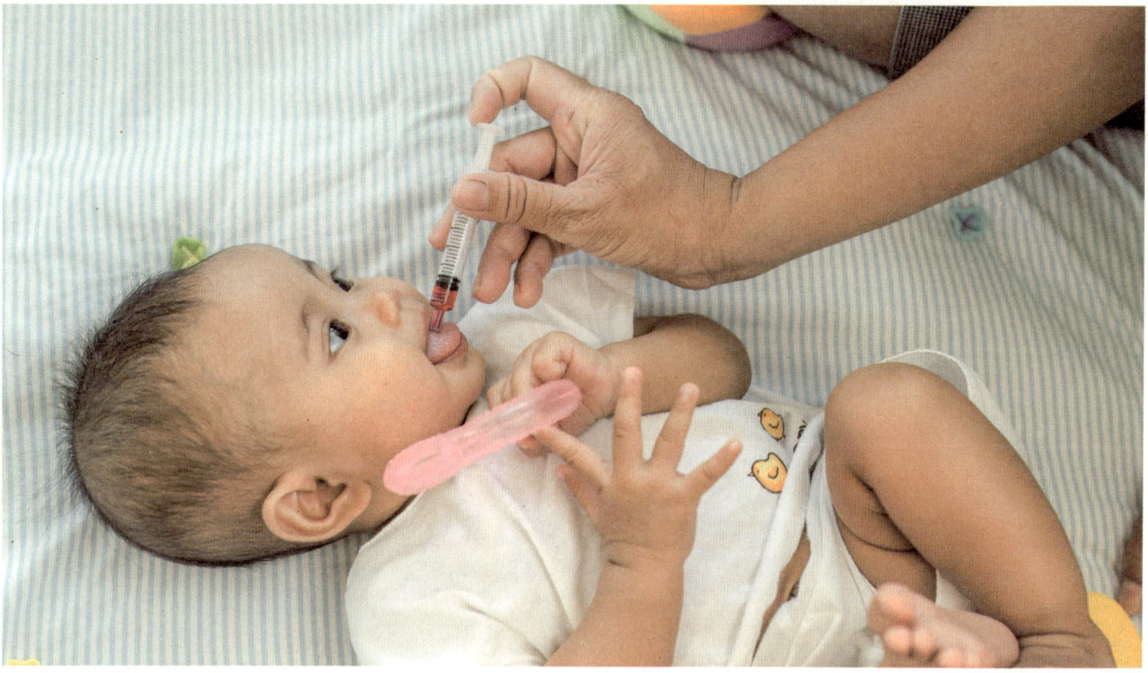

吃药后吐了需要再喂一次

有的宝宝吃药后因为一些原因又吐了出来，这种情况下需要再喂一次吗？很多妈妈担心重复的喂药会造成药物过量，其实这种担忧是没必要的。因为呕吐通常是宝宝吃药后几分钟到几十分钟内发生的，这时候的药物还没有被吸收或者只吸收了一小部分，所以再喂一次也是安全的。

宝宝不想吃药时怎么办

多种方法来喂药

现在的药物品种选择多了，给宝宝的药物多是带有甜味的，宝宝比较容易接受。如果喂的是苦药，妈妈一定要耐心，不能打骂宝宝。如果是小婴儿，可以买专用的喂药器，或者趁他喝果汁时，偷偷替换成药。如果宝宝已经大了，妈妈则要给予适当的鼓励和奖励。不是要求饭后服用的药物，妈妈可以在宝宝饿了的时候喂药，这时宝宝的胃是空的，喂药后不容易吐出来。

不要胁迫宝宝吃药

有的妈妈在很难喂宝宝吃药时，会威胁宝宝说："如果你不吃药，我就揍你！"这种体罚式的威胁可能在短期内有效，但是却让宝宝产生了暴力解决问题的意识。而且，也会让宝宝感到无助。妈妈可以改变说话方式，用协商的语气说："如果你吃过药后，就可以吃一颗糖果。"帮宝宝学会忍受一时的痛苦并且等待随之而来的快乐，可以使他学会控制自己。

跟宝宝玩吃药的游戏

平时与宝宝一起玩医生和病人的角色扮演游戏可以减轻宝宝对吃药的恐惧。在游戏中，宝宝可以通过体温计、听诊器等模拟玩具把自己扮演成医生或护士，也可以让宝宝自己扮演病人，家长扮演医生或护士，在游戏的过程中，孩子会对"吃药可以治病"有更深的了解，并逐渐消除内心的恐惧。